Psychopathologie

Friedel M. Reischies

Psychopathologie

Merkmale psychischer
Krankheitsbilder und klinische
Neurowissenschaft

2. Auflage

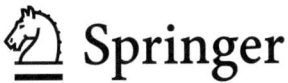 Springer

Friedel M. Reischies
Arbeitsgruppe Neuropsychiatrie und
psychiatrische Neuropsychologie
Charité Universitätsmedizin Berlin
Berlin, Deutschland

ISBN 978-3-662-68298-2   ISBN 978-3-662-68299-9   (eBook)
https://doi.org/10.1007/978-3-662-68299-9

Die Deutsche Nationalbibliothek verzeichnet diese Publikation in der Deutschen National-
bibliografie; detaillierte bibliografische Daten sind im Internet über https://portal.dnb.de abrufbar.

Planung/Lektorat: Katrin Lenhart
Springer ist ein Imprint der eingetragenen Gesellschaft Springer-Verlag GmbH, DE und ist ein
Teil von Springer Nature.
Die Anschrift der Gesellschaft ist: Heidelberger Platz 3, 14197 Berlin, Germany

Das Papier dieses Produkts ist recycelbar.

Vorwort

Die spezielle Psychopathologie ist für Professionelle und gebildete Laien gedacht, die mit Personen zu tun haben, die an psychischen Störungen leiden – ein Buch besonders für diejenigen, die auf dem Feld der psychischen Erkrankungen arbeiten und Erfahrungen mit den psychopathologischen Definitionen gemacht haben. Erste Eindrücke stammen meist aus Praktika und aus dem Beginn einer Tätigkeit mit Patienten, die unter psychischen Krankheitsbildern leiden; der theoretische Hintergrund stammt aus den Lehrbüchern für Psychiatrie. In der Praxis jedoch stellen sich Fragen ein oder Zweifel, so beispielsweise »Was ist eine Halluzination näher besehen, womit hat sie zu tun und wie kann sie erklärt werden?« Die Darstellung der Symptome psychiatrischer Krankheitsbilder ermöglicht ein besseres Verständnis der verschiedenen Krankheitsmodelle der Psychiatrie, sei es für die Schizophrenie, die Manie oder die Depression.

Ein Lehrbuch zum Lesen soll es sein und ein Buch zum Nachschlagen, wenn ein bestimmtes Symptom oder eine Symptomgruppe betrachtet werden soll. Das Buch ist gedacht, sich mit den Phänomenen der Psychopathologie und deren neurowissenschaftlichen Grundlagen vertraut zu machen. Auch dient es dem Vertiefen von bereits vorhandenen klinischen Erfahrungen und Vorkenntnissen.

In den Symptombeschreibungen und Einführungen in die Symptomgruppen sehen wir die Auseinandersetzung mit den verschiedenen Traditionen der Psychopathologie, Psychologie, Neuropsychologie, Verhaltensneurologie und der allgemeinen und kognitiven Neurowissenschaft. Viele Disziplinen sind in dem Feld tätig, nicht nur Psychiater, Psychologen und Psychopathologen, sondern in zunehmendem Maß Neurowissenschaftler mit verschiedenen Methoden. Das hat die Erkenntnisse vermehrt. Nun einmal sollen die neu gewonnenen Erkenntnisse in dem Versuch gebündelt werden, die Symptome der psychisch Kranken weiter zu erklären, als es in der bisherigen Psychopathologie möglich war.

Jedes Kapitel bringt zunächst Fallbeispiele, psychopathologische Einteilungen und Definitionen, klinische Gesichtspunkte und die der Diagnostik. Neurowissenschaftliche Modelle werden zum Abschluss einerseits für die Merkmalsgruppe anschaulich gemacht, spezifische neurowissenschaftliche Aspekte andererseits werden bei den einzelnen Symptomen selbst erwähnt.

Dank möchte ich vielen Helfern bei der Durchsicht der Kapitel sagen, Juri Katchanow, Agota Barabassy, Maria Kensche, Antonia Kersting-Reischies, Jan Holthues, Thomas Mell und Christian Müller. Dem Springer-Verlag, insbesondere der Programmplanerin Renate Scheddin und der Projektmanagerin Renate Schulz, sei für die kompetente und zügige Umsetzung des Werkes gedankt sowie der Lektorin, Frau Dr. Karen Strehlow, für die professionelle Überarbeitung der Texte.

Berlin   Friedel M. Reischies
Januar 2007

Vorbemerkungen zur 2. Auflage

Mit der 2. Auflage liegt eine vollständige Textrevision vor, in der Fehler korrigiert, Unstimmigkeiten beseitigt wurden und die Verständlichkeit des Texts verbessert werden konnte.

Eine Aktualisierung ist erfolgt, neue Forschungsergebnisse werden dargestellt und neue Modelle der psychopathologischen Merkmale eingeführt.

Der Dank gilt einerseits dem Verlag Springer Nature, der die Neuauflage ermöglicht hat und andererseits den Kollegen der AMDP–Systemgruppe, besonders Dr. Rainer Schaub und Dr. Sascha Augsten. Weiterhin danke ich Kollegen der Abteilung für Psychiatrie der Charité, deren Diskussionen über die psychopathologische Diagnostik mir viele wertvolle Anregungen gegeben haben, besonders Dr. Martin Voss. Danken möchte ich für die Hilfe beim Bearbeiten des Manuskripts Dr. Rudolf Weiß und Dr. Antonia Kersting-Reischies.

Berlin   Friedel M. Reischies
September 2023

.

Inhaltsverzeichnis

Psychopathologie und Neurowissenschaft

1

Inhaltsverzeichnis

1.1 Was ist Psychopathologie?

Die Psychopathologie *erklärt die handelt von* den einzelnen Zeichen psychischer Erkrankungen; man kann von den kleinsten Beschreibungseinheiten psychopathologischer Veränderungen sprechen, den klinischen Elementen der Syndrome und Krankheitsbilder.

Die Psychopathologie hat Blütezeiten erlebt, als sie für die Erforschung von Krankheitsbildern eine Differenzierung und Gruppierung der Verlaufsformen verschiedener psychiatrischer Krankheiten, bzw. Störungen ermöglichte. Ebenso wie in einer frühen Phase der Erforschung von Sprache die Untersuchung von Sprachstörungen nach lokalisierten Hirnläsionen wichtig war, d. h. die Wissenschaft der Störbarkeit von Sprache, so war es die Psychopathologie bei der Erforschung des menschlichen Geistes und des psychischen Apparats.

Jetzt ist die Neurowissenschaft aufgeblüht – es stehen technische Verfahren der Bildgebung, der Biochemie und vor allem der Genetik zur Verfügung. Ein Ziel spezieller psychopathologischer Forschung ist nun die neurowissenschaftliche Erklärung von z. B. Wahn und Halluzinationen.

Psychopathologie bleibt neben der klinischen Diagnostik einerseits notwendig, um als Untersuchungsdisziplin gute technische oder Laboruntersuchungen über psychische Krankheiten durchführen zu können, wie auch am Fortschritt von Therapien mitzuwirken. Andererseits jedoch soll die Aufmerksamkeit auf einen weiteren Aspekt gelenkt werden – auf die Modellvorstellungen für die beschriebenen Symptome: Wie können wir uns erklären, dass Angst oder Wahn als Krankheitszeichen auftreten? Früher konnte man nur erforschen, welche Symptome auftreten und wie sie zu ordnen sind. Mittlerweile jedoch sind neue Fragen möglich:

- Was ist jeweils ein neurowissenschaftliches Erklärungs-Modell für die Elemente psychischer Störungen?
- Was sind die notwendigen und hinreichenden Bedingungen für das Auftreten des psychopathologischen Symptoms?

Bereiche psychopathologischer Merkmale wie Denkstörungen, Antriebsstörungen, Ich-Störungen sind vorgeschlagen worden, jedoch nicht überall akzeptiert. So hat die amerikanische Psychiatrie die Ich-Störungen nicht übernommen. In diesem Buch wird die Diskussion um derartige Einteilungen nur am Rande erwähnt.

Worum geht es bei den psychopathologischen Merkmalen? In einer psychopathologischen Untersuchung werden zum einen Äußerungen der Person und zum anderen Ereignisse im Verhalten beobachtet. Das sind objektive Handlungen, sowohl motorische Aktivität als auch speziell Sprechakte. Vieles für die Untersuchung Wichtiges drückt die Person jedoch nicht aus – sie spricht nicht darüber. Auf dieser Seite geht es um sehr persönliche Erlebnisse, Erfahrungen, Emotionen etc. Die subjektive Seite soll erschlossen werden. Dazu sind die Äußerungen der Person über ihr Erleben notwendig. Erst in einem vertrauensvollen Gespräch kann es der Person ermöglicht werden, darüber zu sprechen.

Beim näheren Kennenlernen der Person des Patienten, wenn vieles vom Erleben, den Denkweisen und spezifischen Erfahrungen bekannt geworden ist, verschwindet gewöhnlich das, was als »verrückt« gelten könnte. Dies hat zum Teil mit Empathie, zum Teil mit der Würdigung kultureller Unterschiede zwischen der Person und den Untersuchenden zu tun (Heinz 2023). Eine andere Ebene soll hinzugefügt werden. Ramachandran (2004) betont: Wenn ein Patient etwas berichtet, was von der Umgebung als verrückt gewertet wird, dann nur, weil der Psychiater versagt, es neurowissenschaftlich zu erklären. Das Unheimliche an Symptomen der Psychopathologie hängt z. T. hiermit zusammen: Wir verstehen noch zu wenig von den Symptomen, die sich in der Psyche des Menschen ausbilden können. Es gibt Menschen, die halten immer noch magische, mystische und übernatürliche Einflüsse für verantwortlich.

Wir haben eine neue Ebene der Psychopathologie vor uns: Neurowissenschaftliche Erklärungen der abnormen Handlungen und auch der abnormen Erlebnisweisen von Personen mit psychischen Krankheiten. Die Psychiatrie steht zwar noch am Anfang der neurowissenschaftlichen Erforschung dieser Phänomene, aber in den nächsten Jahren oder Jahrzehnten werden wir dem Patienten erklären können, warum die eine oder andere seiner Erlebnisweisen oder seiner Handlungsweisen auftritt. Heute schon kommen Patienten mit einer deprimierten Stimmung in die Klinik und sprechen von einer Störung in ihrem Transmitterhaushalt. Eine Fülle von – zum großen Teil falschen – populären Erklärungen ist im Umlauf. Das deutet auf den Bedarf einer wissenschaftlichen Erklärung der Symptome aufseiten der Patienten hin. In psychoedukativen Sitzungen sprechen wir mit den Patienten auch über diese Modelle.

Fazit
Die Erweiterung des Verstehens von Symptomen um die Ebene der neurowissenschaftlichen Erklärung wird einen Fortschritt der Behandlung psychischer Krankheitsbilder mit sich bringen.

Was ist spezielle Psychopathologie? Die Psychopathologie ermöglicht die Beschreibung des funktionalen Zustands der Person hinsichtlich möglicher Beeinträchtigung der psychischen bzw. mentalen Bereiche. Sie verwendet dafür Informationen, die aus dem Verhalten in der Untersuchungssituation geschlossen werden oder Informationen, die von der Person mitgeteilt werden. Psychopathologische Merkmale sind einerseits objektiv zu beobachten, sie sind im Interview zu befragen und zu beobachten und andererseits bleiben sie subjektiv, wobei sie spontan geäußert z. B. erzählt oder im Tagebuch dargestellt werden können.

Objektiv. Erfahrene psychiatrische Untersucher beurteilen Patienten aus den Beobachtungen auf der Station – dies gilt vor allem im Verlauf – sie achten auf die Psychomotorik, den Emotionsausdruck, den Eigenantrieb, die Aufmerksamkeit etc. Sie verlassen sich weniger auf das ausführliche Interview.

Interview. Im Interview gibt es vielfältige Interaktionsmöglichkeiten, Widerstände, Selbstdarstellungs-tendenzen, Simulation etc. Dazu kommen Übertragungsphänomene, d. h. sowohl Patienten übertragen Gefühle und Einstellungen auf die Untersuchenden als auch umgekehrt. Über dadurch mögliche Verzerrungen müssen sich die Untersuchenden klar sein. Dazu kommen Vorurteile auf beiden Seiten: Beispielsweise akzeptieren manche Patienten aus anderen Kulturen noch heute eine Ärztin nicht als kompetent, da sie nur männliche Ärzte kennen.

Subjektiv. Ein Person kann aus Scham, über die er nicht spricht, in Verzweiflung geraten und sich umbringen. Die psychische Störung ist rein subjektiv abgelaufen – bis zu dem lebensbeendenden Ereignis. Dies geschieht leider nicht selten. Die psychopathologische Diagnostik in der Klinik beruht darauf, einen Kontakt zum Patienten aufzubauen. Dazu gehören gut ausgebildete Personen und spezielle Rahmenbedingungen.

1.1.1 Warum spezielle Psychopathologie – Klinische Aspekte

Die Wissenschaft der Psychopathologie scheint in den Hintergrund getreten zu sein. Die Symptome sind klinischer Alltag, es wird über sie praktisch nicht geforscht. Im Wesentlichen wird über Kombinationen von Symptomen, über Syndrome geforscht. Es wird vom depressiven Syndrom, vom paranoid-halluzinatorischen Bild etc. gesprochen – so als hätten wir es mit feststehenden Krankheitsbildern zu tun. Die Syndrome sind in ihrem Zusammenhang mit den Diagnosen nach den internationalen Klassifikationssystemen quasi festgeschrieben.

Dieses Buch ist der Psychopathologie der Einzelsymptome gewidmet. Die Gliederung erfolgt nicht in Syndromgruppen (s. u.), sondern in psychopathologischen bzw. neurowissenschaftlichen Gruppen.

Der neurowissenschaftliche Ansatz bringt es mit sich, dass nicht die psychologische Erklärung von Symptomen im Mittelpunkt steht. Hier wird die deskriptive Psychopathologie dargestellt. Es geht also nicht darum, zu versuchen, empathisch die Symptomgenese nachzuvollziehen, mögliche Motive zu verstehen – warum eine Person „ausrastet", verzweifelt ist, im Freudentaumel oder im Affekt eine Tat beging.

Psychiatrisches Krankheitsbild und Klassifikationskriterien

Krankheitsbilder aus dem psychischen Bereich gehören zu den am weitesten verbreiteten, unter denen viele Menschen und ihre Angehörigen schwer leiden. Psychische Erkrankungen stehen an der Spitze der Krankheiten, die eine Bürde der Menschheit darstellen.

Psychische Krankheiten werden als Zustands-Verlaufs-Einheiten aufgefasst und diagnostiziert. Was ist das? A) Der Zustand wird psychopathologisch beschrieben: ein Befund aus einer Anzahl von psychopathologischen Merkmalen, die beobachtet wurden – B) der Verlauf wird aufgrund der Informationen der Patienten oder Angehörigen über früher abgelaufene Phasen, deren Dauer, die Vollständigkeit der Remission und die Akuität und Umstände des Auftretens des gegenwärtigen Krankheitsbildes etc. rekonstruiert.

Seit Einführung der internationalen Klassifikationssysteme DSM und ICD, welche die psychischen Krankheiten differenzialdiagnostisch pointiert charakterisieren, hat sich die Stellung der Psychopathologie in der Diagnostik der Psychiatrie gewandelt. In den Klassifikationssystemen wird viel Wert auf abfragbare Information gelegt. Die Klassifikationssysteme betonen Informationen, die die untersuchte Person dem Interviewer mitteilt oder die vom Untersucher oder Angehörigen beobachtet werden. Das Überwiegen abfragbarer Merkmale hat dazu geführt, dass man Computerinterviews für die Diagnose psychischer Krankheiten vorgeschlagen hat. Auch objektive Verlaufsinformation werden dadurch wichtiger als die beobachtbaren und im trainierten psychopathologischen Interview eruierten psychopathologischen Symptome. Sicherlich kann viel Information über die psychischen Krankheiten per Interview – auch über ein Computerinterview – ermittelt werden. Aber durch die Beschränkung auf abfragbare Merkmale wird ein Großteil der Psychopathologie aus der Diagnostik ausgeschlossen – neben den zu beobachtenden Merkmalen auch z. B. die sensible und unzuverlässig und problematisch zu erhebende Information über Symptome der Schizophrenie wie Halluzination, Ichstörungen oder Wahn. Damit ist die häufige Differenzialdiagnose einer psychotischen Störung per Computerinterview nicht zu klären. Das ist ein schwerer Nachteil für die psychisch Kranken.

▶ Die vollständige Erfassung und die diagnostische Würdigung des psychischen Krankheitsbildes gelingen nur durch die sorgfältige psychopathologische Untersuchung mit Befragung und Beobachtung in einem psychopathologischen Interview.

Ein wichtiger weiterer Umstand ist zu betonen: Die diagnostischen Kriterien der Klassifikationssysteme sind differenzialdiagnostisch optimiert. Sie beschreiben nicht etwa das ganze Krankheitsbild. So wird beispielsweise Angst nur bei den Angsterkrankungen erwähnt, da es konstitutiv für die Diagnose dieser Krankheitsbilder ist. Unter klassifikatorischen Aspekten ist das Symptom Angst bei anderen Erkrankungen deshalb nicht wertvoll. Aber beispielsweise depressive Patienten, Patienten in einem schizophrenen Schub und Patienten mit vielen weiteren psychischen Erkrankungen leiden ebenfalls unter Angst. Angst wird nicht erfragt, wenn nur die diagnostischen Kriterien abgefragt werden, z. B. wenn die Angehörigen bereits angegeben haben, der Patient leide unter Stimmenhören.

Die klinische Realität der gesundheitsökonomisch durchforsteten diagnostischen Pfade könnte eine Reduktion der Diagnostik auf Kurz-Interviews mit sich bringen, die nur die Klassi-

fikations-Kriterien abprüfen, wenn Verdachtsmomente in eine Richtung leiten. Das hat aber für die Patienten dann ungünstige Folgen, wenn sie, z. B. in unseren obigen Beispielen, mehr unter Angst leiden als unter der bedrückten Stimmung oder Ich-Störungen.

Neben dem Ansatz der psychischen Krankheiten, der nosologischen Einheiten wurde der syndromale Ansatz in der Psychiatrie diskutiert (Hoche 1912, s. unten: Abschn. 1.1.3). Die psychiatrische Therapie, speziell die Psychopharmakologie, ist mehr syndromal als nosologisch ausgerichtet. Hier soll der Versuch unternommen werden, die Einzelsymptome, die psychopathologischen Einheiten selbst zum Ziel von neurowissenschaftlichen Erklärungen zu machen. Darüber hinaus jedoch ist nicht zu übersehen, dass beispielsweise die Depression oder die Schizophrenie oft in einem sehr charakteristischen Syndrom auftreten. Der syndromale Aspekt der Psychiatrie jedoch steht nicht im Zentrum der Psychopathologie. Dementsprechend werden syndromale Bezüge nur am Rande betrachtet.

Die Psychopathologie ist klinisch unverzichtbar, neben der Rolle in der Diagnostik, vor allem auch für die Beobachtung der feinen Veränderungen im Verlauf. Diese sind zur Kontrolle und Steuerung der Therapie entscheidend. Gegenwärtig werden in den Syndromskalen jeweils mehrere psychopathologische Merkmale für das depressive, manische, paranoidhalluzinatorische oder andere Zielsyndrome eingesetzt. Ausfüllen von Rating-Skalen stellt zur Zeit vielfach die einzige psychopathologische Tätigkeit klinischer Psychiater dar.

Deskriptive Psychopathologie: Präsentation psychischer Krankheit – Klinische Oberfläche und Störung von Funktionssystemen
In einer psychiatrischen Exploration zur Diagnostik wird zunächst erst einmal eine klinische „Oberfläche" einer Person deutlich. Verschiedene Disziplinen versuchen, „unter" diese Oberfläche zu schauen: technische, beispielsweise die der Bildgebung des Gehirns, Laboruntersuchungen beispielsweise der Körperflüssigkeiten, aber auch tiefenpsychologische,

die Verhaltensanalyse der Verhaltenstherapie etc. Im Folgenden soll begründet werden, dass der deskriptiv-psychopathologische Ansatz die Basis für weitergehende Untersuchungen schafft und es auch ermöglicht, unter die Oberfläche zu schauen. Es geht um die Störung von neurowissenschaftlichen Funktionssystemen, welche regelhaft mit psychischen Symptomen einhergehen. Die Funktionssysteme können wiederum aufgrund von unterschiedlichen Krankheitsprozessen gestört sein, seien es emotionale Reaktionen auf Umweltsituationen oder die Aktivierung von genetisch determinierten Krankheiten oder andere Krankheitsmechanismen.

Nicht versucht werden soll eine unzulässige Reduktion des pathologischen Erlebens auf grobe neurowissenschaftliche Funktionsprinzipien. Die Neurowissenschaft erklärt und prädiziert nicht die Vielschichtigkeit und Vielgestaltigkeit des individuellen Erlebens. Auf der Erlebensseite gibt es so viele unterschiedliche Syndrome wie Menschen, die darunter leiden. Keines ist dem des anderen gleich. Genau diesem interindividuell unterschiedlichen Erleben sieht sich der Untersucher gegenüber und versucht, etwas davon kennenzulernen, sich in das besondere Leiden der Person einzufühlen. Der Kliniker muss aber dann im nächsten Schritt das Erleben des Patienten mit den groben psychopathologischen Schubladen vergleichen, die das Erleben klassifizieren sollen. Die neurowissenschaftlichen Befunde der Psychopathologie beziehen sich nicht auf die Vielfalt individuellen Erlebens, sondern auf klinisch-pragmatisch bewährte Dimensionen und Kategorien der Beschreibung pathologischer Erlebensweisen.

1.1.2 Neurowissenschaft der Psychopathologie

Neurowissenschaftler meinen vielfach, die klassische Psychopathologie könne nicht mit den neurowissenschaftlichen Ergebnissen kompatibel gemacht werden. Eine vollkommen neue Begrifflichkeit müsse geschaffen werden. Demgegenüber wird hier versucht, die klinisch erprobten Begriffe auf die neurowissenschaftlichen Grundlagen hin abzuklopfen. Dabei werden einige Begriffe neu eingeführt, andere werden verändert werden müssen.

In diesem Buch stehen im Fokus des Interesses neben den psychopathologischen Symptomen ihre neurowissenschaftliche Erklärung. Warum beides: Psychopathologie und Neurowissenschaft?

Heute wissen wir mehr darüber, wie die »klinische Oberfläche« psychischer Krankheitsbilder neurowissenschaftlich zu erklären ist. Die Aufgabe ist, zu einer Pathophysiologie der psychischen Krankheitsbilder gelangen. In der Vielfalt der psychischen Phänomene können Merkmale gefunden werden, welche eng mit der Störung der Funktionssysteme des ZNS zusammenhängen. Neurologische Beispiele sind die Lähmung der kontralateralen Gliedmaßen nach Läsion des motorischen Kortex. Neurologen denken zuweilen, wenn sich ein Symptom als derart von neurologischen Substraten abhängig zeigt, dass dieses Symptom dann neurologisch wird. Das ist aber falsch. Denn letztlich werden viele Symptome schwerer psychischer Erkrankungen, die beispielsweise mit genetischer Belastung einhergehen, auch ein neuronales Substrat haben. Ein Beispiel soll die Schizophrenie sein. In den nächsten Jahren werden Gene, Proteinstörungen und letztlich neuronale Funktionsstörungen identifiziert werden können, die die merkwürdigen Symptome der Schizophrenie, seien es Ich-Störungen, Halluzinationen oder Wahnwahrnehmungen, hervorbringen. Damit aber werden die Schizophrenien nicht zu neurologischen Krankheiten. Zugegeben, es ist noch ein langer Weg bis zur neurowissenschaftlichen Erklärung der psychischen Erkrankungen.

▶ Die Störungen von Funktionssystemen des ZNS, die zugrunde liegen, sind nicht nur für das Ausbrechen der Erkrankung, sondern auch meist für den Verlauf und die Therapie entscheidend. Sie sind also nicht einfach für die Diagnostik wichtig, sondern können uns Hinweise für die Verhinderung, Abmilderung des Krankheitsbildes oder eine Verlaufsverbesserung geben.

Das Beispiel zeigt gleich auch einen weiteren Aspekt der Psychopathologie. Immer wieder wird an möglichst empfindlicheren apparativen oder laborchemischen Untersuchungsmethoden geforscht, die sensitiver als die psychopathologischen Merkmale die Schizophrenie diagnostizieren können. Bisher jedoch scheinen die sensitivsten Frühsymptome für den ersten Schub der Erkrankung die psychopathologischen zu sein. Das ist dann auch zu erwarten, wenn wir uns klarmachen, dass die spezifischen Funktionen von auch nur geringfügigen molekularen Veränderungen in den Funktionssystemen des Gehirns sich zuerst in den spezifischen Funktionen der mentalen und psychischen Funktionen der Person im Alltag auswirken können – und das lange bevor die zur Zeit noch groben elektrophysiologischen Labormessungen diese Funktionsstörung objektiv belegen.

Aus den oben angeführten Argumenten lässt sich zusammenfassen: Die neurowissenschaftliche Psychopathologie sucht nach den Modellen der psychopathologischen Symptome, und zwar nach Modellen, welche die Symptome auf der Ebene der Hirnfunktionsstörungen erklären.

Ein Ansatzpunkt sind Symptome, die nach Hirnschädigungen zu finden sind. Damit ist gemeint, dass die verwandte Disziplin der Neuropsychologie Veränderungen, die nach einer Hirnfunktionsstörung, bzw. bei der Störung bestimmte Hirnstrukturen zu finden sind, erforscht, wie Symptome der Wahrnehmung – der Agnosie, des Gedächtnisses – der Amnesie, der Routinehandlungen – der Apraxie oder der Sprache – Aphasie. Die klassische Psychopathologie baute auf diesen Beispielen auf und postulierte, dass auch die anderen Symptome später einmal neurowissenschaftlich erklärbar werden würden.

Genetische Erkrankungen mit psychischen Störungen

Bei genetischen Untersuchungen psychiatrischer Krankheitsbilder wird ein Endophänotyp gesucht, der spezifischer als die bekannten psychopathologischen Merkmale mit der genetischen Pathologie und daraus resultierenden Proteinstörung zusammenhängt. Proteinstörungen betreffen Neurone und Glia bzw.

deren metabolische Versorgung und Kommunikation. Die Proteinstörungen können eine Vielfalt von zellulären oder metabolischen Veränderungen bewirken, wie Störung der Gestalt und Ausbildung der Dendriten und Axone der Nervenzellen. Weiterhin können z. B. die Proteine gestört sein, die mit der Informationsübertragung zu tun haben wie z. B. Rezeptoren in den Zellmembranen. Oder die Verarbeitung der Transmitter ist gestört, weil einer der Stoffwechselwege in der Zelle oder in der Glia, die sie umgibt, gestört ist. Wenn diese Störungen in speziellen Gruppen von Zellen auftreten, können Funktionssysteme betroffen sein, deren Störung ein charakteristisches Symptom wie Stimmenhören bewirkt. Die Beeinträchtigung bestimmter Funktionssysteme stellt sich beispielsweise in besonderen Merkmalen des formalen Denkens oder in emotionalen Störungen dar. So scheint die für das Gedankenabreißen der Schizophrenie wichtige zugrunde liegende Störung die des Arbeitsgedächtnisses zu sein.

Nicht nur eine genetische Störung, sondern auch toxische oder degenerative Krankheiten anderer Ursache führen zur Störung von Funktionssystemen des ZNS. Die Suche nach Indikatoren für zugrunde liegende dysfunktionale ZNS-Systeme ist eine der Zukunftsaufgaben der Psychopathologie und modernen Psychiatrie. Welches sind die entscheidenden Merkmale für die Assoziation oder sogar kausale Kopplung an die Störung bestimmter neurophysiologischer Funktionssysteme?

Dabei soll hier der Ansatz sein, dass es sich in der Psychopathologie um die Schädigung von wenigen Grundmechanismen handelt, zumindest einer umschriebenen Anzahl von Funktionssystemen, die hier dargestellt werden. Die Grundmechanismen werden für die Symptomgruppen jeweils am Beginn des Abschnitts erklärt. Die Vielfalt der Symptome, so ist unsere Vermutung, kommt durch die Komplexität des »Gesamtapparats« des ZNS zustande.

Dabei ist weiterhin zu berücksichtigen: Wir sehen als Kliniker nicht die unmittelbaren Defizite durch die Hirnschädigung, sondern wir sehen die Reaktion des Organismus darauf. Das war eine wichtige Erkenntnis, auf die Kurt Goldstein (Goldstein 1934) bereits hinwies, ein Neuropsychologe, der sich schon früh um die psychiatrischen Symptome kümmerte. Heute ist klar, es kommt zu vielfältigen Kompensationen, Strategieanpassungen und kognitiv-emotionalen Reaktionen, die die Vielschichtigkeit und auch die Schwierigkeit der psychopathologischen Symptomatik ausmachen. Denn nicht nur

1. biologische Reparaturvorgänge,
2. automatische Kompensationsreaktionen im ZNS,
3. bewusste Ausgleichsbemühungen der erkrankten Person, sondern auch
4. Reaktionen auf die Konsequenzen der Veränderung in der sozialen Rückkopplung sind zu beobachten.

Also nicht nur auf die selbst bemerkte Dysfunktion reagiert der Organismus, sondern auf die Folgen in der Beziehung zu den Mitmenschen.

1.1.3 Psychopathologie der Syndrome

Neurowissenschaftliche Grundlagen und Therapieprinzipien können für Syndrome gefunden werden, wie für das depressive Syndrom. Das depressive Syndrom umfasst viele unterschiedliche Bereiche, wie emotionale, kognitive oder vegetative Krankheitsmerkmale. Ursachen der Depression bewirken offenbar dieses Bündel an Symptomen gemeinsam. Die noch nicht bekannte pathophysiologische Ursache der bipolaren Erkrankung beispielsweise wirkt sich auf höchst unterschiedliche Funktionssysteme aus. Daraus scheint zu folgen, dass die einzelnen Symptome keine eigenständige Bedeutung haben. Es scheint so zu sein, dass es verschiedene Ebenen der pathophysiologischen Einflussnahme gibt, die syndromatische und die symptomatische.

Die bislang erbrachten Erfolge biologisch-syndromatischer Forschung entheben uns nicht der Notwendigkeit, die Frage nach der Pathophysiologie der einzelnen psychopathologischen Symptome zu beantworten. Wenn man nur die Syndrome untersucht, entzögen sich damit die

einzelne Symptome der neurowissenschaftlichen Analyse. Dies ist aber für viele psychopathologische Symptome, zumindest diejenigen, welche bereits jetzt neurowissenschaftlich gut erklärbar sind, nicht angemessen. Selbst wenn man bedenkt, dass viele Symptome nicht nur in einem einzigen Syndrom, sondern in verschiedenen Syndromen auftreten, muss für die Aufklärung der Pathophysiologie der psychiatrischen Krankheitsbilder auch die Erklärung der Entstehung der einzelnen Symptome gelingen.

Aus dem bislang Dargestellten muss auf etwas besonders hingewiesen werden: Hinter den Symptomen verbergen sich Hierarchien von Kausalfaktoren:

- genetische Faktoren,
- auf der Ebene der Proteine: Genaktivatoren, Enzyme, Transmitter, Rezeptoren, etc.,
- extern metabolische Faktoren (z. B. toxische),
- psychosoziale Faktoren, d. h. spezielle auslösende Faktoren, die auch komplexe psychische Reaktionen beinhalten können.

Entscheidend für das Konzept dieser Darstellung, die Neurophysiologie der psychopathologischen Symptome zu behandeln, ist weiterhin, dass die Kriterien für die Syndrome und Krankheiten variieren, wie an der Evolution der ICD- und DSM-Klassifikationskriterien zu beobachten ist. Forschung, die sich an den jeweiligen Klassifikationseinheiten orientiert, müsste nach jeder Revision der Kriterien wieder von neuem beginnen. Im Gegensatz dazu ist die psychopathologische Merkmalsdiagnose konstant definierbar.

Fazit
Solange wir noch nicht die neurowissenschaftlichen Grundlagen der psychiatrischen Krankheitsbilder kennen, ist es angebracht, nach neurowissenschaftlichen Grundlagen der Symptome zu fragen und es ist zu erwarten, dass wir gerade über die neurowissenschaftliche Erforschung von Symptomen zu einem Verständnis der Grundlagen der Erkrankungen kommen werden.

1.1.4 Forschung

Eine präzise psychopathologische Diagnostik ist, wie bereits ausgeführt, einerseits Grundlage aller neurowissenschaftlicher Forschung in der Psychiatrie, denn für jede Studie wird eine genaue psychopathologische Untersuchung der Patienten notwendig sein. Dies gilt sowohl für diagnostische Kriterien als auch die Beurteilung des Therapieresponse.

Die Forschung orientiert sich meist an den jeweilig gültigen Klassifikationskriterien (Charney und Nestler 2004). Ziel dieser Forschung ist die Therapie ätiologisch homogener Patientengruppen. Diese jedoch scheint noch nicht in Sicht zu sein. Im Gegenteil: In der klinischen Praxis sind die meisten gegenwärtig verfügbaren Therapieformen eher syndromatisch oder symptomatisch ausgerichtet – beispielsweise Therapie des depressiven Syndroms oder des Symptoms Angst.

Der bisher geringe Erfolg nosologischer Forschung auf einigen Gebieten mag mit der polygenen Verursachung vieler psychiatrischer Krankheitsbilder zusammenhängen, d. h. wir haben es eher mit genetischen Risikofaktoren zu tun und wissen noch viel zu wenig über die anzunehmende Kausalkette:

- Gen,
- Protein,
- Neuronenfunktion,
- Funktionssystem,
- Symptom.
- Dazu kommt die Frage, auf welcher Ebene eine Einflussnahme psychosozialer Faktoren geschieht.

Man hat von speziellen neurophysiologischen Merkmalen, als Endophänotypen gesprochen, die der genetisch verursachten Funktionsstörung auf der biologischen Seite näherkommen als die klinischen Klassifikationseinheiten. Dies gilt auch für einige Symptome der Psychopathologie. In dem Sinne könnten Markersymptome der Schizophrenie wie Ich-Störungen den gesuchten Endophänotypen der Schizophreniegene in der diagnostischen Qualität nahe kom-

men, aber wir wissen es noch nicht. Andererseits könnten neurowissenschaftliche Grundlagen der Ich-Störungen zu den noch spezifischeren Endophänotypen der Schizophrenie führen.

Die meisten psychischen Krankheiten sind jedoch nicht einfach als Gen-Verhalten-Kausalkette zu verstehen, wie oben bereits angesprochen. Zu den durch veränderte Gene bewirken Proteinstörungen kommen verschiedenartige Umweltfaktoren, die zum Krankheitsbild beitragen und es z. T. auslösen. Genfunktionen können in einer speziellen psychischen Reaktion auf die Umwelt an- oder ausgeschaltet werden. Eine psychische Reaktion führt zum Beispiel zu Schlaflosigkeit in einer Situation der Überbelastung der Person. Die Schlaflosigkeit kann wiederum Genfunktionen anstoßen, die zur Auslösung einer Manie führt – bei einer Person mit einer genetisch bedingten Disposition zur bipolaren affektiven Psychose. Mit anderen Worten, selbst wenn alle beteiligten Gene für ein psychisches Krankheitsbild bekannt wären, muss mit erheblicher Varianz in der Ausprägung der funktionellen Störung in der Psychopathologie durch funktionelle Genaktivierung gerechnet werden. Dazu kommen die gegenwärtig noch nicht ausreichend erforschten epigenetischen Kontroll-Faktoren der Genaktivität. Die geschilderte komplexe Kausalität dürfte auch für die Varianz der Penetranz der genetischen Disposition der verschiedenen psychiatrischen Krankheiten verantwortlich sein.

Die Kunst der Psychiatrie ist es, gerade Unterschiede zwischen psychogenen Variationen des psychischen Zustands und denen herauszuarbeiten, die auf genetischen Funktionsstörungen beruhen oder zu den Hirnschädigungssyndromen zählen – d. h. die psychiatrische Forschung muss versuchen, diese Unterteilung im psychopathologischen Phänotyp der klinischen Diagnose zuzuführen und in den Einzelfällen zu belegen.

Die meisten Forscher sind sich einig, dass wir auch bei psychogenen Variationen psychischer Funktionen die Einwirkung im ZNS suchen müssen. Der oben angeführten Argumentation folgend nehmen wir eine normale Funktionsvarianz an, in denen sich „normales" psychisches Alltags-Leben und normale mentale Operationen abspielen. Bei psychopathologischen Symptomen psychischer Erkrankungen sind immer Gehirnfunktionen gestört. Es bedarf allerdings noch der Argumentation, was mit gestörter Hirnfunktion gemeint ist. Wird Freges Konzept von Funktionen und Argumenten angewandt (Kagan 2001), dann haben wir gestörte Hirn-„funktionen" vor uns. Eine derart konzipierte Störung manifestier sich an den jeweiligen Argumenten; als Argumente sind dabei die aktuellen Erfahrungen anzunehmen bzw. individuellen mentalen Inhalte. Dabei kann offengelassen werden, ob die Gehirnstruktur geschädigt ist, oder »psychologische Strukturen« dysfunktional wirken; mit psychologischen Strukturen ist gemeint, dass z. B. Erfahrungs-Einwirkungen auf das Gehirn in der Entwicklung eines jeden Individuums einen Korpus von Funktionen errichtet, der sich in der Anpassungsleistung bewährt, sich allerdings z. B. bei traumatisch induzierten plastischen Einwirkungen dysfunktional auswirken kann. Beispiele sind eine irrationale Umdeutung einer konkreten Situation oder Schamgefühle über eine konkrete Konfrontation. Immer ist eine gestörte Funktion anzunehmen und nach dem Argument zu fragen: woran, worüber, vor wem etc.

Schweregrad

Es ist aus der Alltagserfahrung den meisten Lesern vertraut, dass sich normale Varianz des Erlebens und Verhaltens und die pathologische Varianz, die durch Hirnschädigungen oder Hirnfunktionsstörungen verursacht ist, überlappen. Als Beispiel kann die Erkrankung der Schilddrüse dienen: Bei der Entwicklung einer Hypothyreose kommt es zu einer allmählichen Verringerung des Antriebs und Erschlaffung der Vitalität eines Menschen. In vielen Fallen wird erst nachträglich, nachdem die internistische Diagnose gestellt worden ist, der Beginn psychischer Veränderung weit vorverlegt, d. h. retrospektiv werden Verhaltensänderungen umgedeutet, die noch keinen Anlass zur Sorge gegeben hatten, als noch kein Schatten eines Verdachts einer psychischen Symptomatik

aufgekommen war. Ganz anders liegen die Verhältnisse bei klaren psychopathologischen Symptomen wie den Halluzinationen.

Drei Abstufungen von Merkmalen müssen unterschieden werden:

1. eindeutig pathologische Merkmale – der Nachweis auch nur leichter Ausprägung dieser Merkmale belegt eine psychische Erkrankung, beispielsweise Wahngedanken,
2. Merkmale mit Übergang in einen eindeutig pathologischen Bereich,
3. Merkmale, die zwar im normalpsychologischen Bereich liegen, aber
   a) in stärkerer Ausprägung und längerer Dauer sowie, wenn sie situativ nicht erklärlich sind, als pathologisch gelten müssen, wie gehobene Stimmung oder
   b) mit anderen Merkmalen zusammen ein charakteristisches psychopathologisches Syndrom bilden können.

1.1.5 Einteilung der Symptome und Untergliederung

Symptomliste

Wenn alle Begriffe für die Beschreibung von der Norm abweichenden Erlebens und Verhaltens aufgelistet würden, kämen viele Hundert Merkmale zusammen. Diese könnten hier nicht alle besprochen werden. Welche Merkmale, Symptome werden betrachtet und welche ausgelassen? Es gibt zwar keinen allgemeingültigen Kanon psychopathologischer Merkmale, aber eine gewisse Übereinstimmung findet sich in der Liste der Symptome der klassischen Psychopathologie. Grundlage der Symptomliste war zunächst die der AMDP, der Arbeitsgemeinschaft für medizinische Dokumentation in der Psychiatrie (2022). Die Merkmalsliste der AMDP ist methodisch entwickelt worden, d. h. die wichtigsten Merkmale sind bereits aus größeren Listen extrahiert worden. Es gibt sinnvolle Lösungen von Faktorenanalysen (Gebhardt et al. 1983) und Skalenbildungen zu den großen Syndromen wie das depressive Syndrom und das paranoid-halluzinatorische Syndrom. Zu den AMDP-Merkmalen kommen hier weitere hinzu, die

sich aus den Basisdefinitionen des ICD-10 er-
geben. Eine Ergänzung ergab sich auch aus der
Logik der neurowissenschaftlichen Analyse der
Merkmalsgruppen.

Wie oben beschrieben, fehlen Merkmale. Seltene Symptome sind nicht erwähnt. Sind Merkmale entbehrlich, beispielsweise weil sie zu
selten auftreten oder in der Regel in enger Kopplung mit anderen Merkmalen? Das wird erst die
weitere Forschung ergeben.

Sicherlich könnten noch weitere Symptome aus anderen psychiatrischen Erfahrungs-
bereichen hinzufügt werden, beispielsweise die
der geistig Behinderten, der forensisch psychiatrischen Fälle oder aus der Beobachtung der
Psychotherapie.

**Einteilung der Beschreibung von Symptomen
und Symptomgruppen**
Dabei werden 2 Themen dargestellt:

1. Gliederung der Merkmalsgruppen,
2. Untergliederung der Merkmalsbeschreibung.

Gliederung der Merkmalsgruppen
Welche Symptomgruppen sollten zuerst, welche zuletzt dargestellt werden? Hier wird nicht
der Jaspers-Einteilung gefolgt (Jaspers 1942),
die zwei Hauptgruppen von subjektiven und objektiven Merkmalen unterscheidet. Das hat seinen Grund darin, dass beispielsweise emotionale
Merkmale sowohl subjektive als auch objektive
Anteile umfassen (»Mini-Syndrom« s. u.). Aus
diesem Grund wäre eine derartige Einteilung
weniger sinnvoll.

Für die gewählte Reihenfolge, die nicht sofort intuitiv verständlich zu sein scheint, sprechen eine Reihe von Gründen. Sie haben vor
allem damit zu tun, dass ein Leser erst bestimmte neurowissenschaftliche Zusammenhänge kennenlernen sollte, bevor er sich mit
Merkmalen beschäftigt, die komplexere, darauf
aufbauende neurowissenschaftliche Erklärungen
benötigen. Die Sequenz der Symptome stellt
also keinen Versuch dar, eine neue Systema-
tik der Psychopathologie zu begründen, sondern

folgt didaktisch dem Weg eines Stimulus durch
das zentrale Nervensystem:

1. Wie wird die Umgebung wahrgenommen,
   wie wird ein Stimulus wahrgenommen?
   Dies ist die erste Frage. Sie umfasst genau
   genommen natürlich fast die ganze Neurowissenschaft und sie wird wieder bei den
   Halluzinationen aufgegriffen. Dennoch ist
   es sinnvoll, mit den Prinzipien der Wahrnehmung zu beginnen. Der nächste Schritt
   ist:
2. Wie kann ein Organismus von den Sinneseindrücken unabhängig agieren? Dazu werden mehrere Aspekte behandelt, zunächst
   die Fähigkeit, sich aktiv zu erinnern und die
   Fähigkeit, die Aufmerksamkeit auf einen Stimulus zu konzentrieren, bzw. von ihm abzuwenden.
3. Wie kann eine Handlung initiiert werden?
   Nach der Erinnerung und Aufmerksamkeitslenkung wird die Fähigkeit zur autonomen
   Aktion, die Motorik und Handlungsplanung
   beschrieben. Wie können verschiedene Handlungen koordiniert werden, Pläne gemacht
   und die Realisierung kontrolliert werden?
   Wie ist das Interesse an den Handlungen, der
   Antrieb organisiert?
4. Wie wird bewusst wahrgenommen, kommuniziert und gehandelt?
   Wie wird in Sprache kommuniziert und
   Probehandeln im Denken organisiert?
5. Wie reagiert ein Organismus emotional auf
   einen Stimulus?
6. Erst am Schluss sind die komplexen proto-
   typischen psychopathologischen Merkmale
   wie Halluzination und Wahn dargestellt: Wie
   kann die Vorstellung zu Sinnestäuschungen
   Anlass geben? Wie kann sich ein Erklärungswahn entwickeln? Wie kann eine Person sich
   ein Urteil bilden?

In dieser Reihenfolge kommt der Leser auch zunächst zu den zzt. besser neurowissenschaftlich
bekannten Bereichen, in denen Störungen auftreten.

Bei dieser Gliederung ergeben sich im Detail auf den ersten Blick ungewohnte Aufteilungen: Beispielsweise werden neuropsychologische Wahrnehmungsstörungen von den Halluzinationen getrennt oder Störungen in der zentralen Motorik und Störungen des Antriebs und der Willkürmotorik bzw. Dyskinesien. Dies erscheint notwendig, um einen für den Leser besser verständlichen Weg von einfacheren zu den komplexeren Symptomen zu ebnen.

1.1.6 Beispiel: Bedrücktheit, Depressionssyndrom und -krankheiten

Ein Beispiel für Symptome, Syndrome und spezielle psychopathologische Merkmale soll die Hierarchie der psychopathologischen Merkmale in der psychiatrischen Krankheitslehre und in der psychiatrischen Praxis verdeutlichen.

Symptom
Betrachten wir eine Situation in einer psychiatrischen Klinik: Einem diensthabenden Arzt im Krankenhaus wird in der Nacht ein Patient gebracht, von dem die Angehörigen sagen »Er will sich umbringen«. Worauf soll der Arzt achten, welche Fragen stellen und was untersuchen?

Die erste Frage gilt zunächst der Deprimiertheit. Dieses Merkmal ist ein psychopathologisches Merkmal. Es ist kein Syndrom, im Sinne des depressiven Syndroms und es ist auch keine Krankheit im Sinne der unipolaren Depression oder bipolaren Depression. Deprimiertheit ist eine Herabgestimmtheit. Man kann auch Niedergeschlagenheit sagen. Das Wort »Traurigkeit« meint etwas anderes. Aber Deprimiertheit der Depression ist auch mit Niedergeschlagenheit unscharf bezeichnet. Hieran wird deutlich, dass Emotionen in den meisten Fällen sprachlich nicht exakt zu fassen sind. Wir wissen weiterhin nicht genau, was ein anderer Mensch, und vor allen Dingen ein Patient darunter versteht. Es gibt Menschen, die nicht gewohnt sind, über Emotionen zu sprechen. Wenn ich also den Patienten frage: »Sind sie deprimiert?«, antwortet der Patient zwar etwas, aber ich weiß zunächst nicht genau, was ich mit der Antwort anfangen soll.

In der Untersuchungssituation soll der Arzt sich zutrauen, seinen Augen, Ohren und Tastsinnen zu folgen: Er sieht die Mimik, Gestik und Körperhaltung, hört den Stimmklang und die Prosodie. Er fühlt den Tonus des Händedrucks. Das Beste ist, aus der Gesamtheit des Verhaltens, nicht nur aus den emotionalen Ausdrucksbewegungen heraus oder wegen Sorgenfalten (Veraguth-Falten), sondern auch aus der sprachlichen und den Äußerungen der Körperhaltung sowie dem Muskeltonus heraus, einen Eindruck zu gewinnen und zu beurteilen, ob die Äußerung »ich bin deprimiert« dem eigenen Eindruck entspricht. Nicht nur die Depressivität, nein, viele der psychopathologischen Merkmale sind umgangssprachlich nicht einfach zu erschließen.

▶ In der Psychopathologie muss die Äußerung eines Patienten mit dem Eindruck des Untersuchers abgewogen werden. Das soll nicht heißen, dass man dem Patienten nicht traut, sondern es soll nur heißen, dass man auf alles zu achten hat, nicht nur auf den Inhalt der sprachlichen Äußerungen.

Das unterscheidet die Untersuchung der Psychopathologie vom Ausfüllen lassen eines Interviewfragebogens. Sie können aus einer Transkription eines Interviews weniger diagnostizieren. Aber aus einer Videoaufzeichnung mit unkenntlicher Sprachäußerung ist aus der Sprachmelodie z. B. die Depressionsdiagnose psychopathologisch weitgehend zu sichern (Renfordt 1986).

Deprimiertheit ist zunächst ein emotionales Symptom. Man kann es als eine Stimmung bezeichnen. Damit grenzt man es von den Affekten wie Aggression, Lachen, Weinen etc. ab. Affekte sind heftige und meist kürzer dauernde emotionale Äußerungen. Diese Affekte treten nicht dauernd auf. Aber im Gegensatz dazu befinden wir uns meist in einer von verschiedenen Stimmungen, die wir mehr oder weniger gut beschreiben können. Manche Stimmungen sind auch für Begabte schwer verbal zu bezeichnen

und es bleibt der Kunst von Schriftstellern über-
lassen, eine bestimmte Befindlichkeit in Worte
zu fassen. Dies alles erklärt, warum wir uns bei
der psychopathologischen Diagnostik nicht allein auf die Erklärungen der Patienten verlassen
dürfen.

Der Leser hat vielleicht die Erfahrung gemacht, wie man sich selbst deprimiert fühlt.
An diesem Beispiel könnte einiges geklärt werden. In der konkreten Situation müsste der Person eine Reihe von Fragen gestellt werden: Handelt es sich um eine Traurigkeit, oder eine ängstliche Stimmung, oder nur um eine Müdigkeit
und morgendliche unzufriedene Verstimmtheit?
Bereits für das einzelne psychopathologische
Symptom gibt es also eine Differenzialdiagnose.
Liegt eine Deprimiertheit vor oder eines der anderen Merkmale, die wie Deprimiertheit wirken
können?

Noch etwas Weiteres kann an diesem Beispiel verdeutlicht werden: es gibt psychopathologische Merkmale in verschiedener Ausprägung – grenzwertig, sehr leicht, leicht,
mittelgradig, schwer und extrem schwer.

Fazit
In der Psychopathologie ist zu unterscheiden: 1. die sprachliche Äußerung, 2. die psychomotorischen Veränderungen bzw. Ausdrucksbewegungen
und 3. dem integrativen/Gesamt- Eindruck bei der untersuchenden Person –
mit der Differenzialdiagnose und dem
Schweregrad – dies gilt bei jedem einzelnen psychopathologischen Merkmal.

**Symptom, Syndrom, psychiatrisches Krank-
heitsbild**
Unterschieden werden muss im zweiten Schritt,
ob ein Symptom, ein Syndrom oder eine Krankheit vorliegt. Bedrücktheit kann zu einem depressiven Syndrom gehören, das daneben noch
weitere Merkmale wie beispielsweise vegetative
Störungen, kognitive Merkmale wie bestimmte
Denkweisen, motorische Symptome und bisweilen weitere affektive Merkmale umfasst.

An der Häufigkeit der persönlichen Erfahrung
der Bedrücktheit wird deutlich, dass das Vorhandensein eines psychopathologischen Merkmals nicht etwa in allen Fällen mit dem Vorliegen einer psychiatrischen Erkrankung gleichzusetzen ist. Umgekehrt halten viele Menschen
Bedrücktheit aus der eigenen Erfahrung für normal, den Umständen entsprechend und reagieren
mit Unverständnis, wenn dieses Merkmal einmal
im Rahmen eines psychiatrischen Krankheitsbildes behandelt werden muss.

Worin besteht das depressive Syndrom? Zunächst einmal in der depressiven Stimmung;
dazu kommt der Affekt Angst oder eine ängstliche Stimmung. Weiterhin kommt eine Verminderung im Antrieb dazu. Die Person kann
sich nicht aufraffen, sie schafft ihre alltäglichen
Arbeiten nicht mehr. Spezielle Denkweisen sind
auch in vielen Fällen Symptome des depressiven
Syndroms, man nennt sie auch depressive Kognitionen. Der Patient hat beispielsweise Schuldgefühle und sein Selbstwertgefühl ist deutlich vermindert. Weiterhin sind vegetative Störungen von großer Bedeutung. Hierunter fasst
man Störungen des Schlafs, des Appetits und
der Sexualität zusammen. Die Personen können
sich zudem nicht mehr konzentrieren und können sich nur schwer entscheiden. Zuletzt kommen noch psychomotorische Störungen vor. Der
Patient erlebt in vielen Fällen von Depression
seine Glieder als schwer oder er ist gehemmt
darin, Bewegungen auszuführen.

Der Krankenhausarzt muss keine Depressionsskala ausfüllen. Aber in der psychiatrischen Klinik gewinnt die Dokumentation des
Syndroms auf Skalen an Einfluss. Auf einer
der verschiedenen Skalen, die im Umlauf sind,
wird nach einem Merkmal gefragt und es werden 1–4 Punkte für die Ausprägungsstärke des
Merkmals vergeben, beispielsweise für Schlafstörung, deprimierte Stimmung, Antrieb, Angst,
Suizidalität usw. Der Rater gelangt zu einem
Summenscore, der auf Anzahl und Schweregrad
der Depressionssymptome beruht (s. o.). Aufgrund der Beobachtung wird der Geübte jedoch
auch eine davon unabhängige Einschätzung des
Schweregrades der Depression haben. Die Be-
obachtungseinschätzung und der Summenscore

des Ratings widersprechen sich in vielen Fällen, wenn beispielsweise ein schwer depressiver Patient mit Suizidalität nur wenige weitere Punkte auf einer Skala bekommt. Aber nach der Beobachtung weist er eine große Zahl der Depressionsmerkmale auf, nach der die Skala nicht fragt, wie ausgeprägte Mattigkeit, leise monotone Stimme, Erloschenheit der Schwingungsfähigkeit und fehlende Kraft beim Händedruck usw.

▶ Die Beobachtung beim sorgfältigen Interview ist in der Regel valider als der Summenscore der Depressionsskala.

Krankheitsbilder

Im dritten Schritt, nach der Sicherung der Symptome und Identifizierung des Syndroms, müssen für eine Diagnose eines psychiatrischen Krankheitsbildes die Kriterien der Klassifikationssysteme abgeklärt werden.

Das US-amerikanische DSM-V-Klassifikationssystem nennt im Wesentlichen die eben genannten Symptome in ihrer Kriterienliste für die depressive Episode. Zusätzlich wird als Schwelle der Diagnose einer Haupt-Depression – einer Major Depression – festgelegt, dass mehr als 4 dieser Symptome vorliegen müssen, damit die Krankheit diagnostiziert werden kann. Studien haben herausgefunden, dass ein deutlicher Unterschied zwischen dem depressiven Syndrom mit 2 oder 3 Symptomen und einem mit 6 oder 7 Symptomen besteht: Es hat andere genetische, familiäre, Verlaufs- und Therapieresponse-Eigenschaften.

Dazu kommen noch weitere Kriterien: zum einen muss das Syndrom von anderen Syndromen differenziert werden. Häufig wird hier als Beispiel eine akute Trauerreaktion genannt. Ein weiteres Kriterium ist das der Bedeutung des Syndroms für den Alltag. Eine Krankheit wird immer nur dann diagnostiziert, wenn die Person in den Alltagsfunktionen oder im Berufsleben durch die Symptome in irgendeiner Weise deutlich behindert ist.

Im nächsten Schritt werden differenzialdiagnostische Überlegungen notwendig.

Das depressive Syndrom tritt, mit geringeren Unterschieden, als Teil verschiedener psychiatrischer Krankheitsbilder auf. Die wichtigsten sind: die depressive Episode oder Major Depression, die zu der unipolaren Depression gehört, die bipolare affektive Psychose, bei der im Verlauf auch Manien vorgekommen sind, die Dysthymie und die depressive Anpassungsstörung. Klinisch ist in diesem Zusammenhang die Behandlungsbedürftigkeit wichtig. Deren Kriterien werden in der psychopathologischen Untersuchung erfasst. Hier ist der Schweregrad, beispielsweise die Anzahl der Symptome, die Belastung durch das Syndrom im Alltag aber auch Wahn oder Suizidalität zu nennen. Suizidalität ist ein Merkmal, das mit dem Aspekt der akuten Selbstgefährdung für die unterbringungsrechtliche Klärung, also ob der Patient auf einer geschützten Station behandelt werden muss, geprüft werden muss (s. o.).

▶ Bei bestimmten psychopathologischen Symptomen besteht häufig eine verminderte oder aufgehobene Bereitschaft, sich behandeln zu lassen. Auch diese Verminderung der Einsicht in die Behandlungsnotwendigkeit ist selbst ein psychopathologisches Merkmal. Eine fehlende Krankheitseinsicht und eine Mangel in der Bereitschaft, sich behandeln zu lassen, spielen in der Psychiatrie eine herausragende Bedeutung.

Mit dem moderneren bildgebenden Gehirnuntersuchungen hat man herausgefunden, dass in der Depression besonders die Amygdala und der mediale orbitofrontale Kortex gestört sind. Was bedeuten diese neurowissenschaftlichen Befunde für die psychopathologische Untersuchung? Gegenwärtig bedeuten die neurowissenschaftlichen bildgebenden Befunde an Patientengruppen für einen einzelnen Patienten noch recht wenig. Über die Art des depressiven Syndroms kann neurowissenschaftlich noch nicht viel gesagt werden. Es ist noch nicht geklärt, was letztlich die Ursache für diese Funktionsstörung in Teilen des Gehirns ist.

Noch nicht geklärt ist weiterhin, warum die verschiedenen Symptome in einem Syndrom zusammen auftreten. Die Störung eines Elements des Zentralnervensystems (ZNS) kann jeweils vielfache Folgen haben. Diskutiert werden genetische Faktoren mit Veränderungen in Proteinen oder der Genaktivierung, Störungen des Transmitterstoffwechsels oder neuroendokrinologische Störungen, die viele Funktionsbereiche betreffen. Auch kann es neurophysiologische Zusammenhänge von Prozessen geben, beispielsweise neuroanatomische und neurophysiologische Verbindungen zwischen Hirnfunktionssystemen, die eine Ausbreitung von pathologischen Funktionen auf andere Funktionssysteme bewirken.

Im Allgemeinen herrscht die Ansicht vor, dass die Kriterien für die Diagnose die Qualität der psychiatrischen Diagnostik verbessert haben. Aber die gegenwärtigen Kriterien sind bei weitem noch nicht überzeugend und werden im Laufe der Zeit überarbeitet werden.

Beispiel Suizidalität
Wie ist die Psychopathologie der Suizidalität – als Beispiel – einzuschätzen? Einer der wichtigsten differenzialdiagnostischen Schritte gelingt nach den oben angeführten Untersuchungsschritten bereits: Es kann geklärt werden, ob es sich um eine schwere depressive Erkrankung handelt, dann ist es eine möglicherweise lebensgefährliche Suizidalität besonders ernst zu nehmen. Findet sich eine Suizidalität im Rahmen einer wahnhaften Depression, ist die Gefahr größer und eine stationäre psychiatrische Behandlung vielfach notwendig. Die erkrankte Person ist zu schützen, denn nach der Behandlung geben diese Patienten regelmäßig an, dass sie sich umgebracht hätten und nun dankbar sind, dass sie gerettet wurden. Sie beschreiben, dass sie in der Krankheitsphase zu keinem klaren richtigen Urteil über ihre Situation haben kommen können. Wenn es sich um eine temporäre Verzweiflung einer Person ohne psychiatrische Erkrankung handelt, kann eine kurze Krisenintervention bereits zur Entaktualisierung ausreichen.

Bei der Suizidalität hat es sich als sinnvoll erwiesen, zu unterscheiden zwischen bevorstehenden, vorbereiteten Handlungen, die mit großer Sicherheit zu Suizid führen, und Suizidversuchen, die auch den Charakter von Hilfe-

suchverhalten haben können. Ein psychopathologisches Merkmal ist in den letzten Jahren häufiger beobachtet worden: die Selbstverletzung. Diese hat mit Suizidalität weniger zu tun.

Die Prognose der Art von Suizidalität und der Wahrscheinlichkeit eines Suizids ist eine der Hauptaufgaben der Psychopathologie und gelingt umso besser, je genauer der Untersucher den Patienten in seinem Lebenslauf, seinen Zielen und Hoffnungen kennen lernt und wie genau er ihn psychopathologisch untersucht. Merkmale für akute Suizidalität sind beispielsweise das Vorliegen einer schweren depressiven Erkrankung, dem Patienten erscheint nichts mehr Wert, sein früher vorhandenes Wertegefüge ist verändert und alles erscheint verloren, was ihm früher etwas bedeutet hat und wenn er konkrete Pläne hat, sich umzubringen sowie in Phantasien darüber gefangen ist.

1.2   Einführung in die Kapitelstruktur

Zunächst soll ein Überblick über den Aufbau der einzelnen Abschnitte und Merkmale gegeben und begründet werden. Die Kapitelstruktur gilt für alle Kapitel ab Kap. 2. In den Beschreibungen der Merkmalsgruppen werden erst Beispiele und dann ein Ausblick auf die Störungen in den Merkmalen gegeben. Es folgt die Diagnostik und danach die neurowissenschaftliche Erklärung der psychopathologischen Merkmale und ihrer Störbarkeit, soweit dies bislang möglich erscheint.

Einzelmerkmale
Die Merkmale werden in Kategorien beschrieben, wobei die folgenden 15 Kategorien nicht bei jedem Merkmal vollständig betrachtet, sondern ausgelassen werden, sofern es zu einer Kategorie jeweils keine Anmerkungen gibt.

Untergliederung der Merkmalsbeschreibung
Definition. Das psychopathologische Symptom wird zunächst mit einer klinisch handhabbaren Beschreibung, mit einer Begriffsbestimmung und Erläuterung vorgestellt.

Beispiel. Wenn möglich werden mehrere kurze Beispiele gegeben. Die Beispiele sollen anschaulich sein und bereits die mögliche Vielfalt der klinischen Erscheinungsformen des Merkmals vor Augen führen.

Stellung in der Psychopathologie. Die Auffassung und der Gebrauch von Merkmalen haben sich für manche Symptome im Laufe der Entwicklung der Psychopathologie gewandelt. In dem Fall werden wichtige Konzepte und Begriffe aus der Entwicklung dargestellt. Die AMDP-Merkmalnummer wird angegeben. In vielen Fällen ist das Merkmal neu, variiert oder verändert.

Verwandte Begriffe. Vielfach gibt es synonyme Bezeichnungen für ein Merkmal, manchmal auch nur semantisch nahestehende Begriffe oder alte Termini, die erwähnt werden sollen.

Psychopathologische Interaktionen
Häufig wurde die Unabhängigkeit der psychopathologischen Merkmale für die Beurteilung gefordert (z. B. im AMDP-System). Das ist auch zu unterstützen, damit möglichst valide Einzelbeobachtungen dokumentiert werden. Aber viele Merkmale hängen komplex zusammen. Beispielsweise interagieren Gedankendrängen und gesteigerter Antrieb im Denkbereich – und diese wiederum mit Inkohärenz, d. h. unzusammenhängenden Gedanken. Die prinzipielle Abhängigkeit bzw. Interaktion ist im Extremfall leicht vorzustellen, denn wenn eine Person mutistisch ist, fast nicht oder gar nicht spricht, kann eine Störung im formalen Denken nicht diagnostiziert werden – dies gilt im Übrigen dann auch für alle Merkmale, die eine Äußerung des Patienten erfordern. Die Ebenen, auf denen die Interaktion der Merkmale bewirkt wird, sind nicht einfach zu bestimmen. Die Interaktion kann im Zentrum dessen zu suchen sein, was ein psychiatrisches Syndrom ausmacht. In diesem Sinne berührt die Frage des Zusammenhangs von Schlafstörungen und bedrückter Stimmung die Grundlagen des depressiven Syndroms.

Interaktionen können auch nur auf der diagnostischen Ebene entstehen: Merkmale können nur diagnostiziert werden, wenn ein anderes Merkmal vorliegt oder nicht vorliegt.

Ein anderer Grund für Interaktionen ist, dass Merkmale gemeinsame Randbedingungen haben. Derartige Randbedingungen gehören nicht zum engen Begriff, aber beeinflussen das Merkmal, wenn sie zutreffen, wie Vigilanz/Müdigkeit – ein Beispiel stellen Funktionen des formalen Denkens dar, sie sind abhängig von Wachheit bzw. Müdigkeit. Diese spezielle Randbedingung kann wiederum für andere Merkmale nicht zutreffen, wie z. B. emotionale Symptome.

Eine Interaktion zwischen zwei psychopathologischen Merkmalen kann die Verlässlichkeit der Diagnose, die Reliabilität, vermindern, sowohl für psychopathologische Merkmale als auch für die klinisch neuropsychologischen Untersuchungsverfahren wie Merkfähigkeit.

Neurowissenschaftlich betrachtet ergibt sich eine Interaktion einerseits aus der Abhängigkeit der zwei zugrunde liegenden gestörten Gehirnfunktionen voneinander. Das Aufmerksamkeitssystem beeinflusst z. B. das System der Einspeicherung von Gedächtnisinhalten, sodass die Einspeicherung von Merkitems besser gelingt, wenn die Aufmerksamkeit ungestört ist. Andererseits wirkt sich die Aktivität eines Funktionssystems auf viele andere aus. Beispielsweise wirken sich die vielen vegetativen, kognitiven, motorischen Ausprägungen einer Angstreaktion wiederum auf andere Gehirnfunktionen aus, die dann weitere psychopathologische Merkmale hervorrufen. Durch die Funktion des einen Funktionssystems werden viele andere angestoßen. Es ergibt sich ein syndromaler Zusammenhang.

Vielfach kommt es zu nicht vermeidbaren Überschneidungen mit differenzialdiagnostischen Aspekten: Handelt es sich im konkreten Fall um zwei Merkmale oder ist das eine Merkmal einfach nur Ausdruck des anderen? Für die Dokumentation des psychopathologischen Befundes ist das Notieren beider Merkmale wichtig. Für die Analyse des Falles kann versucht werden, differenzialdiagnostisch abzugrenzen, ob nur ein Einflussfaktor vorliegt, ob also dieser Faktor das beobachtete oder berichtete Phänomen vollständig erklärt. Dieser erklärende Faktor könnte ggf. psychopathologisch identifiziert werden. Andernfalls ist zu fragen, ob beispielsweise das eine Merkmal nur Randfaktor des anderen ist (s. o.) oder die Interaktion eher auf der diagnostischen Ebene begründet ist.

Differenzialdiagnostische Abgrenzungen
Gibt es die Differenzialdiagnose eines psychopathologischen Merkmals? Differenzialdiagnose ist auf Krankheitsebene vom Ausschluss jeweils weiterer Erkrankungen geläufig. Für eine genaue psychiatrische Diagnostik und wenn man aber auf zugrunde liegende, die Symptome verursachende Funktionsstörungen aus ist, muss auch die Frage geklärt werden, ob die psychopathologischen Merkmale im konkreten Fall tatsächlich zutreffen. Damit wird die Frage berührt, welche Funktionssysteme gestört sind, oder ob doch eher ein anderes psychopathologische Merkmal vorliegt, das das Krankheitsbild an dieser Stelle modifiziert.

Um die Bedeutung dieses Punktes in der speziellen Psychopathologie zu unterstreichen, sollen einige Beispiele angeführt werden. Eine wichtige Differenzialdiagnose ergibt sich in der Schizophrenie: Es gibt Patienten, die annehmen, dass andere Menschen ihre Gedanken lesen können, allein aus dem Grund, weil sie von den Stimmen, die sie hören, Inhalte erfahren, die nur sie gedacht haben. Sie haben sich gefragt, woher die Personen, die sie hören, diese Informationen haben und sind zu dem Schluss gekommen, dass die Personen ihre Gedanken lesen können. Dies ist ein anderes Merkmal als das Erleben der Gedankenausbreitung oder das Erleben einer Art mystischer Einheit zweier Personen mit dem telepathischen Austausch von Gefühlen und Gedanken. Das zweite Beispiel der Aufmerksamkeitsstörung ist bereits dargestellt worden. Eine Aufmerksamkeitsstörung, die eine Gedächtnisstörung nach sich zieht, ist pathophysiologisch anders zu bewerten als eine Gedächtnisstörung ohne die Aufmerksamkeitsstörung, die man bei »echten« amnestischen Syndromen findet, auch als Teil eines Demenzsyndroms vom Alzheimer-Typ. Weiterhin lassen Bewusstseinsstörungen die übrigen psychopathologischen Merkmale anders interpretieren als bei klarem Bewusstsein.

Die psychopathologische Dimension der Differenzialdiagnose wird häufig nicht betrachtet. Es ist aber nicht zu übersehen, dass differenzialdiagnostisch Probleme bei einzelnen Merkmalen bestehen und in bestimmten Sachverhalten von der Unmöglichkeit der Abgrenzung ausgegangen werden muss. Auch für einzelne psychopathologische Merkmale in den Kriterien der Klassifikationssysteme gilt die differenzialdiagnostische Abklärungsnotwendigkeit. Die einzelnen Merkmale sind darauf zu prüfen, ob nicht andere, in den Kriterien nicht genannte Krankheitszeichen, das fragliche Merkmal determinieren.

Eine Überschneidung mit der vorherigen Kategorie »psychopathologische Interaktionen« existiert. Bei der Differenzialdiagnose handelt es sich um die Abwägung, ob das andere Merkmal das Erleben bzw. Verhalten des Pat. besser beschreibt. Sie baut auf den Kenntnissen der Interaktionsmöglichkeiten auf.

Weitere Charakterisierung
Was ist bei der Würdigung aller Vorüberlegungen für das Merkmal jenseits der Definition wichtig, was sind kritische Eigenschaften, was ist für die Diagnostik, die Psychopathologie zentral?

- Nicht definitorisch wichtig, aber für die Abgrenzung des Merkmals sinnvoll zu erwähnen,
- klinisch bedeutend, aber beispielsweise nicht in allen Fällen zu beobachten. Mit anderen Worten, die hier aufgeführten Informationen dienen der weiteren Bestimmung des Begriffs des besprochenen Merkmals.

Selbst-/Fremdbeurteilung
Dieser und die folgenden Abschnitte der Darstellung eines psychopathologischen Symptoms sind der Diagnostik gewidmet. Zunächst ist eine fundamentale Unterscheidung anzusprechen, die zwischen der Selbstbeurteilung, bei der dokumentiert wird, ob der Patient sagt, er höre Stimmen, er sei bedrückt oder glücklich etc. und der Fremdbeurteilung, bei der der Behandler, die Begleitpersonen oder das Pflege-

personal Beobachtungen zu einem Symptom dokumentieren, besteht. Selbstverständlich spielen bei der Selbstbeurteilung andere Faktoren eine Rolle als bei der Fremdbeurteilung, was man an den Fremdbeurteilungsmerkmalen wie Urteilsfähigkeit und Bewusstheit der Umgebung sehen kann. Dennoch ergeben sich Überschneidungen, indem einige Informationen über ein Merkmal vom Patienten, einige weitere aus der Beobachtung stammen. So kann beobachtet werden, dass der Patient, der sagt, er höre Stimmen, versonnen in eine Ecke des Raumes sieht und dann mit einer scheinbar dort befindlichen Person redet. Oder bei Aussagen über die Emotionalität stimmt das ganze Verhalten, aber besonders die affektive Ausdrucksmotorik mit der Äußerung überein, dass die Person bedrückt oder glücklich sei.

Es wurde versucht, Selbst- bzw. Fremdbeurteilung in Anteilen anzugeben (s. AMDP-System). Die Frage danach, zu wie viel Prozent die Selbstbeurteilung in die Diagnose eingeht, ist vielfach nicht zu beantworten. Deshalb wird hier nur die Angabe Selbst- und/oder Fremdbeurteilung gemacht.

Die Dokumentation von Fremd- und Selbstbeurteilung sollte möglichst getrennt erfolgen. Dies ist das Vorgehen der Wahl bei der Dokumentation von therapeutischem Erfolg. Bei der Depressionsremission ergeben sich beispielsweise regelhaft Unterschiede in der Einschätzung der Besserung der Stimmung. Die Angehörigen oder Besucher können schon sagen, dass die Person deutlich weniger bedrückt und der Antrieb besser ist. Der Patient aber bleibt bei seiner Selbsteinschätzung, dass die Bedrückung und deprimierte Stimmungslage maximal ist. Nicht nur zur Dokumentation dieser häufig zu beobachtenden Verzögerung der subjektiven vor der objektiven Stimmungsbesserung bei der Auflösung der Depressionssymptomatik ist es sinnvoll, Selbst- und Fremdbeurteilung zu trennen, sondern auch für die Wahrnehmung von Suizidgefahr, die nämlich gerade in dieser Zeit, in der die objektive Antriebsbesserung und das subjektive Verbleiben in der schweren Bedrücktheit vorliegt, besonders hoch ist.

Wenn auch für viele Merkmale die Aussagen der Person entscheidend sind, „diktiert sie nicht den Befund", letztlich muss die untersuchende Person eine unabhängige Beurteilung erarbeiten, ob das Merkmal vorliegt oder nicht.

Interview für das psychopathologische Rating
Bei einem Selbstbeurteilungsmerkmal muss eine Person gefragt werden, beispielsweise, wie sie ihre Stimmung einschätzt oder ob sie sich gehemmt fühlt. Meist wird eine Frage, die sich bewährt hat, angeführt.

a) Die Person soll eine Introspektion äußern. Viel Kritik ist an der Wissenschaft der Introspektion geübt worden. Aber in der Psychopathologie muss danach gefragt werden, ob ein Patient schwere Schmerzen, Trauer oder Scham fühlt, ob er grübelt oder Zwangsgedanken erlebt. Selbstverständlich sind Merkmale, welche auf diesen Informationen beruhen, durch eine diagnostische Unsicherheit charakterisiert. Der Interviewer muss für die psychopathologische Beurteilung lernen, inwieweit er im speziellen Fall der Information trauen kann.

b) In einigen Fällen muss eine Fremdanamnese bemüht werden, weil zu erwarten ist, dass der Patient die Beobachtung nicht gemacht hat, darüber nicht sprechen möchte oder sie vergessen hat. Ein Beispiel ist die Fehlhandlung bei Apraxie, die bei Demenzsyndromen meist vergessen wurde und die aggressive Handlung, über die die Person gern schamhaft schweigen möchte.

c) Es kann das Merkmal im Verhalten und im Verlauf des Interviews beobachtet werden. Auch kann das Verhalten auf einer Station oder in der Praxisumgebung beobachtet werden.

Neuropsychologie/Objektivierung
Einige Merkmale können nicht erfragt oder nicht sicher beobachtet werden, wie z. B. Orientierungsstörungen; es muss eine Aufgabe gestellt werden, beispielsweise, das aktuelle Datum oder den aktuellen Aufenthaltsort

zu nennen. Bei psychopathologischen Testungen, beispielsweise, sich 3 Wörter für 5 min zu merken oder eine serielle Subtraktion durchzuführen (100 minus 7, 93 minus 7 etc., s. u.) beobachten wir Verhalten und können Fehler dokumentieren und mit Normdaten vergleichen. Patienten mögen in der Regel nicht, getestet zu werden; dieser Umstand bringt es mit sich, dass sie derartige Fragen in der Regel missmutig beantworten und widerstrebend die Aufgaben erfüllen. In anderen Fällen kommt es vor, dass sie sich bei Testungen keine Mühe geben. Aus diesem Grund muss eine Testung mit besonderer Sorgfalt vorbereitet werden. Beispielsweise mit der Einleitung, dass eine kurze Testung der Konzentration vorgenommen werden soll, die bei allen Patienten notwendig sei, und die Daten vertraulich behandelt werden etc.

Nicht nur für kognitive Merkmale gibt es Untersuchungsprozeduren – sondern beispielsweise auch für die Prüfung der Frage, inwieweit die Stimmung bei verschiedenen affektiven Stimuli mitschwingt. Dafür sollte z. B. die Reaktion auf positive oder sogar heitere Inhalte gelenkt dabei auf die erwartbare emotionale Reaktion geachtet werden.

Die Frage für die vielen verschiedenen psychopathologischen Merkmale ist demnach, ob es jeweils Untersuchungsprozeduren dafür gibt. Wenn eine Untersuchungsprozedur existiert, muss der Untersucher in der Durchführung und Interpretation geschult werden und Erfahrungen sammeln: A) Auf welche Verhaltensvariablen muss in der Beobachtung des Patienten geachtet werden? B) Mit welchen Einflussfaktoren ist zu rechnen? Dies ist wichtig, wenn die Reaktion in einer Untersuchungsprozedur beurteilt werden soll.

Ist eine Objektivierung eines Merkmals möglich? Ein Testergebnis bietet noch nicht notwendigerweise eine objektive Information, denn eine Tendenz zur Antwortverzerrung wirkt sich auch auf die Performanz in der Testungssituation aus, beispielsweise in der Minderung der Leistungsbereitschaft. Die Objektivierung psychopathologischer Befunde hat bisher im Dornröschenschlaf verharrt und ist ein Thema zukünftiger Forschung.

Gegenwärtig spielt sie vor allem für Gerichtsgutachten eine Rolle. Aber das kann sich ändern. Für die Diskussion der Befunde für die Pflegeversicherung spielte die geringe Objektivierbarkeit der psychischen und kognitiven Einbußen dementer Patienten eine Rolle. Ein Testresultat ist nur hinsichtlich hoher Leistungen einigermaßen verlässlich, eine niedrige Leistung kann immer auf eine Tendenz bezogen werden, beispielsweise eine höhere Einstufung der Pflegeversicherung, ein Rentenbegehren oder finanzielle Kompensation nach Unfällen.

Häufig wird über die Frage diskutiert, ob eine dissoziative oder eine neurologische Störung vorliegt. Beispielsweise wird über einen fraglichen psychogenen epileptiformen Anfall diskutiert. Aber auch psychogener Bewusstseinsverlust kommt in der Klinik vor. Hier muss mit allem klinischen Wissen und möglichst umfangreichen Informationen über die Vorgeschichte der Person die Konsistenz oder Inkonsistenz des Krankheitsbildes abgeklärt werden.

In den USA ist, nach der ersten Auflage dieses Buchs, die Initiative zur neurowissenschaftlichen Fundierung der psychiatrischen Diagnostik gestartet worden (Research Domain Criteria, RDoC, Review Morris et al. 2022). In einigen Grund-Dimensionen werden neurowissenschaftliche Befunde erforscht, die Basis für die Objektivierung psychiatrischer Diagnosen werden sollen: Arousal und Arousalregulation, Positive und negative Valenz, sensori-motorische, kognitive und soziale Prozesse. Es konnte beträchtliche Forschungsaktivität angeregt werden – an verschiedenen Stellen dieser 2. Auflage werden wir auf neue Resultate der Forschung eingehen. Allerdings können wir zum gegenwärtigen Zeitpunkt leider noch keineswegs von der neurowissenschaftlichen Fundierung der Diagnosen der Psychiatrie sprechen. Das Konzept dieses Buches hat die – gewissermaßen bescheidenere – Zielsetzung, die Neurowissenschaft nicht sofort der Diagnosen, sondern die der einzelnen Symptome im Zusammenhang der gestörten Funktionssysteme zu erklären.

Hinsichtlich der Glaubwürdigkeit psychopathologischer Befunde ist die innere Konsistenz des Gesamtkrankheitsbildes entscheidend. Ergeben sich Inkonsistenzen im Befundmuster – z. B. im Leistungsprofil, bei dem die relative Schwierigkeit der Tests gut bekannt ist – dann ist der Befund nicht mehr als vertrauenswürdig anzusehen. Im AMDP-System wird Wert darauf gelegt, dass der psychopathologische Befund in jedem Fall eine Fremdbeurteilung bleibt und im Falle von Zweifeln an der Konsistenz der Befunde jeweils von „nicht beurteilbar" zu sprechen.

Schweregrad

Welche Anhaltspunkte gibt es für den Schweregrad, d. h. eine leichte oder schwere Ausprägung des psychopathologischen Merkmals und wie kann dies richtig beurteilt werden?

Die Einschätzung des Schweregrads erfordert Erfahrung in der Varianz der Ausprägung des psychopathologischen Merkmals. Wer nie eine schwere verzweifelt-depressive Erkrankung gesehen hat, wird eine Person, die momentan traurig ist und weint, für schwer depressiv halten. Aber gewöhnlich sind die Patienten mit aufgehobener Schwingungsfähigkeit, die nicht mehr weinen können, in der höchsten Ausprägung deprimierter Verzweiflung. Wenn ein Untersucher nur mild depressive und ängstliche Ambulanzpatienten kennt, kann er den Schweregrad von wahnhafter Depression oder akuter schwerer schizophrener Psychose nicht einschätzen.

Wie soll man die Schweregrade unterschiedlicher Merkmale vergleichen können? Es ist verführerisch, Außenkriterien anzulegen. So wurden in manchen Ansätzen die rein subjektiven Merkmalsausprägungen als leicht und diejenigen, welche die Umwelt stören, als schwer eingestuft. Aber das führt nicht immer zu befriedigenden Ergebnissen, weil viele Merkmale vorwiegend subjektiv bleiben.

Bei der Darstellung der Merkmale soll die Varianz des Merkmals angedeutet werden, um dem Leser erste Hinweise auf die Spannbreite der Schwere der Ausprägung des Phänomens zu geben.

Der Schweregrad eines Syndroms, beispielsweise des depressiven Syndroms, wird in der klinischen Praxis vielfach anhand von Skalen abgeschätzt. Zum Teil wird eine jeweilige Schweregrad-Einschätzung der relevanten einzelnen Symptome aufsummiert – zum Teil nur die Zahl erfüllter Kriteriumsmerkmale der Klassifikationssysteme. Jeder wird sofort zustimmen, dass es sich beim letzteren um ein problematisches Verfahren handelt. Der Grund für dieses Vorgehen ist jedoch u. a., dass die Schweregrad-Einschätzung in Trainings für die psychopathologische Skalen immer als am wenigsten reliabel erscheint, während man sich eher über das Vorhandensein oder Nicht-Vorhandensein eines Merkmals einigen kann. Eine trainierte und reliable Einschätzung des Merkmals »bedrückte Stimmung« liegt dem Kern des Syndroms jedoch viel näher und könnte so eine angemessenere Einschätzung des Schweregrads der Depression ergeben.

Pathognomonisch – das Merkmal ist pathognomonisch für welches psychiatrische Krankheitsbild

Einige Merkmale sind diagnostisch wegweisend für eines der psychiatrischen Krankheitsbilder. Mit anderen Worten – gibt es praktisch keine Differenzialdiagnose, sondern die Identifikation dieses Merkmals weist diagnostisch sicher auf das Vorliegen des speziellen Krankheitsbildes hin. Diese Symptome haben eine herausgehobene Stellung in der Nosologie: So haben Ich-Störungen in Form von Fremdbeeinflussungserleben und Phonemen in Form von dialogisierenden Stimmen einen hohen Stellenwert bei der Identifikation von schizophrenen Krankheitsbildern. Eine pathognomonische Stellung liegt bei nur wenigen psychopathologischen Merkmalen vor.

Spezifikationen

Gibt es anerkannte Untergliederungen der Personen, bei denen ein Merkmal diagnostiziert wird? Wenn für jede Spezifikation ein eigenes Merkmal geprägt würde, hätten wir es mit drastisch mehr psychopathologischen Symptomen zu tun. Ab wann ist eine Beobachtung als ein psychopathologisches Merkmal zu werten, ab wann als eine Spezifikation eines anderen

Merkmals? Mann könnte nur von psychopathologischen Bereichen sprechen und alles andere in Spezifikationen dokumentieren. Bei Wahngedanken, z. B. werden viele Spezifikationen aufgeführt wie Schuldwahn, Verfolgungswahn oder Größenwahn, welche in anderen psychopathologischen Schulen eher als weitere Symptome galten. Andererseits verursacht die Zusammenfassung der Merkmale zu sehr großen Gruppen eine zu grobe psychopathologische Einteilung. Beispielsweise hilft es nicht, nur von inhaltlicher Denkstörung ohne weitere Unterteilung oder emotionalen Symptomen zu sprechen.

Aus diesen Gründen ist im Folgenden ein Kompromiss versucht worden. Ziel ist es, pragmatische, valide Unterscheidungen in der Fülle psychiatrischer Beobachtungen zu machen, d. h., die sich bewährt haben, eine Kennzeichnung homogenerer Gruppen von psychisch/physiologischen Zuständen zu erreichen.

Ein Faktor, der für die Gruppierung von psychiatrischen Beobachtungen herangezogen wurde, ist die terminologische Abgrenzbarkeit, wie bei Illusion und Halluzination bzw. Pseudohalluzination. In den Anfängen der Psychopathologie konnte man die Symptome nicht erklären, konnte aber Abgrenzungen vornehmen, welche mit der logischen Struktur und vor allem der psychologisch-philosophischen Definierbarkeit zusammenhingen. Bei den Wahngedanken stellen schon die verschiedenen Wahninhalte Klassen dar, die auch differente Mechanismen beinhalten können. Ein depressiver Wahn ist mit Sicherheit auf andere pathophysiologische Mechanismen gegründet als ein flüchtiger Bestehlungswahn eines Dementen. In den Anfängen der Psychiatrie wurden sie als unterschiedliche Erkrankungen diskutiert.

Für die Spezifikation eines Merkmals, im Sinne einer weiteren Untergliederung, ist zunächst die Frage wichtig, ob es unterscheidbare Klassen des Merkmals gibt. Die zukünftige Forschung kann herausfinden, dass nur eine beschränkte Menge von Merkmalen und Spezifikationen mit der Störung neurowissenschaftlich identifizierbarer Funktionsstörungen des Gehirns zusammenhängen, welche eine für die Therapie ausreichende Beschreibbarkeit der psychischen Leiden ermöglichen wird. Es ist also möglich, dass sich einige globale Merkmale herausfinden lassen, die zentral mit genetisch-pathophysiologischen Faktoren eng assoziiert sind.

Persönlichkeitseinflüsse

Die oben angesprochene Varianz in der Erscheinungsform psychischer Störungen hängt nicht unerheblich mit Charakteristika der Persönlichkeit zusammen. So drückt sich eine Trauer bei einem ängstlich vermeidenden Menschen anders aus als bei einer narzisstisch histrionischen Person. Der Einfluss der Prozesse, die für die Persönlichkeitszüge verantwortlich sind, auf die Manifestation der psychopathologischen Symptome ist nicht zu unterschätzen. Das bedeutet aber, dass die Diagnostik in der Psychiatrie allein deswegen schon eine schwierige Kunst ist, als einerseits der Anfänger bereits die Persönlichkeitstypen kennen muss, um deren Einflüsse auf die Gestaltung der psychopathologischen Merkmale einschätzen zu können, andererseits diese persönlichkeitsformenden Prozesse selbst wiederum von den pathologischen Faktoren des Krankheitsprozesses verformt sein können.

Die Persönlichkeitseinflüsse sollten zwar für die meisten Merkmale gewissermaßen eine „Fehlervarianz" darstellen, die in der Diagnostik zu berücksichtigen, aber für das einzelne Merkmal nicht zu werten ist. Darüber hinaus jedoch sind für einige Merkmale pathophysiologische Interaktionen möglich oder wahrscheinlich. Deutlich ist dies beim Zwang: Bei den Symptomen, der Persönlichkeitscharakterisierung und der Krankheit der Zwangsphänomene wird die Interaktion von psychopathologischem Symptom und Persönlichkeitscharakteristika beispielhaft deutlich. Es muss aber bereits hier auf Unterschiede in der Symptomatik zwischen der zwanghaften Persönlichkeit und der Zwangskrankheit hingewiesen werden; d. h. es handelt sich nicht einfach nur um eine unterschiedlich starke Ausprägung der Symptomatik, welche bestimmt, ob es sich um eine zwanghafte Persönlichkeit oder eine Zwangskrankheit handelt. Es kann eine leichte Zwangskrankheit geben und zudem eine schwere zwanghafte Persönlichkeitsstörung. Auch für die schizotype Persönlichkeit gilt eine inhaltliche Verwandtschaft zur schizophrenen Erkrankung und natürlich für die Ängstlichkeit und die Angsterkrankungen.

Wir haben also einerseits spezifische oder gar pathognomonische Symptome, die zu den entsprechenden Persönlichkeitsformen und auch speziellen psychischen Krankheitsbildern gehören und andererseits Persönlichkeitsformen, welche allgemeiner die oben besprochene Manifestationsform psychischer Merkmale charakteristisch verfärben – wie z. B. narzisstische oder vermeidende Persönlichkeitsformen.

Begriffliche Probleme des Merkmals

Abschließend soll für jedes Merkmal auf die begrifflichen Probleme eingegangen werden, die mit all den oben genannten Einflüssen zusammenhängen.

Ein Beispiel ist die Abgrenzung von Gedankenausbreitung als Ich-Störung und wahnhafter Erklärung der kommentierenden Stimmen.

Für das spezielle psychopathologische Merkmal können konzeptuelle Zweifel hinsichtlich der Definition bestehen; oder kontroverse Modelle der Philosophie des Geistes beziehen sich auf das spezielle Symptom.

Diese Probleme des einzelnen psychopathologischen Symptoms wirken sich aus auf die diagnostische Relevanz des Merkmals, die Reliabilität einer damit gestellten Diagnose oder eine mögliche enge Assoziation an andere Merkmale.

Neurowissenschaftliche/kognitiv neurowissenschaftliche Modellvorstellungen

Neben der allgemeinen neurowissenschaftlichen Einleitung in die Merkmalsgruppe werden jeweils bei den einzelnen Symptomen sowohl neurowissenschaftliche als auch speziell kognitiv-neurowissenschaftliche Modelle erwähnt. Diese können beim einzelnen Merkmal nicht ausführlich erklärt werden. Deshalb wird am Anfang eines Kapitels in der neurowissenschaftlichen Einleitung versucht, die wichtigsten Grundmechanismen anschaulich zu machen und zu begründen. Die beim einzelnen Symptom erwähnten neurowissenschaftlichen Faktoren stellen häufig noch nicht mehr als Hypothesen und Modellentwürfe dar. Zum Teil gibt es eine Fülle von Hypothesen, sodass nicht alle erwähnt werden können.

Literatur

AMDP, Arbeitsgemeinschaft für Methodik und Dokumentation in der Psychiatrie (2022) Das AMDP-System, 11 Aufl. Hogrefe, Göttingen

Charney DS, Nestler EJ (2004) Neurobiology of mental illness, 2. Aufl. Oxford Univ Press, Oxford

Gebhardt R, Pietzcker A, Strauss A et al (1983) Skalenbildung im AMDP System. Arch Psychiatr Nervenkr 233:223–245

Goldstein K (1934) Der Aufbau des Organismus. Einführung in die Biologie unter besonderer Berücksichtigung der Erfahrungen am kranken Menschen. Martinus Nijhoff, Haag

Heinz A (2023) Das kolonialisierte Gehirn und die Wege der Revolte. Suhrkamp Verlag, Frankfurt

Hoche AE (1912) Die Bedeutung der Symptomenkomplexe in der Psychiatrie. Z Ges Neurol Psychiatr 12:540–551

Jaspers K (1942) Allgemeine Psychopathologie, 4. Aufl. Springer, Berlin

Kagan J (2001) Biological constraint, cultural variety and psychological structures. In: Damasio AR, Harrington A, Kagan J et al (Hrsg) Unitiy of knowledge. The convergence of natural and human science. Ann N Y Acad Sci 935:177–190

Morris SE, Sanislow CA, Pacheco J, Vaidyanathan U, Gordon JA, Cuthbert BN (2022) Revisiting the seven pillars of RDoC. BMC Med 20:220

Ramachandran VS (2004) A brief tour of human consciousness. Pi Press, New York

Renfordt E (1986) Quantitative analysis of speech behavior of depressed patients under a drug therapy. Psychiatr Dev 4:135–146

Wahrnehmung – neuropsychologische Störungen

Inhaltsverzeichnis

Auf dem Weg eines Stimulus durch das Gehirn betrachten wir den ersten Schritt, die Wahrnehmung. Wie nehmen wir wahr, was um uns herum geschieht? Welche Menschen und Tiere sind da, welche Häuser, welche Straßen etc.? Wie hilft uns das Kennenlernen der Mechanismen elementarer Wahrnehmung zum Verständnis der komplexen Wahrnehmungsstörungen wie der Halluzinationen?

Die elementare Wahrnehmung ist bei fokalen Hirnschädigungen und degenerativen Hirnerkrankungen beeinträchtigt. Da Störungen der primären Wahrnehmung in der Psychopathologie nur eine geringe Bedeutung haben, werden die Störungen nur kurz dargestellt. Die komplexen Wahrnehmungstäuschungen, die viel häufigeren Halluzinationen, werden in Kap. 12 geschildert.

Beispiel

Ein fast 90-jähriger Mann klagt über schlechtes Sehen. Der Optiker habe keine bessere Brille mehr anpassen können. Manchmal probiere er eine alte Brille aus oder beide übereinander. Aber er könne nicht mehr die

Zeitung lesen, worunter er leide. Er müsse sich bei jedem Weg begleiten lassen. Nur in seinem Haus kenne er sich ausreichend aus, sodass er Wege allein gehen könne. Die Untersuchung erbrachte eine ausreichende Sehschärfe und den Ausschluss von Gesichts-feld-Einschränkungen. Beim Versuch, über-einander gezeichnete Figuren mit dem Fin-ger nachzuverfolgen, zeigte sich, dass er die einzelnen Figuren nicht mehr voneinander abgrenzen konnte und auch nicht benennen konnte, welche Figuren sich in dem Linien-gewirr verbargen. ◄

Ist die elementare Wahrnehmungsstörung als psychopathologischer Symptombereich ver-zichtbar?
Viele Psychiater haben sie nicht oder nur verein-zelt gesehen. Aber sie kommen vor in der Dia-gnostik der Demenzen, des Delirs, der Halluzi-nationen bei sensorischer Einschränkung (Förstl et al. 1991).

Bei älteren depressiven Patienten breitet sich ein Insuffizienzerleben vor allem auch auf das Sehen aus und ein Hilfesuchverhalten kann dazu beitragen, sodass die Frage der Wahrnehmungs-fähigkeit geprüft werden muss. Bei jungen Men-schen mit ängstlich histrionischen Syndromen werden Tunnelsehen und eine sogenannte hyste-rische Blindheit beschrieben.

2.1   Wahrnehmungselemente

Die erste Gruppe von Wahrnehmungsstörungen umfasst die von Elementen der wahrzu-nehmenden Objekte. Bei dieser Art der Stö-rung werden in der visuellen Modalität Kan-ten, Ecken oder farbige Flächen fehlerhaft wahr-genommen. In der akustischen Modalität werden klangliche Eigenschaften nicht mehr sicher wahrgenommen – beispielsweise von Sprache, insbesondere wenn mehrere Sprecher gleich-zeitig sprechen. Im Folgenden werden wir die Agnosien vorwiegend am Beispiel der visuellen Wahrnehmung darstellen.

Die Elemente der Wahrnehmungsgegen-stände werden in der alltäglichen Wahrnehmung

nicht einzeln wahrgenommen, sondern nur die vollständigen Objekte. Das wird jedem deutlich, der versucht, komplexere Figuren, beispiels-weise das Bild eines Menschen, abzuzeichnen. Die Wahrnehmungselemente fallen einer Per-son im Alltag nicht auf, sondern nur, wenn sie beispielsweise ein noch nie gesehenes Objekt in schlechter Beleuchtung nicht identifizieren kann. Wenn es jedoch identifiziert ist, ist der Person die Bedeutung deutlich und die Wahr-nehmung der Elemente der visuellen Gestalt tritt vollkommen in den Hintergrund. Wir können uns über die Steuerung der Aufmerksamkeit dar-auf konzentrieren, die Figur-Elemente zu sehen.

Die Störung der Informationsverarbeitung auf der Ebene der elementaren Wahrnehmungs-merkmale führt zu Problemen mit der Ab-grenzung der Objekte, d. h. in der Frage, was ge-hört zu dem einen, was zu einem anderen Ob-jekt (s. u. Poppelreuter Figuren, Abb. 2.1). Andere Probleme bestehen mit der Identifikation von glei-chen Objekten in verschiedenen Ansichten, aus verschiedenen Perspektiven und Entfernungen.

Das Wahrnehmen einer Klasse von elementa-ren Wahrnehmungsmerkmalen kann gestört sein.

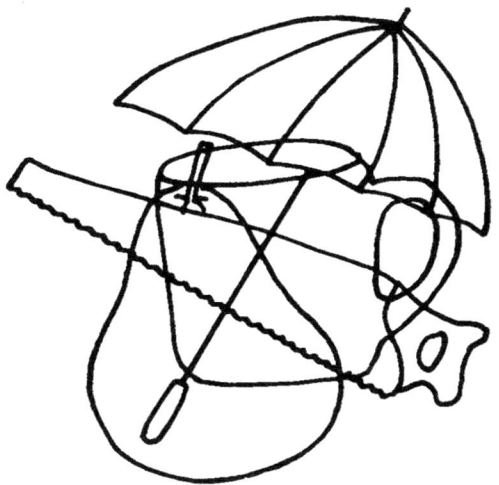

Abb. 2.1 Poppelreuter Figuren (Poppelreuther 1928) – Überlappende Figuren stören gegenseitig die primäre Informationsverarbeitung, was bei der apperzeptiven Agnosie zu einer Erschwerung der Objektidentifikation führt. Ein Patient mit Sprachproblemen sollte gebeten werden, die Umrisse der Figuren nachzufahren, da auf diese Weise Benennstörungen und agnostische Störungen unterschieden werden können

Ein Beispiel ist die Farbenblindheit, die genetisch bedingt sein kann – allerdings auch Hirnschädigungen im okzipito-temporalen Bereich führen zu einer Achromatopsie, der Unfähigkeit, die Farben von Objekten wahrzunehmen, z. B. in einem Quadranten des Gesichtsfeldes. Bei einer Depression kann das subjektive Erleben der Farben vermindert sein, die Personen meinen, die Farben seien verblasst oder alles sei »grau in grau«. Auch die Wahrnehmung der Bewegung von Objekten kann gestört sein. Patienten können verschiedene Objekte nicht sicher unterscheiden, weil sie nicht sehen können, ob zwei Formen gleich oder unterschiedlich sind (Milner und Goodale 1995; Hildebrandt et al. 2004). Wenn Elemente der zu erkennenden Objekte nicht richtig identifiziert werden können, wird die Störung als apperzeptive Agnosie bezeichnet.

Die Unterscheidung zweier Wahrnehmungsebenen, die der elementaren Wahrnehmungsmerkmale und die der Objekterkennung wird durch eine „doppelte Dissoziation" belegt, die für die neuropsychologische Beweisführung isolierbarer Hirnfunktionen essenziell ist: Nach einer Hirnschädigung einer Hirnregion können Elemente der Wahrnehmung wie Formen, Kanten, Ecken oder auch Farben nicht erkannt werden – nach der Schädigung einer anderen Hirnregion können Objekte nicht erkannt werden – deren elementare Wahrnehmungsmerkmale diese Personen jedoch zu beschreiben oder abzuzeichnen vermögen. Dies belegt die jeweils spezifische Störbarkeit der Ebenen der Merkmals- und Objekterkennung.

2.2 Objektwahrnehmung

In der zweiten Gruppe geht es um die Objektwahrnehmung, die Erkennung z. B. eines Hauses, einer Schere oder eines Gesichts. Bei der Objektagnosie findet die Person keinen Zugang zur Bedeutung, obwohl die Kanten, Ecken und Kurven, also die Elemente der Wahrnehmungsgegenstände, richtig identifiziert werden (s. z. B. Hécaen und Albert 1978). Die Person kann die Figur abzeichnen, weiß aber nicht, was sie gezeichnet hat, sie kann nicht beschreiben, was mit dem Objekt gemacht werden kann. Einer Patientin gelang die Kopie eines filigran gezeichneten Strandkrebses, aber sie wusste nicht zu sagen, was das Bild darstellen sollte, und riet hilflos herum.

Die geschilderte Unterteilung führt dazu, dass man mindestens 2 Ebenen der neuronalen Repräsentation von Objekten im Gehirn annehmen muss:

1. Psychophysische Ebene der elementaren Wahrnehmung von sensorischen Elementen wie Kanten und Ecken, sowie Flächen mit ihren visuellen Eigenschaften:
   - visuell, somatosensorisch,
   - räumlich, sensomotorisch,
2. Objektbedeutung, semantische Ebene der Objekterkennung.

Spezielle Qualitäten des Objekts können durchaus für die Person verfügbar sein (Farbe, Formelemente etc.), aber die Bedeutungsebene, die semantische und damit auch sprachliche Ebene wird nicht erreicht – »perception stripped off it's meaning« (Teuber 1968). Wenn ein Patient ein Objekt nicht benennen kann, muss demnach differenzialdiagnostisch geklärt werden, 1. ob es an einer der agnostischen oder 2. an einer aphasischen Störung (s. Kap. 9), einer Störung der Wortfindung liegt. Die Objektagnosie wird weiter unten Abschn. 2.4.3 beschrieben.

Schon früh hat man von einer Diskonnektion gesprochen, was die Störung des Informationsflusses von der Ebene der Objektwahrnehmung zur Ebene der Wortfindung, dem Lexikon bezeichnet (Humphreys et al. 1999). Für diese logisch klar abgrenzbaren Stufen der Informationsverarbeitung gibt es wiederum ein Spektrum von Fällen, die eher noch einer gestörten Analyse der Wahrnehmungselemente zugehören oder umgekehrt eher einer Störung der Objektbenennung, die man als optische Aphasie oder auch modalitätsspezifisches visuelles Fehlbenennen bezeichnet hat.

Bewusste Wahrnehmung

Eine weitere Unterteilung der Prozesse der Wahrnehmung kann nach dem Grad der

Bewusstheit erfolgen: Die bewusste Wahrnehmung im Kontrast zu unbewusst, impliziter Wahrnehmung und Reaktion (Farah und Feinberg 1997, Kap. 8 Bewusstsein). Eine unbewusste Wahrnehmung kann zu reflexartigen Bewegungen führen, wie im Straßenverkehr bei der raschen Reaktion auf ein von der Seite kommendes Fahrzeug. Wir haben gelernt, zu reagieren, bevor wir das Objekt klar gesehen und bewusst wahrgenommen haben. Im Alltag nehmen erwachsene Menschen die meisten Objekte der Umgebung unbewusst wahr und reagieren mehr oder weniger reflektorisch darauf.

Definition
1. Apperzeption wird als bewusste Wahrnehmung von Objekten aufgefasst.
2. Perzeption wird als Wahrnehmungsprozess verstanden; auf die Perzeption kann beispielsweise in Reaktionszeitexperimenten reagiert werden, bevor noch das ganze Objekt bewusst wahrgenommen wird.

Für die Qualität der Bewusstheit der Wahrnehmung wird auf Kap. 8 Bewusstsein verwiesen.

2.3   Klinik

Agnostische Störungen fallen vor allem wegen der Benennstörungen und wegen Problemen mit dem Erkennen von Personen auf. Auch die Beobachtung von Ungeschicklichkeiten im Alltag lassen bei genauer Beobachtung darauf schließen, ob eine Person »Sehprobleme« hat. Für die Agnosie ist z. B. fremdanamnestisch der Bericht wertvoll, dass Objekte und Menschen nicht mehr konstant und sicher erkannt bzw. benannt werden (Grüsser und Landis 1991, Sachs 1985).

Beispiel

Vielfach kommt es bei gerontopsychiatrischen Patienten vor, dass sie sagen, sie können die Umwelt nicht mehr recht erkennen, sie seien auf einem Auge blind oder sie benötigen für das Lesen immer hel-

lere Lampen, immer stärkere Lupen und andere Brilleneinstellungen. Dann kaufen sie eine neue Brille und benutzen mehrere Brillen (»multiple spectacle syndrome«). Bei der Untersuchung stellt sich heraus, dass sie eine Form der Agnosie haben. ◄

2.3.1   Apperzeptive Agnosie

Bei der apperzeptiven Agnosie helfen die elementaren sensorischen Merkmale der wahrzunehmenden Objekte nicht mehr bei der Erkennung der Objekte (s. o.). In der Diagnostik wird die Erschwerung der Wahrnehmung beispielsweise mittels Störlinien untersucht. Im Fall einer apperzeptiven Agnosie erschwert bereits eine derartige Variation der Perzeptionsbedingungen die Wahrnehmung. Beispielsweise das Durchstreichen von Objekten oder Buchstaben führt dazu, dass sie nicht mehr erkannt werden können, bzw. die überlappenden Poppelreuter Figuren s. Abb. 2.1. Ein Patient mit einer apperzeptiven Agnosie wird trotz ungestörter Punktwahrnehmung und ungestörtem Gesichtsfeld die Umrisse nicht aller Figuren benennen können.

Beispiel

Ein Patient mit Okzipitalinfarkt rechts und temporalem Mediainfarkt links konnte übereinander gezeichnete große Objekte der Poppelreuter Figuren nur zum Teil erkennen: Zur Glocke sagte er »Glocke oder Sack«, konnte aber nicht den Kamm und Hammer zeigen und benennen. Die Identifizierung des Objekts der Poppelreuter Figuren gelang auch nicht, wenn sie vom Untersucher mit der Hand umfahren wurden. ◄

Agnostische Symptomatik tritt vielfach nach Zuständen von Sauerstoffmangel des Gehirns, nach Herpes-simplex Enzephalitis des Temporallappens etc. auf. Bei fortgeschrittener Alzheimer-Demenz kommen agnostische Symptome vor. Auch bei einer Posterioren Atrophie kommt es zu agnostischer Symptomatik, wobei die apperzeptive Agnosie vorherrscht (Schmidtke et al. 2005). Es gibt einen Test mit Zeichnungen, deren Linien mehr oder weniger unterbrochen oder nur rudimentär abgebildet sind. Dabei wird geprüft, ab welchem Grad der Vollständigkeit der Figur die Person das Objekt erkennen kann (Kessler et al. 1993).

2.3.2 Simultanagnosie

In der klinischen Beobachtung dieser Agnosieform fällt auf, dass ein Patient ratlos herumschaut. Er benennt beispielsweise in einem komplexen Bild richtig einige Einzelteile – aus dem Ganzen kann er »sich keinen Reim machen«. Die Integration der einzelnen korrekt wahrgenommenen Objekte zu einer Gesamtschau der Szene ist gestört (Allison et al. 2000). Diese Form der agnostischen Störung ist bei älteren Patienten im Verlauf von Demenzentwicklungen zu finden.

2.3.3 Störung der Exploration des Raums

Kortikale visuelle Störungen führen häufig auch zu einer Störung der Wahrnehmung der räumlichen Verhältnisse von Objekten und ihrer Umgebung (De Renzi 1982). Dies wird z. T. beim Greifen deutlich. Eine Form der Apraxie bezieht sich auf die mangelnde Orts-Information – für die Anpassung von Greifbewegungen (Abschn. 5.1.4 Fehler in der Routinemotorik).

Die visuell räumlichen Störungen werden u. a. auch in Pfadfindertests (Trailmaking Tests) deutlich. Für die visuelle Exploration anhand von Pfeilen, deren Richtung mit den Augen verfolgt werden muss, wurde ein Test entwickelt (Reischies et al. 1989; Reischies und Berghöfer 1995).

2.4 Neurowissenschaft

Die elementaren Wahrnehmungsfunktionen sind – zumindest prinzipiell – in der Tierwelt bereits entwickelt, wie bei fast allen Funktionen der ers-

ten Kapitel dieses Buches. Daraus folgt, dass aus der Neurowissenschaft der Tierforschung bedeutende Erkenntnisse gewonnen werden konnten. Auch kann die Wissenschaft viele dieser Funktionen unabhängig von Bewusstsein und Sprache untersuchen.

2.4.1 Objektidentifikation – »What Pathway«

Wie gelingt es dem Gehirn, die Fülle verschiedener Objekte sicher zu identifizieren, auch wenn sie in verschiedener Weise gestaltet sind oder aus ungewöhnlichen Perspektiven gesehen werden? Wesentliche Schritte der Informationsverarbeitung in den verschiedenen Modalitäten sind inzwischen gut erforscht (Darstellung für die Neuropsychologie s. Karnath und Thier 2003).

Die Neurowissenschaft beschreibt zwei getrennte Informationsverarbeitungswege, einen der Objektidentifikation und einen der Lokalisation von Objekten. Der Weg/Pfad der Objektidentifikation verläuft über den Temporallappen, für visuelle Objekte über den inferotemporalen Kortex. Die visuelle Objektidentifikation erfolgt dort, nachdem in den primären visuellen Arealen die Elemente des Sehobjekts verarbeitet worden sind.

Der andere Informationsverarbeitungsweg, der »Where Pathway« verläuft zum Parietallappen und betrifft u. a. die räumlichen Aspekte der Handlungsvorbereitung, z.B. wenn ein Objekt ergriffen oder ihm ausgewichen werden muss (Milner und Goodale 1995, s. o. und Kap. 5).

Wenn man die Neurone in den primären Hirnarealen und dem inferotemporalen Kortex vergleicht, fallen Veränderungen im Verlauf der höheren Informationsverarbeitung auf. Die visuellen Neurone der primären Sinnesareale haben eng begrenzte rezeptive Felder, d. h. sie »sehen« beispielsweise Kanten und Ecken nur in einem bestimmten kleinen Abschnitt des Gesichtsfelds. Auf dem Weg zum inferotemporalen Kortex finden die Untersucher Neurone mit immer größeren, den Fixationspunkt einschließenden rezeptiven Feldern. Mit anderen Worten: die

Erkennung von Wahrnehmungselementen gelingt dann immer unabhängiger von der Gesichtsfeldposition, die sich ja bei jeder Augenbewegung verändert. Dazu kommt, dass im inferotemporalen Kortex Neurone gefunden werden, die komplexe Formelemente oder Objekte wie die Hand oder auch Gesichter kodieren.

2.4.2 Ensemblekodierung

Ein Prinzip der Organisation der Informationsverarbeitung in der Wahrnehmung ist die Ensemblekodierung. Die Neurone sind dabei in überlappenden Ensembles gruppiert, d. h. sie können vielen Objektensembles zugehören. Anschaulich ist das nachzuvollziehen: Eine Kante kann zu einem Haus, einem Buch oder einem Würfel gehören.

Wie finden die Ensembles zusammen? Der Prozess der Bindung der elementaren Merkmalsneurone in ein Ensemble, das einem Objekt zugeordnet ist, wird zzt. intensiv erforscht. Man kann davon ausgehen, dass in der Phase der Prägung der visuellen Diskrimination der Sehobjekte nach dem Modell der neuronalen Netze (s. u.) die Identifizierung von Objekten und Gesichtern trainiert wird. Die Bindung zu Objektensembles ist plastisch und im Verlauf des Lebens veränderbar, d. h. ein Mensch kann noch neue Ensembles für neue Objekte trainieren (s. z. B. Karnath und Thier 2003).

2.4.3 Die Identifizierung eines Objekts

Bottom up
Der physiologische Vorgang der Objektidentifikation ist als eine Aktivierung von Ensembles von Neuronen erklärbar, die für die visuelle Wahrnehmung im inferotemporalen Kortex zu finden sind. Einerseits wird automatisch durch die primäre Identifikation der visuellen Elemente in der spezifischen Ausrichtung und relativen Lokalisation in neuronalen Netzen (s. u.) eine Aktivierung der objektkodierenden Ensembleneurone erfolgen. Diese automatische

Erkennung aus den Wahrnehmungselementen kann als »bottom up«, d. h. von basaler zu höherer Informationsverarbeitung fortschreitend charakterisiert werden (Riesenhuber und Poggio 2000). Offenbar kommt es dabei zu charakteristischen hochfrequenten rhythmischen Potenzialen. Für die automatisch ablaufende, nicht obligatorisch bewusste Erkennung von Objekten, die in ca. 150 ms erreicht wird (Thorpe et al. 1996), ist eine Bottom-up-Informationsverarbeitung wichtiger als Top-down-Prozesse (Abb. 2.2).

Die Sinnesinformation ermöglicht die sensorische Repräsentation des Objekts. Von Repräsentation eines Objektes im Kortex spricht man in dem Fall, dass Neurone spezifisch aktiv werden, wenn dieses Objekt dargeboten wird. Der Begriff der Repräsentation ist in der Neurowissenschaft und Psychopathologie nur in diesem eng gefassten Sinne aufzufassen.

2.4.4 Konstruktivistische Position der Wahrnehmung

Top down
Der Physiologe Helmholtz formulierte schon früh, dass bei der Wahrnehmung von unbewussten Schlüssen auszugehen sei. Wie ist das zu verstehen: Üblicherweise werden optische Täuschungen oder Vexierbilder zur Demonstration der Mechanismen der visuellen Wahrnehmung gezeigt. In der Neuropsychologie werden inkomplette Figuren gezeigt, bei denen die untersuchte Person erraten muss, was die komplettierte Figur bedeutet.

Die Identifikation von schwierig zu erkennenden, beispielsweise unvollständig dargestellten Objekten aus vereinzelten Elementen heraus, kann man folgendermaßen erklären: Stellen Sie sich einen Soldaten vor, der in der Dämmerung und im Nebel eine Figur am Horizont identifizieren soll. In dieser Situation ist eine Vorauswahl von Objekten möglich. Es springt dadurch immer wieder versuchsweise die eine oder andere perzeptuelle Einheit an, wodurch aber die vollständige Erklärung der Elemente nicht gelingt. Es wird, alltagspsychologisch gesprochen, versucht, das Objekt visu-

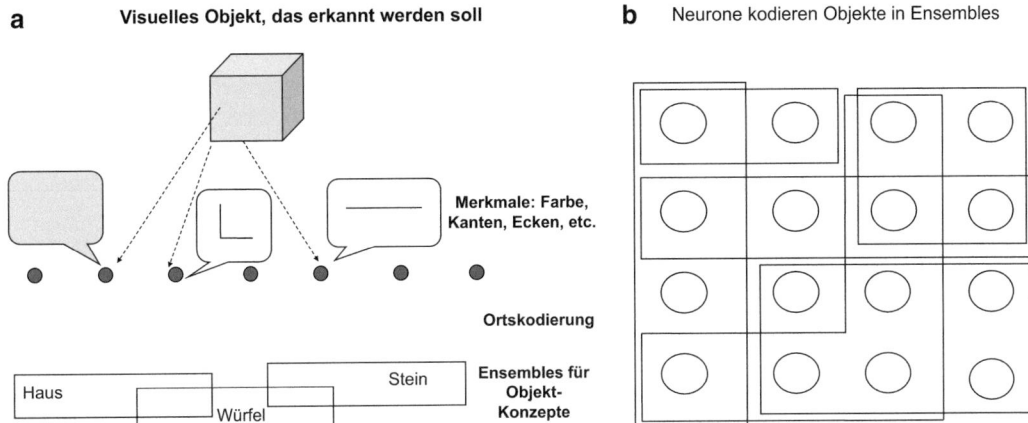

Abb. 2.2 Wahrnehmungselemente. A) Jedes Objekt wird hinsichtlich seiner sensorischen Elemente getrennt durch verschiedene Neurone dargestellt – ein visuelles Objekt beispielsweise durch Neurone, welche die Farbe, die Ecken und Kanten kodieren. Jedes Neuron, das ein Element kodiert, hat durch sein rezeptives Feld eine Ortskodierung. Für die Objekterkennung und Unterscheidung gegenüber ähnlichen Objekten wird die Information wieder zusammengesetzt. B) Nervenzellen der sensorischen Systeme werden in Ensembles durch ein Objekt aktiviert und zwar offenbar in einem Einschwingvorgang, bei der die aktivierten Zellen eine hochfrequent synchronisierte Aktivität annehmen. Jedes Neuron kann mehreren überlappenden Ensembles angehören

ell zu erklären. Mit der Zeit kann eine Gruppe von Neuronen aktiviert werden, die zu einer kohärenten Erklärung der Figur beiträgt. Ein derartigern Prozess der Figuridentifikation ist bei der Agnosie gestört. Es ist wegen der Austestung der gespeicherten Objektschemata von einer Topdown-Identifizierung zu sprechen, d. h. die bereits höher organisierte Informationsverarbeitung hilft der elementareren Objektwahrnehmung.

Ein Beispiel kann das Prinzip verdeutlichen: Eine Zeichnung eines Drahtwürfel kann immer auf zwei Weisen gesehen werden. Entweder steht das obere Quadrat vorne oder das untere Quadrat. Die perzeptuellen Interpretationen springen nach einiger Zeit um (Necker-Würfel). Dies weist darauf hin, dass die sensorischen Daten vom Gehirn in verschiedener Form gedeutet werden, wobei dies geschieht, indem verschiedene Objektmodelle nach einer gewissen Zeit alternierend aktiviert werden.

Viele Neurophysiologen gehen von einem konstruktivistischen Konzept der Wahrnehmung aus. Bereits die oben genannte Vorstellung, dass für die im Kortex repräsentierten Elemente der Objekte jeweils Modelle, die sie erklären könnten, solange »probiert« werden, bis eins gefunden ist, das die Sinnesdaten ausreichend erklärt, weist auf das konstruktivistische Konzept der Wahrnehmung hin. Bei der menschlichen Wahrnehmung haben wir es nicht allein mit einem passiven Abbildungsprozess zu tun.

Besonders deutlich wird dieser Aspekt bei der Konstruktion der stabilen Sehumwelt. Wir erleben die Augenbewegungen in einem konstanten Umweltbild herumtasten. Aber dieses Bild wird aus den Informationen im Auge gewonnen, die auf dem Kopf stehen und noch dazu bei jeder Augenbewegung springen. Aus den herumspringenden Bildern auf der Netzhaut muss das stabile Bild der ruhenden Umwelt erst konstruiert werden, sodass die Augenbewegungen als eine Exploration in einer stabilen Umwelt erlebt werden kann.

Die Plastizität dieser konstruierten Umweltstabilität ist mittels Umkehrbrillen untersucht worden. Diese Experimente haben gezeigt, dass nach einer Umgewöhnungszeit Personen die Umwelt wieder aufrecht sehen. Die konstruktivistische Natur der menschlichen Wahrnehmung ist für die Erklärung von psychotischen Wahrnehmungsstörungen und Halluzinationen (Abschn. 12.1.2) wichtig.

2.4.5 Spezialisierte Neurone in der Wahrnehmung

Die Frage, ob es ein Neuron gibt, das auf das Bild der jeweiligen Großmutter spezialisiert ist, hat die die Neurophysiologie der Wahrnehmung jahrzehntelang beschäftigt. Die erste Antwort auf diese Frage war der Befund von Hand- und Gesichter-spezifischen Neuronen. Sie kodieren beispielsweise die für Menschen und Affen besonders wichtigen Informationen über Gesichter (Perrett et al. 1982). Die Prosopagnosie, die Störung der Wahrnehmung von Gesichtern, war bereits früh klinisch beschrieben worden.

Allgemein betrachtet ordnet sich die Repräsentation von Klassen von Objekten darüber hinaus im Kortex offenbar in Gruppen, d. h. jeweils näher zueinander als zu anderen Objektklassen, an. Es gibt Kortexbereiche, in denen eher Neurone, die bestimmte Objektgruppen repräsentieren, zu finden sind, während in anderen Kortexbereichen eher andere Objektgruppen sensorisch identifiziert werden.

2.4.6 Gedächtnis, Wissen oder Perzeption

Damit ist jedoch das „Großmutterneuron" nicht gefunden. Vermutlich gibt es ein Großmutterneuron nicht, sondern Ensembles von Neuronen, die ein spezielles Gesicht zunächst erst einmal als bekannt identifizieren und dazu spezifizieren, dass es sich um die Großmutter handelt. Unklar ist, wieweit die Prägung und das frühe Training des Bildes der Mutter zu einer spezifischeren Repräsentation führen.

Das Wiedererkennen von Objekten hat bereits mit dem Gedächtnis zu tun (De Renzi 2000). Die Nähe zum Hippokampus bzw. zu den parahippokampalen Arealen spiegelt sich hinsichtlich der Erinnerung im Sinne persönlicher individueller situativer Erfahrung von Umweltobjekten. Die Klassifikation von Objekten als »familiär« bzw. »bekannt« wird ebenso in temporalen Hirnarealen verarbeitet. Weiterhin hat man die Vorstellung, dass die Menge der episodischen Erinnerungen an Objekte zu einem visuellen Wissensschatz konsolidiert wird – im Sinne eines Bildlexikons.

2.4.7 Vorstellung

Die visuelle Vorstellung von wahrgenommenen Objekten kann sehr lebhaft und plastisch sein. Die Modelle dafür nehmen an, dass die Top-down-Informationen von höher organisierten Hirnarealen zu den primären Hirnarealen dafür die Voraussetzung sind. Kosslyn et al. (2002) haben versucht nachzuweisen, dass die visuelle Vorstellung die primären Sinnesareale top down aktiviert und dass die Vorstellung durch zeitweilige Inaktivierung der primären Sinnesareale gestört werden kann (s.a. Ganis et al. 1999). Diese Aspekte der elementaren Wahrnehmung sind für die mögliche Erklärung von Halluzinationen wertvoll (s. u.).

2.4.8 Aufmerksamkeitseffekte

Das, was wir wahrnehmen, ist in komplexer Weise mit der Aufmerksamkeit verbunden (Kap. 4 Aufmerksamkeit und Kap. 8 Bewusstsein). Stabile Punkte in einer Wolke von sich bewegenden Punkten werden nach kurzer Zeit nicht mehr wahrgenommen. Sie bleiben zwar in primären visuellen Arealen repräsentiert. Aber wir sehen diese stationären Punkte nur wenn sie etwas darstellen, was bewusst wahrnehmbar ist, eine bekannte Gestalt. Ein weiteres aufschlussreiches Phänomen sind Maskierungen durch sofort nachfolgend dargebotene Bilder. Dadurch werden Objekte nicht wahrgenommen, quasi gelöscht. Für diese maskierten Objekte sind in der primären visuellen Informationsverarbeitung Spuren vorhanden, diese werden jedoch nicht weiterverarbeitet. Hierbei spielt auch die Aufmerksamkeit eine Rolle (Abb. 2.3). Nur ca. 4–5 verschiedene Objekte können gleichzeitig in einem kurzen Zeitintervall wahrgenommen werden. Sie benötigen für die Wahrnehmung offenbar so etwas wie Aufmerksamkeitsressourcen, die mit 4–5 Objekten aufgebraucht zu sein

Entwicklung der Aufmerksamkeit auf
verarbeitete Objekte und deren Wahrnehmung

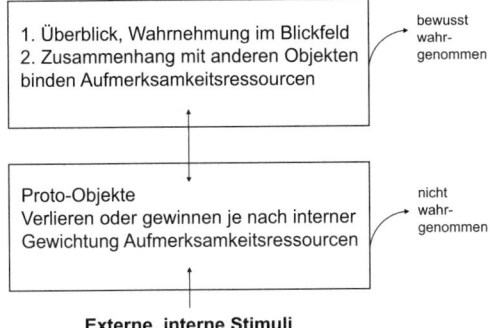

Externe, interne Stimuli

Abb. 2.3 Ein Objekt, auf das die Aufmerksamkeit nicht primär fokussiert ist, kann im Verlauf der Verarbeitung Aufmerksamkeits-Ressourcen an sich binden. In diesem Prozess entscheidet sich, ob es ausreichend Aufmerksamkeit auf sich lenken und zum Bewusstsein gelangen kann

scheinen. Es ist bekannt, dass die Aufmerksamkeit auf ein Objekt oder ein Merkmal den neuronalen Response im Kortex deutlich modifiziert (Desimone und Duncan 1995; Maunsell und McAdams 2000) und dass verschiedene Objekte in einem rezeptiven Feld eines Neurons um die Aufmerksamkeitsressourcen konkurrieren. Das unterliegende Objekt wird dann für die Wahrnehmung unterdrückt. Vor allem wegen der Aufmerksamkeitsabhängigkeit der Wahrnehmung ergeben sich vielfältige top-down Einflüsse auf die Wahrnehmung, die in der Wahrnehmungspsychologie und Neuropsychologie dargestellt sind. Diese Aufmerksamkeitseffekte können auch zur Erklärung komplexer Wahrnehmungsstörungen (Abschn. 12.1) herangezogen werden.

2.4.9 Weiterleitung der Objektinformation

Nach der Identifikation des Objekts im inferotemporalen Kortex wird von dort aus die Information weitergeleitet – einerseits vor allem zum Hippokampus und zur parahippokampalen Region, wo z. B. die Vertrautheit geprüft wird und evtl. Erinnerungen zu dem Objekt aktiviert werden (Kap. 3 Episodisches Gedächtnis; Abb. 2.4).

Weiterhin wird die Information zu den Spracharealen weitergeleitet, wo z. B. Benennungen gefunden werden, und zu den Hirnarealen, die die emotionale Bewertung leisten, zur Amygdala und zum orbitofrontalen Kortex.

Das Erkennen eines Objektes, beispielsweise eines Hauses, hat sowohl einerseits allgemein semantische, sprachliche, als andererseits auch individuelle Gedächtnisaspekte, die auf Episoden des Erlebens mit diesem Haus zurückgehen. Auch bei gesunden Personen kann dabei ein Fehler geschehen, indem ein Objekt fälschlicherweise als bekannt angesehen wird, fälschlicherweise wiedererkannt wird Kap. 3 Episodisches Gedächtnis). Dieses Déjà-vu-Empfinden beschreibt Scharfetter (2002) bei den Wahrnehmungsstörungen. Das fälschliche Empfinden der Vertrautheit bei einer Wahrnehmung hängt mehr mit der Qualität des persönlichen Erlebnisses mit dem Objekt zusammen als mit den abstrakten, semantischen Aspekten der Wahrnehmung.

2.4.10 Auswirkungen von Störungen elementarer Informationsverarbeitungsschritte – »Weak Input« Modell

Können sich Fehler der initialen, elementaren Informationsverarbeitung in weiteren Schritten der Verarbeitung, auf einem höheren hierarchischen Niveau zeigen? Führt beispielsweise eine gestörte primäre Sinnesinformation zu verzögerter und unsicherer Objektidentifikation, die darüber hinaus eine Störung der Bedeutungs-Verarbeitung bewirkt? Dies ist als Weak Input Modell diskutiert worden. Die Position hierarchischer Informationsverarbeitung würde annehmen, dass keine weiterreichenden Störungen resultieren. Denn wenn ein Objekt einmal erkannt ist, dann kann die weitere Verarbeitung ungestört ablaufen: das Abrufen von episodischen Informationen über das Objekt, ein Monitoring im Arbeitsgedächtnis, wo es gerade zu finden war, die Analyse des Kontexts und möglicher Bedeutung, die das Objekt haben könnte, etc. Dies müsste sich alles ungestört abspielen,

ZNS-Stationen der Informationsverarbeitung eines visuellen Objekts

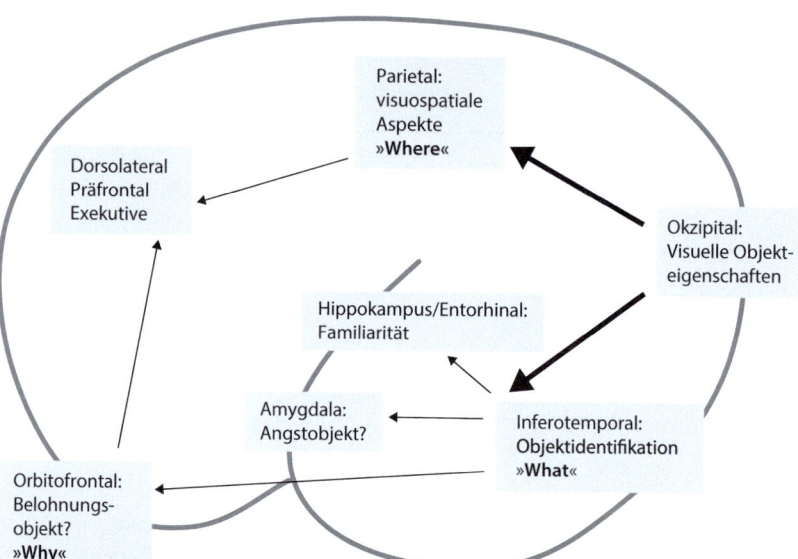

Abb. 2.4 Für die visuelle Wahrnehmung sind 2 Informationsverarbeitungsströme grob charakterisiert worden: Ein ventraler Strom zur Objektidentifikation und ein dorsaler zur visuell räumliche Informationsverarbeitung. Im ventralen Strom, im inferotemporalen Kortex wird ein Objekt erkannt und die Information im entorhinalen Kortex und Hippokampus hinsichtlich möglicher Erinnerungen weiterverarbeitet (Kap. 3). Im Amygdala-System und orbitofrontal kann die Objektinformation emotionale Bedeutungsaspekte aktivieren beispielsweise Angst oder positive Valenz bzw. Belohnungsempfindungen (Kap. 11 Emotion/Affekt). Im dorsolateralen präfrontalen Kortex dann können beide Ströme der Informationsverarbeitung beispielsweise zur Handlungsvorbereitung zusammengeführt werden

wenn erst einmal die Objektidentifikation erreicht ist.

Nach einer eher holistischen Konzeption der zerebralen Informationsverarbeitung jedoch könnte aus der gestörten initialen Informationsverarbeitung eine auch weiter propagierte Störung der nächsten Schritte resultieren. Dies wäre dann der Fall, wenn schon die Objektrepräsentation, die schließlich unter Schwierigkeiten erreicht wird, gestört ist, d. h. die neurale Aktivität reicht zwar aus, dass eine Person sagt: »Das ist ein Stiefel«, wenn ihr einer gezeigt wurde. Aber die Objektrepräsentation, die Aktivität der Neuronenensembles, die das Objekt kodieren, ist in einer gewissen Weise anormal. Es könnten sonst aktivierte Neurone fehlen, es könnte die zeitliche oder rhythmische Aktivität der Neurone verändert sein. Dies alles führte in der weiteren Verarbeitung im semantischen Netz dazu, dass falsche weitere Knoten-

punkte aktiviert würden. Dann ergeben sich aus primären Informationsverarbeitungsproblemen Schwierigkeiten auf den hierarchisch höherstehenden weiteren Ebenen kognitiver Prozesse.

Heute existieren technische Objekterkennungssysteme mit hoher Leistungsfähigkeit – Sie können heute schell und effizient Objekte erkennen. Das Training neuronaler Netze kommt dabei zum Einsatz. Als Hinweis, dass das Kennenlernen der elementaren Wahrnehmung das Verständnis der komplexen Störungen erleichtern kann, soll schon einmal erwähnt werden, dass in den sogenannten Deep Learning Ebenen, Kategorien der Objekte, Elemente aber auch falsche Lösungen zu finden sind, die im Neuronalen Netz später gelöscht werden. Diese falschen „Zwischenergebnissee", können die halluzinatorischen Fehler psychisch kranker Personen erklären helfen (s. Kap. 12) (Abb. 2.5).

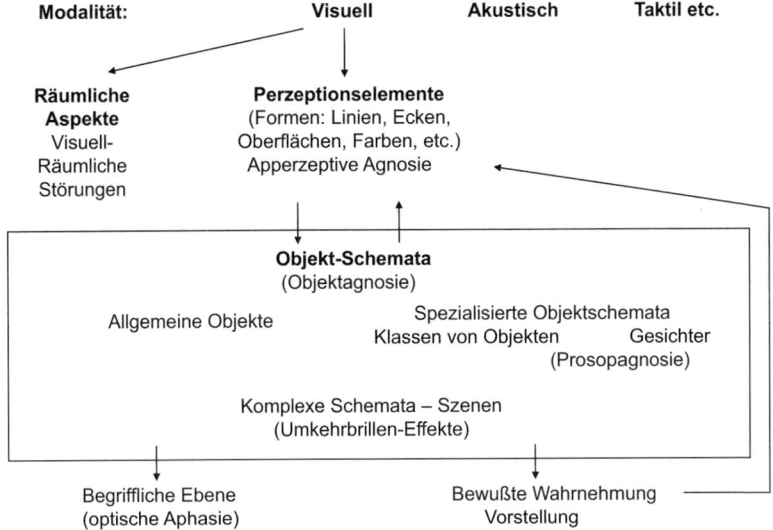

Abb. 2.5 Taxonomie der Objekt-Agnosie am Beispiel der visuellen Modalität

2.5 Psychopathologische Merkmale der elementaren Wahrnehmung

Agnostische Störung
Definition: Die Wahrnehmung ist trotz unbeeinträchtigter Funktionen der Sinnesorgane gestört, in der visuellen, auditorischen oder somato-sensiblen Modalität.

Beispiel. Ein Patient erkennt Dinge seiner Umgebung nicht mehr. Er versucht, mit mehreren Brillen diese Objekte besser zu erkennen, aber es gelingt ihm vielfach nicht.

Stellung in der Psychopathologie. Nicht in AMDP (AMDP-System 2023), aber im AGP-System, da Symptom der Demenzen.

Differenzialdiagnostische Abgrenzungen
- periphere oder zentrale Erkrankung der Sinnesorgane oder der Sehbahn,
- Störung des Bewusstseins, Störung der Augenmotilität oder der Aufmerksamkeitszuwendung,
- Störung der Sprache, über die die Wahrnehmungen ausgedrückt werden sollen (z. B. optische Aphasie – speziell visuell wahr-

genommene Objekte können nicht benannt werden, z. B. Klänge jedoch ungestört).

Weitere Charakterisierung
a) Störung der Differenzierung der Perzepte,
b) Störung der Bedeutungsaktivierung der Perzepte, Objekterkennung.

Selbst-/Fremdbeurteilung. Meist nur vage subjektive Klagen, Fremdbeurteilung.

Neuropsychologie/Objektivierung. Genaue Beschreibung der Perzepte durch den Patienten, bei Verdacht auf visuelle Agnosie Objekte nachzeichnen lassen (die dann evtl. nicht benannt werden können),

- unvollständig gezeichnete Figuren zeigen (hierfür liegen neuropsychologische Tests vor),
- Poppelreuters überlappende Figuren, einzelne Figuren umfahren lassen.

Schweregrad. Einzelne perzeptive Fehler bis zur Unfähigkeit, sich in der Umgebung zurechtzufinden.

Spezifikationen
1. Modalität:

- visuell,
- Klangagnosie,
- taktil
- weitere Sinnesmodalitäten betreffend.
2. Typ der Agnosie:
   a) Störbarkeit der Elemente der Objektwahrnehmung, Störung der Differenzierung der Wahrnehmungselemente, (apperzeptive Agnosie)
   b) Störung der Aktivierung der Bedeutung der identifizierten Wahrnehmungselemente, z. B. der Identifizierung von Objekten (Objektagnosie),
      - Unterform: Prosopagnosie – Visuelle Objektagnosie für Gesichter.
3. Kontexte: Simultanagnosie – Integration der Perzepte gestört (z. B. des Blickfeldes als visuelle Szene – die Komplexität eines vielfältigen Bildes kann nicht mehr überblickt werden).

Begriffliche Probleme des Merkmals. Gehört zu den sog. Hirnwerkzeugstörungen, d. h. Störung der Informationsverarbeitung, die eines der »Module« des Geistes (Fodor 1983) betrifft – in der automatisierte Informationsverarbeitung vorliegt.

Neurowissenschaftliche/kognitiv-neuro-wissenschaftliche Modellvorstellungen

a) Bei den apperzeptive Agnosieformen verhindert eine Erschwerung der Perzeptionsbedingungen (Durchstreichen, Übereinanderzeichnen verschiedener Figuren, aber auch Helligkeit etc.) die Wahrnehmung der Objekte/Buchstaben etc.: Die Objektelemente, die perzipiert werden können,
   - aktivieren die Neuronenensembles, die die Objekte kodieren, nicht mehr differenziell, d. h. das Ensemble, das die Information im What-Pathway beispielsweise an sprachliche Verarbeitung weitergeben könnte, kann nicht mehr aktiviert werden,
   - es handelt sich auch um eine Erschwerung der visuellen »Figur – Grund Differenzierung«
     (Probleme der Figur-Grund-Differenzierung existieren nicht nur für visuelle

Wahrnehmung, sondern generell für semantische Einheiten, deklarative Einheiten der Perzeption, d. h. für die Person benennbare Elemente und des Gedächtnisses).

b) Bei einer Objektagnosie erfährt die Person nicht, um welche Objekte es sich handelt – sie kann nicht erklären, was für Eigenschaften das Objekt hat.

Bei der optischen Aphasie nimmt man an, dass es sich um einen der vielen möglichen Fälle von Diskonnektion durche eine Hirnläsion handelt: Speziell die Diskonnektion der Verbindung von Objektidentifikation zu den Neuronen, die die lexikalische Einheit des Wortes verarbeiten.

Literatur

AMDP-System (2023) Manual zur Dokumentation des psychischen Befundes in Psychiatrie Psychotherapie und Psychosomatik, 11. Aufl. Hogrefe, Göttingen

De Renzi E (1982) Disorders of space exploration and cognition. Wiley, Chichester

De Renzi E (2000) Disorders of visual recognition. Semin Neurol 20:479–485

Desimone R, Duncan J (1995) Neural mechanisms of selective visual attention. Ann Rev Neurosci 18:193–222

Farah MJ, Feinberg TE (1997) Consciousness of perception after brain damage. Semin Neurol 17:145–152

Fodor JA (1983) The modularity of mind. MIT Press, Cambridge, MA

Ganis G, Sukel KE, Alpert NM (1999) The role of area 17 in visual imagery: convergent evidence from PET and rTMS. Science 284:167–170

Grüsser OJ, Landis T (1991) Visual agnosias and other disturbances of visual perception and cognition. Vision and visual dysfunction, Bd 12. MacMillan, Basingstoke

Hécean A, Albert ML (1978) Human neuropsychology. Wiley, New York

Hildebrandt H, Schütze C, Ebke M, Spang K (2004) Differential impact of parvocellular and magnocellular pathways on visual impairment in apperceptive agnosia? Neurocase 10:207–214

Humphreys GW, Price CJ, Riddoch MJ (1999) From objects to names: a cognitive neuroscience approach. Psychol Res 62:118–130

Karnath H-O, Thier P (2003) Neuropsychologie. Springer, Berlin Heidelberg New York Tokio

Kessler J, Schaaf A, Mielke R (1993) Der fragmentierte Bildertest – Handanweisung. Hogrefe, Göttingen

Kosslyn SM, Pascual-Leone A, Felician O et al (2002) Single-neuron correlates of subjective vision in the human medial temporal lobe. Proc Natl Acad Sci U S A 99:8378–8383

Maunsell JHR, McAdams CJ (2000) Effects of attention on neuronal response properties in visual cerebral cortex. In: Gazzaniga M (Hrsg) The new cognitive neurosciences, 2. Aufl. MIT Press, Cambridge, MA, S 315–324

Milner AD, Goodale MA (1995) The visual brain in action. Oxford Univ Press, Oxford

Perrett DI, Rolls ET, Caan W (1982) Visual neurones responsive to faces in the monkey temporal cortex. Exp Brain Res 47:329–342

Poppelreuther W (1928) Die psychischen Schädigungen durch Kopfschuß im Kriege 1914–1918; Bd 1 Die Störungen der niederen und höheren Sehleistungen durch Verletzungen des Okzipitalhirns. Voss, Leipzig, S 1918

Reischies FM, Berghöfer A (1995) Saccadic tracking test – normal data and reliability. J Clin Psychol 51:262–267

Reischies FM, Stieglitz R-D, Mielewczyk A, Vogel A (1989) Impairments in a saccadic tracking task in schizophrenic patients. Eur Arch Psychiatry Neurol Sci 239:58–61

Riesenhuber M, Poggio T (2000) Models of object recognition. Nat Neurosci 3(Suppl):1199–1204

Scharfetter C (2002) Allgemeine Psychopathologie. Thieme, Stuttgart

Schmidtke K, Hüll M, Talazko J (2005) Posterior cortical atrophy: variant of Alzheimer's disease? A case series with PET findings. J Neurol 252:27–35

Teuber HL (1968) Alteration of perception and memory in man. In: Weiskrantz L (Hrsg) Analysis of behavior change. Harper & Row, New York

Thorpe S, Fize D, Marlot C (1996) Speed of processing in the human visual system. Nature 381:520–522

Weiterführende Literatur

Allison T, Puce A, McCarthy G (2000) Social perception from visual cues: role of the STS region. Trends Cogn Sci 4:267–278

Förstl H, Almeida OP, Owen AM et al (1991) Psychiatric, neurological and medical aspects of misidentification syndromes: a review of 260 cases. Psychol Med 21:905–910

Sachs O (1985) The man who mistook his wife for a hat. Duckworth, London. Deutsch: Der Mann der seine Frau mit einem Hut verwechselte (1990). Rowohlt, Reinbek

Inhaltsverzeichnis

3.1 Einführung

Ein Verlust des episodischen Gedächtnisses, eine Amnesie, wird gegenwärtig viel in Romanen und Filmen geschildert, wohl auch wegen des ein wenig unheimlichen, beängstigenden Krankheitsbildes. Was bedeutet es, das Gedächtnis für erlebte Situationen, Episoden zu verlieren? Darum geht es in diesem Abschnitt. Erst einmal soll zur Veranschaulichung die Erinnerung an das letzte Familienessen genannt werden. Wir erinnern uns an die räumliche Situation, die Sitzordnung, die Speisenfolge und die Gespräche. Nach einem Ereignis, das zur Amnesie geführt hat, leben Patienten mit einem amnestischen Syndrom immer im Jetzt und in der ferneren Vergangenheit. In dem Fall von Sacks (1994) erlebt der Patient jeden Morgen aufs Neue ein Erschrecken, wenn er in den Spiegel schaut. Denn er erinnert sich an sich selbst nur als junger Mann, der er vor vielen Jahren einmal war. Alle Eindrücke seit dieser Zeit hat er jeweils nach kurzer Zeit wieder vergessen. Das Beispiel charakterisiert einen Patienten mit einem amnestischen Syndrom und kann die Frage beantworten, warum praktisch alle Fälle von schwerem amnestischen Syndrom eng betreut werden müssen, meist sogar im Heim.

Wir kennen mehrere Gedächtnissysteme: Das episodische Gedächtnis muss von anderen Formen menschlichen Gedächtnisses abgegrenzt werden. Andere Gedächtnisfunktionen, die in der Psychopathologie ihre Rolle haben sind:

1. Arbeitsgedächtnis s. Kap. 6
2. Konditionierung s. Kap. 11
3. Lernen von Handfertigkeiten oder motorischen Fähigkeiten wie z. B. Fahrradfahren

(s. Neuropsychologie des Gedächtnisses, Markowitsch 1992, 1998; Baddeley 1976; Baddeley et al. 1997).

Die Störung des episodischen Gedächtnisses ist fester Bestandteil der Psychopathologie, denn Verformungen in dem Prozess der Einspeicherung und des Abrufs aus dem episodischen und autobiographischen Gedächtnis sind bedeutsam für das Selbstbild eines Patienten. Sie wirken sich in jeder Anamnese aus. Amnestische Patienten müssen hinsichtlich der Funktionen des episodischen Gedächtnisses untersucht werden. Das autobiographische Gedächtnis, also die Episoden, die überdauernd gespeichert werden, gehen beispielsweise in der Alzheimer-Demenz verloren.

Beispiel

Im amnestischen Syndrom ist das episodische Gedächtnis isoliert gestört, d. h. die anderen Gedächtnisformen bleiben intakt. Ein amnestischer Patient in seiner Wohnung vergisst alles innerhalb kürzester Zeit, beispielsweise den Herd auszustellen; er vergisst, ob er seine Medikation schon eingenommen hat, wie viel Geld er zur Verfügung hat und ähnliches mehr. Er kann jedoch auch schlau argumentieren. Da er für kurze Zeit etwas im Kopf behalten kann, beispielsweise eine Telefonnummer nachsprechen oder eine kurze Reihe von Wörtern, fällt das fundamentale Defizit nicht sofort auf. Er vergisst allerdings nach wenigen Sekunden, dass er die Telefonnummer oder die Wörter nachgesprochen hat. In der psychopathologischen Untersuchung fällt im anamnestischen Gespräch mit ihm auf, dass er den Teil seiner Biographie vergessen hat, der nach dem Beginn des amnestischen Syndroms liegt. ◄

Beim amnestischen Syndrom ist nicht die Intelligenz betroffen. Wir können hier eine doppelte Dissoziation aufzeigen: Schwer amnestische Patienten können eine hohe Intelligenz haben. Jedoch das umgekehrte Muster ist bei Patienten mit schwerer Intelligenzminderung zu finden: Diese Personen können ein verblüffend gutes Gedächtnis zeigen. Die doppelte Dissoziation ist für die Neuropsychologie wichtig, um eine Unabhängigkeit zweier Funktionsbereiche zu zeigen. In der Tat, das episodische Gedächtnis kann ausfallen, während andere Hirnfunktionen intakt bleiben.

Warum ist der Name episodisches Gedächtnis richtig, in welcher Hinsicht ist die Speicherung der episodischen Information gestört? Der amnestische Patient hat persönliche Erlebnisse vergessen, also Episoden, die er wo, wann, mit wem, wie etc. erlebt hat. Es sind seine persönlichen Erinnerungen an die Episoden, Erinnerungen daran, wie er sie erlebt hat. Diese Erinnerungen kann man in der Regel beschreiben. Man spricht auch vom deklarativen Gedächtnis. Die Unterschiedlichkeit persönlicher Erlebensweisen einer Situation kann gut an Streitigkeiten zweier Zeugen über ein Ereignis gezeigt werden, wobei jeder das Ereignis anders erlebt und damit anders im episodischen Gedächtnis gespeichert hat.

3.2 Autobiographisches Gedächtnis

Man hat das autobiographische Gedächtnis als ein vielfach überarbeitetes episodisches Gedächtnis charakterisiert, das im Gehirn fester gespeichert ist und sich über Jahre und Jahrzehnte hält. Es ist in der retrograden Amnesie betroffen, welche bei degenerativen Demenzformen auftreten kann. Arbeiten von Rubin et al. 1986 haben das Ausmaß des Vergessens, das normalerweise stattfindet, verdeutlicht. Praktisch alle unwichtigen Details des Erlebten vom Tage werden in den folgenden Wochen vergessen. In seiner Untersuchung konnten nur wenige Eintragungen aus dem Tagebuch von vor 2 Jahren aktiv wiedergegeben werden.

Nicht alle Merkmale des autobiographischen Gedächtnisses sind durch Prozesse des episodischen Gedächtnisses selbst bestimmt. Denn für die Verarbeitung und Speicherung der Lebensereignisse werden komplexe Umdeutungs- und Verdrängungsprozesse wirksam. Beispielsweise vermeidet eine Person, sich an ein für sie unangenehmes Ereignis zu erinnern. Mit der Zeit kann die Person das unangenehme Ereignis vergessen, da es nicht konsolidiert wird, wie wir weiter unten sehen werden. Für das autobiographische Gedächtnis sind also viele verschiedene, komplexe, sowohl bewusste als auch unbewusste mentale Prozesse gestaltend wirksam.

Bevor über die klinischen Erscheinungsformen und die Neurowissenschaft des episodischen Gedächtnisses berichtet werden kann, muss erst auf die Unterscheidungen von verschiedenen Prozessen eingegangen werden, die in der Gedächtnispsychologie herausgearbeitet werden konnten (s. auch Parker et al. 2002).

Über das episodische Gedächtnis kann an Hand von

a) Prozessen,
b) Modalitäten – wie dem visuellen, verbalen, olfaktorischen etc. – oder
c) den Untersuchungsmethoden gesprochen werden.

Hier soll zunächst die Unterteilung der Funktionen des episodischen Gedächtnisses in Einspeichern, Konsolidieren, Speichern und Abrufen dargestellt werden.

3.3 Gedächtnisprozesse

3.3.1 Einspeichern

Eine Information muss in bestimmter Weise verarbeitet werden, damit sie später wieder abgerufen werden kann. In der ersten Phase ist der Hippokampus in kritischer Weise beteiligt. Die neurowissenschaftlichen Erkenntnisse über die Einspeicherung im Hippokampus werden weiter unten eingehend berichtet. Anschaulich ist die Funktion des Hippokampus mit der eines Bibliothekars zu vergleichen:

- Der Hippokampus registriert alle eingehenden Objekte,
- versieht sie dabei mit einer Kennung,
- wenn eine Anfrage kommt, gibt er die Meldung heraus, ob es vorhanden/bekannt ist (Wiedererkennen),
- gibt er die Kennung heraus, womit das Objekt aus dem Speicher gefunden und herausgeholt werden kann (Abruf aus dem Gedächtnis, Retrieval, vergleichbar mit der Adresse im Computer, mittels derer eine gespeicherte Information ausgelesen werden kann),
- wenn der Kunde das Buch häufiger gesucht hat, geht er ohne Hilfe des Bibliothekars direkt zur richtigen Stelle der Bücherregale (automatisierter Abruf aus dem Gedächtnis).

Wir können uns zwar an Bilder erinnern, die wir ein einziges Mal flüchtig gesehen haben. Dafür ist offenbar keine weitere Einspeicher-Arbeit als die perzeptuelle Verarbeitung notwendig. Das visuelle Gedächtnis hat eine Sonderstellung. Für das Erinnern von Namen müssen wir uns in vielen Fällen bereits anstrengen. Für das Einprägen von Telefonnummern oder der Scheckkarten-

PIN ist eine Einspeicher-Routine empfehlens-
wert, da sie sonst meist vergessen werden.

Störungen der Enkodierungsfunktionen sind
häufig. Einerseits werden insuffiziente Prozesse
aktiviert, andererseits ist die Funktion des Hippokampus und der parahippokampalen Region,
die bei der Enkodierung aktiviert wird, gestört –
wie bei der Alzheimer-Demenz.

Die »Tiefe der Verarbeitung« ist für die Einspeicherung eine wichtige Variable. Wenn die
Information nur oberflächlich bearbeitet wurde,
wird sie weniger gut abrufbar sein. Dies kann
man zeigen, indem man die Abrufleistung von
Worten vergleicht, die nur als Wort – im Kontrast zu Nonsense-Wörtern – verarbeitet wurden
und Wörter, mit denen Sätze gebildet werden
sollten. Die Wörter, mit denen Sätze gebildet
werden mussten, werden besser behalten.

Einspeicher-Strategien
Eine lange Reihe von Vorschlägen zur Verbesserung der Einspeicherung wurde gemacht.
Besser wiedergeben kann man Wörter, die man
sich bildlich vorgestellt hat (Reischies et al.
2000). Eine der besten Einspeicher-Methoden
ist die Methode der Orte: eine Einkaufsliste
soll gemerkt werden. Die Person stellt sich
die zu merkenden Objekte dabei bildlich vor,
und zwar beispielsweise auf einem Weg durch
das eigene Wohnhaus, a) an der Haustür, b) im
Flur, c) an einer Garderobe, d) im Bad, c) in der
Küche, e) im Wohnzimmer, f) auf dem Balkon,
g) im Schlafzimmer. Sie können auch an verschiedenen Orten am Körper vorgestellt werden.
In der Antike wurde vorgeschlagen, Redner sollten sich die Reihenfolge der Argumente merken,
indem sie durch ihr Haus wandern und in jedem
Zimmer ein Stichwort für das nächste Argument
bildlich vorstellen. Diese Einspeicher-Strategie
ist, das ist ein besonderer Vorteil, auch für den
Abruf in der richtigen Sequenz geeignet.

Man kann zwischen trainierten und automatischen Bemühungen zum Einspeichern
unterscheiden. Eine untrainierte Person wird
vermutlich die zu merkende Information nur
aufmerksamer, mit mehr mentaler Energie verarbeiten und ein »Rehearsal« anstrengen, d. h.
sich innerlich, stumm die Merkitems wieder
aufsagen. Inzwischen kommen Patienten nach

einem Gedächtnistraining in die Memory-Kli-
nik und verfälschen die Testresultate durch das
Anwenden von effizienten Strategien der Einspeicherung.

3.3.2 Konsolidierung

Nach der Enkodierung ist der Gedächtnisinhalt
für eine Übergangszeit durch Vermittlung des
Hippokampus verfügbar, d. h. für einen Zeitraum von Wochen bis Monaten besteht eine Abhängigkeit des Gespeicherten vom Hippokampus, bis die Information überdauernd, vermutlich in kortikalen Netzwerken, gespeichert ist.

Seit der frühen Gedächtnisforschung ist vermutet worden, dass es eine Konsolidierungsphase der neu eingeprägten Erinnerungen geben
müsse. Die Konsolidierungsprozesse sind beispielsweise dafür verantwortlich, dass nach
einem Schädel-Hirn-Trauma ein Gradient der
retrograden Amnesie zu beobachten ist: Die Ereignisse unmittelbar vor der Hirnverletzung sind
vollkommen vergessen, während die Episoden,
die Wochen vor dem Ereignis erlebt wurden,
zum Teil erinnert werden und die Jahre zurückliegende Ereignisse normal verfügbar sind.

3.3.3 Speicher

Wo ist die Information über die erlebten Episoden gespeichert? Heute geht man von weit dis-
tribuierter Speicherung im Hippokampus, der
parahippokampalen Region und vor allem den
kortikalen Assoziationsarealen aus. In der hippokampalen Phase vermittelt der Hippokampus
(Abschn. 3.3.2).

3.3.4 Abruf

Ebenso komplex wie die Einspeicherung ist
auch der Abruf der gespeicherten Erinnerungen
an Episoden. Der Abruf beginnt mit einem Hinweis auf die Einspeicherepisode – als Hinweisreiz (»cue«). Im Vergleich mit dem Computer kann man von einer »Adresse« sprechen, die

zum Auslesen von im Rechner gespeicherter Information notwendig ist.

Als Beispiel betrachten wir die Situation: Jemand trifft eine andere Person, die er bereits einmal gesehen hat. Jeder hat Abstufungen erlebt des Wiedererkennens und Erinnerns an Personen, die man nicht gut kennt. Der Prozess der Erinnerung an die Episode, in der man die Person gesehen hat, bricht erst ab. Zunächst kommt die andere Person nur bekannt vor (Abb. 3.1). ◀

Ablauf des Abrufs

a) »kommt mir bekannt vor« oder »habe ich schon einmal gesehen, weiß aber nicht in welcher Situation«,

b) Abruf der Episode, in der er der Person begegnet ist, aber nicht spezifisch, »kenne ich von der Arbeit« oder von einer Party – eine erste Leistung der »Recollection«, »Recollection« weiterer Details aus der Episode - aber noch insuffizient, denn beispielsweise der Name kann nicht erinnert werden z. B. »das ist doch Frau …«,

c) bewusstes Erinnern der Episode der persönlichen Begegnung, »Remembering«,

d) »Recollection« weiterer Details, z. B. »das war bei dem Essen im Sportverein nach dem Clubturnier« und Abruf des Namens, »Retrieval« bezeichnet den Prozess des Abrufs aus dem Gedächtnis, in diesem Fall den Abruf des Namens,

e) Routineabruf: Modell der neuronalen Netze, z. B. beim Treffen eines Arbeitskollegen, den man jeden Tag sieht, »ach schau mal an, der xyz sieht aber heute müde aus, er wird gestern gefeiert haben.«

In dem Beispiel des Suchens nach dem Namen betrachten wir zunächst den Abruf aus dem episodischen Gedächtnis vor der Konsolidie-

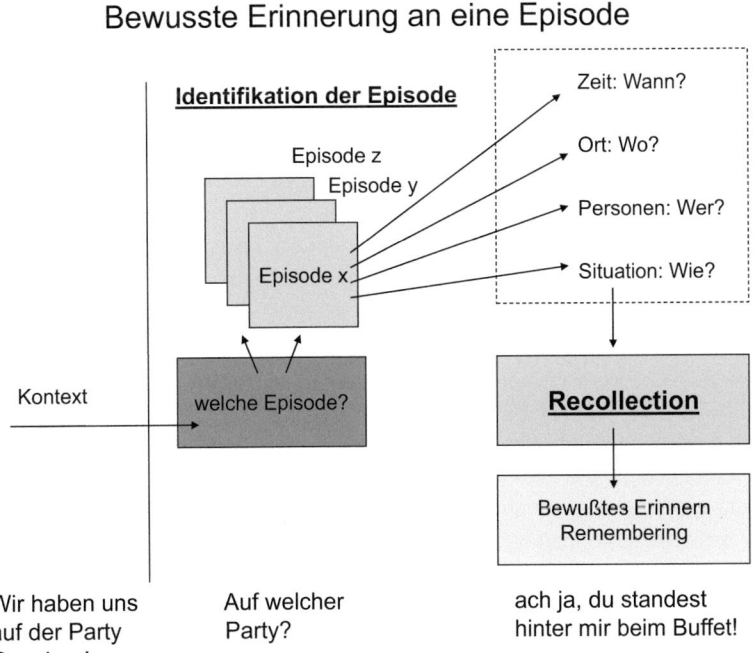

Abb. 3.1 Erinnerung 1. an die Episode als Kontext und 2. an Details aus der Episode. In der Regel wird ein Detail erst erinnert, wenn der Kontext der Einspeicherepisode erinnert worden ist

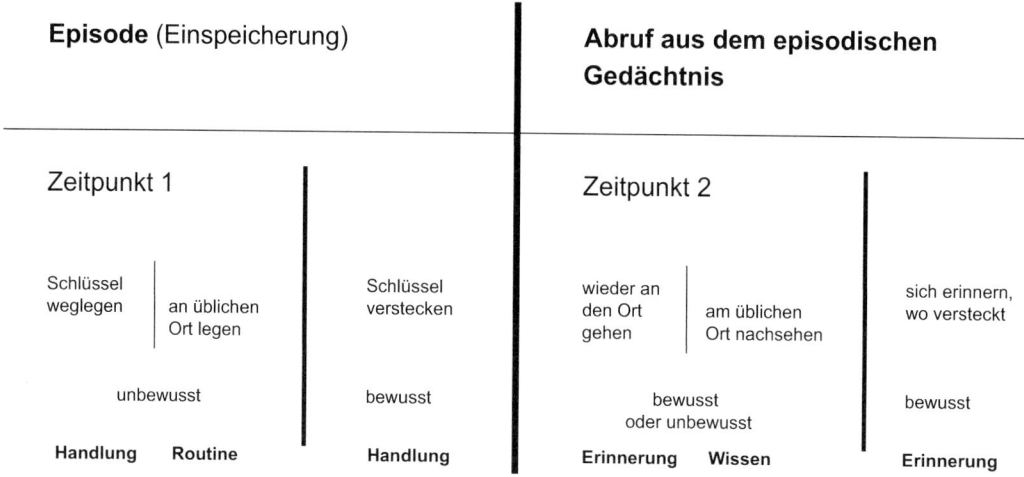

Abb. 3.2 Gedächtnisprozesse am Beispiel des Weglegens und Wiederfindens von Schlüsseln. Eine Einspeicherepisode (Episode 1) kann bewusst oder unbewusst ablaufen. Ohne zwischenzeitliche Ablenkung ist die Information über die Lage der Schlüssel im Arbeitsgedächtnis verfügbar. Nach einer Ablenkung muss der Aufbewahrungsort aus dem Gedächtnis abgerufen werden (Episode 2). Dies kann im Wissenssystem erfolgen (wenn beispielsweise die Schlüssel, wie immer, neben der Haustür hängen). Der Abruf aus dem episodischen Gedächtnis kann bewusst und unbewusst ablaufen

rung, also in der Phase, in der die hippokampale Funktion noch notwendig ist (Abb. 3.2).

Von der eben angeführten Abstufung des Abrufs episodischer Information ist eine Abstufung in der Sicherheit konsolidierter Gedächtnisinhalte, speziell des Wissens, zu differenzieren: Man begegnet z. B. einer berühmten Person, die man vielfach aus Zeitung, Fernsehen oder Filmen kennt und sagt sich: »ich weiß, wer es ist«. Hier steht nicht die Erinnerung an eine Episode im Vordergrund, sondern das Wissen um eine Person, das meist aus vielen verschiedenen episodischen Quellen stammt, beispielsweise von Filmen, Nachrichtensendungen oder aus der Zeitung.

Das Erinnern an Episoden ist an die Funktion des Hippokampus gekoppelt. Aber wie an dem Beispiel des Treffens einer Person, die man nur flüchtig kennt, zu sehen ist, wird »im Gedächtnis gesucht«. Dafür werden Suchstrategien verwandt, die unter der exekutiven Kontrolle stehen (s. u.). Bei Patienten mit Frontalhirnstörungen und Störungen der frontalen kortiko-subkortikalen Projektionsschleifen (Frontal Loops) kommt es zu Dysfunktionen des Abrufs aus dem Gedächtnis. Diese zeigen sich bei der freien Wiedergabe, bei der mit Strategien nach den Merkwörtern zu suchen ist. Wenn die Merkwörter jedoch angeboten werden und nur wiedererkannt werden müssen, ist die Gedächtnisleistung der Personen unauffällig.

3.4   Modalitäten

Das visuelle Gedächtnis unterscheidet sich vom akustisch verbalen Gedächtnis beispielsweise in seiner fast unbegrenzt scheinenden Fähigkeit, Bilder, die einmal gesehen wurden, wiederzuerkennen. In letzter Zeit sind auch viele Untersuchungen zum olfaktorischen Gedächtnis unternommen worden, auf die hier aber aus Platzgründen nicht eingegangen werden kann; sie spielen offenbar bei der Alzheimer-Demenz eine Rolle.

3.5 Methoden der Untersuchung

Soll ein Detail aus einer Episode wiedergegeben werden, beispielsweise ein Gesprächsthema aus dem letzten Familienessen, fällt dies manches Mal schwer. Soll jedoch nur wiedererkannt werden, ob das Thema x beim letzten Familienessen besprochen wurde, ist die Entscheidung leichter. Die Gedächtnispsychologie hat gezeigt, dass die Wiedergabe die Beteiligung anderer Prozesse erfordert als das Wiedererkennen.

An dem Beispiel der Aufgabe, sich eine Liste von Wörtern zu merken, sollen die wichtigsten Arten von Gedächtnisprüfungen unterschieden werden:

1. Wiedergabe nach Nennung der Einspeicherepisode: »eine kurze Zeit zuvor hatte ich Ihnen doch Wörter zum Merken gegeben, versuchen Sie sich daran zu erinnern, denn nun sollen Sie diese Wörter aus dem Gedächtnis wiedergeben«, Bei der Wiedergabe ist zu unterscheiden, ob in richtiger Sequenz oder frei – d. h. ohne Rücksicht auf die Reihenfolge – wiedergegeben werden soll.
2. Wiedergabe mit Hinweisreiz: Bei einer zweiten Gruppe von Abfragemethoden wird eine Hilfestellung gegeben. Dabei kann

   - eine Einschränkung der Lösungsmenge stattfinden: Beispielsweise wird die semantische Kategorie genannt.
     Bei der Sonderform des Paar-Assoziations-Lernens wird immer ein Wort eines Wortpaares, das gelernt worden war, gegeben und gebeten, das dazugehörige Wort aus der Erinnerung zu sagen: Lernen von Wortpaaren, z. B. Buch-Fisch. Abfrage: »Was war mit Buch gepaart?«,
   - Eine andere Klasse von Aufgaben entsteht, wenn das Wort, das zu lernen war, unter Alternativen zum Wiedererkennen gegeben wird: identischer Stimulus als Hinweisreiz (»identity cue«).

Menschen können Objekte, die sie in einer speziellen Episode gesehen haben, gut wiedererkennen. Werden einer Person Wörter zum Lernen gezeigt und später mit Alternativen gemischt wieder präsentiert, dann unterscheiden sich im Elektroenzephalogramm die evozierten Potenziale im Gehirn, je nachdem ob ein in der Lernperiode gezeigtes Wort oder ein nicht gezeigtes Wort präsentiert wird. Diese Wiedererkenn-Leistung und die Unterschiede in den evozierten Potenzialen sind nach Hirnschädigungen mit Amnesie gestört (Mecklinger et al. 1998).

3.6 Klinik

Von zentraler Bedeutung ist im klinischen Bereich die Unterscheidung von anterograder und retrograder Amnesie.

3.6.1 Anterograde Amnesie

Eine Störung der Neubildung von Gedächtnisspuren im episodischen Gedächtnis wird als anterograde Gedächtnisstörung bezeichnet. Ab einem gewissen Schweregrad der Schädigung der episodischen Gedächtnisfunktionen kann nicht mehr in das episodische Gedächtnis eingespeichert werden. Neue Information kann nach kurzer Ablenkung nicht mehr wiedergegeben werden und damit kann bei schweren Fällen anterograder Amnesie nichts Neues gelernt werden. Eine Ausnahme ist das Lernen in anderen Gedächtnissystemen, das Lernen von motorischen Fertigkeiten und emotionalen Assoziationen.

3.6.2 Retrograde Amnesie

Im Gegensatz dazu kann bei der retrograden Amnesie die in länger zurückliegenden Episoden eingespeicherte, früher verfügbare Information nicht mehr wiedergegeben oder wiedererkannt werden. Ein unerfahrener Motorradfahrer, der bei dem ersten Probefahren einen Unfall mit einem Schädel-Hirn-Trauma erlitt,

erinnert sich zum Beispiel nicht mehr an die Geburtstagsfeier, bei der er das Motorrad geschenkt
bekam. Information, welche vor der Hirnschädigung oder Funktionsstörung der Gedächtnissysteme enkodiert wurde und die vor diesem
Zeitpunkt abrufbar war, ist vergessen. Beispielsweise wird ein Gesicht einer berühmten Person
aus den Medien oder der Politik, das der Person
früher sicher bekannt war, nicht wiedererkannt.
Im Delir ist plötzlich die Verfügbarkeit über die
Erinnerungen der letzten Zeit, die zuvor gerade
noch gegeben war, verloren, die Patienten wissen nicht mehr, welches Jahr ist, wo sie sich gerade aufhalten. Im Delir liegt also eine temporäre retrograde Amnesie vor – temporär, weil
die Erinnerungen nach dem Abklingen des De-

lirs praktisch alle wieder verfügbar werden
(Abb. 3.3).

3.6.3 Verlauf der Entwicklung von antero- und retrograder Amnesie

Bei der retrograden Amnesie nach einem plötzlich aufgetretenen Schädel-Hirn-Trauma besteht meist ein Gradient von kürzlich erlebten
Ereignissen bis hin zu viele Jahre zuvor erlebten Episoden. Denn, während die kürzlich
geschehenen Ereignisse vergessen sind, bleibt
die bereits konsolidierte Information aus dem
Altgedächtnis noch verfügbar, d. h. beispiels-

Entwicklung anterograder und retrograder Amnesie im Delir

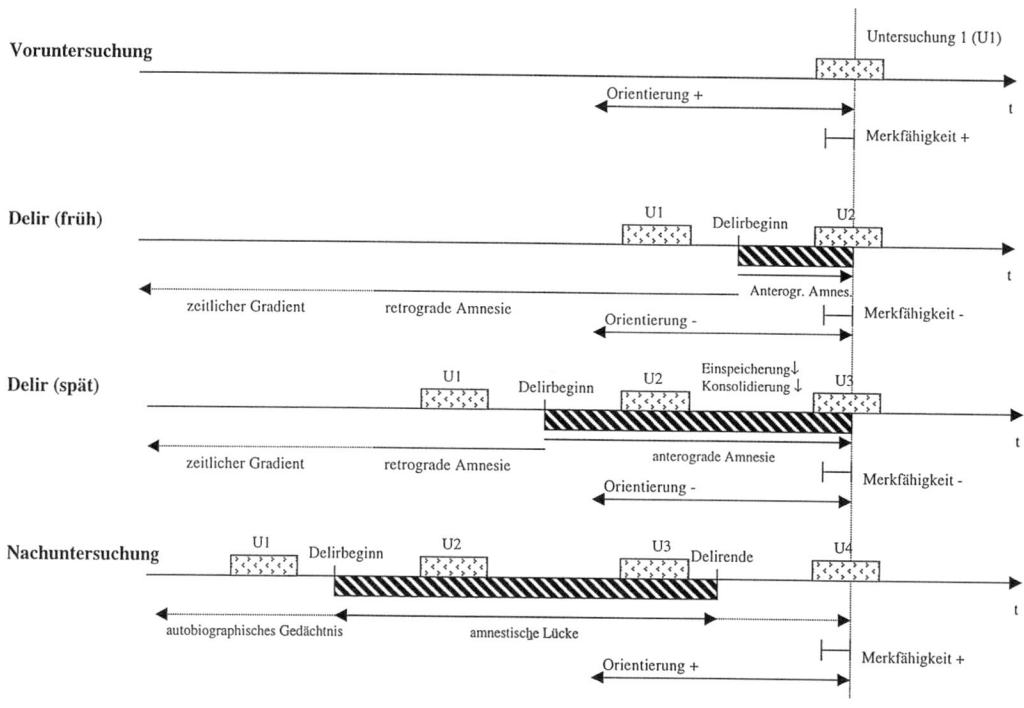

Abb. 3.3 Zeitliche Abfolge von anterograder und retrograder Amnesie beim Auftreten und nach dem Ende
eines Delirs. Zunächst kann ein Patient Wörter einspeichern und erinnern. Er ist orientiert und erinnert
kürzlich vergangene Episoden. Nach Beginn eines Delirs
jedoch kann er Wörter nicht mehr einspeichern und erinnern und hat kürzlich vergangene Episoden vergessen.

Er ist zudem desorientiert. Nach dem Delir-Ende schließlich ist die Merkfähigkeit wieder ungestört und der Patient ist orientiert. Er erinnert sich an die Ereignisse der
jüngsten Vergangenheit, aber nicht an die Ereignisse
während des Delirs (amnestische Lücke). (Nach Reischies et al. 2000)

weise Information aus Jahrzehnten vor dem Schädigungsereignis.

Häufig jedoch entwickelt sich die Amnesie langsam, z. B. die Amnesie der Alzheimer-Demenz; oder bei Alkoholikern war bereits in den Phasen hohen Alkoholkonsums die Einspeicherung noch vor dem Eintritt des Wernicke-Korsakoff-Syndroms gestört. Dann kombinieren sich für längere Zeiträume die anterograde und die retrograde Amnesie. Bei der Alzheimer-Demenz weitet sich die retrograde Amnesie im Verlauf der Erkrankung aus, sodass in späten Phasen nur noch Erinnerungen an die Jugend übrigbleiben.

Eine spezielle Form der retrograden Amnesie geht ohne den charakteristischen Gradienten im Gedächtnis einher. Dabei, so wird vermutet, handelt es sich um eine Störung im Abruf aus dem Langzeitgedächtnis, d. h. eine Störung liegt in den Mechanismen vor, welche die Adressen für das Abrufen der speziellen Erinnerung aus dem autobiographischen Gedächtnis bereitstellen. Deswegen können die Patienten selbst sonst gut verfügbare Informationen z.B. über die Schulzeit, die Eheschließung vor vielen Jahren etc. nicht hervorrufen.

Von der langsamen Entwicklung von anterograder und retrograder Amnesie ist der vorübergehende Verlust der Verfügbarkeit von Erinnerungen an meist nur kürzlich vergangene Zeiten zu trennen. Dies wird beim Delir und der transienten globalen Amnesie beobachtet (Sander und Sander 2005). In kürzester Zeit entwickelt sich die retrograde Amnesie und die Person kann Episoden der letzten Zeit nicht mehr wiedergeben.

Fehlertypen des episodischen Gedächtnisses, die in der Psychopathologie auftreten, sind in Tab. 3.1 dargestellt. Wiedererkennen und Wiedergabe von Information aus der Episode x. Zunächst wird die Situation betrachtet, in der das Ereignis vergessen wurde, dann dass fälschlicherweise Erinnerungen an die Episode aktiviert warden.

3.7 Diagnostik

In der Klinik und vor allem in der ambulanten psychopathologischen Untersuchung kann eine Störung des episodischen Gedächtnisses unbemerkt bleiben, wenn der Patient nicht speziell daraufhin untersucht wird. Dies gilt besonders, wenn die Person konfabuliert, d.h. Gedächtnislücken mit spontan einfallenden Informationen füllt. Eine wichtige Interviewtechnik dafür ist das erneute Fragen detaillierter Information, bei der im Fall einer Konfabulation dann andere Details berichtet werden.

Tab. 3.1 Episodisches Gedächtnis: Fehlertypen

		Wiedererkennen	Wiedergabe
Ereignis trat in Episode x auf	Falsch negativ (dieses Ereignis vergessen)	Anterograd Amnestischer Fehler Psychogene Amnesie	Anterograde amnestische Fehler Psychogene Amnesie
		Retrograd Jamais vu	Retrograder amnest. Fehler
	Falsch positiv (fälschlicherweise anderes Ereignis angegeben)	Amnest. Fehler (Intrusion)	Richtig positiv aber: dysfunktionales Retrieval dysfunktionales implizites Ged., Flashback, traumatische Erinnerung, Zwangserinnerung etc.
			Konfabulation (Lücken füllen)
Kein Ereignis	Falsch positiv (fälschlicherweise erinnert)	Déjà vu	Falsche Erinnerung Wahn-Erinnerung

**Wie kann auch aus dem Gesprächs-
verlauf heraus auf Störungen des episodischen Gedächtnisses geschlossen werden?**

- Informationen werden von der Person
mehrfach erzählt
- Vage Angaben über den Weg zur Untersuchung (»wie kommen Sie gerade
hierher, bzw. in die Klinik« – Weg, Be-
förderungsmittel, von wem gebracht)
- Vage Angaben oder keine über Ereignisse der letzten Wochen/Monate (Stadt,
Politik, Weltgeschehen),
- Eine Neuigkeit (Nachrichten der letzten
Tage) wird von der Person nicht als solche erkannt
- Bei der Frage nach dem Alltag am Beispiel des letzten Tages: Details über
Aufstehen mit Frühstück, Vormittags-
aktivitäten, Mittagessen, Nachmittags-
aktivitäten, Abend mit Abendessen, TV/
Radio, Nachrichten, zu Bett gehen? –
die Konsistenz und der Detailreichtum
werden beurteilt
- Bei der Nachfrage: »Hatte ich Ihnen
schon gesagt…?« wird die Wiederholung nicht erkannt
- Zeitliche Relation der Informationen
über die letzten Ereignisse zeigt In-
kompatibilität (die Ereignisse können in
dieser Sequenz nicht abgelaufen sein):
Zeitgitter der letzten Tage
- »Wie alt sind Sie?« mit Information
über Geburtsdatum
- Nach Abschluss der Untersuchung:
schlägt die Person den falschen Weg vor
der Tür des Untersuchers ein – oder verläuft sich in der Praxis oder Klinik?

Wenn Angehörige, die den Patienten versorgen,
befragbar sind und Angaben des Patienten veri-
fizieren können, beispielsweise die Angaben
über die Aktivitäten des Vortags (sowie gute Beobachtungen über Beispiele von vergessenen
Episoden berichten) ist dies von höchstem Wert:

- kommt es zum Verlaufen (erst in unvertrauter Umgebung, später in der Demenzent-
wicklung auch in vertrauter Umgebung),
- kommt es zum Verlegen von Dingen und Vergessen des Ortes, an dem die Dinge liegen,
- werden wichtige Termine vergessen,
- werden ganze Episoden der letzten Tage, die
der Patient mit Sicherheit mit voller Aufmerksamkeit erlebt hat, vergessen (Besuch
der Kinder etc.) – oder Details daraus.

Die Testung des Gedächtnisses und besonders
der Orientierung bedeutet einen Bruch im Gesprächsverlauf einer psychopathologischen
Untersuchung. Dieser Bruch sollte explizit
gemacht werden, und mit einleitenden, er-
klärenden Worten muss die besondere Situation angekündigt werden, beispielsweise »ich
möchte jetzt einmal das Gedächtnis prüfen, wie
wir es bei allen Patienten tun müssen«. Die Prüfung der Orientierung wird andernfalls oft als
beleidigend – als »Idiotentest« – erlebt.

3.7.1 Anterograde Amnesie

Neuropsychologische Untersuchungsverfahren
Häufig werden Lernaufgaben angewandt (s.
Lachner et al. 1994). Eine Wortliste soll gelernt und nach einer Zeit der Ablenkung wiedergegeben werden, oder die Wörter werden unter
Ablenkern vorgestellt und sollen wiedererkannt
werden. Im nichtverbalen Bereich sollen Figuren gezeichnet und nach einer Verzögerung rekonstruiert werden. Warum ist eine derartige
Aufgabe eine Prüfung des episodischen Gedächtnisses, was kann dabei als Episode angesehen werden? Das Nachsprechen der Wörter oder auch nur das Vorlesen zum Einspeichern
fungiert als Einspeicherepisode, d. h. als Ereignis, an das sich die Person erinnert. Bei der Abfrage wird auf dieses Einspeichern in der Einspeicherepisode hingewiesen: »Ich hatte Ihnen
doch gerade Wörter zu merken gegeben«. Bei
schweren amnestischen Syndromen ist die Einspeicherepisode selbst vergessen und die Patienten sind verwundert und wissen nicht, auf

was sich die Aufforderung, die gelernten Wörter wiederzugeben, bezieht.

Je besser die Aufgabe eingespeichert wird, desto wertvoller ist ein Auslassungsfehler bei der Wiedergabeprüfung für die Diagnostik. Denn wenn eine Person die Merkwörter nicht aufmerksam wahrgenommen hat, könnte fälschlicherweise eine Störung des episodischen Gedächtnisses diagnostiziert werden. Zunächst ist erst einmal zu sichern, ob die Merkobjekte von der zu untersuchenden Person mehr als oberflächlich verarbeitet wurden, ob die Person sie aufmerksam wahrgenommen hat. Dies ist in klinischen Situationen von Verängstigung, Verweigerung, Denk- und Wahrnehmungsstörungen nicht etwa als sicher vorauszusetzen. Beim Vorlesen können Menschen an etwas anderes denken, sich etwas anderes überlegen – darum reicht vermutlich das einmalige Vorlesen allein nicht als Sicherung der Informationsaufnahme aus. Häufig wird deswegen die Wiederholung des Lesens in mehreren Durchgängen gewählt. Umgekehrt ist heute auch daran zu denken, dass einige Patienten an einem Gedächtnistraining teilgenommen haben und unerklärlich gut abschneiden, weil sie gelernte Enkodierungsstrategien verwenden.

Das Nachsprechen der Merkobjekte, das in der häufig benutzten Mini Mental State Examination (MMSE) verwendet wird, erweist sich als eine gute Kontrolle der Informationsaufnahme. Nur können mit der Methode nicht 10 oder 12 Wörter eingespeichert werden, da Personen in der Regel nur ca. 7 Wörter nachsprechen können. Die meisten zu untersuchenden Patienten jedoch können mit ausreichender Sicherheit nur ca. 4 oder 5 Wörter aus dem sensorischen Register wiedergeben.

Die Dauer der Ablenkungsperiode ist bei den Wortlistenlernaufgaben klinisch höchst variabel. Sicherlich ist der erste Haupteffekt, das Arbeitsgedächtnis zu löschen, besonders wichtig. Dieses tritt bereits nach kurzem Beschäftigen mit einer anderen Aufgabe ein. Die weitere Dauer der Ablenkung, ob sie 1 min oder 10 min dauert, scheint weniger entscheidend für die Löschung der Merkobjekte aus dem Arbeitsgedächtnis zu sein. Längere Zeitabstände wie eine Stunde oder

mehr, sind klinisch nicht praktikabel und haben sich auch nicht als notwendig erwiesen, wenn das episodische Gedächtnis klinisch geprüft werden soll.

In der MMSE wird nach 1–2 min wieder nach den 3 Wörtern gefragt. In einer anderen klinisch neuropsychologischen Testbatterie, der CERAD-NP, erfolgt der Abruf der Lernliste und die Rekonstruktion der geometrischen Figuren nach ca. 10 min. Das AMDP fordert die gleiche Latenz. Für manche Aufgaben wird eine oder eine halbe Stunde Verzögerung verlangt.

Wird jedoch die unmittelbare Wiedergabe geprüft, ist festzuhalten, dass durch den Verzicht auf die Ablenkung sowohl das Arbeitsgedächtnis als auch das episodische Gedächtnis geprüft wird. Dies bedeutet eine Kontamination, die nicht immer neuropsychologisch sinnvoll ist. Aber bei schwereren Demenzsyndromen ist sowohl das Arbeitsgedächtnis als auch das episodische Gedächtnis gestört, sodass ein solches Testergebnis zumindest für dieses Syndrom einen diagnostischen Wert besitzt.

Prüfung des Abrufs aus dem Gedächtnis

Wie wird der Abruf aus dem episodischen Gedächtnis geprüft? Meist mit der Wiedergabe der Merkobjekte, dem Nennen der Merkwörter, nachdem auf die Einspeicherepisode verwiesen wurde »ich hatte Ihnen vor kurzem eine Reihe von Wörtern vorgestellt« etc. Die Wiedergabe wird bei Lernlisten meist als freie Wiedergabe – Wiedergabe ohne Rücksicht auf die korrekte Sequenz der Items – geprüft. In dem Fall muss darauf hingewiesen werden, dass die Reihenfolge der Wiedergabe der Merkitems keine Rolle spielt.

In vielen klinischen Gedächtnistests wird das Einspeichern und Abfragen in mehreren Durchgängen zum Messen des Lernerfolgs untersucht. Dabei ist jedoch zu beachten, dass der Lernerfolg möglicherweise von anderen Faktoren mit beeinflusst wird, die nicht direkt mit dem episodischen Gedächtnis zu tun haben. Auch ist der Alterseffekt auf das Lernen, im Gegensatz zu anderen Parametern des episodischen Gedächtnisses, gering oder nicht vorhanden (Reischies und Lindenberger 1996).

Bei der Wiedergabe von Wortlisten wird nicht nur das episodische Gedächtnis geprüft, sondern auch weitere Funktionen. spielen eine Rolle.

1. Aphasische Störungen bei der Demenz können interferieren. Apraktische Störungen können bei der Rekonstruktion averbal-figuraler Information interferieren.
2. Das Suchen nach den Merkwörtern im Gedächtnis wird als Retrieval bezeichnet. Dabei werden Suchstrategien eingesetzt und es kommt bei einigen Patienten auch ein vorzeitiges Abbrechen des Suchens vor. Mit anderen Worten – weitere Prozesse, die für das Suchen der Items im Gedächtnis benötigt werden, die jedoch nicht direkt mit den Prozessen des episodischen Gedächtnisses zusammenhängen, können bei bestimmten Hirnerkrankungen betroffen sein, wie beispielsweise denen des Frontalhirns, und zu Verminderungen der Wiedergabe von Merkwörtern führen.

In der Klinik müssen für einige Diagnosen bereits in der Erstuntersuchung Störungen des Gedächtnisses gesichert oder ausgeschlossen werden.

Klinische Prüfung – Bedside-Tests des episodischen Gedächtnisses

3-Wortliste – Nachsprechen:
Abfrage nach 5–10 min Ablenkung (MMSE nach ca. 1- 2 min, Folstein et al. 1975).
10-Wortliste mit Imaginations-Einspeicherhilfe:
(Pat. soll sich die Objekte bildlich vorstellen und die Größe des Merkobjekts mit einem Tisch vergleichen – größer oder kleiner als ein Tisch).
Wörter: Kartoffel, Brief, Meer, Uhr, Sessel, Foto, Wald, Polizist, Säugling, Katze
Unmittelbare freie Wiedergabe – Grenzwert 4/5 (Reischies et al. 2000; Strotzka 2021).

3.7.2   Orientierungsstörungen

Die zeitliche Desorientierung ist eng korreliert mit Störungen des episodischen Gedächtnisses.

Für die zeitliche Desorientierung kommen einige zusätzliche Einflussfaktoren hinzu, insbesondere die Informationsmöglichkeiten über Tagesereignisse und Daten betreffend. Auch Patienten, die im ausgeprägten sozialen Rückzug kein Interesse für ihre Umwelt aufbringen, können leicht zeitlich desorientiert wirken.

Für die zeitliche Orientierung ist noch nicht bekannt, welche Mechanismen wirksam werden. Einerseits könnte ein Updating eines Zeitmonitors erfolgen. Dieses Updating müsste jedoch länger wirksam bleiben, als es für das Arbeitsgedächtnis bekannt ist. Andererseits könnte das Monitoring der Zeit mit dem Erinnern an Zeitmarker zusammenhängen. Ein Beispiel wäre die Erinnerung an das Wechseln des Kalenderblatts, an das markante Geburtstagsdatum in den letzten Tagen etc. Damit könnte erklärt werden, warum die zeitliche Orientierung eng mit dem episodischen Gedächtnis zusammenhängt und die Störung der Orientierung hoch mit der Störung der Leistungen des episodischen Gedächtnisses korreliert.

In der klinischen Untersuchung soll die Person das aktuelle Datum und den aktuellen Ort nennen. Wenn sie das Datum nicht weiß, sollte man es raten lassen. Es können für die Abschätzung der retrograden Amnesie Zahlen zur Auswahl angeboten werden wie beispielsweise 1990, 1995, 2000, 2005 etc. Es sollte also eine quantitative Abschätzung des Ausmaßes der zeitlichen Orientierungsstörung erfolgen. Dafür ist z. B. Benton-Score entwickelt worden.

Benton-Orientierungs-Test   (Benton 1983)

Um wie viele Einheiten irrt sich der Patient bei den 5 Antworten zur zeitlichen Orientierung:

- Uhrzeit – 1 Pkt./Fehler (Einheit eine halbe Stunde); max. 5 Pkt.
- Wochentag – 1 Pkt./F; max. 3 Pkt.
- Tag im Monat – 1 Pkt./F; max. 15 Pkt.
- Monat – 5 Pkt./F; max. 30 Pkt.
- Jahr – 10 Pkt./F; max. 60 Pkt.

Patienten mit mittelschwerer Demenz erreichen ca. 40–50 Punkte (Solomon et al. 1998). Delirante Patienten erreichen ca. 50 Punkte. Für beginnende Delirien bzw. leichte Delirien liegen keine Daten vor. In der Normierungsstichprobe von Salomon fanden sich keine gesunden Personen, die mehr als 6 Fehlerpunkte erreichten, was der Einschätzung von Klinikern entspricht, dass eine Fehlorientierung um mehr als ca. 1 Woche in der Regel als pathologisch anzusehen ist (Reischies 2005) und weiter untersucht werden muss.

Die örtliche Orientierung ist besser bekannt. Sie kann heute schon recht sicher mit den Ortsneuronen des Hippokampus und den Grid-Neuronen im Entorhinalen Cortex (Moser et al. 2015) in Verbindung gebracht werden. Die Information der (1) Ortsneurone ergibt mit der der (2) Grid-Neurone eine Information über die (1) aktuelle Position des Lebewesens (2) auf einer Karte der Umgebung. Dies kann die Orientierung ermöglichen. Diese Neurone spielen bei der örtlichen Orientierung eine zentrale Rolle, was im Abschn. 3.7 Neurowissenschaft besprochen wird. Der frühe Ausfall der örtlichen Orientierung bei der Alzheimer-Demenz aufgrund der hippokampalen und entorhinalen Schädigung stimmt mit diesem Modell überein. Die Patienten verlaufen sich zunächst in fremden Umgebungen, später auch in vertrauter Umgebung.

Einige Untersucher sind der Meinung, Orientierungsstörungen seien strikt von der Störung des episodischen Gedächtnisses abzugrenzen. Dies gilt für die situative Desorientierung, die bei den Bewusstseinsstörungen (Abschn. 8.3.1) angesprochen wird. Sicherlich trägt jedoch die Störung des episodischen Gedächtnisses bei Bewusstseinsstörungen zumindest auch zur situativen Desorientiertheit bei.

3.7.3 Retrograde Amnesie

Klinisch wird in vielen Fällen nach dem aktuellen Bundeskanzler, Bundespräsidenten oder Bürgermeister gefragt, wobei das Nennen bei-

spielsweise des letzten statt des aktuellen Amtsinhabers meist als Hinweis auf retrograde Amnesie gewertet werden kann. Dies gilt zumindest für die Untersuchung von Patienten, bei denen sicher ist, dass sie die Tagesereignisse mit hinreichendem Interesse verfolgt, Nachrichten gehört oder gesehen und die Zeitung gelesen haben. Auch kann man nach neueren Nachrichten fragen und so das retrograde Ausmaß der zeitlichen Desorientierung zu bestimmen versuchen (Abb. 3.4).

Wenn es bekannt ist, dass das episodische Gedächtnis der Person bis zuletzt gut gewesen war, wird mit der Frage nach der zeitlichen Orientierung die retrograde Amnesie erfasst. Beim Delir und bei der transienten globalen Amnesie (TGA) ist die zeitliche Orientierung plötzlich gestört und die Erinnerung an die letzten Tage verloren.

In formalisierten Tests wird das Wiedererkennen von Namen oder Bildern aus dem letzten Jahr, Jahrzehnt, von vor mehreren Jahrzehnten etc. geprüft. Leider müssen diese Tests alle Jahre revidiert werden, was dazu führt, dass kein aktueller Test auf dem Markt ist (Schmidtke und Vollmer 1997).

3.8 Neurowissenschaft

In fast allen neuralen Strukturen sind Plastizitätsphänomene beobachtbar, die den Gedächtnisphänomenen zugerechnet werden. Am Beispiel von Nachbildern bei grellen Lichtstimuli kann man eines der vielen zeitüberdauernden Phänomene der Informationsverarbeitung im ZNS demonstrieren. Neurone geben dabei eine gewisse Zeit lang weiterhin Information über einen Lichtreiz, der jedoch bereits verschwunden ist. Dieses Kapitel beschränkt sich auf ein spezielles Gedächtnissystem – das des episodischen Gedächtnisses. Was weiß die Neurowissenschaft über dieses Gedächtnissystem? Wie kann man erklären, dass es möglich ist, im Gehirn ein Erlebnis zu speichern und wieder abzurufen? Wir stellen uns bei der Erinnerung an Episoden gewöhnlich die visuellräumlichen Verhältnisse, Klangerlebnisse oder

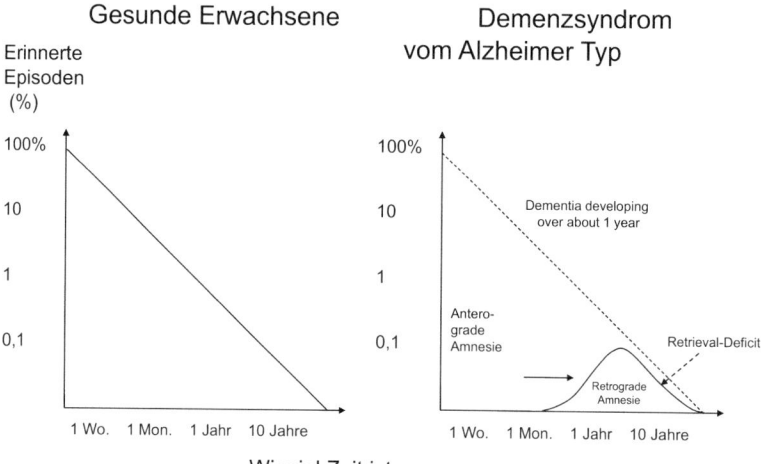

Abb. 3.4 Vergessen episodischer Information über die Zeit (Nach Daten über die Verfügbarkeit von Tagebuchinformationen, Rubin et al. 1986). Bei amnestischen Störungen in der Demenz werden neue Daten nicht eingespeichert (anterograde Amnesie) und zunehmend auch autobiographische Daten, die schon konsolidiert waren, vergessen (retrograde Amnesie). Dazu kommt bei einigen Patienten eine besondere Abrufstörung, wodurch alle autobiographischen Daten ohne zeitlichen Gradienten vermindert zugänglich werden

auch den Geruch etc. vor. Das Eingangs-Beispiel war die Erinnerung an das letzte Familienessen. Wer saß neben Ihnen, über was wurde geredet, was wurde gegessen, und viele weitere Informationen werden wieder verfügbar, darunter auch die gesuchte. Dafür sind die Funktionen des Hippokampus darzustellen.

Hippokampale Phase
Die Frage, wie der Hippokampus arbeitet, wurde in den letzten Jahrzehnten mit großer Energie bearbeitet und in einigen Aspekten bereits aufgeklärt. Drei wichtige Mechanismen müssen dafür zunächst dargestellt werden:

1. das zelluläre Prinzip der Verstärkung synaptischer Effizienz, »long term potentiation« (LTP),
2. Eigenschaften der hippokampalen Neurone und ihre Verbindungen,
3. und das Problem der Umgestaltung der neuronalen Netzwerke, beim Trainieren immer neuer assoziativer Verbindungen, das vor allem bei der Konsolidierung ins Spiel kommt.

Bevor zelluläre Mechanismen vorgestellt werden, soll zunächst erklärt werden, welche Art von Information der Hippokampus erhält. Die Antwort dieser Frage kann aus der anatomischen Verbindung der Neurone des Hippokampus gefolgert werden. Denn die Art der neuronalen Informationsverarbeitung in verschiedenen Regionen des Kortex ist inzwischen bekannt. Natürlich wäre es ineffizient, wenn das Gehirn Information über die einzelnen Kanten und Ecken einer Figur oder elementaren akustischen Eigenschaften eines Wortes abspeichern würde. Das Prinzip ist, dass der Hippokampus Information über Objekte erhält, d. h. Information über die Sinneseindrücke, die nach der Stimulus-Identifikation im temporalen Kortex bereits auf hohem Niveau vorverarbeitet ist und nun als Information über Objekte vorliegt (Kap. 2 Wahrnehmung; Abb. 3.5).

Der Hippokampus empfängt Information aus den verschiedenen Hirnarealen und sendet die verarbeitete Information wieder in dieselben Hirnareale zurück. Worin diese Verarbeitung besteht, wird weiter im Folgenden in groben Zügen skizziert, soweit bereits Funktionsmodelle der Neurowissenschaft getestet worden sind.

Nebenbei soll hier erwähnt werden, dass der Hippokampus noch weiterhin eng mit dem Zwischenhirn verbunden ist. Diese zweite Afferenz des Hippokampus aus dem septo-hippokampalen System ist kritisch für die Hippokampusfunktionen. Werden die cholinergen Neurone des septalen Systems geschädigt, verliert der Hippokampus seine rhythmische Aktivität und ein Funktionsverlust, wie nach Hippokampusschädigung, ist zu beobachten. Diese Afferenz ist bei anticholinergen Delirformen gestört.

3.8.1 Neuronale Gedächtnisphänomene – Veränderungen an den Synapsen

Neurone zeigen verschiedene Gedächtnis- bzw. Plastizitätsphänomene. Nach einer plastischen Veränderung ist die neuronale Antwort faszilitiert (verstärkt) oder habituiert (vermindert).

Dabei kann die präsynaptische, synaptische oder postsynaptische Verarbeitung verändert werden:

- präsynaptisch: vom Aktionspotenzial bis zur Ausschüttung der synaptischen Vesikel sowie die Bereitstellung des Transmitters in den präsynaptischen Vesikeln,
- synaptisch: der Abbau der ausgeschütteten Moleküle, deren Inaktivierung oder der Rück-Transport in die präsynaptischen Vesikel,
- postsynaptisch: die Rezeptorzahl, -reaktion, die intrazelluläre Weiterverarbeitung etc.

Durch eine einzelne oder mehrere verschiedene Veränderungen der genannten synaptischen Mechanismen wird die Verstärkung (oder Verminderung) des Effekts derselben neuronalen Information, die am Axon als Aktionspotenzial weitergeleitet wurde, erreicht.

Long Term Potentiation und Long Term Depression

Zelluläre und molekulare Mechanismen des spezifischen assoziativen Gedächtnisses konnten in den letzten Jahrzehnten aufgeklärt werden. Dies war möglich, weil ein Plastizitätsphänomen entdeckt worden war, das in Laboruntersuchungen studiert werden kann (Lynch 2004), das der Long Term Potentiation (LTP).

Das Prinzip der Long Term Potentiation ist zunächst einfach: Eine neuronale Antwort auf einen schwachen Stimulus a führt allein nicht zu einer neuronalen Antwort. Wird er jedoch gepaart mit einem starken Stimulus b, ist die Antwort bei Wiederholung derart verstärkt, dass später auch der schwache Stimulus a allein zu einer neuronalen Antwort führt.

Bei der LTP wird ein essenzielles Prinzip der Assoziativität realisiert: Ein Stimulus–Response wird nur dann verstärkt, wenn er mit anderen zeitlich assoziiert an dem Neuron, bzw. an der Synapse, auftritt. Da ein hippokampales Neuron nur dann feuert, wenn mehr als ca. 100 Synapsen an den Dendriten aktiviert werden (Eichenbaum und Cohen 2001), müssen zunächst starke Afferenzen aktiv sein, um einen neuen schwachen Stimulus über eine gewisse Zeit verstärken zu können. Darauf werden wir weiter unten eingehen. Die Leser, die sich nicht für den Mechanismus der LTP interessieren, können den folgenden Abschnitt überspringen.

Neurophysiologen haben die Biochemie und den Metabolismus dieses Phänomens weitgehend aufgedeckt. Nur die Grundzüge der molekularen Physiologie sollen hierzu dargestellt werden. Im ersten Teil der LTP spielen 2 Arten von Rezeptoren des Transmitters Glutamat eine Schlüsselrolle:

1. AMPA-Rezeptoren antworten auf eine erste Afferenz mit Natrium-Einstrom und Kalium-Ausstrom und bewirken eine Depolarisation.
2. Eine zweite Gruppe von Glutamatrezeptoren, die der NMDA-Rezeptoren, ist nur bei der Antwort auf den zweiten Stimulus be-

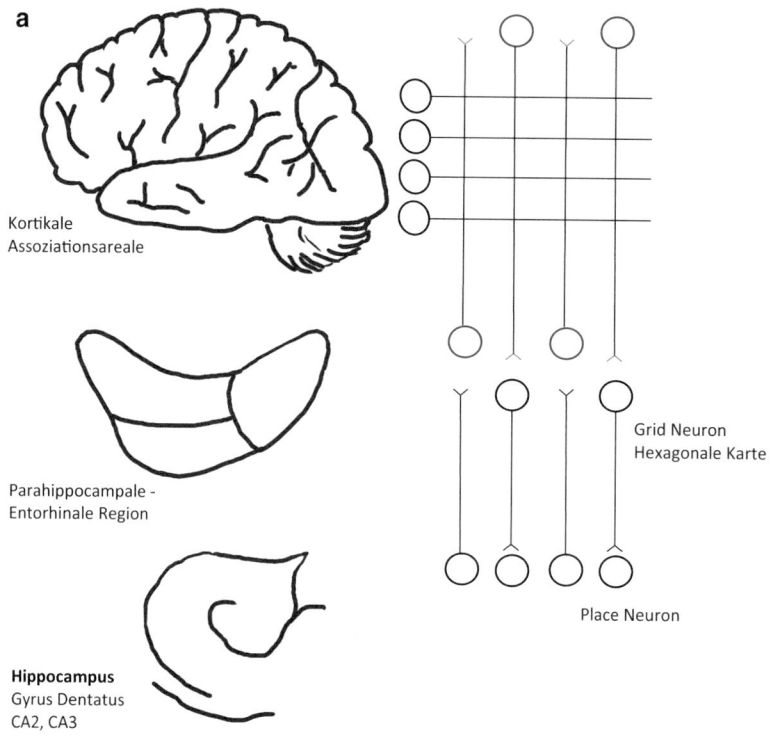

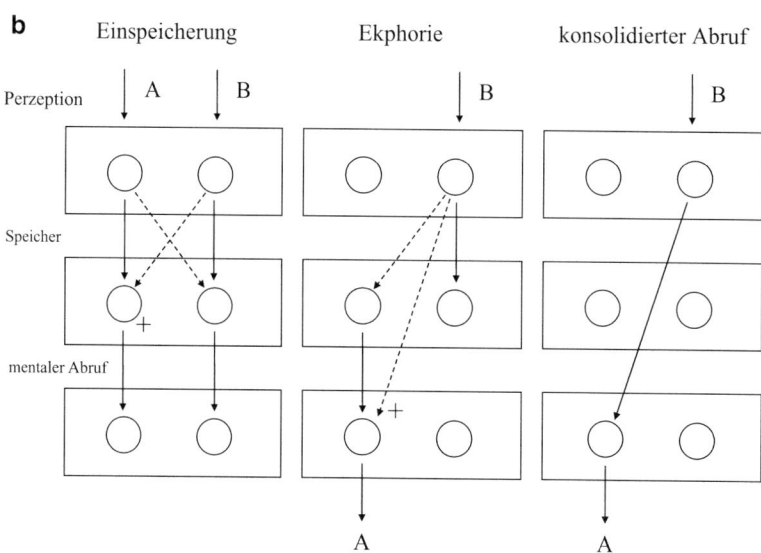

Abb. 3.5 a, b. Mechanismen des episodischen Ge-dächtnisses und Abrufhilfe durch Kontextstimulation. a) Mehrere kortikale Netze senden neuronale Informa-tion zum entorhinalen Kortex. Dort wurden auch die „Grid"- Neurone gefunden, die eine Art Karten-Raster-funktion repräsentieren. Von dort wird die Information über den Gedächtnisinhalt und den Kontext in das Hip-pokampusnetzwerk eingespeist und aus dem Hippo-kampusnetzwerk wieder zurück zum entorhinalen Kor-tex vermittelt. Die Kontextinformation kann dabei die Aktivität der Neurone, die die zu erinnernde Informa-tion repräsentieren, in den kortikalen Netzen wieder re-aktivieren (s. Squire und Zola-Morgan 1991), b) Stimu-lus A soll erinnert werden. Stimulus B, der in der Ein-speichersituation assoziiert war, wird dafür als Kontext angegeben (im Test z. B.: »Sie haben sich doch gerade eben eine Reihe von Wörtern merken sollen«). Die Ver-netzung der Innervation ermöglicht den Abruf von Sti-mulus A durch Aktivierung der perzeptiven Einheiten von Stimulus B. Nach endgültiger Konsolidierung ist die Erinnerung unabhängig vom Hippokampussystem und eine rein kortikal-kortikale Verbindung reicht aus, dass auf die Gabe von Stimulus B die Aktivierung von Stimu-lus A erfolgt

teilt. Normalerweise ist der NMDA-Kanal durch ein Magnesiumion blockiert. Die erste AMPA-Aktivierung hat nun eine Membrandepolarisation ausgelöst und diese Membrandepolarisation bewirkt bei den NMDA-Rezeptoren, dass sich das Magnesiumion löst, das den Kanal für die Kalzium-Ionen blockiert. Erst danach kann das Andocken des Glutamat-Moleküls der zweiten Afferenz am NMDA-Rezeptor den Kanal für Kalzium öffnen. Eine erste Membrandepolarisation und eine zweite Transmitterwirkung wirken also zusammen.

Im zweiten Teil der LTP wird die Reaktion auf das Andocken des Transmitters Glutamat am Rezeptor nachhaltig verstärkt. Bei der LTP verändern sich die Abläufe nach dem Andocken des Transmitters. Ein Anstieg der Konzentration des Kalziums im Neuron ist verantwortlich einerseits für eine Genaktivierung und Proteinsynthese, die für die Aufrechterhaltung der LTP notwendig ist. Auch kommt es zu einer Aktivierung der AMPA-Rezeptoren. Der Endeffekt ist eine Potenzierung der zellulären Antwort, die längere Zeit wirkt. Die LTP kann viele Stunden und Tage anhalten. Für weitergehende Erklärungen der Details sollte in Darstellungen der molekularen Neurowissenschaft nachgesehen werden (Kandel 1991, 2001).

Mit der geschilderten molekularen Maschine wird eine Assoziation der synaptischen Information von einem schwachen Stimulus mit der praktisch gleichzeitigen, d. h. nur Millisekunden vorauslaufenden neuronalen Depolarisation seitens anderer Stimuli erreicht. Zusätzlich wird die Antwort der Zellen auf genau diesen schwachen Input verstärkt. Es reicht in der Folgezeit der schwache Stimulus, um das hippokampale Neuron zu aktivieren. Dieser molekulare Mechanismus kann erklären, wie die Verarbeitung von Stimuli für gewisse Zeit die neuronale Aktivität im ZNS verändert.

In letzter Zeit wird infrage gestellt, ob die LTP für episodisches Gedächtnis unentbehrlich ist. Die Antwort auf diese Frage jedoch hängt von dem ab, was als Maß des episodischen Gedächtnisses betrachtet wird. Offenbar reichen für einfache Wiedererkennaufgaben die Funktionen der parahippokampalen Region aus. Beim Wiedererkennen von gesehenen Objekten muss der Hippokampus nicht aktiv werden. Bei einer experimentellen Schädigung der LTP-Mechanismen können also gewisse Gedächtnisphänomene erhalten bleiben. Eine Fülle von genetischen Studien und auch die Assoziation von im Alter gestörten LTP-Phänomenen und den Gedächtnisveränderungen im Alter sprechen für eine Rolle der LTP in den komplexen Mechanismen des epsiodischen Gedächtnisses (Rosenzweig und Barnes 2003).

Eigenschaften hippokampaler Zellen
Der Hippokampus wird bei fast allen neu eintreffenden Stimuli aktiviert. Was bewirkt diese Aktivierung für die Einspeicherung des Stimulus? Wie oben ausgeführt, repräsentiert der Hippokampus nach übereinstimmenden Tieruntersuchungen den räumlichen oder besser allgemeiner den situativen Kontext (Eichenbaum und Cohen 2001). Er bietet die Orientierungskarte, auf der die eintreffenden Stimuli zu dem jeweiligen Ort und anderen Kontexten der Situation in Beziehung gesetzt werden. Interessanterweise ist die Methode der Orte (s. o.) dem oben Dargestellten entsprechend, eine der besten Gedächtnishilfen.

Für jede Situation hat der Hippokampus die Relation der Objekte zu erfassen, wie beispielsweise wo die Tür ist, wo das Radio steht, wer im Raum ist. Es handelt sich um bekannte Objekte und Personen, die sprachlich-semantisch eine unabhängige Langzeitrepräsentation haben. Es geht hier um die Ad-hoc-Situation, die aktuelle Anordnung bekannter Dinge in der gegenwärtigen Situation, die erlebt wird. Dies macht die Episode aus, an die man sich später erinnern kann.

Der Hippokampus muss also zwei Aufgaben erfüllen: einerseits die Ortskarte aktualisieren, wenn sich etwas verändert hat, andererseits Stimuli an Orte assoziieren, also hinsichtlich ihres Ortes zu registrieren (oder hinsichtlich eines weiteren Kontextes).

Worauf reagieren die Neurone des Hippokampus, was repräsentieren sie, soweit man es in elektrophysiologischen Untersuchungen darstellen kann? Seit Jahrzehnten ist ein Befund bekannt: Die Zellen reagieren auf die Position des Tiers in Hinsicht auf räumliche Marker der Umgebung. Man hat von einer »cognitive map« gesprochen. Diese setzt sich aus der Menge der Zellen zusammen, die jeweils die Beziehung der eigenen Position zu einem Merkmal der Umgebung repräsentieren, bzw. die räumliche Beziehung von zwei Objekten der Umgebung. Man hat von einem Memory Space im Hippokampus gesprochen, der in einzelnen relationalen Repräsentationen realisiert wird (Eichenbaum und Cohen 2001). Die Tieruntersuchungen beziehen sich vorwiegend auf Nagetiere, und man hat vermutet, dass beim Menschen nicht nur räumliche, sondern auch komplexere Relationen der Situationen hippokampal repräsentiert werden.

Es ist nicht sicher, ob Tiere episodisches Gedächtnis haben, das heißt speziell, ob sie sich mit irgendeiner Form von Bewusstheit an Episoden ihres Lebens erinnern können (s. Hampton und Schwartz 2004). Am ehesten kann bei Menschenaffen von einer Analogie zum menschlichen episodischen Gedächtnis ausgegangen werden. Dies hat vor allem mit der Bewusstheit des Erinnerns und – damit zusammenhängend – der Kommunizierbarkeit des bewussten Erinnerns zu tun. Ebenso wissen wir nicht, ob ein Tier bewusst wahrnehmen kann. Zwar wäre die Darstellung des Bewusstseins am Beginn des Buchs sinnvoll, um diese Aspekte besser zu erklären, aber für das Verständnis der Elemente des Bewusstseins sind Komponenten notwendig, die erst in den weiteren Abschnitten vorgestellt werden sollen.

Wie ist der Befund der Ortsneurone mit der der Long Term Potentiation zu vereinbaren?
Darüber kann man sich gegenwärtig nur Modellüberlegungen machen, da das LTP-Phänomen ein Laborphänomen ist und nicht bei Tieren in der natürlichen Umgebung untersucht werden konnte. Nach derartigen Modellüberlegungen kann der Ort als situativer Kontext für die episodische Erinnerung dienen.

Ein Beispiel einer Erinnerung an eine Episode soll die Zusammenhänge klarer machen. Bei der Erwähnung eines Ortes erinnert sich eine Person an eine Episode mit einer Person, die sie dort erlebt hat. In der Episode bei der Enkodierung, in der zurückliegenden Zeit, aktivierten die Umgebungsstimuli den Hippokampus. Die räumliche Karte wurde eingerichtet, d. h. die Neurone des Hippokampus kodierten den Ort. Durch die Wahrnehmung der Person wurde nun eine LTP ausgelöst, die die neue Stimulusinformation mit der Ortsinformation assoziierte. Der Stimulus der Person wurde neuronal assoziiert an die Vorstimulation des Ortes. Bei der Abfrage wird die Information über den Ort zum Hippokampus übermittelt, beispielsweise ausgelöst durch die Frage: Was war denn an dem Ort x passiert? Die hippokampalen Neurone für den speziellen Ort können nun das kortikale Ensemble für die Stimulusrepräsentation der Person aktivieren. Damit wird für den Ort das Erlebnis der Person erinnert. Das Beispiel ist sehr speziell. Allgemein gilt, dass der Hippokampus offenbar die Relation von Stimuli, die beispielsweise im Temporallappen repräsentiert werden, für Episoden gesondert assoziieren kann.

Computermodelle haben die Möglichkeit des Abrufs von Wörtern aus dem Gedächtnis, das Paar-Assoziations-Lernen und die bessere Leistung im Wiedererkennen modellieren können, indem Neurone des entorhinalen Kortex mit dem Input aus den übrigen Assoziationsarealen die Information über den Gyrus dentatus zur CA3-Region des Hippokampus übermitteln. Besonders dort soll die synaptische Verbindung über LTP-Mechanismen plastisch verändert werden. Dies führt zu einer wechselseitigen Aktivierung einerseits des Merkitems (z. B. ein Wort) durch den Kontext (z. B. eine Situation) bei der Wiedergabe aus dem Gedächtnis; oder andererseits führt beim Wiedererkennen die Darbietung und Verarbeitung des Merkitems zur Aktivierung der situationskodierenden Neurone (Hasselmo und McClelland 1999; Abb. 3.6). Während im Hippokampus die Neurone vom situativen Kontext aktiviert werden, schwingt sich dort eine charakteristische rhythmische Theta-Aktivität ein.

3.8.2 Hippokampus und die Einspeicherung in neuronale Netzwerke

Wie kann Gedächtnisinformation aus dem Hippokampus ausgelesen werden? Wenn man erklären will, wie das Gehirn Episoden wieder abrufen kann, muss man den Weg der Information zurückverfolgen – zurückgehen zur Einspeicherepisode. Wir betrachten noch einmal eine Episode: Eine Person sieht einen Hut, den sie kennt, an einem Ort, d. h. in einem speziellen örtlichen Kontext. Es wird die neuronale Repräsentation des Huts aktiviert und gleichzeitig mit dieser neuronalen Aktivierung der Repräsentation des Objekts trifft die Ortskodierung ein, bzw. Kontextkodierung aus dem Hippokampus – die Bedingungen für die Langzeitpotenzierung sind erfüllt. Der Abruf kann damit erklärt werden, dass die hippokampalen Ortsneurone speziell angesprochen werden, wenn für den Abruf die Situation wieder benannt oder beschrieben wird: Dort in Raum x, was hast du da gesehen? Beim Abrufen wird nun der Memory Space des Orts aktiviert und damit die kortikale Repräsentation des Huts, d. h. die Wahrscheinlichkeit erhöht, dass die Person bei der Frage, »was habe ich denn gesehen?« auf »den Hut« kommt. Der Abruf aus dem episodischen Gedächtnis beinhaltet zwei Informationen, einen Hinweis, die Adresse und einen angestrebten Gedächtnisinhalt, das Erinnerte. Normalerweise geht der Abruf von einer Episode aus und fragt nach Details, wie den Wörtern, die in der Episode gelernt wurden. Aber man kann sich auch umgekehrt an den Ort erinnern, an dem ein Erlebnis stattfand. Beispielsweise erinnern sich viele Menschen für eine gewisse Zeit noch an den Ort und die Situation, in der sie erfuhren, dass ein schreck-

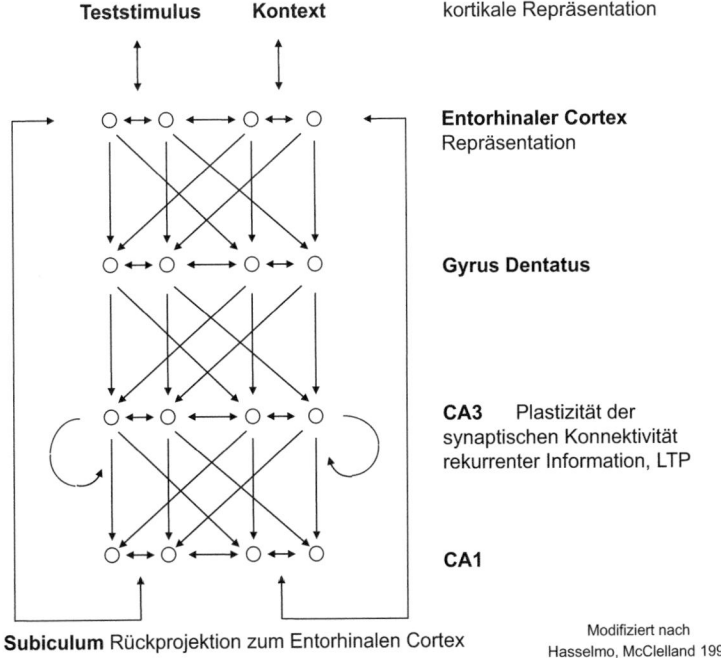

Teststimulus   Kontext   kortikale Repräsentation

Entorhinaler Cortex
Repräsentation

Gyrus Dentatus

CA3   Plastizität der synaptischen Konnektivität rekurrenter Information, LTP

CA1

via **Subiculum** Rückprojektion zum Entorhinalen Cortex

Modifiziert nach
Hasselmo, McClelland 1999

Abb. 3.6 Hippokampales Netzwerk. Information über den Stimulus, der zu erinnern ist, und den Kontextstimulus werden vom entorhinalen Kortex zur ersten Station des Hippokampus, den Nervenzellen des Gyrus dentatus geleitet. Auf jeder Ebene des Hippokampus existiert eine enge Vernetzung. Vor allem bei den CA3-Neuronen wird das Phänomen der Langzeitpotenzierung beobachtet. Die Aktivierung des Kontexts kann dadurch die zunächst schwache Reaktivierung der Repräsentation des zu erinnernden Stimulus verstärken. (Mod. nach Hasselmo und McClelland 1999)

liches Ereignis eingetreten ist, ein schreckens-bringender Terrorangriff, eine Kriegserklärung oder ein persönliches Ereignis, wie die Nachricht vom Tod eines Familienmitglieds. In diesem Fall erreicht die Information über das Ereignis, »NN ist gestorben«, den Hippokampus. Dieser Stimulus kann dann die Ortskarte wieder aktivieren, die für dieses Ereignis gegolten hat. Viele erinnern sich, dass sie in der Schule den Ort, an dem eine Vokabel stand, wussten, aber nicht mehr die Bedeutung des englischen oder lateinischen Worts. Später verliert sich die Ortsinformation der Vokabel und die semantische Information ist automatisch verfügbar. Dies wird weiter unten bei der Konsolidierung besprochen.

Für den Regelfall, in dem eine Information über eine Episode gegeben wird, ist der Abruf komplizierter vorzustellen. Ein Stimulus x ist durch die hippokampale Aktivierung mit einem Ort, oder allgemeiner mit dem situativen Kontext assoziativ gekoppelt worden. Tritt nun eine Frage auf, bei der der Ort oder die Situation als Adresse für den Abruf des Gedächtnisinhalts gegeben wird, werden im ersten Schritt die entsprechenden Ortsneurone bzw. Kodierungen für die Situation im Hippokampus aktiviert. Im zweiten Schritt müssen nun diese Neurone die neuronale Spur des Stimulus x verstärken, sodass die neuronale Repräsentation des Stimulus x wieder aktiviert ist. Wie können sie dies erreichen? Es ist bekannt, dass hippokampale Aktivität über die entorhinale Region mit den Assoziationsarealen des ganzen Kortex in Verbindung steht, an denen die verschiedenen Aspekte von Objekten repräsentiert sind (Abb. 3.5a). Diese Information ist sehr spezifisch.

Wie suchen wir in unserem Gedächtnis, wenn sich die Erinnerung nicht sofort automatisch einstellt? Wie wird das Retrieval, die Ekphorie organisiert? Gelingt die Erinnerung nicht automatisch, mühelos, also bei der Bemühung, sich zu erinnern, wird ein Kontextstimulus gesucht. Wird der richtige Kontext aktiviert, kann der abgefragte Stimulus seinerseits wieder aktiviert werden.

Wenn der Kontext gesucht wird, dann handelt es sich um Teilzielmuster, die wie im Com-puter als »Adressen« aufgefasst werden können. Dabei werden Suchstrategien angewandt. Auch diese Suchstrategien können dysfunktional sein und zu einer Erniedrigung von Retrieval-Leistungen führen. Für die mühevolle Erinnerung werden Suchstrategien benötigt, die den exekutiven Funktionen zuzurechnen sind. Aus diesem Grund spielen Frontalhirnfunktionen bei den üblichen Wiedergabetests, beispielsweise der Wiedergabe von gelernten Wörtern, eine nicht zu unterschätzende Rolle.

3.8.3　Posthippokampale Phase

Die kortikale Speicherung erfolgt in kortikalen neuronalen Netzen. Wie kann nach der spezifischen kortikalen Aktivierung durch Hippokampusneurone eine Speicherung in den neuronalen Netzen dort im Kortex erfolgen? Die Übertragung auf bzw. die Einarbeitung in kortikale neuronale Netze erfolgt in der Konsolidierungsphase.

Zunächst muss erklärt werden, wie neuronale Netze Gedächtnisfunktionen erfüllen können. Sie arbeiten nach dem Prinzip der Gestaltkomplettierung. Ein Teil des Musters, auf das das neuronale Netz trainiert ist, reicht als Input aus, um das ganze Muster im Output ergänzt zu erhalten. Dies Prinzip spielt dementsprechend auch in der Wahrnehmungsphysiologie eine zentrale Rolle. Es ist bereits vor vielen Jahren erkannt worden (Rosenblatt 1961; Steinbuch 1961; Marr 1971). Die Episode dient als Kontext, als Teilmuster, aus dem das ganze Muster der zu erinnernden Information, also die Erinnerung an Details aus der Episode, erarbeitet wird. Im Gedächtnisbereich wird das Prinzip der Komplettierung von Stimulusmustern auf die Komplettierung der Situation-Kontext-Muster angewandt. Dieses Prinzip kann erklären, dass das Gehirn mit neuronalen Netzwerkstrukturen Zielmuster, die in der Vergangenheit kennengelernt wurden, rekonstruieren kann. Der Kontext wird als Stimulus wahrgenommen oder kann auch intern generiert werden. Das in der Episode erlebte Detail wird dann dazu erinnert, wie oben dargestellt.

Rummelhart et al. haben dazu ein Parallel-distributed-precessing-Modell dargestellt (Rummelhart et al. 1986a, b; Spitzer 1996; Kap. 9 Sprache). Beim Training eines neuronalen Netzes verändern sich die Aktivierungsschwellen in der Verbindung von einem Inputneuron zu dem jeweils nächsten Neuron. Dies entspricht molekular der Veränderung synaptischer Transmission an den Nervenendigungen angesehen (s. 3.8.1.). In dem Beispiel in Kap. 9 handelt es sich um den Abruf aus einem sprachlichen Speicher. Das Modell dient bei der Sprache dazu, deutlich zu machen, wie Menschen Wörter für die Sprachproduktion aus dem semantischen Gedächtnis abrufen können.

Das Training erfolgt nach einem Prinzip der spezifischen Rückkopplung: Wenn das Netz im Verlauf von Trainingsrunden den richtigen Stimulus herausgegeben hat, werden alle Verbindungen, die in diesem Durchgang aktiv waren, verstärkt. Das System des neuronalen Netzes muss also die aktuell aktiven synaptischen Verbindungen plastisch verändern können. Im Laufe des Trainings von vielen hundert Lernrunden gestaltet sich in dem neuronalen Netz eine spezifische Konstellation von Konnektivität, sodass bei Eingabe des Kontextes immer das gesuchte Item aktiviert wird. Diese neuronalen Netze sind erfolgreich in vielen Untersuchungen und technischen Anwendungen bis hin zur heutigen KI trainiert worden.

Neue Information in trainierten neuronalen Netzen

Für neuronale Netze besteht eine wesentliche Komplikation: Wenn ein trainiertes Netzwerk eine neue Information speichern soll, verändern sich die Konnektivitäten an allen Knoten, den Neuronen. Wenn die Konnektivität jedoch für den neuen Stimulus verändert worden ist, bricht die Wiedergabeleistung der bislang trainierten Gedächtnisinhalte zusammen. Der Begriff »catastrophic interference« ist dafür geprägt worden. Aus diesem Grund geht man davon aus, dass der Hippokampus in einer Art Nebenschluss zu den kortikalen Netzen liegt. Damit wird erreicht, dass nicht jeder neue Stimulus, der jeden Moment eintrifft und eingespeichert wird, die bislang konsolidiert gespeicherten Inhalte stört. Wie aber erfolgt die spätere Ein-arbeitung der zu speichernden Information in die kortikalen Netze?

Neuronale Netze sind gute Modelle für die Erklärung von Retrieval von Information. Sie spielen bei langfristig konsolidierten Gedächtnisinhalten, die automatisch und schnell abgerufen werden müssen, eine entscheidende Rolle. Wir haben eine neuronale Netzwerkfunktion vor uns, die möglichst nicht verändert werden sollte, da eine Veränderung der Gewichte der Neuronen-Verbindung die Retrieval-Leistung zusammenbrechen lassen würde (s. o.). Die Module für das Sprachverständnis z. B. bleiben im Wesentlichen in dem späteren Leben einer Person unverändert. Die Abrufvorgänge der Wortbedeutungen im semantischen Gedächtnis sind als automatische rasche Vorgänge in semantischen neuronalen Netzen vorzustellen.

Neuronale Netze sind zunächst keine guten Modelle für wechselnde, immer wieder neu zu speichernde Information über die Umgebung. Hier funktionieren die spezifischen Kontext-Gedächtnisobjekt-Assoziationen, die das hippokampale System erarbeiten kann, besser. Sie können die hohe Erinnerungsleistung des Menschen im Monitoring dessen, was im Laufe des Tages oder der letzten Tage erfolgte, erklären.

Die Lösung des Konsolidierungsproblems geht von einer Phase der Übertragung von Informationen aus der hippokampalen Speicherung in die Speicherung in kortikalen Netzen aus. In der Konsolidierungsphase soll, nach den Vorstellungen von McClelland, eine Neutrainierung der neuen und alten Stimuli gemeinsam vorgehen (McClelland et al. 1995). Durch ein neues Training der alten und neuen Information kann eine schonende Neurepräsentation der hinzugekommenen Information und ein Erhalt bzw. eine Korrektur der geschädigten Repräsentation der alten Informationen erfolgen.

Man hat die Hypothese untersucht, dass in Schlafphasen ein Durchspielen der vergangenen Informationen realisiert wird, in denen letztlich über Monate eine Integration der neuen und alten Gedächtnisinhalte in den neuronalen Netzen des Kortex erreicht wird. Die Frage, wie das integrierende Neutraining erfolgt, ist noch nicht geklärt.

Nach längerer Zeit, meist nach Monaten, ist die Information, die erinnert werden kann, nicht mehr von der Integrität des Hippokampus abhängig. Nach Monaten sind jedoch auch bereits viele Episoden vergessen. Denn nur ein Teil der gesamten Information, die beispielsweise über den letzten Tag verfügbar ist, ist von einem Tag vor 3 Monaten erinnerbar (Abb 3.4).

Die geschilderten Mechanismen der neuronalen Netze gelten für kortikale Plastizitäts- und Abrufvorgänge. Im Gegensatz zu den neuronalen Netzen wurde oben ein weiteres Prinzip dargestellt, das der speziellen zielgerichteten neuronalen Aktivierung. Denn beim Lernen im hippokampalen System gibt es offenbar die Verstärkung spezifischer Verbindungen, die an bereits trainierten kortikalen Repräsentationen ansetzen und sie aktivieren können. Wir haben also 2 Prinzipien vor uns:

- das der distribuierten Parallelverarbeitung in neuronalen Netzen und
- das der spezifischen Verstärkung von neuronalen Repräsentationen.

Langzeitspeicherung

Wo im Gehirn werden die biographischen Daten eines Menschen gespeichert? Sicherlich sind fast alle Kortexareale bei der Speicherung von konsolidierter Information beteiligt. Aus einer Reihe von neueren Untersuchungen hat man jedoch geschlossen, dass die präfrontalen Areale, speziell der nicht-sprachdominanten Hemisphäre, einen großen Teil der autobiographischen Langzeitinformation gespeichert halten. Bei einer Schädigung der kortikalen Repräsentation oder der Abruf- oder Aktivierungsmechanismen für diese Hirnregionen kommt es zu einer retrograden Amnesie, die auch die länger zurückliegenden Zeitbereiche umfasst, wie es bei den degenerativen Demenzerkrankungen beobachtet wird.

Alterseffekt auf das episodische Gedächtnis

Alte Menschen haben in der Regel Gedächtnisprobleme. Dies ist besonders drastisch beim »Memory«-Spiel erkennbar, bei dem aus zufällig auf dem Tisch liegenden Karten immer wieder 2 aufgedeckt werden und das Ziel ist, möglichst viele Paare zu finden. Kinder können sich mühelos merken, wo eine bestimmte Figur schon einmal aufgedeckt war, wenn die zweite, die für das Paar passende, entdeckt wird. Ältere Personen wissen zwar meist noch, dass eine Figur bereits einmal aufgedeckt war, jedoch nicht wo.

Das mühelose Enkodieren der Kinder dürfte mit einer noch ungestörten hippokampalen Repräsentation aller Stimuli in ihrem Kontext zusammenhängen, d. h. aller Stimuli mit allen Relationen untereinander, des ganzen relationalen Gedächtnisraums (Eichenbaum und Cohen 2001). Dies ist für ältere Personen nicht mehr möglich, da physiologische Veränderungen im Hippokampus die synaptische Konnektivität vermindern und die LTP-Mechanismen vermindert bzw. zugunsten von LTD-Prozessen verschoben haben, die sich dysfunktional auswirken können (Rosenzweig und Barnes 2003).

▶ Diagnostisch muss die physiologische Verminderung der Gedächtnisfunktionen mit dem Alter von derjenigen bei der beginnenden Demenz abgegrenzt werden (Heden et al. 2004). Die gutartige Altersvergesslichkeit ist dadurch gekennzeichnet, dass zwar unwichtige Details vergessen werden, wichtige Informationen jedoch vom alten Menschen durch Selektion und kompensatorische Anstrengungen noch im episodischen Gedächtnis gehalten werden können (s. z. B. Reischies und Lindenberger 1996).

Déjà vu

Wenn eine neue Umgebung uns vertraut vorkommt oder ein Ereignis, das uns zum ersten Mal begegnet, als schon einmal erlebt erscheint, spricht man von Déjà-vu (Tab. 3.1, Brown 2003). Als Ursache kann eine pathologische Erregung von Neuronen in der parahippokampalen Region oder dem Hippokampus angesehen werden, die auch in unvertrauter Umgebung »Das ist mir vertraut« signalisieren. Dafür sprechen Déjà-vu-Erfahrungen in der Aura von Patienten mit epileptischem Fokus in der mediotemporalen Region.

Eine zweite Erklärung bezieht sich auf die falsche Wiedererkennung, die sich selektiv auf Elemente der neuen Umgebung bezieht. Diese Elemente sind tatsächlich in der Erfahrung aus früheren Kontexten vorhanden – die ganze neue Umgebung ist jedoch noch nicht erlebt worden. Die Wiedererkennung der Elemente führt nun zum Eindruck, auch die neue Umgebung irgendwie schon einmal gesehen zu haben (Brown 2003).

Man geht von einer zweigliedrigen Erinnerung aus. Der einfachere erste Schritt ist die Wiedererkennung. Neurone des Temporallappens sind mit verschiedenen Klassen von Wiedererkennungsphänomenen beschäftigt (Desimone et al. 1995). Dabei ist, wie schon angedeutet, die Aktivierung des Hippokampus nicht notwendig. Es handelt sich jeweils um eine veränderte Aktivierung von Neuronen, wenn der Stimulus, der gezeigt wurde, vor kurzem bereits schon einmal gezeigt wurde. Dem entspricht, dass im Elektroenzephalogramm beim zweiten Zeigen eines Objekts die neuronale Antwort verändert ist, vergleicht man die neuronale Antwort mit dem ersten Zeigen des Objekts bzw. dem Zeigen eines neuen anderen Objekts.

Wichtig ist hier neben dem elementaren Wiedererkennen das Erleben der Vertrautheit. Es begleitet offenbar unser tägliches Leben und signalisiert uns sofort, falls etwas Neues aufgetreten ist. In bestimmten psychopathologischen Situationen - wie der Wahnstimmung - ist diese Vertrautheit verloren.

Alles Neue muss speziell bewertet werden. Es löst normalerweise Neugier aus. Das Neue kann jedoch auch Angst verursachen. Man nimmt an, dass die nicht wiedererkannten, also neuen Objekte in der Amygdala bewertet werden. Auch können andere emotionale Reaktionen ausgelöst werden. Somit ist auch für die Merkmale der Emotion (s. dort) ein Zusammenwirken spezieller Hirnareale, beispielsweise der Amygdala mit dem Hippokampus, festzustellen.

3.9 Psychopathologische Merkmale des episodischen Gedächtnisses

Merkfähigkeitsstörung

Definition. Sachverhalte oder Informationen über eine Episode können vom Patienten nicht nach der Ablenkung, d. h. über eine Zeit der Beschäftigung mit anderen Inhalten hinweg behalten bzw. wiedergegeben werden.

Speziell: Werden Merkmale der Einspeicherepisode, in der die Inhalte zu Merken mitgeteilt wurden, als Hilfestellung gegeben, unterstützt dies nicht, die Inhalte wieder zu erinnern.

Beispiel

- Ein älterer Patient kann 3 konkrete Dinge (z. B. Baum, Seife und Flugzeug) nach einer Ablenkung von 10 min nicht wiedergeben, obwohl er sie nach der Nennung nachsprechen konnte, also zumindest verstanden hatte.
- Ein Patient kann nicht sagen, was er am Vortag zu Mittag gegessen hat.
- Eine Frau kann sich nicht erinnern, den Interviewer bereits einmal kennengelernt zu haben.

Stellung in der Psychopathologie. Begriff von Wernicke eingeführt, AMDP 11.

Verwandte Begriffe. Neuropsychologische und experimentalpsychologische Termini, die sich z. T. widersprechen (z. B. unterschiedlicher Gebrauch von „Kurz"- und „Langzeitgedächtnis"),

- postdistractional short term memory,
- Sekundärgedächtnis,
- episodisches Gedächtnis.

Psychopathologische Interaktionen. Aufmerksamkeit, Motivation, Bewusstseinsstörung, Aphasie, diagnostische Kooperation.

Differenzialdiagnostische Abgrenzungen

Afferenz: Aphasie, Auffassungsstörung in der Enkodierung:

- Aufgabe nicht verstanden,
- Motivationsproblem,
- nach Gedächtnistraining: Strategien angewandt,
- Falsche Strategie (bei Aphasie beispielsweise Enkodierung mit Reimen) etc.

Abruf:

- desorganisiert – Frontalhirnstörung,
- aus Zwischenspeicher (»Primärgedächtnis«),
- Simulation; Muster der Leistung in verschieden schweren Merkfähigkeitsaufgaben muss erkennbar sein,
- Pseudodemenz als depressives Merkmal mit prompten »ich weiß nicht«-Antworten, wobei bei Nachfragen doch die Information gesagt werden kann.

Efferenz: Aphasie, Apraxie, Entscheidungsstörung.

Weitere Charakterisierung. Anterograde falsch negative Fehler; Verlust der Fähigkeit, sich an die Elemente der Einspeicher-Situation zu erinnern.

Selbst-/Fremdbeurteilung. Selbstbeurteilung meist nicht valide – Bagatellisierung.

Interview für Rating. Fremdanamnese des Vergessens von Episoden im Alltag, insbesondere Vergessen von Terminen, Störung der Wiedererkennung von Sachverhalten, Dingen und Personen.

Neuropsychologie/Objektivierung. Manche Pat. behalten die Information im Gedächtnis, können sie aber nicht wiedergeben. Für sie muss eine Wiedererkennungsaufgabe gegeben werden: War das Wort »Fahrrad, Auto oder Flugzeug« dabei? Gravierende Merkfähigkeitsstörung, wenn Items auch nicht wiedererkannt

werden können (bei Ausschluss aphasischer Störungen).

- Problem mit dementen, echolalischen Patienten, die nachsprechen, die Information aber nicht verstanden haben.
- Problem mit aphasischen Patienten, für die nichtverbale Merkitems verwendet werden müssen, welche aber in der Schwierigkeit nicht vergleichbar sind (drei Symbole hat der Patient nachgezeichnet (wie z. B. ein »*«, eine »Raute« und ein »Pfeil nach oben" bzw. Gesichter vom Personal erkennen etc.),
- heute kommen zunehmend ältere Personen zur Untersuchung, die in Gedächtnistrainings Mnemotechniken gelernt haben,
- für diese Probleme einheitliche Enkodierungsroutine z. B. Imagination (s. o. 10-Wort-Test mit Imaginations-Einspeicherhilfe).

Schweregrad. Einer leichten Störung entspricht im jungen Erwachsenenalter 1 Item von 3 zu vergessen, im Senium ca. 2. Eine schwere Störung liegt vor, wenn kein Wort wiedergegeben und auch nicht wiedererkannt werden kann oder nicht mehr erinnert wird, dass überhaupt Wörter zu merken gegeben worden sind.

Spezifikationen. Dissoziation von Wiedergabe und Wiedererkennen:

- ausgeprägte Wiedergabestörung mit geringer Wiedererkenn-Störung

Neurowissenschaftliche/kognitiv neurowissenschaftliche Modellvorstellungen

1. Die Nennung der Einspeicherepisode kann nach Ablenkung nicht mehr die spezifische Hippokampusaktivität in vollem Umfang aktivieren, oder die Aktivierung der Hippokampusaktivität kann die Ekphorie der Merkitems nicht fördern,

   - deshalb wird die Episode nicht mehr erinnert und das Wiederaktivieren derjenigen Items, die in der Episode verarbeitet wurden, bleibt aus.

2. Die Wiedererkennung ist gestört, da die erneute Nennung des Merkworts kein Wiedererkenn-Potenzial in der mediotemporalen Hirnregion auslöst,

- dieses wird offenbar spezifisch in der parahippokampalen Region bearbeitet,
- s. auch oben.

Anterograde Amnesie

Patienten mit einer sich über Jahre oder Jahrzehnte entwickelnden Amnesie sind auch in der Erinnerung an länger zurückliegende Ereignisse gestört, die sie wegen der bereits bestehenden amnestischen Störung nicht mehr effizient haben einspeichern können.

Retrograde Amnesie

Definition. Inhalte des episodischen Gedächtnisses, die vor dem Zeitpunkt eines schädigenden Ereignisses der Person verfügbar waren, sind nicht erinnerbar, z. B. vertraute Sachverhalte können nicht wiedergegeben oder wiedererkannt werden.

Beispiel

- Erinnerungen an Tage vor Schädelhirntrauma nicht verfügbar, obwohl die Person diese bewusst erlebt hat und sich normalerweise detailliert an Tagesereignisse erinnern kann,
- deliranter Patient, der nach Aussage der Verwandten keine Merkfähigkeitsstörungen aufwies, kann nicht mehr sagen, wo er gestern war, was er in den letzten Monaten erlebt hat, und erkennt Namen (oder Fotos) von Personen der aktuellen Zeitgeschichte nicht.

Stellung in der Psychopathologie. In AMDP (Item 12) Gedächtnisstörung keine Unterscheidung zwischen anterograder oder retrograder Störung. Dies ist allerdings auch nicht in jedem Fall eindeutig zu bestimmen – z. B. bei Alkoholikern oder langdauernden Demenzprozessen.

Differenzialdiagnostische Abgrenzungen

- Abgrenzung zum normalen Vergessen,
- »Psychogene Amnesie«: Gedächtnisinhalte, die aus stark emotional getönten Episoden stammen, können weiteren Störungen der Wiedergabe unterliegen,
- Überschneidung mit und Übergang zu Simulationsphänomenen (Spektrum von bewusster und unbewusster Blockierung des Abrufs).

Weitere Charakterisierung. Episoden nicht mehr abrufbar, die früher sicher erinnert werden konnten.

Selbst-/Fremdbeurteilung. Fremdbeurteilung, Selbstbeurteilung.

Neuropsychologie/Objektivierung

- Situationsschilderungen, Fremdanamnese,
- Aufgaben wie Reihenfolge der Regierungschefs (Kanzler/Präsidenten) aufzählen lassen,
- zu erinnernde Episoden in Beziehung zu Hirnschädigungszeitpunkt setzen,
- Bilder von berühmten Personen aus einem Zeitgeschichtsbuch zeigen.

Schweregrad. Bei Schädel-Hirn-Trauma ist die Dauer der retrograden Störung prognostisch verwertbar,

Dauer bei einem Delir ist die Dauer des Zeitraums, aus dem Informationen nicht verfügbar sind (Monate, Jahre – Frage nach Kanzlern, Präsidenten).

Spezifikationen

a) zeitweilig z. B. im Delir, oder permanent,
b) die zeitliche Ordnung der Ereignisse ist in der Wiedergabe aus dem Gedächtnis gestört.

Begriffliche Probleme des Merkmals. Bewusstheit der Abrufblockierung bei Leugnung, Simulation und hoch emotionalen Episoden ist nur unsicher erfassbar: Spek-

trum von klar bewusster Vortäuschung von Gedächtnisstörungen und nicht subjektiv bemerkter
Abwendung von Stimuli, die (auch als Selbst-
schutz) emotional belastend sind.

**Neurowissenschaftliche/kognitiv neurowissen-
schaftliche Modellvorstellungen**
- Fehlende Abrufbarkeit im Stadium der Abhängigkeit der episodischen Erinnerung von
  der Integrität des Hippokampus, d. h. vor
  der Konsolidierung der Gedächtnisinhalte,
  danach Abrufbarkeit ohne Vermittlung des
  Hippokampus (mit der Zeit dann aber auch
  »Überarbeitung« in stark überlernte autobiographische Texte),
- Fehlende Abrufbarkeit nach Schädigung kortikaler Strukturen und Bahnverbindungen,
  die mit dem Retrieval aus dem konsolidierten
  Gedächtnis zusammenhängen. Beispielsweise
  frontale Hirnareale – vor allem rechts/sprach-
  lich subdominant,
- s. auch oben.

Störung des autobiographischen Gedächt-
nisses

Definition. Autobiographische Informationen
können nicht mehr oder nicht mehr detailliert erinnert werden.

Beispiel
- Ein Patient kann keine Details von zurückliegenden wesentlichen Familienereignissen,
  wie Hochzeit, Taufe der Kinder schildern,
  obwohl er sich bemüht, und er erinnert sich
  nicht mehr an seinen Beruf, an die Stationen
  seines Berufslebens.

Stellung in der Psychopathologie. Im AMDP
nicht spezifiziert, aber als Orientierungsstörung
zur Person aufgeführt. Quantitativer Übergang
der Störung autobiographischer Gedächtnisinhalte zur Orientierungsstörung zur Person.

Verwandte   Begriffe. Orientierungsstörung
über die eigene Person.

Psychopathologische Interaktion. Merkfähigkeitsstörung und retrograde Gedächtnisstörung.

Differenzialdiagnostische Abgrenzungen
- normales Vergessen länger zurückliegender
  Ereignisse,
- wahnhafte Umdeutung der Lebenssituation,
  wahnhafte Identitätsfälschung.

Weitere Charakterisierung. Retrograde Störung der Wiedergabe (weniger des Wiedererkennens).

Interview für Rating. Anamnestische Befragung, Fremdanamnese.

Neuropsychologie/Objektivierung. Neben
den Standarddaten zur Biographie auf Details
einiger Situationen (wie letzter Schultag, Hei-
rat, Berufsbeginn etc.) eingehen - mit fremd-
anamnestischer Verifikation,

- stehen Tagebücher zur Verfügung, kann detaillierter diagnostiziert werden.

Schweregrad. Störung der Verfügbarkeit autobiographischer Information von Details (z. B.
bei der Hochzeit) bis hin zu wesentlichen Informationen über die eigene Person, wie z. B. das
Geburtsdatum.

Pathognomonisch für: Nicht nur beispielsweise bei Demenzen, sondern auch erschwerter
Zugang zu autobiographischen Daten als leichte
Störung des autobiographischen Gedächtnisses
in der depressiven Episode.

Begriffliche Probleme des Merkmals. Zu Beginn der Psychopathologie, im 19. Jahrhundert,
wurde über Gedächtnisstörungen in Zuständen
wie der Fugue geforscht. Wenn es sich um ge-
nuine Gedächtnisstörungen handelt, sind es retrograde Störungen des autobiographischen Gedächtnisses und der Orientierung. Diese Symptomatik
tritt auch bei der transienten globalen Amnesie auf.

Neurowissenschaftliche/kognitiv neurowissenschaftliche Modellvorstellungen

1. spezielle Form der retrograden Amnesie, speziell bei schweren Demenzsyndromen vom Alzheimer-Typ,
   - spezielle Anfälligkeit autobiographischer Erinnerungen ist in der Forschung gezeigt worden (Dissoziation von anderen Gedächtnisbereichen); aber der Einfluss psychogener Abrufstörungen schwer auszuschließen,
   - normale Vergessens-Rate (s. Rubin et al. 1986).
2. Affektive Vorgänge stören oder lenken ab beim Abruf und der Bearbeitung von autobiographischem Material - gegebenenfalls als Vermeidungsverhalten zu charakterisieren Kap. 11 Emotion: beruhigende Denkweisen.
3. Speicherung autobiographischer Information wird nach dem Stadium des episodischen Gedächtnisses im Prozess der Konsolidierung zu kortikalen Assoziationen einer Transformation unterworfen, bei der die eigene Ausdeutung der persönlichen Lebensgeschichte die tatsächlichen Sachverhalte und Relationen verformt, es kommt zur Abspeicherung eines editierten und zensierten autobiographischen Textes, der vielfach auch in Erzählungen trainiert wurde.

Fehlerinnerung

Definition. Fehldeutung einer Wahrnehmung (bzw. eines Gedankens) als eine Erinnerung, wobei die Episode jedoch nicht stattgefunden hat. Vermeintliches Wiedererkennen.

Beispiel
- Jemand meint, etwas bereits einmal erlebt zu haben, meint, die Situation sei ihm vertraut, was jedoch nicht sein kann (Déjà-vu),
- jemand behauptet, ein schreckliches Erlebnis gehabt zu haben, was aber nicht stattgefunden hat .

Stellung in der Psychopathologie. In AMDP Paramnesie als Sammelbegriff, der jedoch mehr umfasset z. B. auch Hypermnesie eingeschlossen.

Verwandte Begriffe. Auch beteiligt bei Konfabulation – ein Pat. soll eine Episode zu erinnern ist und füllt seine Gedächtnislücken mit falschen Inhalten, wobei er meint, sich zu erinnern (konfabulatorische Tendenz).

Psychopathologische Interaktion. Derealisation (s. Ich-Störungen, Kap. 13): Eine Situation wird verändert erlebt und zwar im Sinne der fälschlichen Vertrautheit.

Differenzialdiagnostische Abgrenzungen: Simulation, Paralogie (Lüge) z. B. bei Zeugenaussagen, wahnhafte Erinnerungsfälschung.

Weitere Charakterisierung. Falsch positive Fehler des episodischen Gedächtnisses, wobei kein Ereignis zum Erinnern – die Einspeicherepisode – stattgefunden hat.

Interview für Rating. Nachfragen, wenn eine Erinnerung möglicherweise falsch sein könnte, Fremdanamnestische Validierung.

Schweregrad. Vereinzelt vs. wichtige Aussagen verfälscht und damit in der Kommunikation nicht verlässlich.

Spezifikationen
- falsche Familiarität, Déja vu,
- wahnhafte Erinnerungsfälschung,
- emotionale Erlebnisse werden fälschlicherweise erinnert, besonders aus der Kindheit.

Begriffliche Probleme des Merkmals

- Störung der Erinnerung im Sinne des Nicht-Wiedererkennens hier nicht mit eingeschlossen (ebenso nicht die Hypermnesie, die als solche beschrieben werden kann)

Neurowissenschaftliche/kognitiv neurowissenschaftliche Modellvorstellungen

1. Fehlerhaftes Rekognitionssignal im mediotemporalen Kortex,
2. phantasiertes Erleben, das hochemotional ist (gefürchtet oder gewünscht), wird als Er-

innerung aufgefasst, beispielsweise im Verlauf der Zeit wiederholter Phantasien,
3. Quelle der Information wird nicht richtig gedeutet: Phantasie oder Vorstellung wird als Erinnerung identifiziert.

Konfabulation

Definition. Auffüllen von Gedächtnislücken mit falschen Inhalten.

Beispiel
- Ein Pat. mit Gedächtnisstörung berichtet aus den letzten Tagen falsche Geschehnisse, d. h. die so nicht stattfanden, und meint dabei, sich zu erinnern.
- Ein Pat. nennt auffallend viele falsch positive Items (Intrusionen) bei Merklistenaufgabe – und bei einer Wiederholung bringt er wieder andere falsche Wörter vor (konfabulatorische Tendenz).

Stellung in der Psychopathologie. AMDP 13

Verwandte Begriffe. Paramnesie, Disinhibition.

Psychopathologische Interaktion. Allgemeine Enthemmung, Witzelsucht, Euphorie.

Differenzialdiagnostische Abgrenzungen. Lügen (Pseudologie) – Prüfung der möglichen Absicht bei der Darstellung von Inhalten.

Weitere Charakterisierung. Pat. weiss, dass er über Elemente einer zu erinnernden Situation berichten soll, wobei er Lücken auffüllt.

Interview für Rating. Wiederholung einer Aufforderung, sich zu erinnern. Fremdanamnese bei Berichten aus der letzten Zeit.

Neuropsychologie/Objektivierung. Merkaufgaben mit Zählung und Bewertung der falsch positiven Fehler.

Schweregrad. Einzelne falsch positive Fehler bis zu Unzuverlässigkeit von Aussagen in Kommunikationssituationen.

Spezifikationen
- viele falsch positive Wiedergabefehler bei Lernlistentests,
- einfache Konfabulation bei Lücken der Wiedergabe,
- phantastische Konfabulation mit Ausschmückungen, die nicht aufgrund der Wiedergabelücke notwendig sind.

Persönlichkeitseinflüsse. Eine Person mit hohem Leistungsanspruch kommt in Konflikt zwischen dem Stehenlassen von Auslassungsfehlern, die die Person bemerkt, und dem Auffüllen von Lücken, die evt. vom Untersucher nicht nachkontrolliert werden (z. B. bei der Frage nach Tagesereignissen).

Begriffliche Probleme des Merkmals
- Problem der Bewusstheit, dass falsche Angaben gemacht werden,
- Beziehung zur Paramnesie, wenn z. B. vor Gericht bei Zeugenaussagen eine Gedächtnislücke nicht zugegeben, sondern mit falscher Information ausgefüllt wird.

Neurowissenschaftliche/kognitiv neurowissenschaftliche Modellvorstellungen
1. Schwelle der Akzeptanz von mentalen Inhalten, welche beim Versuch des Retrievals der Episode aktiviert werden, als Erinnerungen ist erniedrigt,
2. Teil einer Wesensänderung bei Frontalhirnläsion,

- besonders phantastische, spontane Konfabulationen (Schnider et al. 1996)

Modell: Entängstigung durch Störung der Afferenz von der Amygdala (s. a. Euphoriemodell).

Flashback

Forcierte Erinnerung meist an ein negatives Erlebnis oder eine katastrophale Episode, die wiederkehrend erinnert wird, ohne dass die Person den Gedächtnisinhalt bewusst aufgerufen hat.

- Es gibt verschiedene Arten forcierten Retrievals von der Person unangenehmen oder ängstigenden Inhalten,
- Beziehung zu Zwangsgedanken.

Orientierungsstörung zeitlich

Definition. Der aktuelle Zeitpunkt kann nicht richtig gesagt, bzw. identifiziert werden.

Beispiel:

- Der Pat. weiß das aktuelle Datum nicht und kann es auch nicht aus Alternativen, die ihm angeboten werden, wiedererkennen. Er kann auch nicht angeben, in welchem Bereich das aktuelle Datum liegt.

Stellung in der Psychopathologie. AMDP 5 – dort definiert als das Wissen des Datums, das gestört ist.

Psychopathologische Interaktion. Merkfähigkeitsstörung, retrograde Gedächtnisstörung, Aufmerksamkeit auf Umgebung, Hospitalisierung.

Differenzialdiagnostische Abgrenzung

- länger dauernder Zustand mit Störung der Aufmerksamkeit auf die Umgebung, in dem keine Umgebungsinformation aufgenommen wurde,
- Aphasie – die Person versteht die Aufgabe nicht und findet die Worte nicht,
- vorschnelle »weiß nicht« Antwort besonders bei Depression – dann sollte in Ruhe nachgefragt werden, ob das Datum geschätzt und weiter eingegrenzt werden kann.

Selbst-/Fremdbeurteilung. Fremdbeurteilung, evt. Metagedächtnis (Wissen über die eigene Gedächtnis- und Orientierungsstörung).

Interview für Rating. Interview über aktuelle Ereignisse.

Neuropsychologie/Objektivierung

- aktuelles Datum nennen oder raten lassen (wiedererkennen aus Alternativen 1990, 1995, 2000, 2005 etc.),
- quantitative Abschätzung des Ausmaßes der zeitlichen Orientierungsstörung, z. B. Benton-Score (s. o.) oder die Sequenz der Staatsoberhäupter etc.

Schweregrad: Nach Distanz des genannten Datums zum aktuellen Datum, z. B. Benton-Score, leicht – nur wenige Tage, Wochentage falsch, schwer – viele Jahre oder Jahrzehnte falsch.

Spezifikationen

- plötzlich aus voller Orientiertheit heraus – retrograde Amnesie,
- langsam progrediente Orientierungsstörung – Vermengung von anterograder Amnesie seit Demenzbeginn und retrograder Amnesie.

Neurowissenschaftliche/kognitiv neurowissenschaftliche Modellvorstellungen

1. Zeitmarker werden nicht gespeichert oder können nicht abgerufen werden,
2. anterograde Amnesie – beim amnestischen Syndrom und bei der Alzheimer-Demenz,
3. retrograde Amnesie – beim Delir,
4. Updating der Zeitdaten, des Datums erfolgt nicht und kann nicht gespeichert werden, s. auch oben.

Orientierungsstörung örtlich

Definition. Der aktuelle Aufenthaltsort der Person kann nicht identifiziert, bzw. nicht räumlich richtig eingeordnet werden.

Beispiel

- Ein Pat. verläuft sich in einer Stadt, die er zum ersten Mal besucht, obwohl er sich sonst

nach einmaligem Blick auf eine Karte aus-
kannte.

- Ein Pat. hat die vielen Detailinformationen
  über die örtlichen Gegebenheiten der eigenen Stadt nicht verfügbar, die er früher sicher
  wusste.
- Ein Pat. verläuft sich von dem Haus aus, in
  dem er seit langem lebt.

Stellung in der Psychopathologie. AMDP 6
– dort das Verlaufen in vertrauten Umgebungen
als visuell räumliche Gedächtnisstörung bezeichnet.

Psychopathologische Interaktion

- nachlassende visuell-räumliche Perzeptions-
  störungen,
- nachlassendes Interesse für die räumlichen
  Gegebenheiten einer fremden Stadt,
- bei schweren Störungen in der Demenz auch
  Wiedererkenn-Probleme und visuell perzeptuelle Probleme.

**Differenzialdiagnostische   Ab-
grenzungen.** Personen, die immer schon
Schwierigkeiten im Zurechtfinden in unvertrauten Umgebungen hatten.

Weitere Charakterisierung. Störung der automatischen Identifikation der eigenen Position in
einer räumlichen Umgebung.

Neuropsychologie/Objektivierung

- Verhaltensbeobachtung und Fremdanamnese
  über das »Verlaufen«,
- aktuellen Ort beschreiben lassen,
- Weg zum Untersuchungszimmer schildern lassen (auch Merkfähigkeitsstörung involviert) oder Verhalten beobachten.

Schweregrad. Von temporären Problemen in
unvertrauter Umgebung bis Unmöglichkeit,
im eigenen Haus Zimmer wiederzufinden.

**Neurowissenschaftliche/kognitiv neurowissen-
schaftliche Modellvorstellungen**

1. Störung der Ortsneurone im Hippokampus,
   Relation des Körpers zu Raummarkern,
2. Prozess, einen zurückgelegten Weg auf eine
   externe »Landkarte« zu konvertieren, ist
   entweder nie gekonnt oder durchgeführt worden, oder ist nach einer Schädigung nicht
   mehr möglich, s. auch oben.

Reduplikative Paramnesie

Ein Pat. meint, er sei beispielsweise in der Klinik, aber sein Aufenthaltsort sei nicht nur in
einem fremden Haus sondern auch bei sich zu
Hause – oder bei seiner Arbeit.

- Abgrenzung von örtlicher Orientierungsstörung
- korrigierbar, sonst s. auch Wahn

Literatur

Baddeley AD (1976) The psychology of memory. Har-
   per, New York
Baddeley AD, Wilson BA, Watts FN (1997) Handbook of
   memory disorders. Wiley, Chichester
Benton AL (1983) Contributions to neuropsychological
   assessment. Oxford Univ Press, Oxford
Brown AS (2003) A review of déjà vu experience. Psy-
   chol Bull 129:394–413
Desimone R, Miller EK, Chelazzi L, Lüschow A (1995)
   Multiple memory systems in the visual cortex. In:
   Gazzaniga MS (Hrsg) The cognitive neurosciences.
   Bradford, Cambridge, S 475–486
Eichenbaum H, Cohen NJ (2001) From conditioning
   to conscious recollection – memory systems of the
   brain. Oxford Univ Press, Oxford
Folstein MF, Folstein SE, McHugh PR (1975) »Mini-
   mental state«. A practical method for grading the
   cognitive state of patients for the clinician. J Psychi-
   atr Res 12:189–198
Hampton RR, Schwartz BL (2004) Episodic memory in
   nonhumans: what, and where, is when? Curr Opin
   Neurobiol 14:192–197
Hasselmo ME, McClelland JL (1999) Neural models of
   memory. Curr Opin Neurobiol 9:184–188
Kandel ER (1991) Cellular mechanisms of learning and
   the biological basis of individuality. In: Kandel ER,
   Schwartz JH, Jessell TM (Hrsg) Principles of neural
   science. Elsevier, New York, S 1009–1031

Kandel ER (2001) The molecular biology of memory storage. A dialogue between genes and synapses. Science 294:1030–1038

Lachner G, Satzger W, Engel RR (1994) Verbal memory tests in the differential diagnosis of depression and dementia: discriminative power of seven test variations. Arch Clin Neuropsychol 9:1–13

Lynch MA (2004) Long term potentiation and memory. Physiol Rev 84:87–136

Markowitsch HJ (1992) Neuropsychologie des Gedächtnisses. Hogrefe, Göttingen

Markowitsch HJ (1998) Gedächtnisstörungen. Kohlhammer, Stuttgart

Marr D (1971) Simple memory: a theory for archecortex. Philos Trans R Soc Lond Biol Sci 262:23–81

McClelland JL, McNaughton BL, O'Reilly RC (1995) Why there are complementary learning systems in the hippocampus and neocortex: insight from the successes and failures of connectionist models of learning and memory. Psychol Rev 102:419–457

Mecklinger A, von Cramon DY, Matthes-von Cramon G (1998) Event-related potential evidence for a specific recognition memory deficit in adult survivors of cerebral hypoxia. Brain 121:1919–1935

Moser M-B, Rowland DC, Moser EI (2015) Place cells, grid cells, and memory. Cold Spring Harbor Perspectives in Biology 7(2): a 021808

Parker AE, Wilding EL, Bussey T (2002) The cognitive neuroscience of memory encoding and retrieval. Psychology Press, New York

Reischies FM (2005) Die Stellung von Screeninguntersuchungen und neuropsychologischen Markertests in der Demenzdiagnostik – allgemeine Aspekte. Zeitschrift für Gerontopsychologie & -psychiatrie 18:105–114

Reischies FM, Lindenberger U (1996) Grenzen und Potentiale kognitiver Leistungen im hohen Alter. In: Mayer KU, Baltes PB (Hrsg) Die Berliner Altersstudie. Akademie Verlag, Berlin, S 351–377

Reischies FM, Kühl KP, Krebs M (2000) Zehn-Wort-Merkliste mit Imaginations-Einspeicherhilfe. Erste Ergebnisse mit einem neuen Instrument zur klinischen Gedächtnisprüfung. Zeitschrift für Gerontopsychologie & -psychiatrie 13:30–37

Rosenblatt F (1961) Principles of neurodynamics. Spartan Books, Washington

Rosenzweig ES, Barnes CA (2003) Impact of aging on hippocampal function: plasticity, network dynamics, and cognition. Prog Neurobiol 69:143–179

Rubin DC, Wetzler SE, Nebes RD (1986) Autobiographical memory across the adult lifespan. In: Rubin DC (Hrsg) Autobiographical memory. Cambridge Univ Press, Cambridge, S 202–221

Rumelhart D, Hinton G, Williams R (1986a) Learning representations by back-propagating errors. Nature 323:533–536

Rummelhart DE, McClelland JL, PDP-Research Group (1986b) Parallel distributed processing: Explorations in the microstructure of cognition. MIT Press, Cambridge, MA

Sacks O (1994) Der Mann der seine Frau mit einem Hut verwechselte. Rowohlt, Reinbek

Sander K, Sander D (2005) New insights into transient global amnesia: recent imaging and clinical findings. Lancet Neurol 4:437–444

Schmidtke K, Vollmer H (1997) Retrograde amnesia: a study of its relation to anterograde amnesia and semantic memory deficits. Neuropsychologia 35:505–518

Schnider A, von Däniken C, Gutbrod K (1996) The mechanisms of spontaneous and provoked confabulations. Brain 119:1365–1375

Solomon PR, Hirschoff A, Kelly B et al (1998) A 7 minute Neurocognitive screening battery highly sensitive to Alzheimer's disease. Arch Neurol 55:349–355

Squire LR, Zola-Morgan S (1991) The medial temporal lobe memory system. Science 253:1380–1386

Spitzer M (1996) Der Geist im Netz. Spektrum, Heidelberg

Steinbuch K (1961) Die Lernmatrix. Kybernetik 1:36–45

Strotzka S (2021) 20 Jahre Zehn-Wort-Merkliste mit Imaginations-Einspeicherhilfe. Psycho-Neuropraxis 24:110–115

Weiterführende Literatur

Hedden T, Gabrieli JD (2004) Insights into the ageing mind: a view from cognitive neuroscience. Nat Rev Neurosci 5:87–96

Aufmerksamkeit

Inhaltsverzeichnis

4.1   Einführung

Die Aufmerksamkeit ist eine wenig verstandene Schwester des Bewusstseins: Wir sprechen von „Wachbewusstsein" und vom Bild des Scheinwerfers der Aufmerksamkeit, wenn wir das Bewusstsein als Bühne veranschaulichen. Das intentionale Bewusstsein bedient sich der Aufmerksamkeitsfunktionen. Wir haben es mit vielfältigen Aufmerksamkeitsfunktionen zu tun. Zu Beginn soll am Beispiel ungerichteter und gerichteter Aufmerksamkeit der weite Bereich von Phänomenen gezeigt werden, um den es bei der Aufmerksamkeit in der Psychopathologie geht.

Ungerichtete Aufmerksamkeit

> **Beispiel**
>
> Ein Mann döst nach der Arbeit in seiner Wohnung auf dem Sofa – in den oberen Etagen eines Hochhauses. Plötzlich klingelt es. Er schreckt hoch und drückt den Türöffner, wobei er durch den »Spion« in der Wohnungstür schaut und sieht, dass kein

Mensch davor steht. Es kommt offenbar jemand mit dem Fahrstuhl hochgefahren. Der Mann ist jetzt plötzlich „wach" – im Vergleich zum vorigen Zustand auf dem Sofa. ◄

In dem Beispiel ist der Aufmerksamkeits-Zustand reaktiv ausgelöst. Nach dem Klingeln erfolgte eine Phase des Schrecks – Alarmzustands – und danach eine länger andauernde Phase aufmerksamer Wachheit. Die Aufmerksamkeit kann aber noch nicht auf ein Objekt gerichtet sein, das zu sehen oder zu hören ist. Es laufen mentale Suchprozesse ab, in der Art: »Wer könnte das sein?«.

Bei psychiatrischen Krankheitsbildern wie der akuten paranoiden Störung kommt es zur Veränderung des Niveaus der ungerichteten, tonischen Aufmerksamkeit. Es wird z.B. ein hohes Aufmerksamkeitsniveau beobachtet – der Patient ist überwach und achtet auf alles in der Umgebung mit gespannter Aufmerksamkeit. Dieser Zustand wird im Kontrast zu entspannter Wachheit gesehen. Man hat diesen Zustand als hypervigilant bzw. als Zustand gesteigerter Attentiveness bezeichnet.

Gerichtete, fokussierte Aufmerksamkeit

Beispiel

Ein Familienvater fährt im Auto in mittlerer Geschwindigkeit auf einer Schnellstraße. Das Auto wird von vielen anderen Autos überholt. Der Fahrer bemerkt, dass ein blaues Auto, das ihn gerade überholt hat, ein neuer Autotyp ist, den er nicht kennt. Er sagt zu seinem Sohn, »schau einmal, dort fährt ein Auto, das ich noch nie gesehen habe – ich versuche einmal, es zu überholen«. Er sucht das blaue Auto unter den vor ihm fahrenden Wagen und verfolgt es mit den Augen. Dann gibt er Gas, um es zu erreichen. ◄

In diesem Beispiel ist der Fahrer zwar beim Autofahren allgemein aufmerksam, seine Aufmerksamkeit wird aber beim Betrachten der vorbeifahrenden Autos auf eines besonders gelenkt, da es ihm nicht vertraut vorkommt. Er

richtet die Aufmerksamkeit darauf. Hier ist die Aufmerksamkeit wie im ersten Beispiel reaktiv ausgelöst, aber es handelt sich um das Fokussieren der Aufmerksamkeit auf etwas. Auch die gerichtete Aufmerksamkeit hat mit Handlungsvorbereitung zu tun, allerdings mehr mit der konkreten Handlungskontrolle. Wenn eine Person aufmerksam eine Routinetätigkeit durchführen will, vielleicht weil ihr dabei zuvor ein Fehler unterlaufen war, meint dies, dass sie im Gegensatz zur automatischen Durchführung im Alltag nun auf alle Details der Handlung achtet: sowohl die Zielrichtung der Handlungen, die sensomotorischen Rückmeldungen als auch die Schnelligkeit und Geschicklichkeit der Ausführung von motorischen Akten.

Bei einer Person mit Intoxikation durch Beruhigungsmittel oder Alkohol springt eine Veränderung der Aufmerksamkeit ins Auge. Ein dazu gerufener Polizist spricht von gestörter Aufmerksamkeit, wie jeder Laie in der Beschreibung von Personen mit derartigen Syndromen - auch wenn er nicht definieren könnte, was Aufmerksamkeit ist. Jeder Mensch deutet das Hinwenden und Hinsehen eines Menschen als dessen »Aufmerksamsein« auf das, was er dort wahrnehmen könnte. Wenn diese Aufmerksamkeits-begleitenden Bewegungen ausbleiben oder nicht nachvollziehbar sind, nehmen wir eine Störung der Aufmerksamkeit an.

Räumliche Aufmerksamkeit – Modalität

Bislang wurden Beispiele für gerichtete und ungerichtete Aufmerksamkeit dargestellt – eine weitere Unterscheidung betrifft die Modalität der Aufmerksamkeit, z. B. auf einen sensorischen Kanal oder auf Denkinhalte fokussiert. Das Ausrichten auf ein einziges sensorisches Merkmal findet z. B. statt, wenn eine Person ein bestimmtes Buch im Regal sucht, von dem sie weiß, dass es einen roten Ledereinband hat. Aufmerksamkeit kann wie ein selektiver Filter auf ein sensorisches Merkmal ausgerichtet sein. Dies ist ein Beispiel der räumlichen Aufmerksamkeit.

Der Mensch kann die Aufmerksamkeit auch auf den eigenen Körper richten. Beispielsweise ist es möglich, nacheinander die Aufmerksamkeit bei geschlossenen Augen auf die verschiedenen Hautpartien zu richten, wobei zu spüren ist, wie die Kleidung oder ein Stuhl den Körper berühren. Der Leser kann zum Beispiel die somatosensible Aufmerksamkeit wandern lassen. Die Aufmerksamkeit soll dabei an der Seite des Körpers herumwandern: Zuerst ist sie an die rechte Seite des Kopfes gelenkt, dann weiter an die rechte Seite des Halses, der Schulter, den Arm bis zur Hand, dann zurück zur Achselhöhle und an der Seite der Brust entlang zur Hüfte, das Bein hinab bis zum Fuß und an der Mittelseite des Beines zurückzulenken; auf der linken Seite entsprechend über das Bein, die Brust und den Arm zurück zum Kopf. Sie wandern in etwa die Homunkulus-Repräsentation im sensomotorischen Kortex ab. Dabei spürt man beispielsweise im Bereich des Kopfes die Hautspannung, eine Brille oder einen Ohrring etc., am Hals einen Kragen, eine Kette etc. oder an der Schulter die Bekleidung. Diese Übung dauert eine gewisse Zeit, da die Wendung der Aufmerksamkeit mit Rückmeldung aus den somatosensorischen Arealen, meist der Kleidung am Hals, am Arm, an der Hüfte, an den Beinen und an den Füßen, jeweils ein wenig Zeit in Anspruch nimmt.

Das Beispiel verdeutlicht die räumliche Aufmerksamkeit im somatosensiblen Bereich. Ein anderes Beispiel räumlicher Aufmerksamkeit ist das Cocktail-Party-Phänomen, bei dem Sie die auditive Aufmerksamkeit selektiv auf Gespräche zwischen verschiedenen Personen in ihrer Umgebung fokussieren können.

Gerichtete Aufmerksamkeit – gedankliche Form

Zuletzt soll noch die gedankliche Form der gerichteten Aufmerksamkeit veranschaulicht werden.

Beispiel

Ein Mann sitzt in der U-Bahn und denkt gerade über nichts Besonderes nach. Seine Gedanken werden auf die Steuer gelenkt und ihm fällt ein Steuertermin ein. Er erschrickt bei dem Gedanken, der dazu in seinen Kopf

schießt, nämlich, dass eine größere Summe Geldes auch für eine Dachreparatur fällig wird und nun die Familie finanziell überfordert sein wird. Er überlegt, wie die Situation zu meistern ist, etwa über einen Kredit, die Bitte um Hilfe durch die Verwandten, Überziehung des Kontos, drastische Einsparungen etc. Die zunächst frei flottierende, ungerichtete Aufmerksamkeit ist auf einen Gedanken fokussiert worden. Zunächst ist ein Schreck bei dem gedanklichen Einfall der zeitlichen Koinzidenz von zwei Zahlterminen aufgetreten, dann eine fokussierte Suche nach Lösungsmöglichkeiten. Es gibt auch eine gedankliche Suche nach einem kognitiven Merkmal, beispielsweise bei Rätseln, die ein bestimmtes Wort oder eine Klasse von Merkmalen von Wörtern verlangen. ◄

Priming

Eine Form von unwillkürlicher Aktivierung mit hoher Spezifität ist das Priming. Ein Beispiel soll erläutern, was darunter zu verstehen ist. Wenn einer Person ein Wort gesagt und dies aufmerksam verstanden worden ist, dann ist das Wort in seinen kortikalen Repräsentationen angeregt und ebenso in seinen assoziativen Verknüpfungen. Soll nun kurze Zeit später dasselbe oder auch nur ein assoziiertes Wort gefunden oder es beispielsweise bei sehr kurzer Darbietungszeit erkannt werden, dann fällt dies nach der Voraktivierung leichter. Beispielsweise ist ein Lückenwort _u_p_ff vermutlich schwer zu ergänzen. Wenn man eine Reparatur am Auto vorher erwähnt wurde, fällt es leichter, das Wort scheinbar »spontan« zu finden, da der semantische Hof von Auto, Autoteilen und dann Auspuff aktiviert worden ist. Das Priming scheint nur zu wirken, wenn der erste Stimulus aufmerksam beachtet wird (Naccache et al. 2002).

Von Manchen wird die Aufmerksamkeit auf kognitive Inhalte als „Bewusstheit", im Gegensatz zu Bewusstsein, diskutiert. Kognitive fokussierte Aufmerksamkeit und das „sich bewusst sein, dass…" – z. B. sich bewusst sein, dass bestimmte Personen auf einem großen Fest miteinander verwandt sind, kann Assoziationen und Denkweisen lenken.

Bewusstheit als Halten einer gewissen Voraktivierung auf Randbedingungen eines Themas,
das, beispielsweise über den Priming-Effekt, für
schlagfertige Argumentation in Verhandlungen
ermöglicht.

Bewusstheit eines Sachverhalts ist nicht
gleichzusetzen mit dem Aufmerksamkeitsfokus:
denn eine Person kann zwar sich vieler Sachverhalte gleichzeitig bewusst sein, aber den Fokus
nur auf einen Sachverhalt halten.

4.2   Definitionen

Die Taxonomie von Aufmerksamkeits-
phänomenen ist noch nicht allgemeingültig geklärt. Psychologische Forschung hat viel Energie investiert, den Begriff »Aufmerksamkeit«
zu definieren (Prinz und Hommel 2002). Jedem
ist zwar ein laienhafter Begriff von Aufmerksamkeit plausibel, aber wie ist Aufmerksamkeit
zu definieren? Von einigen Untersuchern wird
der Begriff »Aufmerksamkeit« allein für selektive Aufmerksamkeit reserviert. Aber, da man
nicht nur auf etwas Spezielles aufmerksam sein
kann, sondern auch ohne ein spezielles Objekt
mehr oder weniger aufmerksam ist (s. Beispiele
oben), erscheint es besser, den Begriff weit zu
halten. Auch erkennen die meisten Untersucher
an, dass ungerichtete Aktivierungsvorgänge wie
die Schreckreaktion eine Funktion in der Auf-
merksamkeits-Regulation haben.

Die Aufmerksamkeit zeigt sich immer nur an
Prozessen, die mit mehr oder weniger Aufmerksamkeit ablaufen. Die Aufmerksamkeit realisiert sich jeweils an anderen mentalen Funktionen. Es gibt offenbar keine reinen Aufmerksamkeitsphänomene. Besonders wichtig ist dieser
Umstand bei der Diagnose von Störungen der
Aufmerksamkeit; denn es kann eine Aufmerksamkeitsstörung vorgetäuscht werden, wenn die
Störung nicht, wie vermutet, die Aufmerksamkeitsfunktionen selbst, sondern die Prozesse betrifft, an denen sich die Aufmerksamkeit realisieren soll, z. B. den untersuchten visuellen
Prozessen etc. Wie auch andere psychopathologische Merkmale ist Aufmerksamkeit nicht
unmittelbar beobachtbar – wie z. B. das Den-

ken, welches nur im Verlauf über das Sprechen
zu beurteilen ist, oder wie der Antrieb, der nicht
unabhängig von anderen Merkmalen, beispielsweise der Motorik zu erfassen ist.

Aufmerksamkeit bezeichnet völlig verschiedene Sachverhalte, die auch mehr oder weniger gekoppelt auftreten können. Eine Unaufmerksamkeit im Autoverkehr kann beispielsweise auftreten, weil eine Person müde wird,
oder weil sie mit Essen oder Telefonieren beschäftigt ist. Einmal ist die tonische Aufmerksamkeit vermindert und wird sich erst nach
einem Schlaf oder nach Kaffeetrinken bessern.
Im anderen Fall ist die räumliche Aufmerksamkeit der Straße entzogen und auf etwas anderes
gelenkt und kann sofort wieder auf den Straßenverkehr gerichtet werden.

Ein anderes Beispiel ist die Fokussierung der
Aufmerksamkeit auf eine gesuchte männliche
Person mit blauem Hemd unter Fußgängern
einer belebten Straße. Dabei ist die räumliche
Aufmerksamkeit vom Straßenverkehr abgelenkt
und eine spezielle Aufmerksamkeitsfunktion ak-
tiviert, die auf ein Farb-Merkmal und männliche
Gestalt gerichtet ist.

Ein letztes derartiges Beispiel einer Gruppe
von Aufmerksamkeitsfunktionen betrifft die exekutive Aufmerksamkeit, beispielsweise die
Aufmerksamkeit auf kompliziertes Einparken
oder im Stadium des Erlernens des Autofahrens.
Dabei kann aus der Aufregung heraus gerade die
exekutive Aufmerksamkeit auf das Einparken
gestört werden. Es ist nicht geklärt, ob eine gesonderte Form exekutiver Aufmerksamkeit postuliert werden muss (s. a. Wu 2011).

Gemeinsam ist allen Zuständen und Prozessen, die aufmerksam ablaufen, im Gegensatz
zu nicht aufmerksamen Zuständen, dass sie aktiviert ablaufen – weiter unten, im Abschnitt
Neurowissenschaft wird versucht, verschiedene
neuronale Mechanismen zu beschreiben, die
dabei involviert sind. Die aktivierten Abläufe
sind dann oft, aber nicht notwendigerweise, bewusst. Auch besteht eine enge Beziehung zur
Automatisierung der Vorgänge. Automatisierte
Vorgänge können ohne Aufmerksamkeit ablaufen, im Gegensatz zu kontrollierten Vorgängen (z. B. Cohen 1993). Hier ergibt sich

ebenfalls eine enge Beziehung zu exekutiven Prozessen (Kap. 6).

Psychopathologisch finden sich, dem Gesagten entsprechend, Störungen von unterschiedlichen Aufmerksamkeitsfunktionen – meist in Richtung entweder verminderter oder vermehrter Funktion. Zum Beispiel kommen bei paranoiden Syndromen hyperattente Symptome vor, die Übergänge in Zustände erhöhter Erregung zeigen, oder pathologische Müdigkeit bei Narkolepsie oder gestörte Aufmerksamkeitslenkung bei schizophrenen Denkstörungen.

Für die Beschreibung von Aufmerksamkeitsfunktionen ist es sinnvoll, kategoriale Unterscheidungen von dimensionalen Merkmalen zu trennen. Kategoriale Unterscheidungen beschreiben unvereinbare Zustände wie Schlaf oder Wachsein, während dimensionale Merkmale die quantitative Abstufung beschreiben. Bei der Erregung muss beispielsweise psychopathologisch der Grad der Erregung eingeschätzt werden.

4.2.1 Kategoriale Unterscheidungen

Zunächst kann man 2 kategoriale Grenzen beschreiben:

1. Eine kategoriale Grenze liegt zwischen dem Nicht-Bewusstsein (Koma, Schlaf) und dem Wachbewusstsein, eine Person ist bei Bewusstsein. Eine Person kann nicht aufmerksam sein, wenn sie nicht wach ist. Aufmerksamkeit ist also abhängig vom Wachbewusstsein als notwendige, aber nicht hinreichende Bedingung (Kap. 8 Bewusstsein).
2. Der Status, »fokussiert aufmerksam auf Objekt x« zu sein, ist ein anderer Status als der, »nicht auf Objekt x fokussiert aufmerksam« zu sein. Die Informationsverarbeitung verläuft in dem ersten Status anders als in dem zweiten ab.

Dies betrifft das »Alles-oder-Nichts-Prinzip« der Aufmerksamkeit. In der ungerichteten, schweifenden Aufmerksamkeit kann man das ganze Gesichtsfeld beachten, alle einströmenden akustischen Reize , somatosensorische und Körperwahrnehmungen.

Wenn aber ein Stimulus verarbeitet wird, der komplexer Informationsverarbeitung bedarf, wie wenn beispielsweise der Blick auf einen Brief fällt, in dem eine Zahl steht, die die Höhe von Schulden bedeutet etc., dann ändert sich die Lage schlagartig: Die Welt scheint zusammenzuschnurren auf die Buchstaben und Zahlen, eine Nachricht, die in ihren Konsequenzen gedanklich ausgelotet werden will. Die Umwelt wird nicht mehr wahrgenommen.

Es existiert allgemein ein Unterschied zwischen dem Auf-ein-Objekt-aufmerksam-Sein und dem Nicht-fokussiert-aufmerksam-Sein, also der allgemeinen Attentiveness. Dabei ist die Person aufmerksam, aber nicht speziell auf ein Objekt oder eine Tätigkeit (wie bei unserem ersten Beispiel des Klingelns an der Wohnungstür).

Die beiden kategorialen Distinktionen von Aufmerksamkeitszuständen stehen im Kontrast zu den quantitativen Abstufungen:

1. der Wachheit, wie es beim langsamen Aufwachen oder langsamen Ermüden und Einschlafen beobachtet wird, weiterhin
2. das Arousalniveau bzw. die Attentiveness und
3. die Intensität der fokussierten Aufmerksamkeit.

4.2.2 Dimensionale Merkmale

Normale und pathologische Aufmerksamkeitsvarianz
Es gibt überlappende Bereiche von normaler Aufmerksamkeitsvarianz und pathologischer Varianz, ein Umstand, der die psychopathologische Beurteilung in diesem Gebiet erschwert:

1. Die physiologische Varianz bezieht sich beispielsweise auf Müdigkeit. Wenn wir in einem Auditorium um 13 Uhr viele der Zuhörer im kurzen „Nickerchen" erleben, dann ist das für den Redner ärgerlich – es ist durch unsere normale mittägliche Einschlafneigung erklärlich. Diese folgt zirkadianen Gesetzmäßigkeiten (s. u.). Die Müdigkeit und

Einschlafneigung kann in der Narkolepsie auch ein pathologisches Phänomen sein.

2. Ein zweites Beispiel ist die physiologische Varianz in der fokussierten Aufmerksamkeit auf ein Objekt. Diese kann gering oder sehr angestrengt sein. Deutlich wird diese Varianz bei Reaktionszeitmessungen. Ein Proband kann den Stimulus, auf den es zu reagieren gilt, zwar beachten, aber nur leicht und unangestrengt. Seine Reaktionszeiten werden schlechter sein als die eines anderen Probanden, der mit aller Anstrengung auf das Auftauchen des Stimulus achtet und schneller reagieren kann.

In der Varianz der fokussierten Aufmerksamkeit gibt es pathologische Verhältnisse. So findet sich zum Beispiel in psychopathologischen Zuständen eine pathologische Minderung der maximal fokussierten Aufmerksamkeit. Einige Patienten mit psychischen Krankheiten können sich nicht anstrengen, auf einen Stimulus zu achten. Hier wird der Umstand deutlich, der in der Psychopathologie vielfach zu beobachten ist: Die pathologische Varianz und die normale, physiologische Alltagsvarianz überlappen sich.

Mit anderen Worten: Den einzelnen Reaktionen kann ich nicht ansehen, ob sie aus wenig angestrengt fokussierter normaler Aufmerksamkeit oder pathologisch niedriger fokussierter Aufmerksamkeit heraus niedrig war. Auch wird sofort deutlich, dass die diagnostische Beurteilung von fokussierter Aufmerksamkeit nicht ohne Mitarbeit der Person möglich ist, welche die Aufmerksamkeit auf eine Aufgabe wenden muss und sich dabei maximal anstrengen muss. Dieser Aspekt der Anstrengung (effort) ist in der letzten Zeit mehr hervorgehoben worden.

1. Die erste, physiologische Varianz betrifft also die »Attentiveness«, die tonische unfokussierte Aufmerksamkeit.
2. Die zweite Varianz wird oft mit dem »Effort«, der Mühe gleichgesetzt, die ein Proband sich gibt, schnell und korrekt zu arbeiten (Abb. 4.1).

Bei der Aufmerksamkeit ist es schwierig, normale und pathologische Varianzanteile zu separieren. Dazu kommen Schwierigkeiten in der Differenzierung von verschiedenen psychopathologischen Phänomenen im Aufmerk-

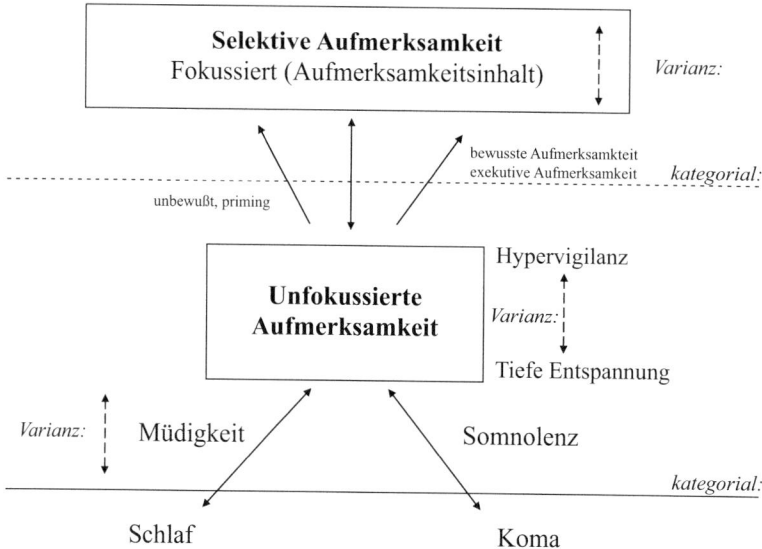

Abb. 4.1 Taxonomie der Aufmerksamkeitsbereiche. Einerseits zwei kategoriale Unterscheidungen ergeben sich: 1. zwischen wach und nichtwach und 2. zwischen Fokussierung auf ein Objekt oder nicht darauf fokussiert (bzw. auf kein Objekt fokussiert). Andererseits gibt es quantitative Unterschiede in der Intensität der fokussierten Aufmerksamkeit, wieviel sich eine Person gleichzeitig bewusst sein kann und auch im Niveau der unfokussierten Aufmerksamkeit

samkeitsbereich: Die Müdigkeitsvariation ist psychopathologisch nicht einfach von der quantitativen Variation des Niveaus der tonischen Aufmerksamkeit zu unterscheiden.

Dazu kommt eine Varianz in den Kontroll-, den Adaptationsfähigkeiten bzw. Flexibilität der Aufmerksamkeitsprozesse.

4.2.3 Kontrolle/Faktoren der Aufmerksamkeit

Die Aufmerksamkeit wird willkürlich und unwillkürlich reguliert. Die selektive Aufmerksamkeit kann passiv eintreten oder auch aktiv gelenkt werden, beispielsweise beim Suchen. Sie kann ohne Anstrengung oder mit Anstrengung (Effort) ablaufen.

Unter Konzentration versteht man meist andauernde fokussierte Aufmerksamkeit. Dabei kommt es zu weiteren Phänomenen. Die aktive Konzentrationsleistung führt zum Ignorieren von Ablenkern.

Ein Arousal bezeichnet eine phasische unfokussierte Aufmerksamkeit, meist mit Schreckreaktion. Das Arousal wird zwar in der Regel von äußeren Reizen bestimmt, aber man kann sich auch durch das Denken an einen Angstgegner, Rivalen oder gerichtliche Auseinandersetzungen selbst in ein Arousal bringen.

Die Steuerung der verschiedenen Aufmerksamkeitsfunktionen erfolgt durch verschiedene Prozesse, die sowohl als willkürlich, aktiv als auch als unwillkürlich, passiv zu bezeichnen sind. Es gibt eine interindividuelle Variation in den Kontrollprozessen. Dabei ist auch dysfunktionale Aufmerksamkeitsregulation zu beobachten (s. u.).

Kontrolle der Erregung
Es gilt seit der Antike als Ideal, dass ein Mensch seine Aufregung im Zaum hält, d. h. planen und Aktionen vorbereiten kann, ohne erregt zu sein und hektisch zu werden (heute umgangssprachlich vielfach als »cool« bezeichnet). Im psychopathologischen Bereich trifft man häufig gerade das Gegenteil an: Ein Patient zeigt Aktivierung und Erregung ohne fokussierte Aufmerksam-

keit, ohne Handlungspläne. Es nichts anderes zu finden als ungerichtete Erregung. Dies wird in Affektzuständen gesehen, wie Aggressions- oder Angstattacken (Kap. 11 Emotionen/Affekte).

Kontrolle der Müdigkeit
Üblicherweise versucht eine Person, gegen eine Minderung der Vigilanz bei Müdigkeit anzugehen. Dies gelingt aber nicht immer und vor allem nicht vollständig und führt zu einem besonderen Aufmerksamkeitszustand von gleichzeitig bestehender Müdigkeit und selektiver Aufmerksamkeit. Dieser Zustand ist vielen Menschen vom Autofahren in der Nacht bei beginnender Ermüdung bekannt.

Der gerade geschilderte Kompensationszustand wird auch bei der Untersuchung der Somnolenz beobachtet. Wird ein somnolenter Patient geweckt, kommt es zum willkürlichen selektiven Achten auf bestimmte Umweltvorgänge, bevor der Patient wieder in den Zustand des scheinbaren Schlafs versinkt.

4.2.4 Verlauf der Aufmerksamkeitsprozesse

Erwecken der Aufmerksamkeit
Das Zuwenden zu einem Objekt, welches Interesse weckt, ist der passive Beginn der fokussierten Aufmerksamkeit. Die Aufmerksamkeit wurde durch die Wahrnehmung des Objekts geweckt, »bottom up«. Im Gegensatz dazu kommt es beim Suchen eines Objekts, beispielsweise eines Salzfasses auf einem vollen Tisch, es zu einem Aufmerksamkeitsprozess, der »top down« gestartet wurde, durch kognitive Prozesse.

Aufmerksamkeitsdimensionen
Pathologische Ablenkbarkeit – Versagen der fokussierten Aufmerksamkeit

Zunächst einmal kann die Aufmerksamkeit abgelenkt werden, wenn die Person willkürlich oder unwillkürlich einen anderen Fokus des Interesses entwickelt. Die Fokussierung der initialen Aufmerksamkeit auf das Objekt kann dabei insuffizient sein. Im Beispiel des Suchens in

Tab. 4.1 Aufmerksamkeits-Dimensionen

	Phasisch		Tonisch		Kommentar
	Vermindert	Gesteigert	Vermindert	Gesteigert	
1 Müdigkeit				Tagesmüde, Einschlafneigung (imperativ)	Empfindungsqualität
2 ungerichtet	Arousal-Minderung, nicht auf Neues reagieren	schreckhaft, GesTEIGERT ERREGBARES AROUSAL	Arousalniveau-minderung, dauer-hypoattent, s. wach halten	Arousalniveau erhöht, dauer-hyperattent,	Attentivness, unspezifisches Arousal, intern oder extern ausgelöst
3 gerichtet sensorich	Vermindert sinnesfokussierbar	Verstärkt sinnesfokussierbar, z.B. mißtrauisch, , ablenkbar	Verminderte Sinnes-Fokussierung Fehler bei Überwachung	Verstärkt sinnesfokussierbar Auf Objekt gebannt, „Tunnelblick"	Fokussierung auf Reize in einem der Sinneskanäle
Gerichtet Kognitiv	Vermindert fokussierbar auf Denkinhalte	Verstärkt fokussierbar auf Denkinhalte	Verminderte Denkfokussierung, Fehler beim Bearbeiten	Verstärkte Denk-fokussierung Hyperfokussiert, eingeengt, unflexibel	Fokussierung auf Denkinhalte, auf Vorstellungen

der Küche kann das Klingeln des Telefons den Suchvorgang abbrechen.

Ermüdung – Nachlassen bzw. Versagen der Aufmerksamkeit

Wachsein und Aufmerksamkeit haben ihren Preis. Die »Kosten« der Aufmerksamkeit sind Ermüdung und nachlassende Anstrengung (»effort consuming«). Das Wort Ermüdung unterscheidet nicht zwischen dem Schlafbedürfnis und der verminderten Vigilanz auf der einen Seite und dem Versagen der selektiven, fokussierten Aufmerksamkeit auf der anderen Seite. Die Mühe, fokussierte Aufmerksamkeit zu investieren, lässt nach. Ermüdung bei anstrengender Tätigkeit ist zu trennen von Müdigkeit und Schläfrigkeit.

Die Experimentalpsychologie hat den Leistungsverlauf bei Aufmerksamkeits-beanspruchenden Aufgaben geprüft und einen meist moderaten Abfall der Leistung gefunden (Broadbendt 1971). Vor langer Zeit schon wurde das Verfolgen einer Uhr mit Detektion des Fehlers (unvermittelt weiteres Vorspringen des Zeigers) als Vigilanzaufgabe eingeführt und heute noch verwendet, Mackworth-Uhr. Neben einer geringfügigen Varianz im Normbereich gibt es

Ausreißer hinsichtlich der Reaktionszeit und der Fehlerhäufigkeit. Diese finden sich vorwiegend bei Schlafregulationsstörungen. Man versucht, das Nachlassen der Leistung im Sinn des Nachlassens der gezielten Aufmerksamkeit zu trennen von der Müdigkeit und dem Einschlafen (s. u.).

Aufmerksamkeitsdimensionen

Tab. 4.1 zeigt Aufmerksamkeitsdimensionen: Gerichtet/Ungerichtet; die Unterscheidung phasisch/tonisch für willkürliche und unwillkürliche Aufmerksamkeitsphänomene in der Aufmerksamkeit auf Sinneswahrnehmung und Denk- oder Vorstellungsinhalte.

4.3　Störungen der Aufmerksamkeit, klinische Störungsbilder

In der Psychiatrie kommen häufig Störungen der Aufmerksamkeit vor. Die Aufmerksamkeit ist eine Achillesferse der Informationsverarbeitung im Gehirn. Sie ist für die geordnete Informationsverarbeitung, für das Funktionieren des Organismus in der Umwelt notwendig.

Störungen der tonischen Aufmerksamkeit, der Wachheit

In der Narkolepsie und bei akuten Krankheitsbildern mit Somnolenz wird untersucht, ob ein Patient einerseits verstärkt unter Müdigkeit leidet und einen Mangel an tonischer Aufmerksamkeit zeigt, was auch als Vigilanzstörung bezeichnet wird. Andererseits muss geklärt werden, ob er sich im Stadium der Somnolenz befindet, wobei die Gefahr besteht, dass er in ein Koma »rutscht«. In den Beispielen (s. o.) ist bereits auf eine Störung des Niveaus der tonischen Aufmerksamkeit in der paranoiden Störung eingegangen worden.

Störungen der phasischen Aufmerksamkeit

Patienten berichten über Schreckhaftigkeit, d. h. eine gesteigerte phasische, nicht willkürlich kontrollierbare Aufmerksamkeitserregung, so z. B. heftiges Erschrecken bei geringsten Anlässen; jedesmal kommt es zu einem lebhaften Arousal mit vegetativen und motorischen Merkmalen.

4.3.1 Beispiele gestörter Aufmerksamkeitsfunktionen bei psychiatrischen Krankheitsbildern

Schizophrenie

- abgelenkt durch inneres Erleben, das den Mitmenschen nicht immer nachvollziehbar erscheint.
- im paranoiden Erleben kann eine Person hyperattent sein, ungerichtet aufmerksam, wachsam, misstrauisch. In dem Zustand kann die Person keine Aufgabe zu Ende führen, bekommt nichts »auf die Reihe«, Störung der exekutiven Funktionen.
- in der Negativsymptomatik Verminderung der Aufmerksamkeit im Sinn von hypoattent.

Manie

- Hyperattent, unermüdlich. Die fokussierte Aufmerksamkeit kann dabei geringer ausfallen, z. B. wegen immer wieder neuer Einfälle.

Depression

- Sich nicht punktuell konzentriert einer Aufgabe widmen können;
- nicht in der Lage sein, sich lange konzentriert anzustrengen (auch wenn Angehörige die depressive Person auffordern, sich »zusammenzureißen«); meist liegt in einer depressiven Episode bereits das Versagen der in der Entwicklung der Depression angewandten kompensatorischen Anstrengung vor.

Delir

- Verminderte Wachheit und fluktuierende Attentiveness. Zwar wirkt die Person im akuten Delir vielfach wach und aufmerksam, kann aber die fokussierte Aufmerksamkeit nicht oder nur ungenügend aktivieren. Gestörte Zuwendung und Fokussierung der Aufmerksamkeit. Gleichzeitig liegt wegen des gestörten Bewusstseins mangelnde kognitive Integration des Wahrgenommenen vor.

Attention Deficit Syndrom (ADS)

- gestörte Ausrichtung der Aufmerksamkeit auf Arbeiten mit zu geringer Belohnungserwartung; bei längeren Aktivitäten erhöhte Ablenkbarkeit und Abbrüche – (meist mit Impulsivität, sowie erniedrigter Frustrationstoleranz) – Beziehung zur Störung der Motivierbarkeit – z. B. die Belohnungserwartung monotoner Aufgaben für Schule/ Arbeit reicht nicht aus.

Autismus

- Auf spezielle Dinge aufmerksam (hyperfokussiert) oder auf die Umwelt unaufmerksam, in sich gekehrt,
- keine Aufmerksamkeitszuwendung auf soziale Umwelt, Mitmenschen.

Somatisierungsstörung

- Aufmerksamkeit auf Störungserleben im eigenen Leib fixiert, Störung der flexiblen angepassten Regulierung der fokussierten Aufmerksamkeit.

Bei vielen dieser Beispiele klinischer Aufmerksamkeitsstörungen wird von einer Verursachung durch Faktoren ausgegangen, die nicht zur Aufmerksamkeit gehören, z. B. von Halluzinationen, Wahngedanken, Affekten etc. Diese Argumente sollen hier erst einmal hintangestellt werden, denn in den anderen Abschnitten des Buchs wird auf die speziellen Aspekte eingegangen, wie exekutive Aspekte der Aufmerksamkeit, motivationale Aspekte und inhaltliche, also Denkinhalte, die sich auf die Aufmerksamkeit auswirken. Aber es sollte dabei auch bedacht werden, ob man mit hinreichender Sicherheit erklären kann, warum eine andere Störung die wichtigere und die Störung der Aufmerksamkeit nur sekundär sei. Die unterschiedlichen Komponenten des tonischen Aufmerksamkeitszustands, der Attentiveness, sind klinisch in vielen Fällen nicht differenzierbar.

4.3.2 Störung der Komponenten der Aufmerksamkeit

Müdigkeit
Einschlaftest. In der Somnologie wird ein multipler Einschlaftest zur Objektivierung der Müdigkeit verwendet. Dazu wird einem Patienten die Gelegenheit gegeben, einzuschlafen und im Schlaflabor wird die Zeit zum jeweilen Erreichen der verschiedenen Stadien des Schlafes gemessen.

Müdigkeit und Störung der Vigilanz: Vigilanz bezeichnet nicht das Spektrum von Wachheit zu Koma – es ist zu unterscheiden zwischen der Verminderung der Attentiveness aufgrund von Müdigkeit auf dem Weg in den Schlaf und aufgrund von Bewusstseinseintrübung mit dem Übergang in das Koma. Bei progressiver Schädigung des Gehirns verfällt der Patient schließlich in Somnolenz oder einen Sopor, bei dem eine Kombination aus massiv verminderter Attentiveness und Störung der fokussierten Aufmerksamkeit vorliegt. Hier kann das EEG eine Unterscheidung eines präkomatösen Geschehens von einer Schläfrigkeit nachweisen. Meist wird beim Delir noch zusätzlich Müdigkeit, z. B. aufgrund

von Störungen des Tag-Nacht-Rhythmus, beobachtet.

Störung der tonischen ungerichteten unfokussierten Aufmerksamkeit, Attentiveness (Arousalniveau)
Das Niveau der ungerichteten unfokussierten Aufmerksamkeit, die Attentiveness, fluktuiert. Möglicherweise ist es am besten, es sich als Summe der gegenwärtigen Aktivität der verschiedenen Aufmerksamkeitsprozesse vorzustellen (quasi als Integral der einzelnen assoziativen Aktivierungen mit ihren Rückwirkungen).

Vermindert
Ein Patient ist trotz Wachheit und bei möglicher selektiver Aufmerksamkeit in einem Zustand von verminderter innerer Anspannung hinsichtlich der äußeren Stimuli und gegenüber Denkinhalten. Es ist nicht sicher, inwieweit dieser Zustand von einem willkürlich durch Meditationsübungen erreichbaren relaxierten Zustand zu unterscheiden ist – nur dass die relaxierte Aufmerksamkeit in der Meditation willkürlich erreicht wurde und die Verminderung der tonischen Aufmerksamkeit in psychopathologischen Zuständen unwillkürlich ist und sogar der Kontrolle der Person entzogen ist. Die Person kann sich nicht aus diesem Zustand, beispielsweise nach Aufforderung zu einer aufmerksamen Leistung, befreien.

Phasisch vermindert – Störung des Arousals
Wenn Sie einen Luftstoß ins Auge bekommen, zuckt nicht nur das Augenlid und das Auge wird rasch geschlossen, sondern Veränderungen finden sich auch im Körper – der Tonus erhöht sich, der Kopf wird zurückgezogen, die Körperhaltung wird verändert. Man nennt dies die Orientierungsreaktion (im englischen Sprachraum wird auch von »startle response« gesprochen).

Pathologische Zustände. Einerseits betreffen diese die Orientierungsreaktion, es kann aber auch das allgemeine Arousal vermindert sein: Die Aufmerksamkeit ist nicht phasisch aktivierbar, der Patient erscheint nicht aufregbar, selbst nicht durch sonst effektive Stimuli. Wie vielfach im Bereich der Aufmerksamkeitsstörungen muss ein potenzieller Beurteilungsfehler ausgeschlossen werden: Natürlich darf der Zustand nicht erklärbar sein durch aktive Abwendung der Aufmerksamkeit oder etwa Meditation.

Diagnostik. Die Verminderung des Niveaus der unfokussierten Aufmerksamkeit ist nicht einfach zu untersuchen. Das EEG gibt Hinweise, wobei der Grad der Desynchronisation Dissoziation des Grundrhythmus im Zusammenhang mit dem Ausmaß der unfokussierten und fokussierten Aufmerksamkeit steht.

Verstärkt – Steigerung der Aufmerksamkeit

Eine Steigerung der Aufmerksamkeit ist sowohl in der Normalpsychologie, wie etwa bei Prüfungen und Vorstellungsgesprächen, als auch als psychopathologisches Merkmal zu beobachten, beispielsweise bei Menschen, die sich gefährdet wähnen, also z.B. Personen mit paranoiden Störungen. Sie sind hyperattent, schauen beständig umher, ohne dass sie auf etwas selektiv aufmerksam sind. Man spricht auch von »Hypervigilanz« – damit ist der Umstand gemeint, dass dieser Zustand oft auch mit verminderter Müdigkeit einhergeht, z. B. bei Manie.

Phasisch verstärkt – gestörte phasische ungerichtete Aufmerksamkeit

Viele Stimuli führen unprädizierbar zur Erregung, so z. B. bei Manie. Klinisch wird beobachtet, dass ein zweiter manischer Patient auf einer Station zu einer unsteuerbaren Eskalation der Dynamik zwischen den Patienten führt. Der eine manische Patient verstärkt die Erregung des anderen Patienten und die Mitpatienten werden mit einbezogen.

Die Steigerung der phasischen Aufmerksamkeit ist klinisch vielfach mit erhöhter Ablenkbarkeit assoziiert, so ebenfalls in der Manie.

Die Steigerung der phasischen Aufmerksamkeit ist auch bei paranoiden, Borderline- und posttraumatischen Syndromen zu beobachten.

Kategoriale selektive Aufmerksamkeit

Ist die selektive Aufmerksamkeit gestört, kann einerseits nur das Ausmaß der Fokussierung vermindert sein, aber andererseits auch der physio-

logische Vorgang der Fokussierung selbst – die Aufmerksamkeit kann gar nicht auf ein vereinbartes Objekt gelenkt werden. Das letztere ist der Fall, wenn ein Neglect auf einer Seite vorliegt (s. u.) und die Person die Aufmerksamkeit nicht auf ein Objekt, das sich auf dieser Seite befindet, lenken kann. Die Störung betrifft potenziell willkürliche Aufmerksamkeitsfokussierung, die aber auch passiv, beispielsweise beim Folgen eines primär interessanten Objekts, stattfindet.

Mögliche Gründe für das Nichtfokussieren der Aufmerksamkeit:

a) räumlich: Neglect,
b) inhaltlich: Eine Störung in der Aktivierung von Gedanken oder sensorischen Merkmalen, die eine fokussierte Suche ermöglichen,
c) wird eine Fokussierung der Aufmerksamkeit, beispielsweise auf eine Testuntersuchung, erwartet, kann die Fokussierung aufgrund verschiedener Ursachen ausbleiben, wobei andere psychopathologische Faktoren dominieren:
   - Motivation und Kooperationswillen fehlt,
   - Ablenkung,
   - Fixierung auf andere Inhalte – Gedankeneingebung bei schizophrenen Patienten: Plötzlich Eingebung von neuen Inhalten mit Veränderung des Aufmerksamkeitsfokus.

Wie kann diagnostiziert werden, ob fokussierte Aufmerksamkeit ausbleibt?

- Der Patient kann angeben, dass er nicht auf etwas aufmerksam ist.
- Bei der Beobachtung des Patienten kann auffallen:
   - Das Herumsehen, welches nicht dem vereinbarten Objekt gilt,
   - sich nicht zuwenden, ein vereinbartes Objekt nicht mit den Augen verfolgen. Wie der Lehrer in der Schule auf die Aufmerksamkeit der Schüler aufgrund von Verhaltensmerkmalen achtet, so gilt beispielsweise für die Verhaltensbeobachtung bei Testungen: der Sachverhalt, dass der Patient überhaupt seine Aufmerksamkeit auf den Testgegenstand gewendet hat, ist für die Ergebnisbeurteilung essenziell.

Störung der Quantität der selektiven Aufmerksamkeit - Verminderung

Es wird nicht die maximale Fokussierung erreicht. Dies wird z.B. mittels Reaktionszeitmessungen untersucht, beispielsweise in Tests der psychomotorischen Geschwindigkeit: Der Patient soll in einer einfachen Aufgabe schnell sein, z. B. im Reaktionszeitexperiment: Weil der Proband die Aufgabe, beispielsweise einen bestimmten Stimulus zu erkennen, gut beherrscht, kann er versuchen, diese Aufgabe mit einer schnellen Reaktion auf eine Taste zu erfüllen.

Bei der Quantität der selektiven Aufmerksamkeit muss in der Diagnostik die Ablenkung betrachtet werden, denn auch die Ablenkung der Fokussierung selbst bestimmt die Reaktionszeitleistung. Ein Patient kann zu schnellen Reaktionen in der Lage sein, ist aber durch psychopathologische Phänomene, wie beispielsweise Stimmenhören, abgelenkt. Dies ist einer der Gründe, warum Reaktionszeitmessungen gewöhnlich Probleme mit der Interpretierbarkeit haben, insbesondere bei Patienten mit psychischen Störungen.

Ein weiterer Störfaktor bei der Diagnostik der Quantität der selektiven Aufmerksamkeit, der noch wichtiger ist, besteht in der hohen Varianz der Motivationslagen. Ist eine Person in Reaktionszeitmessungen oder anderen geschwindigkeitsabhängigen Tests langsam, dann muss erst einmal geklärt werden, ob sie ausreichend motiviert war. Die Verhaltensbeobachtung bei neuropsychologischen Tests ist allein schon aus diesem Grund für die Interpretation von Befunden unverzichtbar.

Neben der objektiven Ablenkung, beispielsweise durch störende Geräusche, spielt die Ablenkbarkeit als Disposition des Probanden, als psychopathologisches Phänomen eine Rolle. Oft wird die »Konzentration« als schlecht definierter Begriff gerade dafür verwandt, die Resistenz gegen ablenkende Stimuli zu bezeichnen. Ein Mensch, der schwierige Rätsel in einem lauten Café auf einem lebhaften Platz lösen kann, wird als hoch konzentriert bezeichnet.

Die schnelle Erledigung von mentalen Aufgaben erfordert Mühe und so ist die Erschöpfbarkeit ein weiterer Faktor bei der Betrachtung der Quantität der selektiven Aufmerksamkeit. Klinisch beachtet wird die Schnelligkeit des Nachlassens der Aufmerksamkeit. Beispielsweise wird im d2-Test, bei dem bestimmte markierte Buchstaben gesucht werden, auch darauf geachtet, wie viele richtige Stimuli in jedem Zeitabschnitt gefunden werden. Meist spielt sich die Erschöpfung der selektiven Aufmerksamkeit allerdings weniger in Zeiträumen von Minuten, sondern Stunden ab.

4.3.3 Inhaltliche Aufmerksamkeitsstörungen

Neben den formalen Aspekten der Aufmerksamkeit existieren auch inhaltliche Aspekte, welche bereits bei der Diskussion der fokussierten Aufmerksamkeit angesprochen worden sind. Eine gesteigerte Fokussierung der Aufmerksamkeit auf ein Ziel kommt klinisch vor. Dies ist vor allem in Wahnsyndromen, bei überwertigen Ideen und bei der Manie zu beobachten. Die Aufmerksamkeit ist zwar verstärkt, aber völlig unflexibel auf ein bestimmtes Objekt gerichtet. Ein Beispiel aus der Alltagserfahrung ist die gebannte Aufmerksamkeit auf eine Person, um deren Verlust man gerade trauert. Dabei stimmt der subjektive Fokus der Aufmerksamkeit nicht mit den Aufmerksamkeitszielen in der sozialen Umgebung überein: Der derart in der Aufmerksamkeit fixierte Patient wird nur kurz oder gar nicht auf einen in den Raum Hereintretenden blicken, auf den alle Menschen um den Trauernden herum sofort hinsehen. Dies ist für eine psychopathologische Untersuchung ein wichtiger Faktor. Der Patient achtet auf etwas, aber nicht das, auf das der Untersucher die Aufmerksamkeit gelenkt sehen möchte.

Dieses Phänomen steht in enger Beziehung zur Bewusstseinseinengung (Kap. 8). Wichtig ist der unwillkürliche Charakter des Symptoms, der im Kontrast zu willkürlichen Konzentrationsleistungen gesunder Personen steht.

Bei der gesteigerten fokussierten Aufmerksamkeit kommt ein weiteres Merkmal der Aufmerksamkeit ins Spiel: Die Lösung der Aufmerksamkeit von einem Fokus. Es kann zu einer reduzierten Fähigkeit, die Aufmerksamkeit von einem Thema zu lösen, kommen.

Diese Aufmerksamkeitsstörungen betreffen einige psychische Krankheiten:

- somatoforme Störung,
- Somatisierungsstörung,
- dissoziative Störung,
- akute Belastungsreaktion.

4.3.4 Aufmerksamkeit und Alter

Im höheren Alter werden Reaktionszeiten länger, wobei sich nicht allein die motorische Komponente verzögert, sondern auch die zentrale Komponente (Kliegl et al. 1994). Die selektive Aufmerksamkeit ist vermindet, wie es sich in Speed-Tests zeigt.

Manche sehr alte und besonders demente Menschen finden wir in einem Zustand vor, in dem sie »nur so herumsitzen«, mit verminderter Aufmerksamkeit auf die Umgebung, die Attentiveness ist ohne Müdigkeit reduziert. Wenn sie gefragt werden, ob sie sich gerade intensiv an etwas erinnern oder über etwas nachdenken, verneinen sie. Dieser Zustand scheint, rein oberflächlich betrachtet, einem buddhistischen Ideal nahe zu kommen, weil die Personen sich in großer Ruhe befinden, ohne an etwas zu denken.

Demenzpatienten haben in vielen Fällen ein erniedrigtes Arousalniveau. Noch wenig beachtet worden ist die Diskrepanz zwischen der Gedächtnisstörung von Alzheimer-Patienten, dem »Nichtwiedererkennen«, wenn beispielsweise neue, unbekannte Personen auftreten und der Aufmerksamkeitsstörung – dem fehlenden Arousal: Ein junger Mensch würde durch das Eintreten einer Person zu ihr schauen, d. h. auf diese erst einmal aufmerksam, eine demente Person blickt z.B. nicht einmal auf.

Beim Delir wird eine Form erhöhten Arousals und eine mit einem Hypoarousal – ein inattentiver Typ beschrieben (Reischies et al. 2003).

4.3.5 Neglect

Der Neglect bezeichnet die Unaufmerksamkeit auf die Objekte der linken oder rechten Seite des Pa-

tienten. Das Nichtbeachten der linken Seite wird oft nach rechtsseitigem Schlaganfall beobachtet. Der Neglect gilt auch für rein mentale Vorgänge, beispielsweise in der Vorstellung einer räumlichen Szene. Dabei gelingen die Erinnerungen an räumliche Verhältnisse auf der einen Seite nicht.

Inzwischen sind viele neurowissenschaftliche Befunde zu diesem klinischen Phänomen erarbeitet worden (Driver et al. 2004). Die Bewegungstendenzen der Augen, mit den Koordinaten des Kopfs, aber auch der Hand mit den Koordinaten des Greifraums, sind parietal repräsentiert. Diese Bewegungstendenzen zur Gegenseite fehlen beim parietalen Neglect (Kap. 5 Zentrale Motorik; Abb. 4.2).

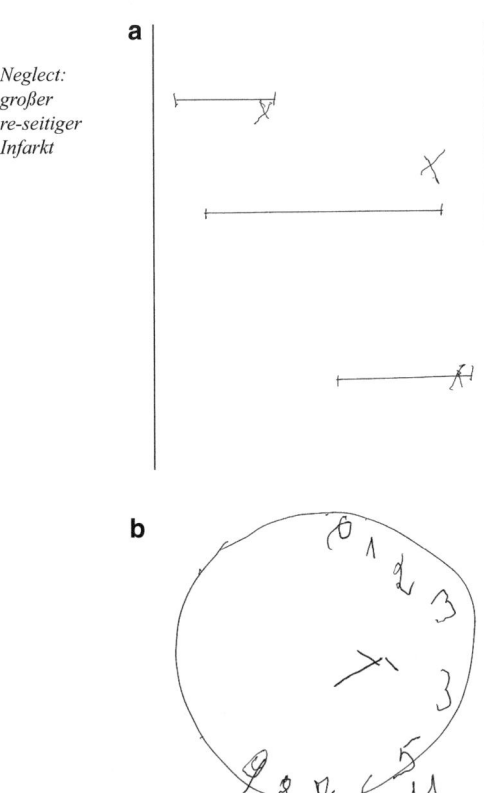

Neglect: großer re-seitiger Infarkt

Abb. 4.2 a, b. Neglect – Beispiel eines Patienten mit großem rechtsseitigen Hirninfarkt. a) Linien verschiedener Lage und Länge, auch weiter links gelegene, werden jeweils nur in ihrem rechten Anteil wahrgenommen. Wenn die Person aufgefordert wird, die Linien in der Mitte zu markieren, werden die Markierungen demnach zu weit rechts angesetzt, b) beim Zeichnen einer Uhr wird nur der rechte Teil gezeichnet

4.4   Diagnostik

Es ist aus den ersten Abschnitten deutlich geworden: Im Bereich der Aufmerksamkeit haben
wir es mit eng zusammenhängenden Phänomenen
zu tun, die nicht einfach isoliert zu betrachten sind.

Menschen unterscheiden sich in den Variablen der Aufmerksamkeit, quasi als Merkmale der
Persönlichkeit: Es gibt stets hoch-attente Menschen und andere, die stets fast meditativ ent-
spannt erscheinen. Die Bedingungen für Müdigkeit und Einschlafen, für Ermüdung, für Arousal
und die Investierung von selektiver Aufmerksamkeit sind individuell. Vielfach ist unter anderem aus diesem Grund der Bereich der Aufmerksamkeitsfunktionen im klinischen Rahmen nicht angemessen untersuchbar, denn in der
Klinik werden die Patienten zunächst nur einmal im Querschnitt diagnostiziert. Durch direkte Beobachtung und Testung ist nur ein Teil
der Aufmerksamkeitsvarianz erfassbar. Eine
Fremdanamnese über das vor dem Krankheits-
syndrom bestehende Aufmerksamkeitsniveau
ist schwierig, vielfach nicht verlässlich zu erhalten. Deshalb muss auch auf die Information

von Angehörigen zurückgegriffen werden, die
differenziert beschreiben können, wie die Verhaltensweisen im Alltag waren.

Zusätzlich müssen z. T. Testuntersuchungen
durchgeführt werden. Leider bestehen nur unzureichende Möglichkeiten, die Aufmerksamkeitsfunktionen zu testen. Beispielsweise wird
nur die selektive Aufmerksamkeit geprüft, und
vorausgesetzt, dass alle anderen Aufmerksamkeitsbereiche ungestört sind – wie Vigilanz,
die willkürliche Aktivierung von Aufmerksamkeit z. B. auf den Test, Arousal etc. Mit anderen Worten, eine schlechte Leistung in Aufmerksamkeitstests lässt vielfach die Frage offen, welche der Aufmerksamkeitsfunktionen gestört ist.
Noch etwas anderes muss bedacht werden, wenn
bei einem Patienten die Aufmerksamkeit gestört scheint und untersucht werden soll: Handelt es sich um eine Störung der Aufmerksamkeit
im Sinne der Unfähigkeit, die Aufmerksamkeitsfunktion zu erbringen, oder darum, dass die Person die Aufmerksamkeit gerade nicht in die Aufgabe investiert: Liegt Absicht vor oder fehlende
Motivation zur Mitarbeit oder nur eine Ablenkung
in dem Moment der Untersuchung (Abb. 4.3).

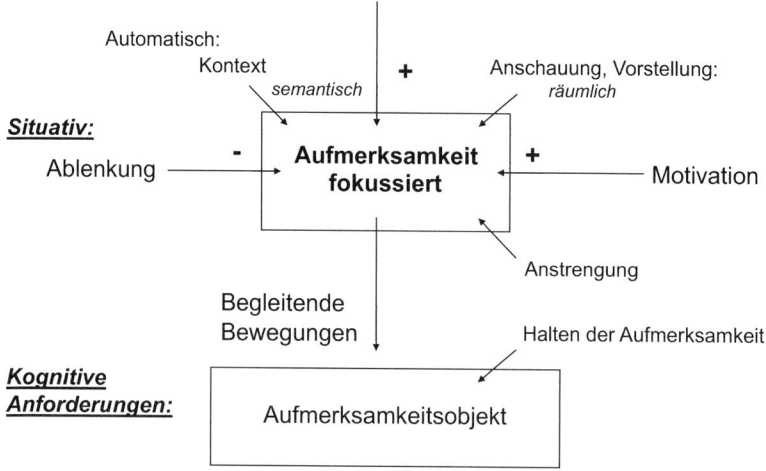

Abb. 4.3 Klinische Faktoren für die Aufmerksamkeits-
beurteilung: Ressourcen und situative Faktoren. Ressourcen sind einerseits die allgemeine Wachheit, andererseits
die Kapazität der Informationsverarbeitung, die aufmerksam ablaufen soll. Situativ können ablenkende Faktoren
vorliegen. Diese sind nur zum Teil durch einen Unter-

sucher beobachtbar: Die Ablenkung kann durch mentale
Vorgänge oder Emotionen verursacht sein. Ebenfalls ist
die Anstrengung, welche die Person bei fokussierter Aufmerksamkeit aufbringt, eine vom Beobachter nicht vollständig beurteilbare Variable.

- Daueraufmerksamkeitstests (Mackworth-Uhr);
- Reaktionszeitmessungen;
- Suchtests, d2-Test;
- Pfadfinder-Tests, averbale Variante (Reischies und Berghöfer 1995);
- Durchstreichtests;
- Stroop-Test (Abschn. Aufmerksamkeit und exekutive Funktionen; Kap. 6),
  - exekutive Aufmerksamkeit,
  - Unterdrückung eines Informationsverarbeitungskanals.

Performanzfaktoren in Aufmerksamkeitstests
- Attentiveness: Müdigkeit, Arousal, Erregung;
- Interesse, Motiviertheit;
- Selektive Aufmerksamkeit: Kooperation;
- Affekte, z. B. Aggression, Angst (Agitiertheit);
- Ausschluss: Neglect, Balint-Syndrom;
- Gestörte Informationsverarbeitung – Ausschluss: andere neuropsychologische Syndrome; peripher: Augenmuskelstörung.

Schema für die Diagnostik
1. Ermüdung:
   - Einschlafen (Einnicken in Ruhe)
   - z. B. Langsamkeit des Blinzelns
2. Arousal
   - Arousal verstärkt
   Schreckhaftigkeit, Herzfrequenz, galvanischer Hautreflex
   (sind Auslösebedingungen spezifisch?)
   - Arousal vermindert
3. unfokussierte Aufmerksamkeit, Attentiveness z. B. Menge und Schnelligkeit der Augenbewegungen
   - Attentiveness verstärkt
   - Attentiveness vermindert
4. Aufmerksamkeit nicht auf einen vereinbarten Inhalt fokussiert:
   Fixierung der Augen, aufmerksamkeitsbegleitende Bewegungen,
   - abgelenkt, nicht kooperationsfähig (willkürlich?)
5. gestörte Quantität und Qualität der fokussierten Aufmerksamkeit

---

- Ausmaß des Ablenkungseffekts in Tests, Konzentration
DD: Motivationsminderung
6. Differenzialdiagnose Bewusstseinstrübung (Kap. 8)
   - Benommenheit
   - Somnolenz
(beim Wecken einer Person mit Somnolenz kognitive Grundfunktionen gestört, z. B.
Working memory, Fluency etc.)

4.5 Neurowissenschaft

Bisher ist bei Aufmerksamkeit von Aktivierung die Rede, womit erst einmal ein psychologischer Begriff der Aktivierung gemeint ist. Auf der neurophysiologischen Betrachtungsebene jedoch geht es beispielsweise um die Auslösung von Aktionspotenzialen (s. Posner und Petersen 1990; Posner und Rothbart 2023; Parasuraman 1998; Treue 2003). Ein Prinzip der Aufmerksamkeitsfunktionen besteht in der Annäherung des Membranpotenzials an die Schwelle der Auslösung des Aktionspotenzials. Dies wird durch exzitatorische postsynaptische Potenziale erreicht. Beispiel: Sensorische Neurone sind mit der Verarbeitung eines Stimulus in einem Reaktionsexperiment beschäftigt. Die Neurone werden durch die Häufigkeit der Stimuli, also die primäre Wahrscheinlichkeit des Auftretens in der Voraktivierung, verändert. Ein Baseline shift des Membranpotenzials findet statt (Kastner et al. 1999; Hopfinger et al. 2000), er steht unter der Kontrolle erregender und hemmender postsynaptischer Potenziale der afferenten Neurone. Die Erhöhung der »Baseline« sensitiviert (»presensitize«) die den Stimulus verarbeitenden Neurone. Dabei können durch die Voraktivierung Fehler auftreten: Die Neurone melden einen Stimulus und stoßen eine Reaktion an, ohne dass dieser Stimulus auftrat – ein falsch positiver Fehler, wie er in der Reaktionszeit Psychologie untersucht wird (s. u. Aston Jones et al. 1999; Abb. 4.4, s. auch Parr und Friston 2019).

Gewöhnlich wird ein Neuron von einer großen Vielfalt von Synapsen an dem

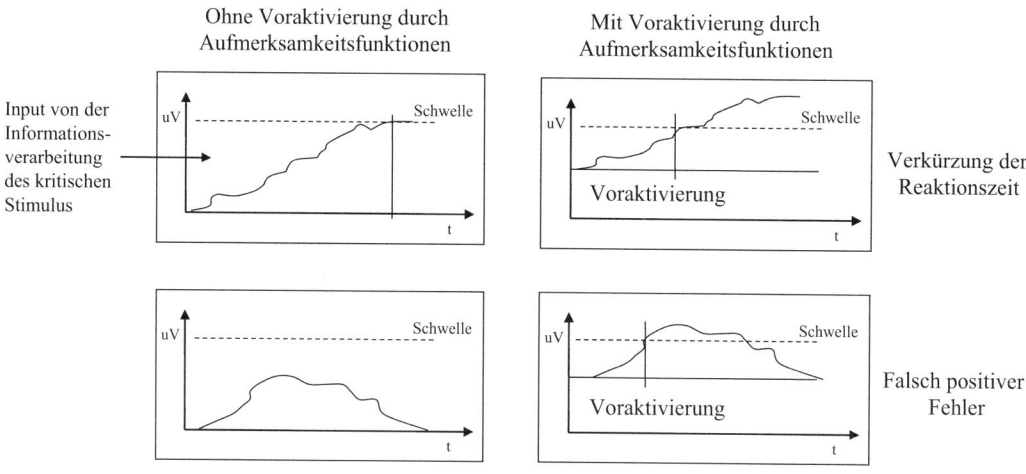

Abb. 4.4 Aufmerksamkeitsprozesse involvieren die Voraktivierung von Zellen, die dann mit höherer Wahrschein-lichkeit reagieren bzw. rascher reagieren. Dies geschieht jedoch auf Kosten einer höheren Rate von falsch positiven Reaktionen

Dendritenbaum erreicht. Einige davon stammen aus aktivierenden Systemen, die in der Funktion als zum Aufmerksamkeitssystem zugehörig angesehen werden. Wenn diese »Inputs« eintreffen, wird die Auslösung des Aktionspotenzials kurze Zeit danach durch den spezifischen auslösenden Input schneller und effizienter. Wir müssen also von einer 2fachen Informationsverarbeitung ausgehen:

1. von einer der Aufmerksamkeit, die für eine unspezifische Voraktivierung sorgt, und
2. von einer der aktuellen inhaltlichen Prozesse – in dem obigen Beispiel der Informationsverarbeitung für die Reaktionszeitaufgabe oder der mentalen Vorgänge (wie z. B. einer Denkaufgabe oder einer Kochprozedur).

Jeder dieser Informationsverarbeitungsschritte geht mit einer Aktivierung und Voraktivierung der spezifisch involvierten Elemente einher, beispielsweise der Aktivierung der semantischen Einheiten für die Objekte, die verwandt werden, etc. Wenn bisher von Aktivierung im alltagspsychologischen Sinne gesprochen wurde, so handelt es sich neurowissenschaftlich eher um eine Voraktivierung, die mehr oder weniger unspezifisch sein kann.

Organisation der Aufmerksamkeit in speziellen Neuronensystemen und in den Netzwerkfunktionen des Kortex

Wie auch bei anderen Funktionen geschieht die Organisation der Aufmerksamkeit in mehreren verschiedenen Mechanismen und Regulationen. Diese können sich zum Teil ergänzen, sodass einer der Mechanismen ausfallen kann, ohne dass das ganze System zusammenbricht. Mehrere Transmittersysteme existieren beispielsweise in der retikulären Formation, das aufsteigende retikuläre aktivierende System, ARAS – mit Kerngebieten für die Ursprungsneurone des jeweiligen Transmittersystems. Die Psychiatrie und Psychopharmakologie beschäftigt sich in wichtigen Teilen mit den Funktionsstörungen verschiedener dieser Transmittersysteme.

Eine grundlegende Unterscheidung zwischen speziellen Aufmerksamkeitssystemen und Aufmerksamkeitseffekten der Informationsverarbeitung selbst muss hier angeführt werden. Einerseits gibt es neuronale Systeme wie das noradrenerge System, das Aktivierungsaufgaben, vorwiegend phasischer Art, erfüllt. Es handelt sich um spezielle Neurone mit einem speziellen Transmitter, der an den Synapsen ausgeschüttet wird, dem Noradrenalin. Andererseits verfügt das Gehirn auch über Selektionsprozesse, die über die ablaufende Informationsverarbeitung zu Voraktivierungen führen. Anschaulich wird im semantischen System durch die Aktivierung eines Wortes die semantisch verwandte »Nachbarschaft« mit aktiviert, so distribuiert sie auch im Gehirn repräsentiert sein mag. Dies führt zu schnellerer und effektiverer Informationsverarbeitung der verwandten semantischen Einheiten in der unmittelbar folgenden Zeit. Es handelt sich um Priming-Effekte, die oben angesprochen worden sind. Dieses Beispiel macht auch gleich deutlich, dass der »Fokus des Bewusstseins« immer auch eine aktivierende Voraktivierung beinhaltet.

▶ Diese Informationsverarbeitung verläuft nicht allein über Systeme, die in speziellen Hirnstammkernen zu finden sind und evolutionär mit verschiedenen Transmittersystemen ausgestattet wurden. Sondern die Informationsverarbeitung eines wesentlichen Teils der selektiven Aufmerksamkeit und des Fokus des Bewusstseins verläuft zwischen den kortikalen Neuronen im Sinne von Netzwerkfunktionen ab.

Obwohl die Aufmerksamkeit über verschiedene Mechanismen in den Grundfunktionen gegen Schädigungen abgesichert ist, bleibt sie dennoch die Achillesferse des menschlichen Informationsverarbeitungssystems. Denn wenn die Aufmerksamkeitsfunktionen kritisch gestört sind, sind Wahrnehmungsselektion, Denken und das Suchen im Gedächtnis gestört und in der Folge kann sich die Person nicht mehr intelligent in der Umgebung verhalten.

Unter 3 Gliederungspunkten werden die neurowissenschaftlichen Daten und Modellvorstellungen dargestellt:

1. Vigilanz (Abschn. 4.5.1),
2. Attentiveness und Arousalzustand (Abschn. 4.5.2),

3. selektive bzw. fokussierte Aufmerksamkeit (Abschn. 4.5.3).

Zunächst gehen wir einmal davon aus, dass sich die Mechanismen der 3 Bereiche in der Psychopathologie auftrennen lassen. Es ist aber noch nicht letztlich gesichert, ob nicht doch entscheidende Überlappungen existieren. Eine theoretische Position ist, dass beispielsweise Mechanismen des Arousals auch für selektive Aufmerksamkeit wirksam sein könnten oder Mechanismen des Aufwachens für die Attentiveness. Wobei wir die Position vertreten, dass wir es mit physiologischen Einzelmechanismen zu tun haben, die evolutionär getrennt entstanden sind und sich in der Evolution bewährt haben. Jedoch bewirken sie Muster von Veränderungen, die psychopathologisch nicht sauber voneinander zu trennen sind. In dem Fall folgt die Darstellung zumindest gewissen Hauptfunktionen der einzelnen Mechanismen.

4.5.1 Vigilanz und Müdigkeit

Die Regulation des Schlafs, speziell des Einschlafens und Aufwachens, wird durch Hirnstammsysteme spezifisch gesteuert. Diese Systeme sind bereits recht gut bekannt und in den Physiologie-Büchern dargestellt (s. Saper et al. 2005). Für die Psychiatrie ergeben sich hier häufige psychopathologische Symptome, die sich sowohl auf die Aufmerksamkeit aber auch auf die Schlafstörung beziehen.

Zunächst ist die zirkadiane Einschlafneigung darzustellen. Es findet sich ein erster Gipfel um die Mittagszeit, in der die Neigung, einen kurzen Schlaf zu absolvieren, hoch ist. Der wichtigste, unvergleichlich höhere und breitere Gipfel der zirkadianen Einschlafneigung liegt nach der Mitternacht. Dieser hat die wichtige Funktion, dass der Schlaf nicht zu früh abgebrochen wird. Denn der sich über den Tag ansammelnde Schlafdruck wird bereits durch die ersten Stunden des Schlafs abgebaut. Wenn der Schlafdruck nachlässt, tritt die zirkadiane Schlafneigung ein und sorgt für ein Weiterschlafen bis in den Morgen hinein. Für den Schlaf wesentlich sind demnach 2 Mechanismen:

1. die zirkadiane Einschlafneigung und
2. der sich über die Periode der Wachheit ansammelnde Schlafdruck.

In der schweren Depression finden wir eine Störung des Durchschlafens, bzw. das Symptom des Früherwachens. Dies könnte damit erklärt werden, dass eine Störung der zirkadianen Hirnstammmechanismen vorliegt mit Auswirkungen auf die Vigilanzregulation und damit die Steuerung der Müdigkeit. Der Schlaf ist deshalb in der zweiten Nachthälfte gestört, weil der Schlafdruck durch die Wachheit am Tage nach einigen Stunden Schlaf bereits abgeflaut ist. Hiermit kann auch das Merkmal der fehlenden Ausgeschlafenheit und die Störung der Wachheit am Tage erklärt werden.

Nach Schlafentzug und bei Narkolepsie ist ein Zustand untersuchbar, der als Müdigkeit zu bezeichnen ist und bei dem eine Minderung von Aufmerksamkeitsfunktionen beobachtet wird. Müdigkeit ist zwar ein subjektives Item. Aber die Einschlafneigung ist objektiv untersuchbar. Elektrophysiologische Untersuchungen können den Zustand der Müdigkeit diagnostizieren helfen, d. h. das EEG ist hierbei diagnostisch wertvoll. Subvigile Stadien sind in der dynamischen EEG-Statusfluktuation (Ulrich 1994) charakterisierbar. Objektivierbar ist besonders die Einschlafneigung. Der »multiple sleep latency test« im EEG, der im Schlaflabor durchgeführt wird, kann die Einschlafneigung objektivieren.

Fazit
Die Vigilanzminderung in der Müdigkeit ist als der Zustand der erhöhten Einschlafneigung zu charakterisieren. Er reicht im EEG von subvigilen Stadien und flüchtigem Erreichen von Schlafphasen bis zu wachem Alpha-EEG bei Augenschluss. Auch pupillographische Untersuchungen können die Wachheit erfassen.

Eine spezifische Regulation ist von der Untersuchung der Narkolepsie bekannt. Das Hypocre-

tin bzw. Orexin (OX1, OX2) ist bei Narkolepsie pathologisch vermindert (s. Saper et al. 2005). Es wirkt offenbar einerseits im lateralen Hypothalamus und ist dort in der Wirkung modifizierbar (gegenwärtig wird dies für die vigilanzfördernde Wirkung neuartiger Medikamente diskutiert, z. B. Modafinil).

Die serotonergen Neurone der Raphekerne sind nur im Wachzustand aktiv. Das Nachlassen ihrer Aktivität hat offenbar auch mit den Prozessen der Schlaf-Wach-Regulation zu tun. Dafür gilt das Modell der »Wippe« schlaffördernder und wachheitsvermittelnder Neuronenverbände im Hirnstamm und Hypothalamus (Saper et al. 2005).

Eine Differenzierung der Wachheit von der Bewusstseinstrübung scheint möglich zu sein. Durch die Untersuchung kognitiver Funktionen nach einem Wecken kann offenbar eine Differenzierung von Müdigkeit und Bewusstseinstrübung erreicht werden. Dazu passen aktuelle Befunde: Patienten im Delir, die schläfriger erscheinen als andere Delirpatienten, weisen eher weniger Störungen kognitiver Leistungen auf als Patienten, die als bewusstseinsgetrübt eingestuft werden (Gabriel 2007).

4.5.2 Arousal, Attentiveness

Das neurobiologische Modell der Aktivierung ist, wie oben erwähnt, die Erhöhung des Membranpotenzials; dies führt zu einer Annäherung an die Schwelle der Auslösung von Aktionspotenzialen. Dieses Modell ist für die Aktivierung durch das noradrenerge System belegt worden (Aston Jones et al. 1999). Das noradrenerge System bewirkt ein Arousal z. B. bei Schmerzreizen. Viele Afferenzen zu Neuronen können die beschriebene Veränderung der Membranschwelle bewirken. Es handelt sich zunächst um mehr oder weniger unspezifische Voraktivierung. Diese ist evolutionär sinnvoll als Reaktion auf das Eintreten von Gefahren.

Hirnstamm-Kortex-Verbindungen
Am phasischen Arousal, einer Aktivierung nach einerseits Schmerzreizen oder andererseits neuen Stimuli, sind Neurone der retikulären Forma-

tion beteiligt, die als ARAS bezeichnet werden und die verschiedenen Transmittersystemen zugehören (s. Saper et al. 2005; Abb. 4.5).

Cholinerge Neurone

Cholinerge Synapsen sind an vielen verschiedenen Funktionen beteiligt, so z. B. in der Verschaltung der Basalganglien und sie sind auch für die Hippokampusfunktion notwendig. Mehrere cholinerge Kerne im Hirnstamm und basalen Vorderhirn haben einen speziellen Anteil an den Arousalfunktionen.

Der Nucleus basalis Meynert im basalen Vorderhirn ist der Kern, der regionenspezifisch selektiv den Kortex aktiviert. Eine gewisse selektive Aktivierung ist also durch das cholinerge System bereits möglich. Im basalen Vorderhirn kann der frontale Kortex auf diese Neurone Einfluss nehmen. Damit kann der Aktivierungsgrad des Kortex seiner eigenen Kontrolle unterliegen. Dies ist z. B. für die Trainierbarkeit von Entspannung, Mediation und psychotherapeutische Verfahren etc. wichtig.

Die cholinerge Aktivierung ist für die Desynchronisierung des EEG bei einem Arousal notwendig, sowie für weitere Aufmerksamkeitsfunktionen. Bei einer Verminderung des cholinergen Inputs kommt es zum Auftreten von Aufmerksamkeitsstörungen und Störungen im Gedächtnissystem.

Durch die regional differenzierte cholinerge Innervation ist eine gewisse Selektivität der Aktivierung möglich. Demnach könnte diesem System eine Rolle in der selektiven Aufmerksamkeit zufallen. Hier ist jedoch weniger von spezieller assoziativer Aufmerksamkeit auszugehen, sondern vor allem auch an eine Aktivierung von »Kanälen« wie akustische Information, somatosensorische Information etc. zu denken. Die Aufmerksamkeit kann durch Voraktivierung in diesen sensorischen Bereichen auf die Modalität der Stimulusinformation gelenkt werden.

Die Innervation durch den Ncl. basalis Meynert erstreckt sich nicht auf den okzipitalen Kortex, was als Erklärung für die Entstehung von

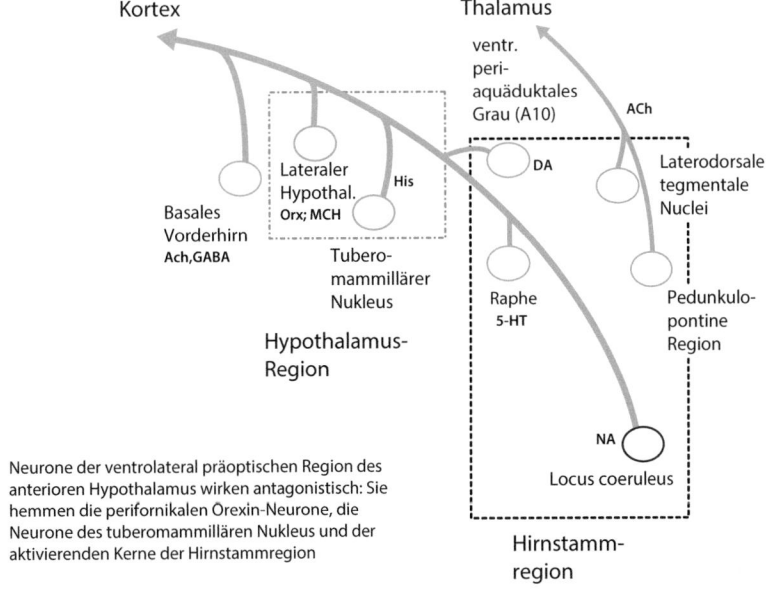

Abb. 4.5 Hirnregionen, bzw. Kerngebiete, die Wachheit, Arousal und Aufmerksamkeit (vorwiegend unfokussiert) vermitteln. Im Schlaf werden die Gebiete durch Aktivität im ventrolateralen präoptischen Kern des Hypothalamus gehemmt (Saper et al. 2005). BF Basales Vorderhirn (Ncl. basalis Meynert etc.), LH Lateraler Hypothalamus, vPGA ventrales periaquäduktales Grau (tegmentale Area, bzw. A10), TMN tuberomammilläres System, Raphe Raphekerne, LC Locus coeruleus, PPT pedunkulopontine Region

visuellen Halluzinationen (s. dort) herangezogen worden ist.

Eine Neuronengruppe in der pedunkulopontinen Region (und in den laterodorsalen tegmentalen Kernen) ist an der Aktivierung des Thalamus im Rahmen des aufsteigenden aktivierenden Systems (ARAS) beteiligt. Es unterliegt, wie auch die unten angeführten weiteren Kerngebiete, der Kontrolle durch den ventrolateralen präoptischen Hypothalamus, dessen Neurone im Schlaf aktiv sind und die an Aufmerksamkeitsreaktionen beteiligten Neuronengruppen unterdrücken (Saper et al. 2005).

Ein wichtiger Mechanismus ist die wechselseitige Hemmung der Kerngebiete. Die monaminergen Kerngebiete hemmen am Tage die Neurone des ventrolateralen präoptischen Hypothalamus. Dieser wiederum hemmt in der Nacht die monaminergen Kerne des ARAS (Saper et al. 2005), wobei die beteiligten Transmitter GABA und Galanin zu sein scheinen.

Noradrenerge Neurone

Arousalfunktionen werden zum Teil von noradrenergen Neuronen getragen. Es handelt sich nur um ca. 20.000 Zellen, die sich im Locus coeruleus (LC) befinden. Diese innervieren diffus den Kortex. Sie aktivieren aber auch die anderen Hirnstammkerne, sodass komplexe Wechselwirkungen zwischen den Arousalzentren zu beobachten sind. Die noradrenergen Neurone wirken exzitatorisch; die Membranpotenziale der kortikalen Neurone werden durch EPSPs relativ erhöht (s. Modell Abb. 4.4).

Die Aktivität des LC steht in Relation zur Fehlerrate im geschwindigkeitsabhängigen Aufmerksamkeitstest (Aston Jones et al. 1999). Dies ist vereinbar mit einer Erhöhung des Membranpotenzials von exekutiven Neuronen, die dadurch der Schwelle des Aktionspotenzials näher gebracht werden. Bei einem Schmerzreiz wird der magnozelluläre Teil stimuliert (Aston Jones et al. 1999).

Serotonerge Neurone

Inwieweit serotonerge Neurone, die in den Raphekernen zu finden sind, für das Arousal notwendig sind, ist z.Zt. nicht sicher zu sagen. Sie sind, wie oben ausgeführt, zum großen Teil tonisch aktiv und zwar im Wachzustand. Allerdings wird ein Beitrag serotonerger Funktionen zur Desynchronisierung des EEG beim Arousal angenommen.

Auslösung des Arousal

Nicht nur durch Schmerzreize, sondern auch bei einem neuen Stimulus wird ein Arousal ausgelöst, also nach Durchlaufen von Überprüfung der »familiarity«, der Vertrautheit (Kap. 3 Episodisches Gedächtnis). Die Auslösung des Arousals erfolgt nicht nur spinal, beispielsweise nach Schmerzreizen. Sondern ein intensives Arousal kann auch z. B. von Neuronen der visuellen Wiedererkennung ausgelöst werden, wenn sie einen bedrohlichen Stimulus melden. Sie aktivieren möglicherweise über die Amygdala den Hirnstamm. Der Locus coeruleus kann auch von der Amygdala aktiviert werden.

Dazu kommt eine, wenn auch schwache, unvollständig wirksame, Top-down-Kontrolle der Aktivierung. Bekannt ist das Beispiel der Mutter, die durch allerlei Geräusche nicht aus dem Schlaf geweckt wird, aber durch ein leises Geräusch des im Nachbarzimmer schlafenden Kinds. Es muss also ein programmierbarer Filter existieren, der automatisch ein Arousal auslösen kann, wenn die spezifische Information eintrifft. Es ist noch unklar, wodurch diese Filterfunktion ausgeübt wird. Es gibt beispielsweise eine frontale Kontrolle der cholinergen Kortexinnervation (Sarter et al. 2005). Individuelle Unterschiede in der Möglichkeit der Top-down-Kontrolle des Aufmerksamkeits- und Erregungsniveaus könnten sich als Persönlichkeitsfaktor auswirken und somit vermittelt psychopathologische Reaktionen bestimmen.

Modelle des Arousals

Die Neurophysiologie von Arousal im Verhalten ist inzwischen in einigen Modellen gut untersucht. Die Schreckreaktion des »startle« wird beispielsweise durch einen gezielten Luftstoß auf das Auge, die Kornea, erzielt und die beteiligten Neurone, die den Augenschluss bewirken, wurden charakterisiert (Koch 1999).

Ein Arousal aus einem Zustand niedriger Vigilanz wird in der Orientierungsreaktion untersucht, bei der sich ein Tier aufrichtet, umschaut und sich vorbereitet, potenzielle Gefahren abzuwenden. In vielen Untersuchungen ist die Erhöhung der Herzfrequenz als Zeichen der Aktivierung gemessen worden etc.

Im EEG kann der Grad der Desynchronisierung der Alpha-Grundaktivität als Maß des Arousals beobachtet werden. Hierbei sind thalamische Mechanismen involviert.

Thalamische Aktivierung, ERTAS

Thalamisches fokales Aktivierungssystem, ERTAS, extended reticulothalamic activating System (Newman 1997). Das cholinerge System kann durch regional spezifische kortikale Aktivierung eine erste selektive Funktion der Aufmerksamkeit leisten, z. B. die Aufmerksamkeit auf sensorische Kanäle. Durch die cholinerge Aufmerksamkeitsfunktion erfolgt auch eine Beeinflussung des thalamischen Filters für die sensorischen Systeme, die Informationen zum Kortex senden. Ein Patient mit einem anticholinergen Delir kann die Aufmerksamkeit nicht mehr zuwenden, bzw. allgemein, die Aufmerksamkeit regulieren. Dies kann mit der Störung der selektiven regionalen kortikalen Aktivierung von Hirnrealen erklärt werden.

Ausgehend von pedunkulopontinen und laterodorsalen tegmentalen Kernen erfolgt eine cholinerge Aktivierung der unspezifischen Thalamuskerne, speziell der intralaminaren und retikulären Kerne (s. Mesulam 2000). Die retikulären Thalamuskerne sind über GABA inhibitorisch im Kortex wirksam. Sie werden kortikal exzitatorisch, cholinerg jedoch inhibitorisch gesteuert. Daraus kann gefolgert werden, dass sie bei cholinerger Aktivierung ihre Kontrollfunktion vermindern und eine höhere Aktivierung des Kortex durch sensorische Stimuli erlauben (s. Mesulam 2000).

In Untersuchungen konnte die geschilderte Aktivierung gezeigt werden: Eine Variation von Entspannung zu intensiver Attentiveness wurde untersucht. Sowohl die retikulare Formation als auch die intralaminaren Kerne des Thalamus waren während der Attentiveness aktiv, wobei ein korrelativer Zusammenhang der Aktivität der Hirnregionen dargestellt wurde (Kinomura et al. 1996).

Arousalniveau und Attentiveness

Während ein Arousal ein markantes Ereignis darstellt, ist das Niveau der Aktivierung durch die aktivierenden Hirnstammneurone eher als ein quantitatives Phänomen zu sehen, das von Moment zu Moment verändert sein kann. Das Arousalniveau soll vorwiegend unspezifisch das Ausmaß der unfokussierten Aufmerksamkeit beschreiben, welches im angloamerikanischen Bereich auch als »attentiveness« bezeichnet wird. Dabei wird zunächst von der Position ausgegangen, dass dieses Arousalniveau am besten als Summe bzw. Integral der Aktivierungen verschiedener Systeme aufzufassen ist. Es resultiert letztlich ein fluktuierendes Niveau der unfokussierten Aufmerksamkeit.

Das Arousalniveau wird überwiegend unwillkürlich reguliert: Beispielsweise spielt das aufsteigende retikuläre aktivierende System (ARAS) mit seinen verschiedenen Transmittersystemen beim Aufwachen eine Rolle. Dies gilt auch für das Arousal durch einen Stimulus, der eine überraschende Aktivierung bewirkt.

Argumente sprechen dafür, dass die unfokussierte Aufmerksamkeit durch Prozesse gesteuert ist, die in zwei Bereichen wirken. Die Auflösung der psychischen Dimension Attentiveness in zwei Bereiche ist vergleichbar mit der Temperaturempfindung in heiß und kalt, die physiologisch in verschiedene Mechanismen für Warm- und Kaltempfindung aufgelöst ist, obwohl sie physikalisch zu einer einzigen Temperaturdimension gehört. Mit der Heiß- und Kaltwahrnehmung vergleichbar existiert nicht nur eine Dimension des Aufmerksamkeitsniveaus, sondern eine bidirektionale Auslenkbarkeit des Niveaus der unfokussierten Aufmerksamkeit wäre zu postulieren – die eine Richtung zur Verminderung der Attentiveness zum Schlaf, der Ermüdung, und die andere in Richtung des höchsten Arousals, einem attentionalen Erregungszustand.

Dies hätte auch zur Folge, dass ein Wachzustand, der durch ein regelmäßiges Alpha-

EEG charakterisiert ist, als ein Ausgangszustand zu beschreiben ist, der von vielen Prozessen aufrechterhalten wird und aus dem es Auslenkungen einerseits in die Richtung Schlaf und andererseits zu erhöhtem Arousal gibt. Dafür spricht zumindest, dass es ein phylogenetisch altes Verhaltensmuster der Schlafvorbereitung in der Müdigkeit gibt.

Möglich wäre auch, dass Arousalsysteme und die Attentiveness unterschiedlich reguliert werden. Danach wären zwei mehr getrennte Systeme denkbar, die aber aufeinander einwirken: Eines wäre das Vigilanzsystem, das die Wachheit reguliert und meist im Wachzustand aktiv ist und ein anderes das der Arousalfunktionen, die durch externe Stimuli und Inhalte, mit denen sich die Person beschäftigt, angeregt werden.

4.5.3 Fokussierte Aufmerksamkeit

Seit dem Mittelalter existiert die Vorstellung, ein »Inneres Auge« bewege sich, wenn eine Person in Gedanken auf etwas achtet. Jaspers erwähnt in seiner Psychopathologie (xyz Aufl. 1942) das Bild des Scheinwerferstrahls für die Aufmerksamkeit auf der Bühne des Bewusstseins. In diesem Denkbild wird die fokussierte Aufmerksamkeit anschaulich, wenn man an Helligkeit und Fokussierung des Strahls des Bühnenscheinwerfers denkt und dazu – als Bild der Attentiveness – die Hintergrundbeleuchtung betrachtet.

Diese Denkbilder führen uns aber zu falschen physiologischen Erwartungen. Es gibt außer den thalamischen und cholinergen Mechanismen der selektiven Aktivierung von Hirnregionen und größeren Neuronengruppen keine Struktur, die dem Strahl der Aufmerksamkeit entsprechen könnte. Im Gegensatz zu diesem populären Bild ist die Autopoiesis des Aufmerksamkeitsfokus in Netzwerken etwas sehr Unanschauliches (s. u.).

Die einfachsten Mechanismen der selektiven Aufmerksamkeit sind das Augenschließen oder das Sich-Abwenden versus Sich-Zuwenden etc. Die Augenbewegungen sind die wichtigsten Effektoren der Aufmerksamkeitssteuerung. Der psychopathologische Diagnostiker beachtet sie in der Untersuchung. Die Steuerung der Augen-

bewegungen ist eng mit der Steuerung der fokussierten Aufmerksamkeit gekoppelt.

Fokussierte Aufmerksamkeit, stimulusgeleitet; Räumliche fokussierte Aufmerksamkeit
Jedes visuelle Neuron hat ein rezeptives Feld, es ist somit auch schon in gewisser Weise selektiv. Die visuelle Aktivierung durch ein Objekt hat also bereits eine Fokussierung zur Folge.

Die räumliche fokussierte Aufmerksamkeit ist wegen der Mechanismen der Augenbewegung ein Sonderfall; normalerweise wenden wir Augen, Kopf und Körper gemeinsam (Astafiev et al. 2003). Nach der Entdeckung eines interessierenden Objekts an einem Ort werden Neurone der superioren Colliculi und frontalen Augenfelder zusammen mit parietalen Hirnarealen voraktiviert. Die Aufmerksamkeitswendung – zunächst ohne Augenbewegung – hat die Funktion, die nächste Bewegung, in diesem Fall die Bewegung der Augen, vorzubereiten (s. Kustov und Robinson 1996). Untersuchungen weisen darauf hin, dass bei der Aktivierung von Sakkaden für eine Zielarea die Reagibilität für Stimuli dort gleich miterhöht wird, also die Aufmerksamkeit dort fokussiert wird (Moore und Armstrong 2003). Die Lenkung der räumlichen Aufmerksamkeit auf einen Ort hängt eng mit der Bereitschaft, dort hinzusehen, zusammen, d. h. direkt mit den Mechanismen der Augenbewegungen. Bei fokussierter visueller Aufmerksamkeit auf die Umgebung sind besonders der posteriore inferotemporale Kortex und die visuelle Area V4 beteiligt (DeWeerd et al. 1999).

Das Modell der fokussierten Aufmerksamkeit ist bei der Untersuchung von zwei konkurrierenden visuellen Stimuli aufgestellt worden und als »Beeinflussung der Konkurrenz« beschrieben worden (»biased competition«; Desimone und Duncan 1995).

1. Grundlegender Ausgangsbefund ist, dass ein visuelles rezeptives Feld für einen Stimulus spezialisiert ist, beispielsweise einen schrägen Balken. Das Neuron feuert besonders intensiv, wenn dieser Stimulus in das rezeptive

Feld gerät (oder vom Versuchsleiter dorthin projiziert wird).

2. Nun verringert sich die Aktivierung, wenn neben dem spezifischen Stimulus auch ein unspezifischer Stimulus im rezeptiven Feld gezeigt wird, also zwei Stimuli (neben dem schrägen Balken ein senkrechter Balken). Die Konkurrenz schwächt die spezifizierte Antwort des Neurons. Hier werden offenbar inhibitorische Neuronenverbindungen wirksam.

3. Die fokussierte Aufmerksamkeit auf den schrägen Balken kann nun die alte spezialisierte Antwort des Neurons wiederherstellen, trotz der Konkurrenz durch den senkrechten Balken.

Die Untersuchungssituation der Darbietung von zwei Stimuli im rezeptiven Feld wirkt zunächst zwar etwas künstlich – aber bei näherer Betrachtung ist gerade im Gegenteil die isolierte Darbietung eines Stimulus die künstliche Situation, die in der Umwelt praktisch nie auftritt.

Modell der Entstehung von Aufmerksamkeit durch externe Stimuli

Besonders auf den Arbeiten von Koch (2005) beruht eine Sichtweise, nach der die Aufmerksamkeit und bewusste sensorische Wahrnehmung sich im Prozess der Wahrnehmung entwickelt. Ausgehend von einem Begriff der Aufmerksamkeitsressourcen wird argumentiert, dass die überwiegende Anzahl Stimuli, die im visuellen System dem Kortex präsentiert werden, nicht wahrgenommen werden, weil sie nicht in der Lage sind, Aufmerksamkeitsressourcen an sich zu binden. Nur Stimuli, die etwas darstellen, welches in irgendeiner Weise auf Bedeutung, Interesse, Instinkte und angeborene auslösende Mechanismen, oder natürlich das gegenwärtig bewusste Interesse und den Fokus der jeweils gültigen Fokussierung der Aufmerksamkeit trifft, haben eine Chance, aufmerksam wahrgenommen zu werden – d. h. nicht im perzeptuellen Prozess unbeachtet zu verschwinden. Natürlich erwecken Stimuli, die im Konflikt zu den eben genannten Interessen und Instinkten stehen, auch Aufmerksamkeit.

Das Modell kann in einer für die Psychopathologie besonders eindrücklichen Weise belegen, wie im Prozess der Wahrnehmung bereits durch ein Wechselspiel von sensorischer Analyse (bottom up) und Top-down-Prozessen gefiltert wird, was für die Person wichtig ist, bzw. was die in der Informationsverarbeitung angelegten Strukturen fördern oder herausfiltern. Damit kann erklärt werden, wie inhaltliche Fixierungen bei psychiatrischen Erkrankungen auf die sensorische Filterung einwirken. Beispielsweise achten Mitarbeiter in Menschenansammlungen im Betrieb unwillkürlich auf ihre Vorgesetzten. Fremde jedoch, die diese Beziehung unter den Personen nicht kennen, achten auf Anderes.

Aus dem oben Angeführten wird die Selektivität der Wahrnehmung deutlich, die immer besteht und normalerweise praktisch alles ausblendet, was nicht notwendig erscheint. Wenn eine Person »Achtsamkeit« ausübt, sich aufmerksam allen Modalitäten und Richtungen der sensorischen Systeme widmet, wird ihr deutlich, wie viele der Informationen schon seit langem nicht mehr beachtet worden waren. Diese primäre Selektivität geschieht zwar durch sensorische Analyse (bottom up) und in Interaktionen mit angelegten oder trainierten Systemen, jedoch ohne dass der Prozess der Top-down-Fokussierung oder anstrengende Konzentrationsleistung notwendig ist.

Fazit
Intern generierte und extern generierte Aufmerksamkeit haben ein Gewichtungsgefüge gemeinsam. Dies bestimmt, welche mentalen, intern bedachte bedachten Objekte den Aufmerksamkeitsfokus auf sich ziehen, andererseits aber auch, welche externen Stimuli vorverarbeitet werden und dabei Aufmerksamkeitsressourcen an sich binden können, um den Aufmerksamkeitsfokus zu erhalten. Es ist von Protoobjekten gesprochen worden (Resnik 2000). Diese vorverarbeiteten Objekte können rasch die Aufmerksamkeit auf sich ziehen, aber auch wieder der Unaufmerksamkeit anheimfallen.

Damit hängt die Alltagserfahrung zusammen, dass uns beim Zauberer auch sehr wichtige Dinge entgehen, von denen dieser geschickt hat ablenken können, indem er die Aufmerksamkeit auf andere Ereignisse gelenkt hat (Mack und Rock 1998). Auch kann dieses Modell Differenzen der Wahrnehmung erklären, die z. B. bei einem Ehepaar deutlich wird, die durch eine den beiden Personen unbekannte Stadt spazieren. Weiterhin ist, hinsichtlich der Psychopathologie schizophrener Patienten, die Relation zu gestaltpsychologischen Ergebnissen über die Verzerrung ihrer Wahrnehmung zu sehen. Inhaltlich verzerrte Wahrnehmungen werden aber auch bei den Angst- und Persönlichkeitsstörungen beobachtet.

Dynamische Veränderungen des Aktivierungsmaximums

Das Maximum der Aktivierung in einem neuronalen Netz verändert sich stets, wenn andere Inhalte, sensorisch angeregt oder im Denkverlauf, in den Vordergrund rücken. Dies wird offenbar durch Vorinnervation erreicht, die die Membranpotenziale der Zielneurone erhöht, ohne dass schon Aktionspotenziale ausgelöst werden müssen -allerdings ist in der Folge die Auslösung von Aktionspotenzialen dieser Neurone erleichtert. Auf der Verhaltensebene wird dies in Priming-Experimenten gezeigt, bei denen Vorstimuli eine gewisse Ankündigung des Folgestimulus bewirken. Bei der Schizophrenie sind Veränderungen der spezifischen semantischen Aktivierung gezeigt worden (Spitzer 1993).

In letzter Zeit ist die Voraktivierung in einem eines »global workspace« (Baars 1998) diskutiert worden. Die selektive Voraktivierung von Ensembles im neuronalen Netz kann als Korrelat der selektiven Aufmerksamkeit gesehen werden.

Die assoziativen Verbindungen für die automatische assoziative fokussierte Aufmerksamkeit sind, wie für die räumliche, durch Rückmeldung an das neuronale Netz plastisch an die Umweltbedingungen anpassbar. Dabei finden sich Störungen in der semantischen Verarbeitung

schizophrener Patienten ohne neuroleptische Behandlung in der Wahnarbeit:

- Inkohärenz des Denkens bei Schizophrenie,
- Patient wirkt wie von Stimmen abgelenkt,
- im Denken werden die von der Person nicht prädizierbaren Assoziationen als von außen kommende, neue Information angesehen.

Wie wird die Aufmerksamkeit gelenkt?

Im Alltag geht es um die Steuerung der Aufmerksamkeit beim Auftreten relevanter sensorischer Stimuli; man denke an eine Kampfsituation. Ein Stimulus aktiviert dabei einen Aufmerksamkeitsfokus; z. B. achtet der Kämpfer zunächst auf die Faust des Gegners, die zurückgenommen ist und zum Schlag beschleunigt werden könnte – ist aber auch vorbereitet, einen Tritt abzuwehren.

In Kampfsportarten werden Aktions-Sequenzen trainiert. Die Aufmerksamkeit stellt sich auf die Erwartung von Folgereizen ein. Der Ablauf ist unwillkürlich, die Handlungsentscheidungen sind unbewusst. Die gerade beschriebene unwillkürliche, sensorisch gesteuerte Aufmerksamkeit ist von anderen Formen, besonders der bewussten, willkürlichen, nicht sensorisch gesteuerten fokussierten Aufmerksamkeit zu unterscheiden. Auf diese wird weiter unten eingegangen.

Ein Beispiel ist eine Person, die sich in einer überfüllten Bar zu Freunden setzt. Nach dem Orten des Sitzplatzes und Hinsetzen erfolgt ein Umschalten der räumlichen Aufmerksamkeit. Sie wendet sich vom Schwerpunkt-zentrierten (beim sich Setzen) zum digitozentrischen (beim Greifen einer Tasse und eines Zuckerwürfels aus einer Schale) zum allozentrischen (beim Erklären, wer neben dem Gegenüber sitzt) etc. Dafür werden verschiedene kortikale Regionen aktiviert und spezifische Neuronengruppen voraktiviert.

1. Ein sensorischer Stimulus aktiviert zunächst ein Neuronenensemble, das als Repräsentation seiner semantischen Einheit zu verstehen ist.
2. Diese Eingangsinformation aktiviert nach den Vorstellungen von Mesulam (2000) ein

Aufmerksamkeitsnetz, das die zu dem Inhalt in dem Kontext optimal angepasste Aufmerksamkeitsfokussierung bewirkt. Derart wird eine Aktivierung der Neurone, die für räumlich dem Stimulus entsprechende Orte zuständig sind, bewirkt. Der Eingangsinformation entsprechend werden in der Folge die Augen, der Kopf, der Rumpf und die Extremitäten ausgelenkt. Dazu kommt die Aktivierung der situationsentsprechenden Handlungsbereitschaft etc. Mesulam schlug ein neuronales Netz vor, das wie ein Parallel-distributed-processing-Netz über Schichten von Interneuronen eine Eingangsinformation zu einer Ausgangsinformation verarbeiten kann und welches lernen kann. Dabei werden Erfolgsmeldungen (oder Misserfolgsmeldungen) als Modifikatoren der Konnektivität der Neurone in den verschiedenen Schichten (Eingang, computationale Schicht von Interneuronen und Ausgangsschicht) eingesetzt (s. u.; McClelland et al. 1995). Wir haben es also zunächst mit einer unwillkürlichen Aufmerksamkeitslenkung durch Hinweisreize aus der Situation zu tun: Sie bewirken die angepasste Auslenkung der Aufmerksamkeit. Der Wechsel der angepassten Aufmerksamkeitsziele geht jeweils automatisch im Übergang der Situationen vor sich. Es können auch Informationen aus dem episodischen Gedächtnis in Situationen aufgerufen werden, aber dies ist nicht primär eine Funktion des Aufmerksamkeitssystems und führt häufig eher zu Unterbrechungen automatischer Aufmerksamkeitszuwendung.

Assoziative, kognitive Aufmerksamkeit
Im assoziativen Bereich, z. B. bei Denkinhalten, gibt es keinen dominierenden Einfluss der Augenbewegungen wie bei der räumlich fokussierten Aufmerksamkeit. Bei der assoziativ fokussierten Aufmerksamkeit geschieht jeweils die Aktivierung von semantisch nahen Einheiten. Dies ist aber auch schon eine grobe Veranschaulichung, da jede semantische Einheit bereits als ein distribuiertes Neuronenensemble vorzustellen ist: Erstens gehören Elemente eines Neuronenensembles, die eine semantische Einheit repräsentieren, auch zu Ensembles, die eng assoziativ verwandte semantische Einheiten kodieren. Zweitens aktivieren die Elemente eines Ensembles Elemente anderer – semantisch ferner stehender – Neuronenensembles.

▶ Aus den Darstellungen wird ein wichtiger Umstand deutlich: In jedem neuronalen Netz wird es immer ein Maximum an Aktivierung geben. Dieses ist zwar distribuiert, aber mehr oder weniger spezifisch auf die Repräsentation eines einzigen Inhalts gelenkt.

In bildgebenden Gehirnuntersuchungen werden spezialisierte Regionen für Objektklassen nachgewiesen. Eine gewisse Zentrierung eines Fokus auf eine Hirnarea, die in bildgebenden Untersuchungen demonstriert wird, ergibt sich aus der funktionellen Spezialisierung der Hirnregionen für bestimmte Reizqualitäten und auch gewisse Klassen von Objekten.

Bei der assoziativen gerichteten Aufmerksamkeit ergibt sich eine weitere psychopathologische Interaktion: Ist der Aufmerksamkeitsfokus beispielsweise auf einen Sachverhalt ausgerichtet, spricht man im angloamerikanischen Sprachraum davon, dass sich eine Person sich einer Tatsache bewusst ist – „being aware of a certain fact" (s. o.).

Willkürliche fokussierte Aufmerksamkeit – nicht stimulusgeleitet
Die Voraktivierung von semantisch verwandten Einheiten geschieht automatisch, wie es experimental-psychologische Untersuchungen zeigen. Im Gegensatz dazu erfolgt auch eine willkürliche Steuerung des Aufmerksamkeitsfokus. Diese kann ohne Stimulus auskommen. Die willkürliche Intention der Person kann programmierbar auf abstrakte Stimulusmerkmale, auf Gedächtnisinhalte etc. ausgerichtet werden. Sie kann auch nach Anweisung bzw. Instruktion in einem Test auf etwas gerichtet werden. Ein Beispiel ist das Achten auf besondere Stimulusmerkmale bei einer schnellen Reaktion, einer Aufgabe, bei der der gesuchte Stimulus nur selten auftaucht. Die optimale Aufmerksamkeits-Einstellung hat eine schnellere Reaktion zur Folge.

Zum einen können wir uns physisch einem Objekt oder einem Raum zuwenden, in dem ein Objekt erwartet wird – z. B. beim „den Blicken folgen", beim Hinschauen, wo andere hinschauen. Wir können dies auch beispielsweise im somatosensorischen Bereich. Willentlich können wir auf die Berührung durch die Socken/Strümpfe/Schuhe achten.

Dabei dürften die thalamischen Mechanismen der Aktivierung von Kortexarealen beteiligt sein. Sie bewirken eine Veränderung der Informationsverarbeitung sensomotorischer Repräsentationen. Thalamokortikale Verbindungen der Fingerrepräsentation werden bei Aufmerksamkeit auf die Finger verändert.

Aufmerksamkeit und mentale Anstrengung

Die Beispiele von Aufmerksamkeitsaufgaben machen gleich deutlich, dass es dabei um mehr oder weniger anstrengende mentale Tätigkeiten geht (»effort«). Diese sind in bestimmten Krankheitsbildern gestört, wie bei der schweren depressiven Episode. Es ist noch nicht geklärt, wie es zu diesem Phänomen kommt. Beispielsweise die frontale Organisation der fokussierten Aufmerksamkeit ermüdet, sie verbraucht also offenbar Ressourcen. Möglich ist die Erschöpfung von limitierten Kapazitäten, die in der Aktivierung von Hirnstammneuronen zu suchen wären. Danach kann eine Person in willkürlichen Aufmerksamkeitssituationen Hirnstammkerne aktivieren (»top down«) und diese zusätzlichen Aufmerksamkeitseffekte erlahmen nach einer gewissen, variablen Zeit.

Aufmerksamkeit und exekutive Funktionen

Da wir es im Alltagsverhalten mit der Vorbereitung motorischer Aktionen zu tun haben, ist weiterhin eine Beziehung zu exekutiven Funktionen zu betrachten (s. auch Wu 2023). Ein Beispiel kann dies verdeutlichen. Eine Aufgabe, die eine starke Fokussierung der Aufmerksamkeit erfordert, ist der Stroop-Test; er bereitet außergewöhnlich viel Mühe. Dabei erfordert die Interferenzaufgabe das Benennen der Farbe eines Wortes, welches aber eine weitere Farbe bezeichnet: Die Farbe der Buchstaben des Wortes »Gelb« ist z. B. »rot«, und „Rot" muss gesagt werden. Es darf nicht gelesen werden, sondern es muss der Name der jeweils differenten Farbe gesagt werden, in der das Farbwort geschrieben ist. Der entscheidende Umstand ist, dass das hochautomatisierte Lesen die Lösung schneller erarbeitet im Vergleich zu dem weniger alltäglichen, deswegen langsameren Farbbenennen. Aus diesem Grund muss die interferierende Leseinformation gehemmt werden, damit die Benenninformation ungestört und schnell motorisch umgesetzt werden kann. Dies führt zu einem Konflikt in der Handlungssteuerung. Bei diesem mühevollen Test ist das anteriore Cingulum aktiviert (Barch et al. 2001). Auch schnell zu reagieren, kostet Mühe, wie in der Physiologie der Reaktionszeiten zu zeigen ist (Winterer et al. 2002).

Aus den genannten Gründen der Organisation für die Motorik wird die Stroop-Aufgabe zur exekutiven Aufmerksamkeit gezählt. Dabei wird die Aufmerksamkeit auf eine Kategorie sensorischer Erfahrung gelenkt und andere Kanäle der Sinnesinformation werden unterdrückt. Wer einmal den Test durchgeführt hat spürt die Anstrengung, die eine schnelle Bearbeitung erfordert. Dies erklärt auch, dass die Validität für psychopathologische Untersuchungen nur bei hochmotivierten Personen gegeben sein kann (s. Salthouse 2005).

Neben den Merkmalen der willkürlichen Steuerung und der Anstrengung ist noch das des aktiven Haltens eines Aufmerksamkeitsfokus ohne Stimulus hervorzuheben. Damit ergibt sich eine enge Beziehung zu den Funktionen der Sustained-activity-Neurone, die besonders im Frontalhirn gefunden werden (Fuster 1990). Mit anderen Worten: Eine Überlappung von willkürlicher, fokussierter Aufmerksamkeit ohne Stimulus und Arbeitsgedächtnisfunktionen ist gegeben (Kap. 6 Exekutive Funktionen und Arbeitsgedächtnis).

Es ist auch von einem sensorischen Filter gesprochen worden. Ein programmierbarer Filter lässt nur die Stimulusmerkmale durch, die das Programm vorher definiert hat. Zum Teil lassen sich experimentalpsychologische Aufgaben der selektiven Aufmerksamkeit damit am besten beschreiben. Ein Beispiel aus dem alltäglichen Leben ist das – bereits angesprochene – Suchen nach einer Person, die blond ist und ein rotes Hemd trägt, in einer belebten Geschäftsstraße. Filter sind in der Informationstechnologie realisiert und es ist die Frage, ob das Denkbild des Filters aus dieser Analogie nicht zu falschen Erwartungen physiologischer Mechanismen führt.

Wie geschieht physiologisch die Programmierung eines Selektionsfilters? Zunächst haben wir bei der assoziativen Aufmerksamkeit gesehen, dass die Aktivierung von speziellen Inhalten über das neuronale Netz eine Voraktivierung von relevanten Neuronen bewirkt. Damit ist bereits ein Mechanismus angesprochen. Aber es gibt noch einen weiteren Mechanismus.

Die Funktionen der Projektionen vom Kortex zu den Basalganglien und über den Thalamus zurück zum Kortex, der »frontal loops« (Lichter und Cummings 2000), sind vielfältig, aber eine Funktion scheint die Selektion und Aufrechterhaltung der Aktivität von Neuronen des Frontalhirns zu sein (Gao et al. 2001; Gao und Goldman-Rakic 2003). Damit kann frontal Kortexaktivität aufgebaut werden, die zur Steuerung von motorischen Prozessen, aber auch der Top-down-Kontrolle sensorischer Prozesse und damit der selektiven Aufmerksamkeit benötigt wird. Man kann die hier angesprochene Funktion der Sustained Activity-Neurone in der Funktion programmierbarer sensorischer Filter mit dem Halten von Adressen vergleichen, die für das Suchen im Gedächtnis benötigt wird. Wenn sensorisch oder beim Suchen im Gedächtnis die richtige Adresse erscheint, meldet der Filter das Eintreffen des Ereignisses. Bei Delayed-response-Aufgaben ist unter anderem das Halten von spezifischer sensorischer Information essenziell, die für die Erfüllung der Aufgabe nach dem Delay, der Verzögerung, notwendig ist (Fuster 1990).

Dopaminerge Neurone

Die dopaminergen Neurone des Hirnstamms haben psychiatrisch eine große Bedeutung:

1. sie vermitteln neuroendokrine Effekte,
2. sie wirken in den Verschaltungen der Basalganglien (s. u.) und

3. sie innervieren den Kortex, besonders das Frontalhirn.

Im Kortex betrifft die kortikale Innervation vorwiegend den Subtyp der D1-Rezeptoren. Die Sustained-activity Neurone des frontalen Kortex werden durch diese Aktivierung in ihrer Aktivität vermindert (Gao et al. 2001; Gao und Goldman-Rakic 2003). Eine Rolle beim Halten der Aufmerksamkeit auf ein Objekt ist zu vermuten. Offenbar ist die dopaminerge Cortexinnervation weniger für ungezielte Aktivierung im Arousal verantwortlich als für die Einrichtung fein abgestimmter kognitiver Filterung, Working-memory und motorischer Steuerung.

Offenbar sind also die Sustained-Activity Neurone nicht nur für den Zeitaspekt in motorischen Abläufen, sondern auch für den Kontrollaspekt der Aufmerksamkeit essenziell, also die Aufrechterhaltung von Aufmerksamkeit auf Situationen, in denen kein Stimulus die Aufmerksamkeit leitet. Ein evolutionäres Beispiel ist das aufmerksame Warten beim Beutefang. Über eine Periode von möglicher Ablenkung hinweg wird die Aufmerksamkeit auf einem Ort gehalten – wegen der Chance, dort ein Beuteopfer zu entdecken.

Aufmerksamkeitsstörungen erfolgen nicht nur nach Hirnstamm- und Thalamusläsionen, bei denen auch eher Vigilanz und Arousal betroffen sind, sondern früh wurde auch die Rolle von Aufmerksamkeitsstörungen nach Frontalhirnläsionen bemerkt. Besonders die frontalen Hirnareale sind bei der Bemühung, die Top-down-Kontrolle der Aufmerksamkeit zu organisieren, beteiligt. Eine Störung der programmierbaren, willkürlich fokussierten Aufmerksamkeit wird klinisch häufig getestet und ist besonders bei der Schizophrenie feststellbar.

Für die Top-down-Kontrolle von visueller Aufmerksamkeit scheint der Thalamus, und zwar besonders der relativ große Kern des Pulvinar, eine zentrale Rolle zu haben (LaBerge und Buchsbaum 1990). In der neuropsychologischen Literatur ist der Neglekt, die Vernachlässigung der Wahrnehmungsobjekte einer Seite, gut untersucht worden (Karnath 2001). Für die Psychopathologie ist wichtig, dass sich die Störung der Aufmerksamkeitslenkung auch auf die Repräsentation von Erinnerungsbildern der visuellen Vorstellung bezieht.

Dies ist durch das berühmte Experiment Bisiachs klar geworden: Patienten mit Neglekt vernachlässigen auch ihre Vorstellung der betroffenen Seite, beispielsweise wenn die italienischen Patienten sich vorstellen sollten, vor dem Mailänder Dom zu stehen. Sie beschrieben nur die nicht vernachlässigte Seite, nicht aber die Vernachlässigte. Dies änderte sich schlagartig, als sie aufgefordert wurden, sich in der Vorstellung umzudrehen, sodass nun die Vorstellungen der vorher vernachlässigten Seite allein berichtet wurde.

Da in der Psychopathologie weniger lateralisierte Läsionen als Anlagestörungen und degenerative Veränderungen der kritischen Regionen für die pathologischen Phänomene verantwortlich sind, ist etwas Allgemeineres zu folgern: Aus der Störbarkeit der Aufmerksamkeitswendung auf interne Repräsentationen ist abzuleiten, dass die Prozesse des Abrufs von mentalen Repräsentationen generell gestört sein können, wobei die Repräsentationen dabei selbst ungestört sind; mit anderen Worten: bei bestimmten psychiatrischen Krankheitsbildern ist eine Störung des Zugangs zu Vorstellungen zu erwarten.

Abschlussbemerkungen

In kaum einem psychiatrischen Feld sind Diskrepanzen zwischen den vielfältigen klinischen Phänomenen, den neurowissenschaftlichen Befunden von Subsystemen und der Unsicherheit, was neuropsychologisch bzw. experimentalpsychologisch für die Diagnose nutzbar gemacht werden kann, derart groß wie im Feld der Aufmerksamkeitsfunktionen.

Störungen der Aufmerksamkeit liegen psychopathologischen Phänomenen in anderen Bereichen zugrunde wie Bewusstseinsstörungen, Denkstörungen und affektiven Symptomen. Die Verbindungen werden in den nächsten Jahren näher untersucht werden müssen.

4.6   Psychopathologische Merkmale der Aufmerksamkeit

Müdigkeit verstärkt

Definition. Die Person fühlt sich – über einen größeren Zeitraum hinweg – müde und hat eine erhöhte Einschlafneigung. Sie ist dabei in der Intensität und der Kontrolle der Aufmerksamkeit gestört.

Dies zeigt sich darin, dass Aufgaben, die Aufmerksamkeit erfordern, nicht mehr wie früher geleistet werden können. Nach dem Wecken ungestörte kognitive Funktion. Subjektive Qualität der Müdigkeit im Gegensatz zum Merkmal „hypoattent".

Beispiel

- Ein Patient hat 3 Tage nicht ausreichend schlafen können. Im Interview ist er unaufmerksam, fahrig. Wenn er allein gelassen wird, neigt er dazu, still und schlaff dazusitzen und einzunicken.
- Ein Patient hat eine übersteigerte Tagesmüdigkeit. Obwohl er ausreichend versuchte, zu schlafen, ist er den ganzen Tag über müde und bereit, jederzeit einzuschlafen (in Pausen ohne Anforderung an ihn nickt er ein).
- Ein Patient fühlt sich bereits nach dem Lesen einer Seite müde, er legt das Buch weg, obwohl ihn der Inhalt interessieren könnte. Er kann die Aufmerksamkeit nicht mehr aufbringen und muss sich ausruhen.

Stellung in der Psychopathologie. AMDP 105.

Verwandte Begriffe: Tagesmüdigkeit.

Psychopathologische Interaktionen
- sensorische Restriktion über längere Zeit,
- Überlastung z. B. durch Arbeit,
- Schlafstörung.

Differenzialdiagnostische Abgrenzungen
- Bewusstseinsstörung   (Bewusstseinsverminderung nach AMDP) – Differenzierung

von der Bewusstseinstrübung als gestörte Vergegenwärtigung der die Person aktuell betreffenden Sachverhalte,

- Konzentrationsstörung und Ablenkbarkeit von längerdauernden Aufgaben,
- Apathie, Stupor, motorische Verlangsamung.

Weitere Charakterisierung

- Verminderung der reinen Wachheit,
- charakteristische Verminderung der ungerichteten Aufmerksamkeit – neben der subjektiven Charakteristik der Müdigkeit ist hier gleichzeitig die objektive Beeinträchtigung im Rahmen der Müdigkeit (z. B. Verminderung der ungerichteten Aufmerksamkeit) eingeschlossen – z. B. wichtig für Patienten, die Müdigkeit leugnen wollen, die aber z. B. an Hand der Einschlafneigung zu sichern ist.

Selbst-/Fremdbeurteilung. Mehr Selbst- als Fremdbeurteilung.

Interview für Rating. Interview über Introspektion und vor allem das Erleben des Einschlafens, des Einnickens.

Neuropsychologie/Objektivierung

- Verhaltensbeobachtung,
- Reaktion auf Weckreize – ein einmaliger Weckreiz führt nur zu temporärer Steigerung der Aufmerksamkeit, dann stellt sich der vorherige Zustand wieder ein,
- möglichst Fremdbeobachtung – Schlafzeiten und Schlafqualität,
- Arbeitsproben;

Früher wurden Uhren verwandt, die verfolgt werden mussten und deren irreguläre Sprünge bemerkt werden mussten (s. o.).

Schweregrad

1. Von gelegentlicher und leicht erhöhter Schlafbereitschaft bis zu imperativem Schlafbedürfnis (wie z. B. bei der Narkolepsie),
2. leicht verringertes Arbeitspensum, ohne dass Müdigkeit auftritt bis vollständige Leistungsunfähigkeit wegen Ermüdung bei leichtester Belastung.

Pathognomonisch für: Übermüdung, Narkolepsie.

Spezifikationen

1. Gesteigerte Tagesmüdigkeit,
   - nach Schlafrestriktion vs. ohne,
   - akut neu aufgetreten, habituell,
2. Müdigkeit nach kürzerer Belastung (gesteigerte Ermüdbarkeit),
   nach bereits geringfügigen Betätigungen kommt es zu Ermüdung auf mentalem Gebiet mit Nachlassen der Aufmerksamkeit - und potenziell zusätzlich auf somatischem Gebiet mit dem Gefühl der Mattigkeit,
   - als reine Aufmerksamkeitsreduktion, Vigilanzminderung,
   - mit somatischer Mattigkeit.

Begriffliche Probleme des Merkmals. Wir haben die Überzeugung, Müdigkeit alltagspsychologisch durch Introspektion richtig identifizieren zu können. Dies ist aber nicht überzeugend, denn dabei wenden wir auch die Einschlafneigung als Kriterium an, also eine Verhaltensvariable.

Neurowissenschaftliche/kognitiv neurowissenschaftliche Modellvorstellungen

1. Noch nicht näher bekannte Verminderung der tonischen Aufmerksamkeitsfunktionen in Vorbereitung zum Schlafverhalten,
   - ein Faktor kann die Eintönigkeit der Umgebung oder Motivationsstörung sein,
2. Neuropsychologische Untersuchungen haben die Störung der Aufmerksamkeit und die Störung von (exekutiven) Frontalhirnfunktionen in der Müdigkeit zeigen können,
3. Arousal kann nur temporär die Aufmerksamkeit verbessern,
4. unerwünschte Arzneimittelwirkung z. B. bei Neuroleptika,
5. möglicherweise spezielle Pathophysiologie der gesteigerten Müdigkeit und Ermüdbarkeit bei Depressionssyndromen,

6. Orexine können die Funktion der Hirnstammkerne, u. a. des Locus coeruleus, fördern –
das Orexinsystem ist bei Narkolepsie gestört.

Hypoattent

Definition. Erniedrigung des Niveaus ungerichteter Aufmerksamkeit bzw. des Arousal-
niveaus, trotz ausreichender Anregung durch die
Umgebung.

Beispiel. Ein Pat. ist passiv, schläft aber nicht;
er kann durch Ansprache oder Berührung nicht
ausreichend aktiviert werden, obwohl er der Untersuchung gegenüber nicht ablehnend ist.

Verwandte Begriffe. Hypoarousal – beschränkt
auf einen pathophysiologischen Mechanismus,
schließt nicht andere Arten der Aufmerksamkeitssteuerung ein.

Psychopathologische Interaktionen. Motivation, Müdigkeit, Bewusstseinseintrübung.

Differenzialdiagnostische Abgrenzungen. Verweigerung, Mutismus.

Selbst-/Fremdbeurteilung. Fremdbeurteilung.

Interview für Rating. Beobachtung der Wahrnehmung der Umgebungsreize: Nachfragen.

Neuropsychologie/Objektivierung. Aufmerksamkeitsbezogene Bewegungen wie Hinschauen,
sich zuwenden, zeigen etc., sind vermindert.

Schweregrad
- leicht: eine Reduktion der sonst üblichen ungerichteten Aufmerksamkeit wird bemerkt,
ist nicht beeinträchtigend,
- schwer: ein nicht aktivierbarer Status, bei
dem der Pat., der motiviert ist, sich nicht der
Kommunikation widmen kann.

Begriffliche Probleme des Merkmals. Die Abgrenzbarkeit von Vigilanzminderung im Sinne
der Ermüdung oder Müdigkeit ist noch zu überprüfen.

**Neurowissenschaftliche/kognitiv neurowissen-
schaftliche Modellvorstellungen**
Die Bottom-up-Aktivierung durch Stimuli ist gestört. Ein möglicher Mechanismus ist, dass die
ARAS-Kerne der retikulären Formation gestört sind,
bzw. deren Afferenz oder Efferenz. Alternativ kann
der Transmitter- oder Rezeptormetabolismus der
Hirnstammkerne des Arousalsystems gestört sein.

Weiterhin kann auch die Top-down-Aktivie-
rung der Aufmerksamkeit gestört sein, weil bei
neuen Stimuli nicht erkannt wird, dass es sich
um für die Person wichtige Stimuli handelt.
»Novelty« wird nicht als Arousalanlass weiter-
gemeldet.

Hyperattent – Hyperarousal

Definition. Gesteigertes Niveau der ungerichteten Aufmerksamkeit.

Beispiel. Ein Patient ist aufgeregt, er schaut
unruhig hin und her, hört gespannt zu, in Erwartung von etwas Unbestimmten. Der Patient
wartet gespannt, kann aber nicht genau sagen auf
was.

Verwandte Begriffe. Manchmal missver-
ständlich als Hypervigilanz bezeichnet, ebenso
beschränkt der Begriff Hyperarousal den Zustand auf temporäre Arousalzustände.

Psychopathologische Interaktionen. Misstrauen,
Wahnstimmung, Erregungszustand, Angstzustand.

**Differenzialdiagnostische Ab-
grenzungen.** Angst, Aggression.

Selbst-/Fremdbeurteilung. Fremdbeurteilung.

Interview für Rating. Fragen nach Motivation, emotionaler Qualität des erhöhten Arousal-
niveaus.

**Neurowissenschaftliche/kognitiv neurowissen-
schaftliche Modellvorstellungen**
Zustand erhöhter ungerichteter Aufmerksamkeit, erhöhten Levels von Arousal. Aus diesem

Zustand kann die Aufmerksamkeit sich jederzeit intensiv auf etwas unbestimmt Erwartetes einstellen, im Sinn von selektiver Aufmerksamkeit auf etwas richten. In einem derartigen Zustand wird alles in der Umgebung immer wieder kurz beachtet. Beziehung zur ängstlichen und aggressiven Erregung.

Fokussierte Aufmerksamkeit vermindert

Definition. Maximale fokussierte Aufmerksamkeit ist vermindert. Die Fähigkeit ist gestört, sich – trotz Interesses – für eine Aufgabe zu aktivieren, sich mental aktiv einem Gegenstand zuzuwenden.

Zur Aktivierung der fokussierten Aufmerksamkeit gehört auch die Zuwendung der Aufmerksamkeit. Diese beinhaltet wiederum die Abwendung vom letzten Fokus der Aufmerksamkeit, wenn gerade einer bestanden hat. Flexibilität meint, sich von einem Stimulus abzuwenden, um sich einem dann interessierenden neuen Gegenstand zuzuwenden.

Beispiel

- Eine Patientin ist bei der Bearbeitung von einfachen Aufgaben in der psychopathologischen Untersuchung nicht auf die jeweilige mentale Funktion aufmerksam, was an Augenbewegungen, Gestik und auch ablenkenden sprachlichen Äußerungen abzulesen ist. Die Patientin lässt aber erkennen, dass sie die Aufgaben lösen möchte.
- Ein Patient kann sich den Fragen des Untersuchers nicht aktiv zuwenden, obwohl er sie versteht und auch Bemühungen unternimmt. Er kann Aufgaben, die eine Sequenz mühevoller Informationsverarbeitung beinhalten, nicht durchführen.

Stellung in der Psychopathologie. Undifferenziert wurden meist Aufmerksamkeits und Konzentrationsstörungen zusammengefasst, s. AMDP 10.

Psychopathologische Interaktionen. Motivation, Müdigkeit, Bewusstseinseintrübung, Inkohärenz.

Differenzialdiagnostische Abgrenzungen: Aufmerksamkeitstests sind nur nach Ausschluss elementarer neurospychologischer Defizite, die die Leistungsstörung ebenfalls erklären könnten, zu werten.

- Incompliance (diagnostisch), Motivationsprobleme,
- Konzentrationsstörung als Sonderproblem bei lange dauernden Aufgaben; kann durch Gedankenabreißen, gestörte Kontrolle im Antriebsbereich und Antriebssteigerung oder depressive Gedanken über die Sinnlosigkeit oder Anhedonie verursacht sein,
- Müdigkeit s. o.,
- Bewusstseinseintrübung – die Person kann sich die ganze Situation nicht vollständig mit allen Aspekten und Anforderungen vergegenwärtigen und entsprechend handeln,
- normale Varianz von Aufmerksamkeit.

Neuropsychologie/Objektivierung.
- Ein Pat. kann sich nicht dahingehend aktivieren, eine leichte Serie von mentalen Routineprozessen abzuarbeiten, wie Zahlen nachsprechen, Monate rückwärts sagen,
- Tests wie Durchstreichlisten, bei denen ein Merkmal gesucht werden muss und die nach Zeit und Fehlern ausgewertet werden, und »continuous performance tests« werden verwendet - mit und ohne Working-Memory-Komponente,
- häufig werden Tests psychomotorischer Schnelligkeit wie Pfadfindertests (Trailmaking-Test) verwendet, können aber nur bei Ausschluss einer rein motorischen Verlangsamung und Motivationsstörung im Sinne der Störung der Aufmerksamkeit gewertet werden,
- häufig verwendet wird auch der Test exekutiver Aufmerksamkeit wie der Stroop-Test (s. o.), bei dem Leseinformation von Wörtern unterdrückt werden muss, um effektiv die anderslautende Farbbenennung zu sagen,
- kurze Proben der Aufmerksamkeit und Konzentration wie Monate rückwärts aufzählen oder serielle Subtraktion (100 minus 7, vom

Ergebnis wiederum 7 abziehen etc.) werden routinemäßig durchgeführt. Sie sind aber nur nach Ausschluss elementarer neuropsychologischer Defizite, die die Leistungsstörung ebenfalls erklären könnten, zu werten,

- die Routinetests wie serielle Subtraktion und Monate rückwärts aufsagen etc. haben eine unterschiedliche Schwierigkeit, auf die bei Verdacht auf Simulation geachtet werden kann.

Spezifikationen. Gestört sind die Bereiche
- räumlich fokussierte Aufmerksamkeit,
- assoziativ fokussierte Aufmerksamkeit,
- willkürlich fokussierte Aufmerksamkeit.

Abgelenktheit

Störung der Fokussierung und Aufrechterhaltung der Aufmerksamkeit im ausreichenden Ausmaß, d. h. sich einem interessierenden Ziel (sensorisches Ziel oder Denkinhalt) zugewendet zu halten, ohne sich ablenken zu lassen.

Die Sinnes- oder Denk-Fokussierung ist vermindert.

Beispiel. Ein Pat. verliert beim Lesen sofort den Faden, und kann sich nicht einer auch nur wenig anspruchsvollen Aufgabe wie einem Spiel widmen, da er nach kurzer Zeit durch leichteste Ablenkungen, z. B. einer hereinkommenden Person, verleiten lässt, sich mental mit anderen Dingen zu beschäftigen und sich dadurch absorbieren zu lassen.

Verwandte Begriffe. AMDP (10): Konzentrationsstörungen verminderte Fähigkeit, die Aufmerksamkeit einer Tätigkeit oder einem Thema ausreichend zuzuwenden.

Konzentrationsstörung, den attentionalen Spannungsbogen nicht aufrechterhalten können.

Psychopathologische   Interaktionen. Motivation, Müdigkeit, Bewusstseinseintrübung, Gedankenabreißen, Gedankendrängen.

Differenzialdiagnostische   Abgrenzungen. Labilität des Interesses und der Motivation sowie Menge der interessierenden Objekte z. B. bei Manie hoch. Im Gegensatz zur Intensität der fokussierten Aufmerksamkeit bei der Bearbeitung einer Aufgabe geht es hier mehr um die Geringfügigkeit der Ablenkung, die das Verhalten des Patienten bestimmt.

Selbst-/Fremdbeurteilung. Bericht von Angehörigen.

Interview für Rating. Frage nach Lesen und Spielen, Beobachtung bei Alltagsaktivitäten, im Stationsalltag.

Neuropsychologie/Objektivierung. Verlauf von aufmerksamkeitsbezogenen Bewegungen wie Hinschauen, sich Zuwenden, zeigen etc.

- Arbeitsversuche bei dem Verdacht auf Störung der Daueraufmerksamkeit, z. B. Rechenblätter etc. (für kürzere Belastung: d2-Test).

Schweregrad. Leichte Störung (evt. nur bei geteilter Aufmerksamkeit) an der Grenze der normalen Aufmerksamkeitsvarianz und Belastung in der Daueraufmerksamkeit speziell gegen starke Ablenkung.

Neurowissenschaftliche/kognitiv neurowissenschaftliche Modellvorstellungen
Es können mehrere Mechanismen beeinträchtigt sein. Eine Störung von Frontalhirnfunktionen ist anzunehmen. Die Funktion der frontalen Sustained-activity-Neuronen ist beeinträchtigt, wodurch die Aufmerksamkeit willentlich nicht gegen Ablenkung auf Objekten gehalten werden kann (Fuster 1990).

Inhaltliche Aufmerksamkeitsstörungen

Aufmerksamkeitseinengung. Gewöhnlich nimmt man an, dass die Aufmerksamkeit zwar in jedem

Moment mit Inhalten zusammenhängt, sei es ein Stimulus von außen oder ein mentaler Inhalt. Aber die Aufmerksamkeit wird als eine Funktion angesehen, die für alle Inhalte zur Verfügung steht. Dennoch lassen sich einige psychiatrische Symptome als inhaltliche Aufmerksamkeitsstörungen charakterisieren. Denn die Aufmerksamkeit ist dabei pathologisch auf bestimmte Inhalte fixiert. Dies ist zwar auch beim Wahn der Fall. Aber bei den inhaltlichen Aufmerksamkeitsstörungen liegt in der Regel kein Wahn vor (Kap. 13 Wahn).

Beispiele sind:

- reduzierte Fähigkeit, die Aufmerksamkeit von einem Thema zu lösen,
- somatoforme Störung,
- Somatisierungsstörung,
- dissoziative Störung,
- akute Belastungsreaktion.
- Hinsichtlich der inhaltlichen Störungen, die sich in der Aufmerksamkeit bemerkbar machen, kann man von einer Gruppe von Aufmerksamkeits-EinengungsSyndromen ausgehen.
- üblicherweise bei Angst oder den neurotischen Störungen abgehandelt oder bei Bewusstseinsstörungen.

Begründung:

1. Aufmerksamkeitseinengung führt zu sekundären psychopathologischen Phänomenen,
   - Somatisierung, Hypochondrie – mit Angst verbunden,
   - Stupor und Dissoziazion Störung der Integration von Erfahrungen – unangenehm erlebt, aber nicht speziell mit Angst,
   - akute Belastungsreaktion.
2. Die Einengung der Aufmerksamkeit ist neurowissenschaftlich konzeptualisierbar als Störung in der Fähigkeit, sich von einem Merkmal zu lösen und sie auf ein neues Thema zu fokussieren.
3. Einengung auf ein Thema als Abwehrmechanismus – gegen die schmerzhafte Konfrontation mit einem anderen Thema, die vermieden werden soll.

Literatur

Astafiev SV, Shulman GL, Stanley CM et al (2003) Functional organization of human intraparietal an frontal cortex for attending. J Neurosci 23:4689–4699

Aston Jones GS, Desimone R, Driver J et al (1999) Attention. In: Zigmond MJ, Bloom FE, Landis SC et al (Hrsg) Fundamental neuroscience. Academic, San Diego, S 1385–1409

Barch DM, Braver TS, Akbudak E et al (2001) Anterior cingulate cortex and response conflict: effects of response modality and processing domain. Cereb Cortex 11:837–848

Broadbendt DE (1971) Decision and stress. Academic, London

Cohen RA (1993) Neuropsychology of attention. Plenum Press, New York

Cummings JL (1993) Frontal-subcortical circuits and human behaviour. Arch Neurol 50:873–880

Desimone R, Duncan J (1995) Neuroan mechanisms of selective visual attention. Ann Rev Neurosci 18:193–222

DeWeerd P, Peralta MR III, Desimone R, Ungerleider LG (1999) Loss of attentional stimulus selection after extrastriate cortical lesions in macaques. Nat Neurosci 2:753–758

Driver J, Vuilleumier P, Husain M (2004) Spatial neglect and extinction. In: Gazzaniga MS (Hrsg) The cognitive neurosciences III. MIT Press, Cambridge, MA, S 589–606

Fuster J (1990) Inferotemporal units in selective visual attention and short-term memory. J Neurophysiol 64:681–697

Gabriel A (2007) Neuropsychologische Defizite im Delir unterschiedlicher ätiologischer Gruppen. Dissertation, Charité

Gao WJ, Krimer LS, Goldman-Rakic PS (2001) Presynaptic regulation of recurrent excitation by D1 receptors in prefrontal circuits. Proc Natl Acad Sci U S A 98:295–300

Gao WJ, Goldman-Rakic PS (2003) Selective modulation of excitatory and inhibitory microcircuits by dopamine. Proc Natl Acad Sci U S A 100:2836–2841

Hopfinger JB, Buonocore MH, Mangun GR (2000) The neural mechanisms of top-down attentional control. Nat Neurosci 3:284–291

Jaspers K (1942) Allgemeine Psychopathologie, 4. Aufl. Springer, Berlin

Karnath H-O (2001) Spatial awareness is a function of the superior temporal, not the posterior parietal cortex. Nature 411:950–954

Kastner S, Pinsk MA, De Weerd P et al (1999) Increased activity in human visual cortex during directed attention in the absence of visual stimulation. Neuron 22:751–761

Kinomura S, Larsson J, Gulyás B, Roland PE (1996) Activation by attention of the human reticular formation and thalamic intralaminar nuclei. Science 271:512–515

Kliegl R, Mayr U, Krampe RT (1994) Time-accuracy funcions for determining process and person differences: an application to cognitive aging. Cogn Psychol 26:134–164

Koch C (2005) Bewusstsein – ein neurobiologisches Rätsel. Spektrum – Elsevier, München

Koch M (1999) The neurobiology of startle. Prog Neurobiol 59:107–128

Kustov AA, Robinson DL (1996) Shared neural control of attentional shifts and eye movements. Nature 384:74–77

LaBerge D, Buchsbaum MS (1990) Positoron emission tomographic measurement of pulvinar activity during an attention task. J Neurosci 10:613–619

Lichter DG, Cummings JL (2000) Frontal-subcortical circuits in psychiatric and neurological disorders. Guilford Press, New York

Mack A, Rock I (1998) Inattentional blindness. MIT Press, Cambridge, MA

McClelland JL, McNaughton BL, O'Reilly RC (1995) Why there are complementary learning systems in the hippocampus and neocortex: insight from the successes and failures of connectionist models of learning and memory. Psychol Rev 102:419–457

Mesulam MM (2000) Attentional networks, confusional states and neglect syndromes. In: Mesulam MM (Hrsg) Principles of behavioral and cognitive neurology, 2. Aufl. Oxford Univ Press, Oxford, S 174–256

Moore T, Armstrong KM (2003) Selective gating of visual signals by microstimulation of frontal cortex. Nature 421:370–373

Naccache L, Blandin E, Dehaene S (2002) Unconscious masked priming depends on temporal attention. Psychol Sci 13:416–424

Newman J (1997) Putting the puzzle together: Toward a general theory of the neural correlates of consciousness I-II. Consciousness Studies 4(47–66):100–121

Parr T, Friston KJ (2019) Attention or salience? Curr Opin Psychol 29:1–5

Parasuraman R (1998) The attentive brain. MIT Press, Cambridge, MA

Posner MI, Petersen SE (1990) The attention system of the human brain. Annu Rev Neurosci 13:25–42

Posner MI, Rothbart M (2023) Fifty years integrating neurobiology and psychology to study attention. Biol Psychiatr 180:108574

Prinz W, Hommel B (2002) Common mechanisms in perception and action: Attention and performance XIX. Oxford Univ Press, Oxford

Reischies FM, Berghöfer A (1995) Saccadic tracking test – normal data and reliability. J Clin Psychol 51:262–267

Reischies FM, Diefenbacher A, Reichwaldt W (2003) Delir. In: Arolt V, Diefenbacher A (Hrsg) Psychiatrie in der klinischen Medizin. Springer, Berlin Heidelberg New York Tokio, S 259–284

Resnik RA (2000) Seeing, sensing, and scrutinizing. Vision Res 40:1469–1487

Salthouse TA (2000) Aging and measures of processing speed. Biol Psychol 54:35–54

Saper CB, Scammell TE, Lu J (2005) Hypothalamic regulation of sleep and circadian rhythms. Nature 437:1257–1263

Sarter M, Nelson CL, Bruno JP (2005) Cortical cholinergic transmission and cortical information processing in schizophrenia. Schizophr Bull 31:117–138

Spitzer M (1993) The psychopathology, neuropsychology and neurobiology of associative and working memory in schizophrenia. Eur Arch Psychiatr Clin Neurosci 243:57–70

Ulrich G (1994) Psychiatrische Elektroenzephalographie. Urban & Fischer, München

Treue S (2003) Neuronale Grundlagen von Aufmerksamkeit. In: Karnath H-O, Thier P (Hrsg) Neuropsychologie. Springer, Berlin Heidelberg New York Tokio, S 259–267

Winterer G, Adams CM, Jones DW, Knutson B (2002) Volition to action an event-related fMRI study. Neuroimage 17:851–858

Wu, W (2011) Attention as selection for action. In: Mode C, Smithies D, Wu W, (Hrsg.), Attention: Philosophical and psychological essays. Oxford UP, 97–116

Wu, W (2023) Movements of the mind: A theory of attention, intention and action, Oxford UP

Weiterführende Literatur

Alexander GE, Crutcher MD (1990) Functional architecture of basal ganglia circuits: Neuronal substrates for parallel processing. Trends Neurosci 13:266–271

Baars BJ (1998) Das Schauspiel des Denkens. Klett Cotta, Stuttgart

Baars BJ (2002) The conscious access hypothesis: origins and recent evidence. Trends Cogn Sci 6:47–52

Dehaene S, Jonides J, Smith EE, Spitzer M (1999) Thinking and problem solving. In: Zigmond MJ, Bloom FE, Landis SC et al (Hrsg) Fundamental neuroscience. Academic, San Diego, S 1543–1564

Knudsen EI (2007) Fundamental components of attention. Ann Rev Neuroscience 30:57–78

Mega MS, Cummings JL (1994) Frontal-subcortical circuits and neuropsychiatric disorders. J Neuropsychiatry Clin Neurosci 6:358–370

Noesselt T, Hillyard SA, Woldorff MG et al (2002) Delayed stiate cortical activation during spatial attention. Neuron 35:575–587

Rafal RD, Posner M (1987) Deficits in human visual spatial attention following thalamic lesions. Proc Natl Acad Sci USA 84:7349–7353

Salthouse TA (2005) Relations between cognitive abilities and measures of executive functioning. Neuropsychology 19:532–545

Zentrale Motorik

5

Inhaltsverzeichnis

5.1 Abgrenzung und Überblick

In diesem Abschnitt wird die zentrale Steuerung der Bewegungen besprochen. Wie kann ein Lebewesen in seiner Umwelt Nahrung suchen oder sich verteidigen? In den ersten Kapiteln ging es um den Prozess der Wahrnehmung, der Erinnerung und ein wichtiger Reiz bindet Aufmerksamkeits-Ressourcen an sich. Nun soll z. B. eine Fliege verscheucht oder eine Beere gegessen werden. Im Bewegungsrepertoire, einem Thesaurus von verfügbaren Aktionsschemata, befinden sich die passenden Motorik-Muster.

Die Neurologie der Motorik-Störungen umfasst nicht nur Muskelschwächen oder zentrale Paresen, sondern auch z. B. Dyskinesien oder Störungen der Handlungskontrolle. Deswegen ist auf dem Feld der Psychomotorik die Abgrenzung zwischen Neurologie und Psychopathologie der Motorik unscharf und es gibt Überschneidungen. In diesem Abschnitt werden Störung der Steuerung der motorischen Aktionen in den Mittelpunkt gerückt, die bei psychiatrischen Krankheitsbildern vorkommen, z. B. eine Alkohol-Intoxikation mit verwaschener Artikulation, oder apraktische Störungen bei primär degenerativen Demenzen. Beispielsweise versucht eine Person, sich mit einem Waschlappen die Haare zu waschen oder mit der Zahnbürste die Haare zu kämmen. Es werden bei dementen Patienten Störungen im Werkzeuggebrauch und Einschränkungen in den praktischen Fähigkeiten im Alltag beobachtet. Ein weiteres Beispiel einer apraktischen Fehlhandlung:

Beispiel

In einer Konferenz sitzt ein älterer Spezialist, der sich zu Wort meldet. Endlich wird er aufgefordert, seine Frage zu stellen. Es wird ihm das Mikrofon gereicht. Er nimmt das Mikrofon in seine rechte Hand und führt es zum Kopf. Dabei fasst er den Schaft des Mikrofons und hält es wie einen konventionellen Telefonhörer zwischen Ohr und Mund. Die Routine des Bedienens eines Telefonhörers wird fälschlicherweise für ein Mikrofon eingesetzt. ◄

Psychopathologisch haben weiterhin Impulskontrollstörungen und Zwangshandlungen, d. h. die Störungen der Handlungskontrolle, einen Stellenwert.

In diesem Kapitel geht es um gelernte motorische Aktionen, in der Regel Routinehandlungen. Nicht-Routinehandlungen, die bewusst, unter der Kontrolle der fokussierten Aufmerksamkeit ausgeführt werden, sollen bei den exekutiven Störungen betrachtet werden. Eine Taxonomie verschiedene Klassen von motorischen Aktionen ist noch nicht etabliert.

5.1.1   Reaktive Bewegungen

Zunächst soll aber ein Überblick über die verschiedenen Klassen von Aktionen gegeben werden, auf die sich die psychopathologischen Kategorien beziehen. Rolls (1999) unterscheidet zwischen a) impliziten Aktionen, insbesondere reaktiven Bewegungen und b) expliziten Handlungen, die über eine sprachliche und Belohnungsevaluation verlaufen. Die Ausführung

einer gelernten Bewegung auf Befehl von außen ist eine erste abgrenzbare Kategorie.

Reaktionszeitmodell
Bei Reaktionszeitmessungen wird zunächst die Bewegung für die Reaktion festgelegt bzw. trainiert. Kommt der vereinbarte auslösende Stimulus, soll die Bewegung so schnell wie möglich ausgeführt werden; dafür muss ein Stimulus–Response Kanal eingerichtet, bzw. freigeschaltet werden: Stimulus 1 zu Bewegung 2. Für die Motorik-Neuronen kann das Modell der kritischen Membranschwelle eine Erklärung bieten. Eine Voraktivierung senkt zwar die Reaktionszeit, wie im Kap. 4 »Aufmerksamkeit« dargestellt, steigert aber auch die Proportion falsch positiver Fehler (Aktivität im Locus Coeruleus, Aston-Jones et al. 1999; Wu 2011).

5.1.2   Spontanbewegung

Neben den von außen veranlassten Reaktionen gibt es gelernte Handlungen, die intern initiiert und kontrolliert werden. Auch bei spontanen motorischen Akten bereitet ZNS-Aktivität die Bewegung vor. Überraschend waren Befunde, die zeigten, dass Frontalhirn-Aktivität schon messbar ist, wenn die Person noch nicht bewusst entschieden hat, dass sie die Bewegung nun ausführen will, also vor der bewussten Entscheidung (Libet et al. 1983). Diese Ergebnisse haben die Diskussion über die unbewussten Anteile der spontanen Handlungen des Menschen angefacht.

5.1.3   Handlung motiviert durch Belohnungserwartung

Im klinischen Alltag werden neuropsychologischen Untersuchungsverfahren durchgeführt – z. B. Merkfähigkeitsproben, Aufmerksamkeitsaufgaben etc. Meist willigt die Person ein, diese Aufgabe auszuführen. Das ist nicht selbstverständlich. In der klinischen Praxis wird ein solcher Test gelegentlich auch verweigert oder nicht ernsthaft motiviert durchgeführt. Wenn eine Person sich bei der Ausführung anstrengt, erfüllt sie die Erwartungen, die an sie gestellt werden, bzw. sie verhält sich nach den Erfordernissen der Situation, und sie erfährt Bestätigung. Darin liegt beispielsweise die relative Belohnung für das »Mitmachen« bei einer klinischen Probe (wegen dieser Problematik werden für die klinischen neuropsychologischen Untersuchungsverfahren diejenigen ausgewählt, welche wenig von Motivationseffekten beeinflusst werden).

Wird eine mühevolle oder komplexe Handlung geplant, tritt die Belohnungserwartung für die Frage, ob die Handlung ausgeführt wird, in den Vordergrund. Die Abhängigkeit der Spontanhandlungen von der relativen Belohnungserwartung wird deutlich anhand psychopharmakologischer Experimente. Beispielsweise sind vielfach Untersuchungen durchgeführt worden, bei denen einer Person ein Blocker der Dopaminwirkung (z. B. das Neuroleptikum Haloperidol) gegeben wird. Die Person kann nach der Einnahme des Medikaments von ihr selbst geplante Handlungen nicht mehr so ausführen wie früher. Sie kann, allgemein gesprochen, mit sich »nichts anfangen«. Aber Handlungen, die auf Anweisung erfolgen, können durchgeführt werden. Diese Aspekte der Gründe für Handlungen werden im Kap. 7 Antrieb (Eigen- und Fremdantrieb) behandelt.

5.1.4 Fehler in der Routinemotorik – Apraxie

Konzept der zentralen Aktionsschemata oder Motor-Akt-Skripte

Das Konzept der Motor-Akt-Skripte ist heute weithin akzeptiert: Patienten mit Apraxien, besonders in der Demenz, verwechseln ganze Bewegungseinheiten, wie im Beispiel der Verwechslung der Handhabung eines Mikrofons mit der eines Telefonhörers (Abschn. 5.1). Es kommt auch zur Gestenverwechslung. Bei der graphematischen Apraxie werden Elemente des Schreibens von Buchstaben verwechselt. Es handelt sich bei der Apraxie um Fehler bei automatisierten Handlungen, die stark überlernt sind

und nicht mehr unter der Kontrolle der selektiven Aufmerksamkeit ausgeführt werden. Beispielsweise wird in einer Apraxie-Liste vom Patienten eine Reihe von erlernten Bewegungen oder allgemein bekannten Gesten erbeten. Dabei kann es zur Ausführung falscher Gesten kommen.

Es gilt für die Apraxie, dass auch unter aufmerksamer Ausführung Fehler in der Auswahl der zentralen Motoraktskripte vorkommen – die fokussierte Aufmerksamkeit ist nicht mehr in die Details der Planung der Bewegung involviert, da diese gelernt ist.

Bislang ist vorwiegend von Fehlern, die zur ideomotorischen Apraxie gehören, gesprochen worden. Neben Fehlern im Objektgebrauch oder in gelernten Gesten gibt es Fehler, die zu weiteren Apraxieformen gehören. Vor allem zu erwähnen sind isolierte Störungen des Greifens oder des Tastens, bei denen hinsichtlich des Sehens oder des Tastens die Handlungen gestört ausgeführt werden.

5.2 Hierarchische Ebenen der Spontanmotorik

Die Entstehung von Spontanbewegungen erfolgt in mehreren hierarchischen Ebenen: bei verschiedenen Klassen von Aktionen ist von unterschiedlicher Anforderung an die einzelnen Ebenen auszugehen. Hier soll zunächst ein Überblick gegeben werden.

5.2.1 Entstehen einer Handlungsintention

Für eine spontane, das heißt, von der Person initiierte Bewegung wird die Handlungsintention im ZNS der Person erarbeitet. In der Regel konkurrieren zu jeder Zeit verschiedene Intentionen, so beispielsweise Reaktionen auf Wahrgenommenes, Routinen, affektinduzierte Handlungen oder, beim Denken, aus sachlichen Erwägungen entstandene Vorhaben. Dabei wird auf relative Belohnungserwartungen zurückgegriffen - diese Ebene hat auch mit Motivation zu tun. Über die Intentionsauswahl wird im Kap. 7 Antrieb berichtet. In dieser ersten Ebene, der Intentionsbildungsebene, setzt sich eine Intention durch. Was mit der Intention bis zur Ausführung der Handlung geschieht, wird im Folgenden betrachtet.

5.2.2 Konzept der Handlung und Sequenz motorischer Akte

Auf die Planung von Handlungen wird vor der Darstellung der Handlungsdurchführung eingegangen. A) Die Handlungsplanung ist zunächst ein kognitiver Prozess (s. z. B. Kap. 10 Denken). Eine Handlung wird konzeptualisiert mit dem Abruf von kontextentsprechenden Handlungsschemata. Hierbei gehen viele mentale Prozesse ein: visuell räumliche Intelligenzaspekte, Erfahrung – also ein spezielles Gedächtnis – sowie verbale Denkoperationen. B) Nach der Evaluation der Handlungsoptionen folgt die Auswahl der notwendigen motorischen Akte. Die Voraussetzungen sind, dass Intention und Handlungsziel bestimmt sind und im Arbeitsgedächtnis gehalten werden. Die Steuerung erfolgt mithilfe der exekutiven Funktionen und des Working Memory (Kap. 6). C) Unter bewusster fokussierter Aufmerksamkeit erfolgt auch die Ablaufkontrolle mit Rückmeldungskontrolle – dies gilt zumindest für die Nichtroutinehandlungen.

Zu dieser aufmerksamen Nichtroutinehandlung gehört das Syndrom der dysexekutiven Störung. Von den Patienten mit diesem Syndrom wird berichtet, sie bekämen nichts „auf die Reihe" (Kap. 6 Exekutive Funktionen und Arbeitsgedächtnis). Das dysexekutive Syndrom ist nicht identisch mit ideatorischer Apraxie, denn damit wird eine Störung speziell bei expliziter Handlung bezeichnet – im Unterschied zur ideatorischen Apraxie, die Störungen bei Folgen von Routinehandlungen bezeichnet (s. u.).

Retrieval von Aktionsschemata
Die Selektion der gelernten Aktionsschemata für den Handlungsplan erfolgt einerseits probeweise

in der Planung beim „Durchspielen einer Handlung". Diese Planung bewusster Handlungen erfolgt unter fokussierter Aufmerksamkeit (s. o.). Andererseits erfolgt die Selektion der Bewegungen und Teilbewegungen natürlich auch in Routinehandlungen. Wenn dabei fehlerhafte Elemente selektiert werden, wird von Apraxie gesprochen. Falsche Auswahl von Bewegungen an Objekten oder auch falsche Bewegungen bei Gesten werden beobachtet.

Vergleichbar ist diese Fehlerart mit falschen Phonemsequenzen bei der Aphasie. Hier sind ebenfalls kortikale Hirnschädigungen verantwortlich dafür, dass stark überlernte Wörter mit einer falschen Sequenz von Phonemen, eingeschobenen oder ausgelassenen Phonemen gesprochen werden. Rothi und Heilman sehen eine enge Verwandtschaft der ideomotorischen Apraxie mit der Aphasie (1997), zumindest hinsichtlich der Selektionsfehler aus einem Aktions»lexikon«.

▶ Die Vorstellung eines Aktionslexikons ist deswegen hilfreich, weil es klarstellt, dass es sich bei der Apraxie um die Störung der Selektion von Bewegungen aus einem Repertoire gelernter Aktionen handelt.

Die Ebene der Auswahl von Aktionsschemata ist demnach sowohl bei der exekutiven Kontrolle von Handlungen als auch bei Störungen der Selektion beteiligt, die bei der Apraxie auftreten.

In der Apraxie kommt es zur Störung in der Auswahl der trainierten zentralen Motorakt-Skripte. Eine Störung der exekutiven Funktionen ist bei gleichzeitig vorhandener Apraxie aus diesem Grund schlecht beurteilbar, weil nicht klar wird, ob ein Fehler aufgrund einer Störung der exekutiven Kontrollfunktion oder aufgrund der Selektion von gelernten Bewegungen auftrat.

5.2.3 Elementarbewegungen und komplexe Bewegungsabläufe

Handlungen können sehr elementar sein wie „mit der Faust auf den Tisch schlagen" oder sehr komplex wie ein Repositionsmanöver eines Arztes, wenn ein Gelenk ausgerenkt ist. Man hat die Frage gestellt, was die neurophysiologische Einheit der Bewegung für die zentralen Motor-Akt-Skripte ist, quasi das »Element« der Motorik? Es ist sicher, dass es nicht die Ebene der Motoneurone ist, auch nicht die Ebene der einzelnen Muskelfaserbewegung, noch nicht einmal die einzelne Muskelgruppe eines Gelenks. Vermutlich handelt es sich bei den elementaren Einheiten der Motorik um kurze Abfolgen von Mustern der Muskelaktivierungen und -hemmungen, die eine elementare Bewegung, also beispielsweise eine Aktion an einer Gliedmaße, steuern. Dieses Motorikelement ist eine automatisierte Aktion.

Durch Übung werden Serien von Elementarbewegungen zu einer gelernten Sequenz, wie die Elementarbewegung eines Anschlags einer Klaviertaste und der Sequenz einer Melodie, die der Klavierspieler beherrscht. Fehler in Routinebewegungen treten auch in Elementen einer Geste auf. Ein Beispiel ist der militärische Gruß. Die Armbewegung wird richtig ausgeführt, aber die Hand wird fälschlicherweise mit dem Handrücken an die seitliche Stirn gelegt. Wiederum kann im Vergleich mit der Aphasie (s. dort) die Veränderung eines Elements in einem Wort, eine Paraphasie, als Vergleich zur Verdeutlichung beitragen.

Das Syndrom der ideomotorischen Apraxie beschreibt das Vorkommen von Auswahlfehlern von erlernten Elementarhandlungen: Voraussetzung für die Diagnose ist der Nachweis, dass Sensorik und Muskelkraft intakt sind. Beispiele sind Verwechslung des Objektgebrauchs (s. o.) oder falsche Gesten. Klinisch werden Listen von Routinehandlungen geprüft.

5.2.4 Kontrolle des Motorischen Ablaufs

Die allgemeine Verwendung eines Objektes, beispielsweise eines Hammers, ist in der Regel trainiert. In der konkreten Situation erfolgt die Anpassung an die Situation des Subjekts und der Umgebung. Welche Körperstellung hat die Person und welche Stärke des Hammerschlags erfordert die Aufgabe? Diese Adaptation wirkt sich in der Geschicklichkeit der Ausführung aus.

Vor Beginn der Bewegung muss geprüft sein, wie das Aktionsschema in der gegenwärtigen Körperhaltung und Stellung zu einem möglichen Objekt ausgeführt werden kann. Eine Geste wie das Herwinken kann unabhängig von der aktuellen Körperhaltung durchgeführt werden – ein gezielter Hammerschlag jedoch nicht, z. B. auf ein Brett in Höhe des Knies; dafür müssen Informationen über die exakte Position des Rumpfs, der Extremitäten etc. ausgewertet werden: die Relation von Arm zum Nagel, die Beugung des Rumpfs und die Balance müssen vorher berechnet sein.

Aktuelle Implementation des Aktionsschemas
Ein Umrechnen der Motorik-Innervation für die Stellung der Körperteile und die besondere Lage des Objekts muss erfolgen. Dies erfordert die Zusammenarbeit vieler Hirnregionen mit ihren speziellen Aufgaben (Rizzolatti und Wolpert 1994).

Einerseits wird die sensorische Information für die Anpassung des Aktionsschemas an die konkrete Situation benötigt. Dies ist besonders beim Zugreifen anschaulich. Dementsprechend Es gibt Apraxieformen, die eine Störung im Zustrom der visuellen Informationen zur Bewegungssteuerung beinhalten. Das Greifen wird gestört (Binkofski und Fink 2005).

Auch das Kleinhirn ist bei der Implementation des Aktionsschemas beteiligt. Informationen über die Gelenkbeweglichkeit und die Trajektorie von Bewegungen zu einem Ziel sowie die Geschwindigkeitsverteilung über die Zeit (Beschleunigung, Entschleunigung) muss errechnet werden. Wenn die Person nach den Vorplanungen, die implizit ablaufen, zum Hammerschlag ansetzt, wird eine ballistische Bewegung ausgelöst, die entweder das Ziel trifft oder nicht – d. h. sie kann im Verlauf nicht mehr verändert werden.

Ablaufkontrolle mit Einarbeiten der sensomotorischen Rückmeldung
Wird eine Bewegung an die aktuelle Situation angepasst und ausgeführt, so kann meist noch während der Bewegung die Rückmeldung durch

die Haut oder über das Sehen oder Hören in die Adjustierung der Bewegung eingearbeitet werden. Taktile Apraxien beziehen sich auf Fehler im Rückstrom von Information von den somatosensiblen Sinnesrezeptoren für die Steuerung der Feinmotorik. Dabei kommt es besonders zu einer Störung des Tastens.

Unpräzise, langsame Bewegungen
Neben den Störungen des Zustroms der notwendigen Informationen für die Anpassung des Aktionsschemas gibt es auch eine Störung, die in der mangelhaften Präzision der Innervation der Extemitätenmuskeln besteht. Es kommt zur Ungeschicklichkeit. Bewegungen der Finger werden wurmartig langsam und scheinbar ungezielt. Sie verfehlen die Ziele, wobei vielfach bei der einzelnen Bewegung in der klinischen Untersuchung nicht klar wird, ob die notwendige sensorische Zielinformation fehlte oder ob die Aktivierung der Motorneurone zu wenig präzise ausgeführt wurde.

5.3   Klinik der Störung zentraler Motorakt-Skripte bzw. Aktionsschemata

Die Störung der Motorik kann in verschiedenen Bereichen verursacht sein:

1. Antriebsstörungen mit Antriebsarmut und Antriebssteigerung – Ebene der Intentionsbildung (Kap. 7 Antrieb),
2. Störungen der exekutiven Funktionen mit Fehlern in der bewussten und aufmerksamen Organisation komplexer Handlungssequenzen (Kap. 6)
3. sowie den in diesem Kapitel dargestellten Störungen der zentralen Motoraktskripte bzw. Aktionsschemata.

Hier wird erst auf die Störung der Aktivierung und Anpassung von Aktionsschemata eingegangen. Bei der Begründung einer hierarchischen Aufteilung der Handlungs- bzw. Motorikebenen sind bereits Beispiele aus der Klinik aufgeführt worden. Es geht in diesem Kapitel

um die Störungsarten der Selektion von Aktionsschemata und der speziellen visuell räumlichen Anpassung der Motorik, welche beispielsweise bei Geschicklichkeit eine Rolle spielt.

Störung der Selektion von Aktionsschemata
Ein Beispiel sind Fehler bei der Aufgabe, (1) eine Münze mit dem Daumen so hochzuschnipsen, dass sie (2) zufällig (Kopf oder Zahl) auf die Handfläche trifft, wie es ein Schiedsrichter vor einem Fußballspiel tut. Dabei kommt es beispielsweise im ersten Teil der Aufgabe zum Strecken aller Finger, statt nur des Daumens (Haaland et al. 2000; Abb. 5.2), oder es wird das Ausstrecken der Hand zum Auffangen ausgelassen.

Apraktische Fehler werden bei der mittelschweren Demenz regelhaft beobachtet. Apraxien nach fokalen Hirnläsionen werden in den Lehrbüchern der neurologischen Neuropsychologie dargestellt (Schnider et al. 1997).

Störung der visuell räumlichen Anpassung der Motorik, gliedkinetische Apraxie
Inzwischen sind spezielle Störungen der Durchführungskontrolle von Handlungsschemata besser untersucht (Binkofski et al. 2005; Goldenberg 2003; Abb. 5.1). Ungeschicklichkeit bei Alltagsverrichtungen fallen beispielsweise im Gebrauch des Bestecks oder beim Kürzen der Fingernägel auf. Bei der Untersuchung der Fingeropposition kommen häufiger beispielsweise wurmartige Bewegungen vor. Das Syndrom der melokinetischen bzw. gliedkinetischen Apraxie besteht auch bei automatisierten Handlungen.

Prüfungen

- Fingeropposition, die Finger der Hand müssen der Reihe nach mit dem Daumen berührt werden.

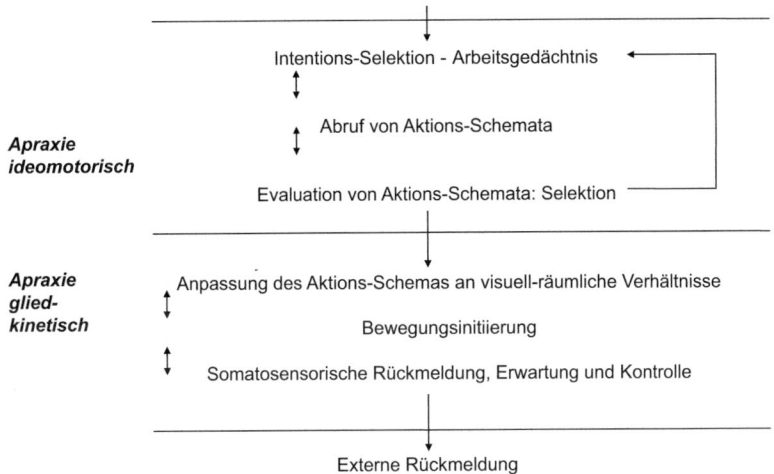

Abb. 5.1 Schema der zentralen Motorik: Einer Selektion der Bewegungselemente eines Handlungsschemas folgt auf der nächsten Stufe die Anpassung des Bewegungsschemas an die gegenwärtigen Gelenkpositionen und Körperhaltung in Relation zum Zielobjekt

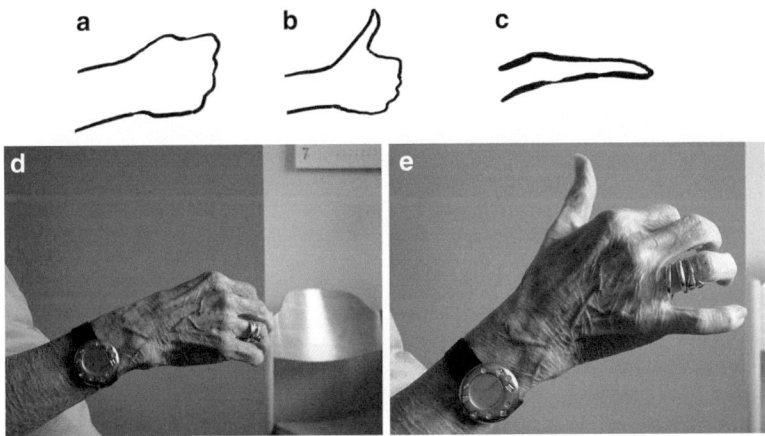

Abb. 5.2 a–d. Beispiele für ideomotorische Apraxie. **a, b** Die Person soll die Bewegung ausführen, wie sie beim Hochschnipsen einer Münze durch den Daumen geschieht, wobei die Münze dann auf der Handfläche aufgefangen wird. Es werden falsche Spreizbewegungen sichtbar (Haaland et al. 2000) und **c, d** bei der Patientin mit Demenz und Apraxiesymptomatik fehlt die anschließende Auffangbewegung

5.4 Diagnostik

5.4.1 Untersuchung der Praxie

Die Diagnostik der Apraxie ist in Lehrbüchern der Neuropsychologie dargestellt. Sie wird hier nicht ausführlich abgehandelt.

Fehler im Werkzeuggebrauch

Es geht um das Erkennen von Objektgebrauch-Verwechslungs-Fehlern (oder Sequenzen). In der Fremdanamnese muss nach derartigen, selten auftretenden Fehlern gefragt werden, da ihr Auftreten charakteristisch für die Apraxie ist, diese Fehler jedoch insgesamt selten auftreten. Sie werden evtl. bei der Prüfung einer kurzen

Apraxie-Aufgabenliste verpasst. Angehörige können jedoch aus dem Alltag spektakuläre Fehlhandlungen berichten. Listen für Fremdanamnese: »Kommen Fehler bei folgenden Bewegungen vor …?«.

Automatisierte Bewegungen des Objektgebrauchs und Gesten

- Listen (Poeck-Apraxieliste, Poeck 2002) »Zeigen Sie bitte, wie man einen Hammer benutzt; zeigen Sie, wie ein Soldat salutiert; oder: zeigen Sie bitte, wie man eine Münze mit dem Daumen hochschnipst, wie ein Schiedsrichter vor einem Fußballspiel«, etc. (Abb. 5.2) Es werden a) Anweisungen gegeben und b) Imitationen verlangt.

Sequenzielle Handbewegungen

Faust-Handkante-Flachhand-Sequenzen: Es wird untersucht, ob die Person Sequenzen von 2, 3 oder mehr Handstellungen nachmachen kann. Wie bei der Fingeropposition werden sowohl Ungeschicklichkeiten (s. u.) aber auch Sequenzfehler oder völlig falsche Bewegungen beobachtbar. Ein Beispiel ist die Aufforderung, zunächst mit der Faust, dann mit der Handkante und zuletzt mit der Flachhand auf den Tisch zu schlagen, wobei die Bewegungen zunächst zur Imitation vorgemacht werden. Hierbei kommt es in der Gerontopsychiatrie häufig zu Fehlern (Barry und Riley 1987; Reischies 2005). Aufträge: Drei Schritte eines Auftrags werden gegeben: ein Blatt mit der rechten Hand zu nehmen, in der Mitte zu falten und auf den Boden zu legen (Mini Mental State Examination – MMSE).

Diese Aufgabe prüft komplexe Funktionen. Häufig können Sprachverständnisstörungen, Lähmungen oder gravierende Arbeitsgedächtnisstörungen als alternative Gründe für Fehler nicht ausgeschlossen werden, sodass man Fehler nicht ohne weiteres auf Störungen der Praxie beziehen darf.

Zeichnen: Kopieren von Figuren

Die Kopie der 2 Pentagone der MMSE, die sich zumindest mit einem Viereck überlappen müssen, erlaubt eine grobe Abschätzung der visuell räumlichen, konstruktiven Fähigkeiten des Patienten.

Kopien werden auch in der neuropsychologischen Batterie des CERAD verlangt, wobei auch ein Drahtmodell eines Würfels gezeichnet werden muss. Visuell räumliche Dysfunktionen werden hier besonders deutlich (Abb. 5.3). Rey Complex Figure (s. Lezak et al. 2004). Eine komplexe Strichzeichnung muss kopiert werden. Eine einfachere Version ist die Read Variante (Element für Element wird kopiert, Reischies und Lindenberger 1996).

Uhrentest

Beim Uhrentest wird in den meisten Varianten der Kreis vorgeben. Es soll gezeichnet werden:

- 12 Ziffern des Ziffernblatts und die 2 Zeiger mit der Stellung, die die Uhrzeit „10 nach 11 Uhr" anzeigt.

Zunächst werden visuell-räumliche Kriterien für die Zeichnung geprüft. Weiterhin ob die Uhrzeit erkennbar ist, etc. Die Beurteilung kann nach dem Rating von Shulman et al. (1986) erfolgen.

Der Uhrentest prüft eine Vielzahl von Funktionen

a) im Bereich visueller Vorstellung,
b) dem Thesaurus von visuellen Objektkonzepten und
c) visuell räumlicher praktischer Fähigkeiten beim Zeichnen, dem Anordnen auf dem Ziffernblatt und dem Winkel der Zeiger.

Wenn eine Person seit Jahrzehnten nicht mehr gezeichnet hat, kann sie möglicherweise die Uhr fehlerhaft zeichnen, ohne dass eine ernstzunehmende Praxiestörung vorliegt. Aber beim Beobachten des Zeichnens und der fertigen Uhr kann man in vielen Fällen Merkmale gestörter zentraler Handlungsskripte finden.

Von einigen Untersuchern wurde das Legen eines Sterns mit Streichhölzern oder das Zeichnen eines fünfzackigen Sterns durchgeführt.

1. Vorlage, Kopie   2. Kopie (2 Versuche)   aus der Erinnerung

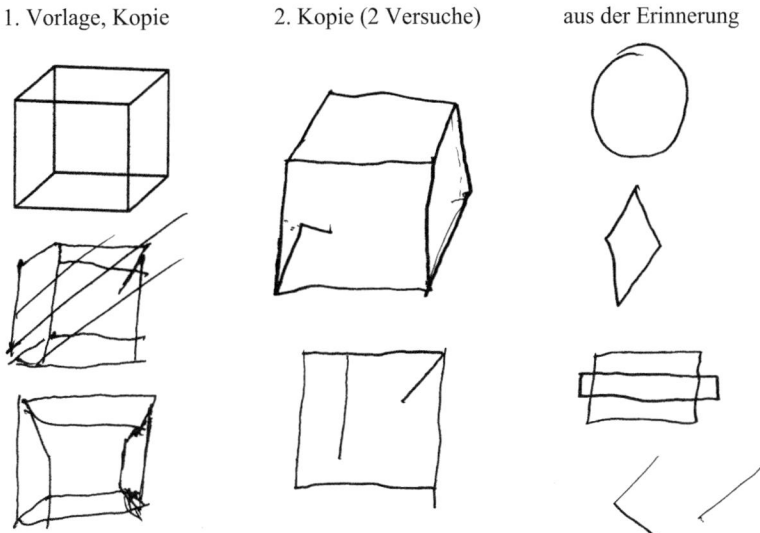

Abb. 5.3 Beispiele für konstruktive Apraxie: Die räumlichen Aspekte des Drahtmodells des Würfels können von dem Patienten nicht gezeichnet werden. Verschiedene Versuche werden gemacht, die jedoch jeweils nicht die räumlichen Verhältnisse treffen. Nach Ablenkung erinnert er sich zwar an die anderen einfachen Figuren, die er kopieren konnte, aber nicht and die Details vom Drahtwürfel

5.4.2 Spezielle Apraxieformen

Ideatorische Apraxie. Sie ist bei Demenzsyndromen häufiger zu beobachten. Komplexe, früher beherrschte Bewegungsabläufe können nicht mehr durchgeführt werden. Zur Prüfung werden komplexe Aktivitäten erbeten, wie ein Papier in einen Briefumschlag zu stecken und eine Briefmarke aufzukleben oder Filter-Kaffee zuzubereiten mit einem Topf kaltem Wasser und einem Tauchsieder.

Callosale Apraxie. Bei dieser Form der Apraxie können verbale Aufforderungen zu Handlungen mit der rechten aber nicht mit der linken Hand ausgeführt werden, da das zentral in der linken Hemisphäre aktivierte Motorskript nicht über das Corpus Callosum in die rechte Hemisphäre gelangt (für linksseitig sprachdominante Personen). Das Auftreten einseitiger Apraxien nach Diskonnektion beispielsweise bei callosaler Apraxie spricht für die Störbarkeit der Übermittlung von ausgewählten Aktionsschemata zum speziellen Motorkortex und parietalen Arealen, welche die Schemata anpassen und ausführen sollen (Abb. 5.4).

5.5 Neurowissenschaft

Im Zusammenhang dieser Darstellung wird keine detaillierte Beschreibung der Neurowissenschaft der gesamten Motorik und ihrer Störung gegeben werden können. Hier werden nur fundamentale Befunde geschildert, die verständlich machen können, wie ein Mensch gezielte motorische Aktionen ausführt, die wiederum in den verschiedenen Formen apraktischer Symptomatik gestört sein können.

Zunächst einmal erscheint die Physiologie der Motorik übersichtlich in die Ebenen der kortikalen und spinalen Motoneurone gegliedert. Auf der Ebene der kortikalen Motorik werden in die Planung und Auslösung von Aktionen sowie in Zusammenarbeit mit dem Zerebellum die begleitenden Veränderungen der Körperhaltung kontrolliert. Die Ebene der spinalen Motorik betrifft die Kontrolle der Muskelkontraktion und die Einzelheiten der Gelenkstellungen.

Apraxie - Taxonomie

Handlungskonzeptsystem

Polymodale Apraxien
Extremitäten
Bukkofacial

Ideomotorisch
Erlernte Gesten (mit/ohne Bedeutung)
Erlernter Werkzeuggebrauch

Ideatorisch
Komplexe erlernte Sequenzen

Handlungsproduktionssystem

„frontale", Produktions - Apraxien

Gliedkinetische Apraxie
Sprechapraxie

Sensomotorisches Interface

„posteriore", Input - Apraxien
Unimodale Apraxien
Taktil (Tasten)
Optisch (visuomotorisch
- Greifen)

Abb. 5.4 Taxonomie der Apraxie: Apraxieformen sind (1) einerseits durch Störungen des Handlungskonzeptsystems verursacht. Es handelt sich um Störungen erlernter oder sogar von Routinehandlungen, bei denen die Auswahl oder Sequenz von Bewegungsabläufen falsch ist (Gliedmaßenapraxie). Diese können auch die Mund- und Zungenbewegungen betreffen (bukkofazial). (2) Psychopathologisch häufig sind Störungen im Handlungsproduktions-System, vor allem in der Zielgerichtetheit von Bewegungen und der Artikulation. (3) Eine dritte Gruppe von Apraxien steht in enger Beziehung zu perzeptiven Störungen, so eine Störung des Greifens, das unter optischer und taktiler Kontrolle steht

Die Motoraktionen erfolgen immer koordiniert, d. h. die Aktivierung von Ensembles der Motorik für eine Gelenkbewegung beinhaltet zugleich eine Hemmung von Ensembles, die die alternative Bewegungsrichtung kodieren bzw. evtl. störende Haltemotorik.

5.5.1   Motorkortex

Lange Zeit war die zentrale ungelöste Frage, was die Motoneurone im Kortex kodieren. Sind sie spezialisiert, die Kontraktion einzelner Muskelfasern auszulösen, die Kontraktion ganzer Muskeln oder die Bewegung von antagonistischen Muskelgruppen an einzelnen Gelenken? Es wurde gefunden, dass zwar eine Homunkulus-Karte für die Motorik existiert, aber andererseits die individuellen Neurone ganz verschiedene Muskeln aktivieren. Die Lösung, die erzielt wurde, war überraschend: Die Ansteuerung einer Bewegung erfolgt offen-

bar durch einen Populationsvektor im Motorkortex. Soll die Hand ein Ziel erreichen, feuert nicht einfach eine kleine Gruppe von kortikalen Neuronen, die die Bewegung zu dem Ziel direkt steuern. In einer Population von Motoneuronen hat jedes Motoneuron eine präferenzielle Bewegungsrichtung. Sehr viele Neurone werden aktiviert, wenn eine bestimmte Bewegung ausgeführt werden soll; die anderen Neurone feuern entweder weniger für diese Richtung spezialisiert oder sind sogar für diese Richtung gehemmt – weil sie für die Gegenrichtung spezialisiert sind (Georgopoulos et al. 1986; Ghez 1991). Jedes Neuron ist also für eine Bewegungsrichtung im Raum zuständig. Dies kann veranschaulicht werden durch das Bild eines Igels. Die Stacheln des Igels weisen in jede Richtung und sollen die möglichen Bewegungen der Hand im Raum darstellen. Bei einer bestimmten Bewegung sind die Neurone, die für diese Richtung zuständig sind, am aktivsten. Im Bild des Igels sind die Stacheln in eine

Richtung länger. Die Neurone sind bei einer bestimmten Bewegungsrichtung am stärksten aktiviert, wenn die intendierte Bewegung in ihre spezielle Richtung im Raum zielt. Gehemmt werden diejenigen Neurone, die gerade die entgegengesetzte Bewegungsrichtung kodieren. Die Bewegungsrichtung, die ausgeführt werden soll, wird durch die Neurone, die diese Richtung kodieren, repräsentiert, indem diese Neuronen in der Population die höchste Aktivität zeigen.

▶ Erst im Zusammenwirken mit allen Neuronen der Population entsteht ein präzises Bewegungssignal. In einer Population von Motoneuronen, die zur spinalen Ebene Information übertragen, überwiegt also zu jeder Zeit die Aktivierung einer Bewegungsrichtung, der Populationsvektor. Diese spezielle Bewegungsrichtung wird von den spinalen Motoneuronen ausgeführt.

Die spinale Ebene ist als lokales Netzwerk aufzufassen, das aus der Aktivität der Motorkortex-Population eine koordinierte Gelenkbewegung als Output an die Muskeln herausgibt.

Störung des Motorkortex

Werden die kortikalen Motoneurone geschädigt, resultiert entweder, bei vollständiger Schädigung der Motoneurone für eine Extremität, eine Parese der Extremität oder nur eine Verlangsamung und Vergröberung von Bewegungen. Die Bewegung wird bei unvollständiger Schädigung des Motorkortex noch ausgeführt, aber nicht mehr so präzise, wie vor der Schädigung.

Eine Entdifferenzierung der Motorik findet statt. Beispielsweise bei Intoxikationen und degenerativen Demenzerkrankungen kommen Vergröberungen der Bewegungen vor, bei der von einer gliedkinetischen Apraxie (bzw. melokinetischen Apraxie) gesprochen werden kann.

Präfrontale Motorregionen

In der präfrontalen Handarea finden sich Neurone, die Aktionsschemata des Greifens repräsentieren. Die Neurone sind bei speziellen Typen des Zugreifens, Erfassens etc. aktiv (Rizzolatti et al. 2004; Gottlieb 2002).

In Zusammenarbeit mit den »Wo«-Einheiten des Parietallappens wird die Lokalisation des Objekts und die Art des Zugreifens spezifiziert (Pause et al. 1989). Danach wird die präfrontale Handarea aktiviert, welche das Aktionsschema für den Motorkortex erarbeitet.

Nach diesem Modell ist im präfrontalen Kortex ein Repertoire von motorischen Aktionsschemata gespeichert, das im Verlauf des Lebens trainiert worden ist. Die Aktionsschemata können bei Routineaufgaben abgerufen werden, wie es beim Beispiel des Zugreifens bereits in Einzelneuronen-Ableitungen untersucht werden konnte. Die Aktionsschemata existieren für den Werkzeuggebrauch, den ein Mensch im Alltag und im Beruf benötigt.

Schädigung der Repräsentation der Aktionsschemata. Bei einer Schädigung der Aktionsschemata, kommt es zu Fehlern im Abrufen von spezialisierten Bewegungen wie dem Zugreifen.

Fehler in der sensorischen Kontrolle der Aktionsschemata. Eine spezielle Störung des Greifens oder Tastens findet sich bei hochparietalen Läsionen, die die sensorische Kontrolle für die Aktionsschemata bereitstellen müssen (Binkofski et al. 2005).

Handlungssequenzen

Wie wird eine trainierte Handlungskette organisiert? Dafür sind Befunde über die Kodierung der Sequenz von Bewegungen wegweisend (s. Halsband et al. 1994). Wenn ein einfaches Quadrat nachgezeichnet werden soll, wird eine Reihenfolge von einfachen Bewegungen ausgeführt. Die einzelne Bewegung mit ihrer Bewegungsrichtung ist im primären Motorkortex repräsentiert, wie oben dargestellt. Dabei ist es offenbar unwichtig, ob die Linie durch die Bewegung im Arm, im Handgelenk oder nur in den Fingern produziert wird. Für ein Quadrat werden 4 Bewegungen, zwei Bewegungen in der Hin- und zwei in der Her-Bewegung, benötigt. Es handelt sich nicht um eine Routinehandlung, aber auch nicht um eine Bewegung, die unter komplexer exekutiver Kontrolle stehen muss. Bei Untersuchungen an Affen, die diese Zeichnungen durchführten, konnten Neurone in präfrontalen Motor-Arealen charakterisiert werden (Averbeck et al. 2002). In einem Ensemble dieser Neurone findet sich die Kodierung der Sequenz. Die einzelnen Neurone zeigen eine Aktivität, die zu einer Stufe der Sequenz der Handlungen in enger Relation steht. Diese Neurone können offenbar auch das probatorische Durchspielen einer Bewegungssequenz ohne Bewegungserfolg realisieren, wie ein Skifahrer im mentalen Training die verschiedenen Kurven der Piste durchfährt.

Bei der aufmerksamen Erstdurchführung einer Handlungssequenz wird in den Arealen des frontalen Kortex die Einzelbewegung selektiert. Im Gegensatz dazu aber wird bei erlernten komplexen Bewegungen die Selektion durch automatisierte, nicht mehr der Aufmerksamkeit unterliegende Netzwerkfunktionen übernommen. Bei der Apraxie aktiviert dieses Netzwerk Fehler in der Sequenz der Aktionsschemata, wenn es grob geschädigt ist. Dadurch kommt es zu einer erhöhten Fehlerrate, die proportional zum Ausmaß der Schädigung des neuronalen Netzes ist.

5.6 Psychopathologische Merkmale der zentralen Motorik

Apraktische Störungen

Definition. Störung der zentralen Handlungsorganisation, die sich bei automatisierten Aktionen zeigt, ohne dass eine Lähmung der Extremitäten vorläge.

Beispiel
- Eine Person zeigt einen falschen Objektgebrauch: Wäscht sich mit dem Waschlappen die Haare, obwohl sie die Aufgabe verstanden hat.
- Eine Person zeichnet einen Buchstaben, ein Ziffernblatt einer Uhr, ein Haus, einen Stern

oder ein Strichmännchen falsch, obwohl sie die Objekte früher sicher zeichnen konnte.
- Eine Person kann nicht eine einfache Folge von Handbewegungen imitieren, obwohl sie es früher konnte.

Stellung in der Psychopathologie. Nicht in AMDP, aber als Demenzmerkmal in AGP.

Psychopathologische Interaktionen. Ungeschicklichkeit, Aphasie: Probleme mit dem Verstehen der Aufgabe.

Differenzialdiagnostische Abgrenzungen
- Lähmung und vor allem eine motorische Ungeschicklichkeit muss als alleinige Ursache der Fehlhandlungen ausgeschlossen werden (auch sensorische Defizite, die zu Fehlern im Objektgebrauch führen können),
- Bewusstseinseintrübung – die Person kann sich die Aufgabe nicht klar vergegenwärtigen,
- Simulation, Konversionssymptomatik
- ausschließlich durch die Interaktionen der genannten Faktoren erklärbar,
- Verweigerung oder Demoralisation mit avitaler Grundverfassung und Handlungseinstellung: die Motivation für die Handlung muss für die Diagnose der gestörten motorischen Kontrolle geklärt sein,
- bei neuen Aufgaben (nicht Fehler in Routineobjektgebrauch oder Gestik) kann aufgrund exekutiver Störung ein Defizit deutlich werden.

Weitere Charakterisierung. Einzelne Handlungsskripte werden falsch oder in der falschen Reihenfolge ausgeführt, weil das zentrale Aktionsskript fehlerhaft aktiviert war.

Selbst-/Fremdbeurteilung. Fremdbeurteilung – da es sich um selten auftretende Merkmale handelt, sind Angaben der Partner sehr hilfreich.

Neuropsychologie/Objektivierung
Verhaltensbeobachtung und Nachfrage bei Alltagsaktivitäten:

- Apraxielisten: Verschiedene verbale Handlungsaufforderungen bzw. Aufforderung zur Imitation von Handlungen und Gesten,
- Objekte zeichnen oder kopieren bzw. komplexe nichtsinntragende Figuren kopieren.

Schweregrad. Seltene Fehler bis zur alltagsrelevanten Störung.

Spezifikationen

- isolierte Störung des Greifens oder Tastens,
- Gesten,
- Objektgebrauch,
- Ankleidedyspraxie,
- Graphem: apraktische Agraphie,
- Zeichnen,
- speziell räumliche Beziehungen (konstruktive Apraxie).

Begriffliche Probleme des Merkmals
Gehört zu den sog. Hirnwerkzeugstörungen, d. h. Störung der Informationsverarbeitung, die eines der »Module« des Geistes (Fodor 1983) betrifft, d. h. mit automatisierter – impliziter Informationsverarbeitung.

Neurowissenschaftliche/kognitiv neurowissenschaftliche Modellvorstellungen
Störung im Bereich:

1. zentraler Handlungsplan,
2. zentrales Aktionsskript, das die routinierte Ausführung des Handlungsplans umfasst,
3. visuo-taktile Kontrolle,
4. Anpassung an die aktuelle Umgebung und eigene Körperhaltung – Beziehung zu gliedkinetischer Apraxie,
5. Implementation und Aktivierung der Ausführung – Beziehung zu zentraler Lähmung und gliedkinetischer Apraxie.

Motorische Ungeschicklichkeit – melokinetische Apraxie

Definition: Einfache, früher von der Person geschickt ausführbare Bewegungen können nur noch langsam und unsicher durchgeführt werden, wobei die Zielsicherheit der einzelnen Bewegungen deutlich vermindert ist.

Beispiel
Eine Person mit einer Alkoholintoxikation kann die – gewohnt geschickte – Steuerung der Fingermotorik nicht mehr durchführen, die Bewegungen werden langsam unpräzise ausgeführt, sie sind suchend und im Einzelnen ungezielt. Aus der Anamnese ist bekannt, dass sie früher eine ungestörte Feinmotorik aufwies, es sich also um eine erworbene Störung handelt.

Differenzialdiagnostische Abgrenzungen. Falsche Bewegungen, Störung des Zustroms von sensorischer Information bei der Anpassung des Aktionsschemas.

Nicht die Minderung der Kraft führt zu der Verlangsamung und unsicheren Ausführung. Nicht eine falsche Auswahl von Elementarbewegungen liegt vor, wie bei der ideomotorischen Apraxie.

Die Mechanismen der Handlungsauswahl bei motivierter Handlungsauswahl – also für Nichtroutinehandlungen – wird bei Antriebsfunktionen besprochen.

Nicht überschießende Bewegungen wie bei der Ataxie sind Ursache für die Ungeschicklichkeit bei beispielsweise feiner Fingermotorik.

Literatur

Aston Jones GS, Desimone R, Driver J et al (1999) Attention. In: Zigmond MJ, Bloom FE, Landis SC et al (Hrsg) Fundamental neuroscience. Academic, San Diego, S 1385–1409

Averbeck BB, Chafee MV, Crowe DA, Georgopoulos AP (2002) Parallel processing of serial movements in prefrontal cortex. Proc Natl Acad Sci U S A 99:13172–13177

Barry P, Riley JM (1987) Adult norms for the Kaufman Hand Movements Test and a single-subject design for acute brain injury rehabilitation. J Clin Exp Neuropsychol 9:449–455

Binkofski F, Fink G (2005) Apraxien. Nervenarzt 76:493–511

Fodor JA (1983) The modularity of mind. MIT Press, Cambridge, MA

Georgopoulos AP, Schwarz AB, Kettner RE (1986) Neuronal population coding of movement direction. Science 233:1416–1419

Ghez C (1991) Voluntary movement. In: Kandel E, Schwartz JH, Jessell TM (Hrsg) Principles of neural science, 3. Aufl. Elsevier, New York, S 609–625

Goldenberg G (2003) Apraxie. In: Karnath H-O, Thier P (Hrsg) Neuropsychologie. Springer, Berlin Heidelberg New York Tokio, S 337–347

Gottlieb J (2002) Parietal mechanisms of target representation. Curr Opin Neurobiol 12:134–140

Haaland KY, Harrington DL, Knight RT (2000) Neural representations of skilled movement. Brain 123:2306–2313

Halsband U, Matsuzaka Y, Tanji J (1994) Neuronal activity in the primate supplementary, pre-supplementary and premotor cortex during externally and internally instructed sequential movements. Neurosci Res 20:149–155

Lezak MD, Howieson DB, Loring DW (2004) Neurospychological assessment, 4. Aufl. Oxford Univ Press, Oxford

Libet B, Gleason CA, Wright EW, Pearl DK (1983) Time of conscious intention to act in relation to onset of cerebral activity (readinesspotential). The unconscious initiation of a freely voluntary act. Brain 106:623–642

Reischies FM (2005) Die Stellung von Screeninguntersuchungen und neuropsychologischen Markertests in der Demenzdiagnostik – allgemeine Aspekte. Z Gerontopsychologie & -psychiatrie 18:105–114

Reischies FM, Lindenberger U (1996) Grenzen und Potentiale kognitiver Leistungen im hohen Alter. In: Mayer KU, Baltes PB (Hrsg) Die Berliner Altersstudie. Akademie Verlag, Berlin, S 351–377

Pause M, Kunesch E, Binkofski F, Freund HJ (1989) Sensorimotor disturbances in patients with lesions of the parietal cortex. Brain 112:1599–1625

Poeck K (2002) Apraxie. In: Hartje W, Poeck K (Hrsg) Klinische Neuropsychologie. Thieme, Stuttgart

Rizzolatti G, Wolpert DM (1994) Motor systems. Curr Opin Neurobiol 15:623–625

Rolls ET (1999) The brain and emotion. Oxford Univ Press, Oxford

Rothi LJG, Heilman KM (1997) Apraxia: The neuropsychology of action. Psychol Press, Hove

Schnider A, Hanlon RE, Alexander DN, Benson DF (1997) Ideomotor apraxia: behavioral dimensions and neuroanatomical basis. Brain Lang 58:125–136

Shulman KL, Shedeletsky R, Silver IL (1986) The challenge of time: Clock-drawing and cognitive function in the elderly. Int J Geriatr Psychiatry 1:135–140

Weiterführende Literatur

Wu W (2011) Attention as selection for action. In: Mode C, Smithies D, Wu W, (Hrsg.), Attention: Philosophical and psychological essays. Oxford UP, 97–116

Exekutive Funktionen und Arbeitsgedächtnis

Inhaltsverzeichnis

6.1 Einführung

Im letzten Kapitel wurden hochautomatisierte Handlungen wie Routine-Objektgebrauch und Routine-Handlungssequenzen beschrieben. Wie organisiert der Mensch eine bewusste Handlung, die nicht Routine ist? Wie plant er Handlungen? Der Mensch lebt nicht nur im Gestern und im Jetzt sondern auch in der Zukunft– er plant Aktionen. In diesem Kapitel geht es um die Nicht-Routine-Aktion (Shallice 2002), wir schreiten zur selbstinitiierten Handlung des Menschen fort (Fuster 1990).

Exekutive Funktionen helfen, Handlungen zu organisieren. Ein Beispiel soll das erläutern: Eine Person möchte ein Quadrat zeichnen. Sie kopiert es erst einmal, zeichnet ein Quadrat ab. Dabei wird unter fokussierter Aufmerksamkeit zunächst eine Seitenlinie gezeichnet, die in der Länge dem Modell entspricht, dann im rechten Winkel dazu die zweite Linie, die gleich lang sein soll. Danach wird, wieder im rechten Winkel, die erste Bewegung in Gegenrichtung vollzogen und zum Schluss die beiden freien Enden verbunden. Die Einfachheit der Aufgabe liegt an der Wiederholung des visuellen Modells, das die Vorgabe gibt, bzw. deutlich werden lässt, was noch fehlt. Wenn eine derartige Bewegungsfolge ohne die Vorlage gemacht werden soll, muss ein System die Kontrolle übernehmen. Die Anweisung muss im Arbeitsgedächtnis gespeichert sein: „(1) Eine gerade Linie, (2) im rechten Winkel eine gleichlange Linie und (3) dann im rechten Winkel die erste Bewegung zurück in Gegenrichtung und (4) zuletzt die Enden verbinden". Die Zwischenergebnisse werden mit dem Projektziel verglichen. Bei vielen Personen wird die visuelle Vorstellung das Modell vorgeben – es wird gleichsam aus der Vorstellung abgezeichnet. Bei unanschaulichen Aktionsfolgen gelingt dies nicht mehr. Dann ist die exekutive Organisation von Handlungssequenzen unabdingbar.

Über die Organisation von neuen Handlungen und einfachen Handlungssequenzen hinaus umfasst die exekutive Kontrolle nach der Auffassung vieler Forscher mehr. Es geht ganz allgemein um die Regulation der Aktivitäten einer Person. Anschaulich ist die Einteilung von Das et al. (1997), die aus der Diskussion über künstliche Intelligenz stammt und von Shallice (2002) aufgeführt wird:

- »zero order«: auf einen Stimulus folgt eine eindimensionale Bearbeitung mit einem dadurch determinierten Response, Beispiel Thermostat reguliert auf einer Dimension die Zieltemperatur;
- »first order«: »zero order« plus ein Modell der Umgebung, welches eine flexiblere Anpassung der Response-Schemata erlaubt;
- »second order«: Es existiert die Möglichkeit, mehrere alternative Modelle zu vergleichen. Dies erlaubt, verschiedene Response-Schemata (und Ergebnisse) zu evaluieren, zwischen denen gewählt werden kann;
- »third order«: Aufrechterhaltung eines Modells der eigenen Handlungsweisen (Metamodell). Dies erlaubt eine hierarchische Organisation von Response-Schemata – z. B. (a) in Relation zur übergeordneten Ebene von individuellen Überzeugungen, (b) deren Begründungen und (c) Voraussagen der Konsequenzen der eigenen Handlungen.

Neben der elementaren Organisation von Handlungssequenzen geht es bei exekutiven Funktionen demnach auch um die Gesamtheit der Handlungsweisen der Person. Man muss einerseits elementare exekutive Funktionen und deren Störungen von andererseits komplexer exekutiver Regulation unterscheiden. Exekutive Funktionen umfassen:

- Planung von Partialzielen,
- Halten des Plans, Aktualisieren des Plans bei Modifikationen und
- Monitoring, welche Partialziele erreicht sind,
- Hemmung von (noch) nicht passenden Aktivitäten,
- Fehlerentdeckung,
- Organisation der Reaktion auf Fehler.

Beispiele für exekutive Aufgaben:

- »Tower of London« Test, bei dem Scheiben auf Stangen umgeordnet werden müssen,
- Puzzle, 2 komplexe räumliche Objekte zum Zusammenstecken,
- Aufgabenserien, die erfordern, seine Zeit einzuteilen. Fehler entstehen dadurch, dass eine Person sich zu lange einer der Aufgaben widmet und übersieht, dass sie die anderen nicht mehr angemessen bearbeiten kann.

Salthouse hat Kritik an dem Konzept der exekutiven Störungen, wie sie meist in der Neuropsychologie erfasst werden, geübt. Er fand, dass die Tests exekutiver Funktionen eng mit der perzeptuellen Schnelligkeit und der Urteilsfähigkeit zusammenhängen (Salthouse 2005).

Arbeitsgedächtnis

Das Arbeitsgedächtnis stellt eine vom episodischen Gedächtnis klar zu unterscheidenden Funktion dar. Einerseits bezeichnet es unwillkürlich arbeitende Zwischenspeicher in verschiedenen Modalitäten (z. B. akustisch: die Schläge der Kirchturmuhr aus dem Zwischenspeicher nachzählen). Auf einer Zweiten Ebene wird die Organisation der Zwischenspeicher und ihre Abfrage dazugezählt.

Beispiel: Ein Koch legt während seiner Kochprozeduren ein Messer zwischendurch ab, benötigt es gleich wieder und greift dann sicher zu dem – aus dem Zwischenspeicher – erinnerten Ort, wo das Messer liegt.

Die Bedeutung des Arbeitsgedächtnisses ist den meisten Menschen von Zwischenergebnissen beim Kopfrechnen vertraut: z. B. $56 + 17$ ($6 + 7$ „13 im Sinn", $50 + 10$ plus Zwischenergebnis).

6.2 Störung exekutiver Funktionen und des Arbeitsgedächtnisses

Für die Organisation komplexer Alltagshandlungen sind exekutive Funktionen und das Arbeitsgedächtnis notwendig. Beispielsweise muss der Arbeitsplan im Speicher gehalten werden. Nach den ersten Etappen erfolgt ein Update beim Monitoring, welche Teilarbeiten erledigt sind. Danach bestimmt sich, welches neue Teilziel in Angriff genommen werden muss, um das Gesamtziel effizient zu verfolgen.

Weitreichende Auswirkungen ergeben sich aus der Störung der elementaren exekutiven Funktionen.

Ein wichtiger Aspekt besteht in der Überlappung zwischen den Feldern der exekutiven Störungen und formalen Denkstörungen. Eine Störung des Arbeitsgedächtnisses spiegelt sich auch in Denkstörungen wider, Kap. 10 Denken. So ist das Vergessen des Denkziels, das in einer Kommunikationssituation gilt, bei Umständlichkeit zu beobachten oder das Gedankenabreißen, bei dem die Person plötzlich den Faden verliert. In der Tradition der Psychopathologie werden die formalen Denkstörungen als ein eigenes Kapitel dargestellt. Hier wird nur darauf verwiesen und das Hauptaugenmerk auf die praktischen Symptome der exekutiven Störungen gelegt.

Eine Person plant aufmerksam seine Aktivität, oder überlegt, welche Argumente in einer Verhandlung an welcher Stelle angebracht sind. Die Überlappung der Funktionsstörungen der exekutiven Motorfunktionen, der Aufmerksamkeit und der Denkstörungen ergibt sich aus der Gemeinsamkeit, dass es sich um Nicht-Routine-Aktionen bzw. um aufmerksam durchgeführte Aktionen handelt.

Eine Störung der exekutiven Ebenen kann in der eingehenden Beobachtung des Verhaltens von Patienten mit der Möglichkeit, nachzufragen und zusätzlich durch neuropsychologische Untersuchungsverfahren diagnostiziert werden. Die psychopathologische Analyse des Verhaltens beachtet deswegen auch, wie differenziert die Person ihr Handeln kontrolliert.

Die Störung komplexer exekutiver Regulation kann in der Verminderung der effektiven Organisationsebenen nach Das (Das et al. 1997) beschrieben werden. Eine Person wird z.B. als »einfältig« beschrieben. Ein Angehöriger bemerkt, dass der Partner sich nur noch von sensorischen Eindrücken oder einem zufälligen Einfall lenken lässt. So wird das Handeln bei einigen Hirnschädigungssyndromen eher im Sinn von Stimulus–Response-Automatismen geleitet.

Im Zusammenhang der exekutiven Störungen spielt auch das Konzept des **prospektiven** *Gedächtnisses* eine Rolle. In einer Testsitzung muss an einer bestimmten Stelle eine Aufgabe erfüllt werden. Es kommt zum »Vergessen sich zu erinnern«, beispielsweise daran, dass an der bestimmten Stelle noch eine Besonderheit war. Sinnbildlich ist der Knoten im Taschentuch ein Signal, dass sich die Person noch an etwas erinnern sollte – einen Anruf oder einen Einkauf. Überprüft wird das prospektive Gedächtnis z. B. mit einem Auftrag:

- am Ende der Sitzung bitte noch …,
- wenn x angekündigt wird, dann ….

6.3 Neurowissenschaft

Die neuronale Kontrolle der komplexen Handlungen ist noch wenig erforscht. Aber inzwischen haben Untersuchungen zumindest Elemente der Planung, Kontrolle und Durchführung von Einzelbewegungen erklärt.

6.3.1 Kontrolle spontaner Bewegungen

Spontan generierte Bewegungen scheinen eine andere Kontrollregion als die reaktiven Bewegungen zu haben. Spontan generierte Bewegungen haben Korrelate im cingulären Kortex (Schieber 1999). Dort konnten auch Aktor-bezogene Neurone gefunden werden (Shima und Tanji 1998). Wenn ein Primat aufgrund veränderter Belohnungszuordnungen die jeweils andere von zwei möglichen motorischen Aktionen auswählt, sind diese Neurone aktiv. Sie werden nicht aktiv, wenn nur reaktiv die alternative Bewegung ausgeführt werden muss, z. B. nachdem ein Signal zum Wechsel der Bewegung auffordert. Diese Neurone scheinen also nur aktiv zu werden, wenn der Aktor sich umentscheidet, eine andere Bewegung auszuführen, da die alte nicht mehr belohnt wird. Der orbitofrontale

Kortex steht mit dem cingulären Kortex in enger Verbindung, sodass die konkrete Belohnungserwartung und der relative Wert der ausgelobten Belohnung vermittelt werden können. In einem Experiment mit einem Primaten, der zwischen zwei Bewegungsarten wählt, kann sich beispielsweise durch Sättigung der Wert der Belohnung (die in Nahrung besteht z. B. Zuckerwasser) vermindern. Durch Veränderung des Belohnungsschemas vonseiten der Untersucher kann die Belohnungserwartung vermindert erscheinen.

Bei exekutiven Funktionen werden präfrontale Hirnareale und die des anterioren Cingulum in fMRI-Studien aktiviert gefunden. Die neurowissenschaftliche Untersuchung mittels elektrophysiologischer Einzelneuronenableitung steht erst in den Anfängen.

6.3.2 Arbeitsgedächtnis

Besteht ein Aktionsplan, wie eben am Zeichnen eines Quadrats beschrieben, muss einerseits das Ziel der Handlung gespeichert bleiben und andererseits ein Monitoring erfolgen, welche Teilaufgabe bereits erfüllt ist.

Betrachten wir wieder das Beispiel des Zeichnens. Das Monitoring, was erledigt ist, ist beim Zeichnen sehr einfach durch die bereits gezeichnete Linie gegeben. Wenn jedoch keine derartige Dokumentation erfolgt, beispielsweise wenn ein Quadrat in die Luft gezeichnet werden soll, dann müssen andere Funktionen dafür einspringen. In diesem Abschnitt über das Arbeitsgedächtnis geht es um die Organisation von aufmerksamen Handlungen ohne direkte sensorische Kontrolle.

Das Arbeitsgedächtnis wird mit den Sustained-activity-Neuronen des präfrontalen Kortex in Verbindung gebracht (Fuster 1990; Goldman Rakic und Selemon 1997). Wie können Sustained-activity-Neurone Handlungen organisieren? Die Konzeption von Fuster war zunächst, dass diese Neurone die zeitliche Dimension der Informationsverarbeitung im Gehirn realisieren. Klassische Beispiele waren Delayed-response-Aufgaben. Ein Affe saß vor einem Vorhang und hatte die Aufgabe, seine Nahrung unter einem

von zwei Töpfen zu suchen. Nahrung wurde ihm beispielsweise unter dem rechten roten Topf gezeigt. Danach wurde der Vorhang heruntergelassen. Nach mehreren Sekunden wurde der Vorhang gelüftet und der Affe musste unter dem linken blauen Topf die Nahrung, die inzwischen vertauscht worden war, holen. Die Alternation (»delayed alternation task«) war eingeführt worden, um die Aufgabe möglichst spezifisch für das Gedächtnis der Seite und unabhängig von der Erinnerung an sensorische Eindrücke zu gestalten.

Fuster beschrieb Neurone im präfrontalen Kortex, die für die Intervallzeit die Bewegungsrichtung aktiv hielten, die nach Öffnen des Vorhangs eingeschlagen werden muss, um die Nahrung zu erreichen. Wird der Affe auch nur kurze Zeit für eine andere Handlung abgelenkt, d. h. führt er inzwischen eine andere Aufgabe aufmerksam aus, kann die Aufgabe nicht mehr fehlerfrei ausgeführt werden. Man geht davon aus, dass die aktiv durch derartige Sustained-activity-Neurone gehaltene Information entscheidend für das Arbeitsgedächtnis ist.

Im dorsolateralen präfrontalen Kortex finden sich vor allem die geschilderten Sustained-activity-Neurone für das Arbeitsgedächtnis. Sie halten eine Handlungstendenz auch gegen intermittierende Unterbrechung der sensorischen Kontrolle, also wenn das Tier das Bewegungsobjekt nicht mehr sehen kann. Das visuelle und das verbale Arbeitsgedächtnis im Gehirn des Menschen sind in Studien der funktionellen Bildgebung differenzierbar (Gruber und Cramon 2003).

Die Manipulation der Inhalte des Arbeitsgedächtnisses

Das Updating des Arbeitsgedächtnisses hat eine zentrale Rolle in der Organisation der exekutiven Funktionen. Ein Beispiel ist das Monitoring der Information über den Projektstand, welche Teilziele sind erreicht, was ist das nächste Teilziel etc.

Die Rückmeldung von Aktionen wird in einem Monitor zur Aktualisierung der Information über die Handlung integriert. Im Beispiel der komplexen Handlung müssen Ensembles von Sustained-Activity-Neuronen einer Einheit, beispielsweise einem Teilziel, zugeordnet werden. Ändert sich etwas an der Einheit, wird die jeweils neueste aktuelle Information gehalten.

Tests untersuchen das Monitoring von Zwischensummen bei Rechenaufgaben an zwei Orten – beispielsweise zwei Stapeln von Karten. Die Einheit wird aufgerufen: linker oder rechter Stapel, die Aufgabe durchgeführt (Addition oder Subtraktion) und dann wird das neue Ergebnis gespeichert, bis es wieder aufgerufen wird.

In Aufgaben, welche eine Manipulation des Working Memory verlangen, wurde eine andere Hirnregion des dorsolateral präfrontalen Kortex als bei einfachen Speicheraufgaben gefunden.

Beispiel

Eine Aufgabe, welche die Organisation von Material im Arbeitsgedächtnis verlangt, und bei der Patienten mit einer schizophrenen Psychose schlecht abschneiden, ist die Zahlen-Buchstaben-Spanne. Eine Sequenz von Zahlen und Buchstaben wird gesagt und die Person gebeten, sie nicht in der angegebenen Reihenfolge wiederzugeben, sondern zu ordnen nach Zahlen und Buchstaben in der numerischen und alphabetischen Reihenfolge. Beispielsweise wird gesagt 4 J 3 B 9 K, die Person soll dann sagen 3 4 9 B J K. Dies erfordert eine für jede Folge variable Manipulation von Items im Arbeitsgedächtnis. ◄

6.4 Neurowissenschaft der komplexen exekutiven Regulation

Hierüber ist noch wenig bekannt. Vor allem ist noch nicht klar, wie die Regionen des präfrontalen Kortex für diese Regulation zusammenarbeiten.

Einerseits ist das Analysieren von Konsequenzen von Handlungen und die flexible Zuordnung von Belohnung und Bestrafung (negative Konsequenzen) eine Aufgabe des orbitofrontalen Kortex. Offenbar wird eine Wahrscheinlichkeit des Eintreffens von Belohnung errechnet. Die einlaufende Belohnung wird kontrolliert in Zusammenarbeit mit dem

ventralen Tegmentum und ventralen Striatum (Schultz 2004, Brooks 2001). Bleibt die erwartete Belohnung unter dem errechneten Wert zurück, wird das Verhalten verändert. Gerade diese Verhaltensflexibilität ist nach Läsionen des orbitofrontalen Kortex gestört.

Dazu kommt die Steuerung der Aufmerksamkeit auf die neu ausgeführten Handlungen. Zum einen muss überhaupt erkannt werden, dass eine Aufgabe mit Aufmerksamkeit bearbeitet werden muss. Es existiert ein »Flaschenhals« der Informationsverarbeitung, weil nur ein Objekt bzw. Prozess im Fokus der Aufmerksamkeit sein kann. Das Supervisory-Attentional-System ist als Organisationeinheit dafür vorgeschlagen worden (Shallice 2002).

Weiterhin muss die Initiierung der Aktionen erfolgen, was mit der Funktion der dorsalen und medialen Region des präfrontalen Kortex in Verbindung gebracht wird. Die Neurone, die mit der Aktorrolle zusammenhängen, sind oben bereits erwähnt worden. Kommt es zu einer Störung in dieser Region, resultieren Störungen der Handlungsinitiierung, die auch ▸ Kap. 7 über Antrieb geschildert werden. Ein antriebsloses Verhalten ist zu beobachten.

Alle die verschiedenen Funktionen des präfrontalen Kortex sind in die Kontrolle der Aktionen der Person involviert. Die weitere Erforschung dieser Funktionen wird es erst ermöglichen, die komplexe exekutive Regulation zu erklären (Reischies 2005).

6.5 Psychopathologische Merkmale der exekutiven Kontrolle

Störung der exekutiven Kontrolle

Definition. Störung in der sequenziellen Organisation von mehrgliedrigen Aktionen, beispielsweise Aufgaben im Alltag.

Beispiel. Der Patient kann eine komplexere Aufgabe nicht erledigen, er versagt in der Organisation der Aufgabe, obwohl er die Motivation hat, die Angelegenheit zu erledigen und in den einzelnen Handlungen nicht ungeschickt ist. Er beginnt mehrfach. Die Aktivität versiegt aber auf verschiedenen Stufen der Erledigung. Die Pflegekräfte berichten, »er bekommt nichts auf die Reihe«.

Stellung in der Psychopathologie
Das Merkmal wurde inzwischen in das AMDP-System aufgenommen (AMDP 11. Auflage, 2023).

- Konzept aus neuen neuropsychologischen Untersuchungen,
- vor allem in der Klinik der schizophrenen Negativsymptomatik und in der Akutsymptomatik desorganisierter schizophrener Patienten häufig,
- entfernt verwandt mit der ideatorischen Apraxie.

Verwandte Begriffe. Desorganisiertheit, ideatorische Apraxie.

Psychopathologische Interaktionen. Antriebsstörung, Denkstörung, Konzentrationsstörung, Kontrollstörung im Antriebsbereich.

Differenzialdiagnotische Abgrenzungen
- ausschließlich durch die genannten Interaktionen erklärbar,
- Verweigerung oder Demoralisation mit avitaler Grundverfassung und Handlungseinstellung: die Motivation für die Handlung muss für die Diagnose der gestörten exekutiven Kontrolle geklärt sein.

Weitere Charakterisierung. Störung der Handlungsorganisation, vor allem weil die Aktivierung von zu bestimmten Punkten anstehenden Teilaufgaben – z. B. nach Rückmeldung – nicht erarbeitet wird.

Selbst-/Fremdbeurteilung. Fremdbeurteilung.

Interview für Rating. Frage nach Effizienz im Alltag, Fremdanamnese.

Neuropsychologie/Objektivierung
- elementar: Aufgaben wie Blatt falten, in Briefumschlag stecken und darauf eine Briefmarke kleben,
- komplex: Verhaltensbeobachtung und Nachfrage bei Aktivitäten wie Geld abheben bei der Bank oder Geld überweisen, Vorbereitung eines Antrags bei einer Behörde,
- Aufgaben wie der »Tower of London«-Test, bei dem Scheiben auf Stangen umgeordnet werden müssen.

Schweregrad. Leichte Störung, die sich in komplexeren Alltags- oder Berufsaufgaben zeigt, bis zu schwerer Unfähigkeit, seine Angelegenheiten zu erledigen.

Neurowissenschaftliche/kognitiv neurowissenschaftliche Modellvorstellungen
Störung im Bereich

1. Arbeitsgedächtnis – Teilaufgaben und deren Sequenz, Störung im »procedural memory«,
2. »feedback processing« – die Implementation der nächsten Teilaufgabe erfolgt nicht, da die Erledigung der davor anstehenden Aufgabe nicht verarbeitet wird,
3. Störung der Hemmung alternativer Handlungsintentionen, Disinhibition,
4. die Meldung der Erledigung eines Teilziels kann nicht verarbeitet werden – ineffizienter »collateral discharge«, fehlerhafte Löschung bei negativen Rückkopplungen etc.

Störung des Arbeitsgedächtnisses

Definition: Störung in der automatischen Zwischenspeicherung von Informationen bei komplexen Aktionsabläufen.

Offenbar zugrunde liegende Dysfunktion bei psychopathologischen Merkmalen wie dem Gedankenabreißen, Umständlichkeit des Denkens und auch bei Formen der Auffassungsstörung – andererseits Störung in der Organisation der Lösung von umfangreichen Alltagsproblemen.

Tests:

1. Elementar:
   - Zahlenspanne (eine Sequenz einstelliger Zahlen soll nachgesprochen werden; Prozedere: jede Sequenzlänge maximal 2-mal testen, bei 2 Fehlern Abbruch),
   - Corsi-Blockspanne (eine Sequenz von Blöcken, die auf einem Feld verteilt sind, soll gezeigt werden).
2. Aufmerksamkeitsbezogen:
   - »continuous performance test« mit MemoryKomponente – z. B. auf x reagieren, wenn vorher a gegeben wurde oder zwei aufeinanderfolgende ungerade Zahlen (z.B. Attention-Levine-Test),
   - N-back-Aufgaben: nicht die aktuelle Zahl jeweils wiederholen, sondern die letzte (-1) oder die vorletzte (2) sagen.
3. Memory Updating:
   - auf 2 oder mehr Feldern (Karten) erscheinen jeweils Rechenoperationen, z. B. ($+3$) (-1), und die Resultate für die Positionen müssen am Schluss angegeben werden,
   - Zahlen-Buchstaben-Spanne (s. o.),
   - inkrementelles Addieren: Serienrechnen $10+1, +2, +3, +4$ etc. In der Sequenz muss jeweils das Ergebnis gesagt werden (11, 13, 16 etc.).

Literatur

AMDP-System (2023) Manual zur Dokumentation des psychischen Befundes in Psychiatrie Psychotherapie und Psychosomatik, 11. Aufl. Hogrefe, Göttingen

Brooks DJ (2001) Functional imaging studies on dopamine and motor control. J Neural Transm 108:1283–1298

Das SK, Fox J, Hammond P, Elsdon D (1997) A flexible architecture for autonomous agents. J Exp Theoret Artif Intell 9:407–440

Fuster J (1990) Inferotemporal units in selective visual attention and short-term memory. J Neurophysiol 64:681–697

Goldman-Rakic PS, Selemon LD (1997) Functionsal and anatomical aspects of prefrontal pathology in schizophrenia. Schizophr Bull 23:437–458

Gruber O, von Cramon DY (2003) The functional neuroanatomy of human working memory revisited. Evidence from 3-T fMRI studies using classical domain-specific interference tasks. Neuroimage 19:797–809

Reischies FM (2005) Psychopathologie. In: Förstl H (Hrsg) Frontalhirn. Funktionen und Erkrankungen, 2. Aufl. Springer, Berlin Heidelberg New York Tokio, S 83–101

Salthouse TA (2005) Relations between cognitive abilities and measures of executive functioning. Neuropsychology 19:532–545

Schieber MH (1999) Voluntary descending control. In: Zigmond MJ, Bloom FE, Landis SC et al (Hrsg) Fundamental neuroscience. Academic, San Diego, S 931–1049

Schultz W (2004) Neural coding of basic reward terms of animal learning theory, game theory, microeconomics and behavioural ecology. Curr Opin Neurobiol 14:139–147

Shallice R (2002) Fractionation of the supervisory attentional system. In: Stuss DT, Knight RT (Hrsg) Principles of frontal lobe function. Oxford Univ Press, New York, S 261–277

Shima K, Tanji J (1998) Role of cingulated motor area cells in voluntary movement selection based on reward. Science 282:1335–1338

Weiterführende Literatur

Georgopoulos AP, Caminiti R, Kalaska JF, Massey JT (1983) Spatial coding of movement: a hypothesis concerning the coding of movement direction by motor cortical populations. Exp Brain Res 7(Suppl):327–336

Pasupathy A, Miller EK (2005) Different time courses of learning related activity in the prefrontal cortex and striatum. Nature 433:873–876

Antrieb, Intentionsbildung – Handlungs- und Bewegungsstörungen

7

Inhaltsverzeichnis

7.1 Das Konstrukt des Antriebs

In den letzten Abschnitten ging es um die Planung einer Handlung, die Auswahl von motorischen Schemata und deren Umsetzung.

Noch vor der Planung und Ausführung einer Handlung sind die Beweggründe für Aktionen wichtig, gewissermaßen der Grad an Interessiertheit kann gestört sein. Aus welchem Grund, mit mit welchem Wunsch und Interesse wird gehandelt?

Wobei nicht Motivation für eine einzelne Aktion im Blickpunkt liegt, sondern ein Antriebsniveau, das beispielsweise bei einer Depression vermindertrt ist.

Es geht um die Ebene der Intentionen, die in Handlungspläne mit der Auswahl der Motorikschemata weiterentwickelt werden. Wir wissen noch nicht, was eine Handlungs-Intention ist. Wir können annehmen, dass es sich um etwas handelt, das eine Person, die mit einer Handlungsoption konfrontiert ist, mehr oder weniger hat.

Hier kommen beispielsweise das Energiegefühl ins Spiel, das Gefühl des Interesses, oder aber auch ein Widerstand, nicht Handlungsbereit sein.

Diese komplexen Prozesse des Antriebs, der Antriebsregulierung sind im psychiatrischen Alltag wichtig; viele psychopathologische Symptome beziehen sich auf das Antriebskonzept.

Das Antriebskonzept jedoch selbst ist unscharf, es wird nicht in allen psychopathologischen Schulen verwendet.

Wir versuchen es zu definieren: Das Konzept der Antriebslage ist das des Niveaus fördernder Einflüsse auf die Handlungsinitiierung und gezielte Aktivität im Alltag – vorwiegend die Spontanaktivität, wobei die Antriebslage nicht bewusst sein muss. In bestimmten Situationen können sich die Einflüsse negativ, hemmend auswirken. Es handelt sich um ein psychopathologisches Konstrukt einer nicht direkt beobachtbaren mentalen Aktionsdynamik.

Beispiel

Ein 40-jähriger depressiver Mann hatte sich wochenlang vorwiegend im Bett oder auf der Couch aufgehalten. Er hatte seine Wohnung vernachlässigt, weil er nichts mehr schaffte und vor jeder auch nur kleinsten alltäglichen Tätigkeit zurückschreckte. Dies geschah nicht nur, weil die Tätigkeiten ihm zur Last wurden, sondern weil er sich in allen Aktionen geängstigt, verunsichert und gehemmt erlebte. Er hatte seine Briefe nicht mehr geöffnet und deswegen seine Rechnungen nicht mehr bezahlt. Heute erscheint er plötzlich wie verwandelt. Der Grund ist, dass ein »Switch« von der Depression zur Manie eingetreten ist, d. h. bei einer bipolaren affektiven Psychose ein Umschwung der Antriebslage und der Stimmung von einem Tag auf den anderen.

Er springt aus dem Bett, frühstückt nichts, sondern stürzt, nachdem er sich gewaschen, rasiert und seinen schönsten Anzug ausgesucht hat, aus der Wohnung und geht zur Bank, um Geld abzuheben, da er eine Idee hat, sich einen neuen, besonders leistungsfähigen Computer zu kaufen. In der Bank fühlt sich dem Bankangestellten überlegen und ist herablassend. Er ist sich bewusst, dass er mit dem Computer, den er kaufen will, viel Geld verdienen wird – denn er hat da eine Geschäftsidee und ruft schnell noch zwei alte Bekannte an, um sich für den Mittag mit ihnen zu verabreden. Von seiner Familie ist bekannt, dass mehrere Mitglieder an einer bipolaren affektiven Psychose erkrankt sind. ◄

Neben dem Stimmungs-„Switch" sind in dem Beispiel mehrere weitere Bereiche plötzlich verändert, unter anderem auch die verschiedenen Dimensionen, die man unter dem Konzept des Antriebs zusammengefasst hat.

Wenn man nach Ebenen der Störbarkeit geht, findet man die Ebene der Intentionsbildung und das Niveau der Handlungsbereitschaft, die hier besprochen wird – die Antriebsebene.

Da es nicht nur psychopathologische Varianz in die Richtung einer Steigerung des Antriebs gibt, sondern auch in die Richtung einer Verminderung, müssen wir für das Konzept des Antriebs diese zwei Veränderungsrichtungen annehmen – welche ja auch bei der Bipolaren Affektiven Erkrankung als Manie und Depression in Erscheinung treten – ein Plus-Pol und ein Negativ-Pol. Dies steht im Gegensatz zur Aufmerksamkeit, bei der es nur eine Richtung, die der Aktivierung gibt. Beim Antrieb geht es – als Vorstellungsbild – um eine Schwelle der Handlungsauslösung mit Erleichterung der Handlungsauslösung und auch mit einer Brems-Funktion, mit Hemmung.

Beispiel
Ein Patient agierte nach der stationären Aufnahme mit starker manischer Antriebsenthemmung – er zeigte höchst dynamische distanzlose und aggressive Handlungsweisen – äußerte Beleidigungen mit Elementen von

Herabwürdigung und Distanzlosigkeit, die sich mischten mit sexueller Hemmungslosigkeit in Andeutungen und konkreten Anschuldigungen.

Wir betrachten den Antriebsbereich für spontane mentale Aktivität und Alltags-Handlungen. Daneben finden sich viele andere motorische Aktivitäten, die anders als die Alltagshandlungen der Person initiiert und kontrolliert werden können und die nur zum Teil mit dem Antriebsniveau korreliert erscheinen: Denken wir an Augenbewegungen, Räuspern, sich Jucken, instinktive Reaktionen bei Alarm, Essen eines hungrigen Menschen, Sexualverhalten etc.

Die Antriebsebene ist komplex und es ist nicht sicher, inwieweit sie nicht aufgrund neurowissenschaftlicher Analysen aufgeteilt werden muss. Sie umfasst so unterschiedliche Bereiche wie Intentionsbildung und -auswahl, motorische Handlungsbereitschaft, Interesse, Belohnungserwartung und angstbezogene Hemmung sowie motorische und mentale Anstrengung.

Zu kurz greifen Erklärungen, welche Motivation im Sinn von Belohnungsanreizen zur Erklärung der Phänomene bevorzugen – bzw. die Verminderung von ängstigenden Erwartungen.

Denn jeder kennt die Varianz des Antriebs durch Koffein, Alkohol oder vielleicht auch Drogen wie Amphetamine, Kokain. Die bereits erwähnten genetisch beeinflussten psychiatrischen Krankheiten wie Manie und bipolare Depression betreffen den Antrieb. Bestes Beispiel ist die bipolare affektive Erkrankung, die mit maximaler Steigerung und Aufhebung des Eigenantriebs einhergehen kann.

7.1.1 Eigenantrieb versus Fremdantrieb

Sinneseindrücke regen zu Gedanken und Reaktionen an, aber selbst derartige reaktive mentale Aktivität versiegt, wenn kein Eigenantrieb vorhanden ist. Patienten im Stupor lassen sich nicht mehr durch äußere Eindrücke zu interner Aktivität anregen, die äußerlich erkennbar wäre. Noch nicht einmal anhand der Augenbewegung

ist abzulesen, dass diese Personen »Anteil nehmen«. Die Trennung von Eigenantrieb von Fremdantrieb ist klinisch sinnvoll, z.B. in einer Depressiven Episode ist es vor allem der Eigenantrieb, der versagt. Diese Unterscheidung ist ausführlich bei Klages (1967) beschrieben - (s.u.).

7.1.2 Unbewusste Antriebsvariablen

Entscheidungen zu spontanen Handlungen laufen in den meisten Fällen nicht bewusst ab. Viele der spontanen Aktivitäten des Alltags, einem Bedürfnis zu folgen, eine aufgeschobene Handlung nachzuholen etc. geschehen ohne bewusste Evaluation, ob und wenn ja, wann sie ausgeführt werden (man sagt, der Gang zum Kühlschrank sei fast immer nicht bewusst entschieden). Die Person erlebt sich als aus Routine handelnd oder aus verständlichen Gründen, nur in einigen Fällen wird Hemmung oder Getriebenheit erlebt. Die Antriebslage und ihre Störungen sind meist nicht bewusst.

7.1.3 Menge der gezielten motorischen Aktionen als Parameter der Antriebslage

Woran zeigt sich, was wir Antrieb nennen? Die Menge der spontanen Handlungen einer Person zeigt uns die aktuelle Antriebsstärke im Alltag. Sie kann im physiologischen Rahmen schwanken oder pathologisch reduziert bzw. gesteigert sein. Diese kann eine pragmatische Grundlage der klinischen Antriebs-Beurteilung bilden. Wir können in der psychopathologischen Untersuchung die Menge und Dynamik der spontanen, d. h. offensichtlich von der Person initiierten Bewegungen beachten, die im Umgang mit der Person beobachtbar sind – dazu zählen auch Augenbewegungen und sprachliche Äußerungen – spontane Beiträge im Interview.

Zunächst zur Anzahl der Spontanbewegungen. Es handelt sich um die Menge der Handlungen bzw. motorischen Aktionen und mit welcher Energie und Schnelligkeit sie ausgeführt werden – wobei repetitive Bewegungen nicht gewertet werden.

Ein möglicher Einwand ist: Wenn man nur auf die pragmatische Variable der Menge der Spontanhandlungen achtet, kommen auch Aktionen zur Geltung, die beispielsweise aufgrund von Disinhibition (s. u.) oder gesteigerter Impulsivität etc. auftraten. Bei diesen Handlungen sind Intentionsbildung und Entscheidungsprozesse gestört.

Prinzipielle Unsicherheit über die Einflussfaktoren von beobachteten Aktionen
Wir wissen im klinischen Alltag in den meisten Fällen nicht, ob eine bewusst gereifte Abwägung der Gründe zu einer geplanten Handlung geführt hat oder eine wenig kontrollierter Impuls, eine gedankenlose Routine. Es besteht eine prinzipielle Unsicherheit über die Einflussfaktoren von beobachteten Aktionen, welche eine Person, die wir beurteilen, in den Entscheidungen bestimmt haben. Im Alltag beachtet und beurteilt jeder Mensch die Begründungsebenen der Handlungen der Mitmenschen – er versucht, die Intentionen zu ergründen und irrt häufig.

Ein weiterer möglicher Einwand ist, dass es seltener Situationen gibt, in denen sich die Manie nicht wie oben geschildert in rastloser Aktivität, sondern in gespannter Dynamik zeigt, d. h. in der psychopathologischen Beobachtung fällt nicht eine erhöhte Zahl von Spontanbewegungen, sondern eine gespannte Erwartung auf, die Vorbereitung eines „Schlages", den die Person auszuführen entschlossen ist.

Festzuhalten ist, dass in der Regel die Menge der spontanen Aktionen einer Person im Alltag einen guten Hinweis auf die Antriebslage gibt.

7.1.4 Handlungsdynamik und Mühe

Antrieb wird weiterhin anhand der Dynamik, mit der eine Person agiert, beurteilt. Ein Beispiel ist die Dynamik beim Durchsetzen von Interessen. Sie beschreibt die Konzentriertheit und Mühe bei Aktionen und die immer wieder ansetzende Initiative, auch wenn Rückschläge erlebt werden. Diese Dynamik kostet Mühe. Pa-

tienten, die in einer manischen Phase sind, investieren diese Mühe und verfolgen ihre Ziele mit hoher Energie. Bereits an der eingesetzten Kraft und Schnelligkeit von Einzelbewegungen der Extremitäten und des Rumpfs kann Information über die Dynamik der Aktion gewonnen werden.

Antriebslage, das Antriebsniveau
Tonische und Phasische Aspekte: Eine hohe Dynamik kann bei einer hoch motivierten Einzelaktion beobachtbar sein. Dieser Umstand führt zu diagnostischen Problemen. Das klinische Konzept des Antriebs bezieht sich auf die Menge der Aktivitäten über eine gewisse Zeit, auf die eine gewisse Zeit überdauernde Charakteristik der Handlungsbereitschaft einer Person – das Konzept bezieht sich auf die Antriebslage, das Antriebsniveau. Aus einer einzigen Handlung kann die Antriebslage nicht beurteilt werden; denn bei einer einzelnen Aktion kann es sich um eine außergewöhnlich hohe Handlungsdynamik wegen hoher spezieller Motivation für diese eine einzelne Handlung handeln – bei ansonsten eher verminderter Antriebslage. Besteht im Sonderfall einer überdauernd hohen Motivation – z. B. in einer Bewerbungssituation – eine überdauernde hohe Handlungsdynamik muss dies diagnostisch von einer nicht-situativ begründbaren hohen Antriebslage unterschieden werden.

Motivation wird als nur ein Faktor im Geschehen der prämotorischen Integration, als ein Faktor des Antriebs angesehen. Motivation nimmt man als psychologisch aufklärbar an – verkürzt dargestellt als ein Effekt der zielbezogenen belohnenden Erwartungen. Neben dem situativen Charakter der hohen Motivation, der oben angesprochen wurde, gibt es offenbar biologische Unterschiede. Wenn nur die Motivation betrachtet wird, können die Phänomene der Modifikation der Menge spontaner Handlungen durch psychopharmakologische Wirkungen bzw. Drogen nicht erklärt werden – oder es käme zu einer unpassenden Erweiterung des Motivationsbegriffs. Antriebsvariation tritt in Psychiatrie in

vielen Fällen unabhängig von Motivationsver-
änderungen auf.

Das Prämenstruelle Syndrom als hormonell verursachten Störung geht meist nicht nur mit emotionalen Veränderungen, sondern auch einer Störung in der Handlungsorganisation und -Kont-
rolle einher. In einer Manie scheint es sogar so
zu sein, dass sich der gesteigerte Antrieb unauf-
hörlich neue Anlässe sucht, die wiederum als
weitere – temporäre – Motivatoren wirken. Viele
Depressive Patienten fühlen sich zwar motiviert
zu handeln, können sich jedoch nicht aufraffen,
haben keine Energie mehr („Batterie ist leer")
oder sind sofort maximal erschöpft. Dramatisch
ist dies bei hoch motivierten Personen mit Depression, die darunter leiden, sich als quälend
gehemmt, inaktiv zu erleben.

Der Antrieb wird im angloamerikanischen
Sprachgebrauch so nicht konzeptualisiert. Selten
wird von »urge« oder von „drive" gesprochen
(Sims 2003).

In der kognitiven Neurowissenschaft wird
eine Unterscheidung von mühevollen mentalen Operationen (»effortful«) von automatischen
herausgestellt. Dabei wird weniger auf die
Mühe der motorischen Ausführung, der Muskel-
ebene als die Mühe der mentalen Kontrolle ab-
gezielt. Die mühevollen Prozesse sind beispielsweise bewusst, während die automatischen in
der Regel unbewusst ablaufen; die mühevollen
Aktionen werden durch fokussierte Aufmerksamkeit kontrolliert. Für die Psychopathologie
ist die Unterscheidung wichtig, da in einer Depression mühevolle mentale Abläufe gestört
sind, weniger jedoch die automatischen Aktionen. Auch wirken sich Ermüdungseffekte weniger bei automatischen als bei mühevollen Abläufen aus.

Für die Testung durch neuropsychologische
Untersuchungsverfahren besteht immer die
Frage, wieweit sich ein Patient auf die Aufgabe
einlässt, sich Mühe gibt, indem er versucht, eine
gute Leistung zu erbringen. Dies wirkt sich besonders auf die Leistung (die Performanz) bei
mühevollen Aufgaben aus. Die Frage ist für die
Beurteilung von Testergebnissen fundamental
wichtig – aber im klinischen Alltag schwer zu
beantworten.

> **Fazit**
> Die Stärke des Antriebs kann klinisch an
> der Menge der spontanen Handlungen
> und der Dynamik, der Energie, mit der
> die Handlungen ausgeführt werden, ein-
> geschätzt werden.

7.1.5 Verschiedene Faktoren der Stärke des Antriebs

Es ist noch nicht geklärt, welche Faktoren das
Ausmaß der Antriebsstärke ausmachen oder, anders ausgedrückt, aus welchen Komponenten
das Konstrukt »Antrieb« besteht. Deswegen betrachten wir zunächst Einflussfaktoren auf die
alltägliche Antriebsvarianz. Neben den Extremen
des Antriebs-Steigerung oder -Verminderung
gibt es auch eine geringere Spanne der Antriebsvarianz in den Handlungen im Alltag.

Was verursacht im Alltag einen starken Antrieb und hohe Handlungsdynamik?

a) Die Gruppe der physiologischen Bedürfnisse
   oder Instinkte und deren subjektiv erlebbare
   Seite.
b) Die Gruppe der Motivatoren für die be-
   lohnungsbezogene   Verhaltensregulation;
   diese Gruppe hat auch mit dem Interesse (s. u.), also einer den Affekten zu-
   zurechnenden Entität, zu tun.
   – Emotional: Interesse,
   – Intention
   – Gründe, die der Person als Handlungsnot-
     wendigkeit erscheinen
   – Belohnungserwartung
c) Dazu sollte die Handlungsbereitschaft hoch
   sein, d. h. die Verfügbarkeit der Aktionsschemata und die Bereitschaft, sich anzustrengen.
   – Exekutive: Planung und Effektivität der
     Ausführungskontrolle,
   – Handlungsbereitschaft und Freude bei der
     Ausführung,   Anstrengungsbereitschaft,
     Disziplin
   – Anstrengung, Konzentration (Mühe, Ef-
     fort) – körperlich – mental.

In der Auflistung ist der Begriff des Willens ersetzt durch einerseits Bereitschaft, sich anzustrengen und andererseits Disziplin, d. h. der Erwartung, sich hinsichtlich der zu erbringenden Leistung auf sich verlassen zu können.

Es muss von einer Integration all dieser Einflüsse in die Handlungsinitiation und -dynamik ausgegangen werden, die oben bereits genannte prämotorische Integration. Die handlungsfördernden Kräfte in der prämotorischen Integration bezeichnet man mit Antrieb. Mentale Vorgänge, die für die Menge und Dynamik der gezielten motorischen Aktionen verantwortlich sind, stellen demnach einen Komplex aus vielen Dimensionen dar: Im Folgenden gehen wir von Stimuli aus, die die Person verarbeitet und dabei zu mehr oder weniger spontanen Intentionen bis hin zu Handlungen gelangt.

An welchen Stellen in der Aktionsvorbereitung wird die Dynamik einer Handlung variiert?

Eine Wahrnehmung
- regt an,
- ausgelöste Emotion, Einfälle/Impulse, Wissen über den Stimulus, die eigenen Fähigkeiten bezüglich möglicher Aktionen, allgemeine Einstellung. Emotion: Interesse, Neugierde.

Die Person bewertet
- primäres intern generiertes Interesse,
- Neugierde zu explorierenden Handlungen.

Momentane Antriebsstärke
- Erwartung und Hoffnung, Werte zu erlangen, die gerade erreichbar erscheinen,
- jeweils in den verschiedenen Rollen, die eine Person im Alltag spielt,
- in Relation zu primären vegetativen Motivatoren.

Vegetative Bedürfnisse, Trieb/Instinkt etc. (unbewusst oder bewusstseinsfähig)
a) Vermehrung positiver Ereignisse: Motivatoren allgemein – in Relation zum persönlichen Werteprofil s. u., unmittelbare Belohnung,

symbolische positive Rückmeldung (z. B. ein Lob erhalten).
b) Verminderung negativer Ereignisse: Angstabwehr, Frustrationsabwehr, Notwehr, der Schamangst.

Energetische Funktionen
- Erregung im Sinn von Arousal, Dynamik, in Relation zu den primären vegetativen Motivatoren Trieb/Instinkt z. B. Aggressivität (Lorenz 1963), Hunger etc.
- Anzahl der Einfälle, Handlungsideen
- Bereitliegen der Handlungsassoziationen und Aktionsschemata mit der Bereitschaft, dafür Mühe einzusetzen.

Komplexe Informationsverarbeitung zur Handlungsentscheidung
Wenn die Menge der spontanen gezielten Alltagsaktionen klinisch als Parameter des Antriebsniveaus gelten kann, müssen die Faktoren, welche die Handlungsbereitschaft und -initiierung fördern, im Sinne einer Antriebsvermehrung wirken.

Positiv
Werte und Ausmaß der konkreten Belohnungserwartung für die Handlung,

Belohnungs-Erreichbarkeit scheint hoch (in Relation zu Ressourcen) – Abgleich der Erwartung mit dem letzten Erfolg (Belohnungs-Prädiktionsfehler),

Negativ
Ambivalenzen – innerer Konfliktspannung, intervenierende negative Intentionen, Ambivalenz bei »Triebspannung« vs. Gewissen bei gewissen Formen von Antriebsstörung kann Vorbereitung der Handlung nicht oder nicht vollständig erfolgen, sodass Initiierung, die Aktivierung der motorischen Einheiten unterbleibt,
- motorische Schwellen sind erhöht,
- es liegen Aktions-Skripte nicht bereit
- Persönlichkeitsfaktoren: Überkontrolliert (z. B. überkompensierte Impulsivität, Aggressivität)
- gesteigerte Hemmung, Ängstlichkeit.

Fazit

Die Handlungsbereitschaft einer Person kann demnach an sehr vielen Stellen der prämotorischen Integration sowohl gefördert als auch gehemmt werden.

7.1.6 Ambivalenz und Unsicherheit der Informationen über den Prozess der Intentionsbildung

In manchen Fällen kommen wir zu der Beurteilung, dass bei einer Person eine „Ambivalenz", vorgelegen hat, d. h. die Person war zwischen zwei Handlungsintentionen hin- und hergerissen. Dies wird als Ambitendenz bezeichnet. Die Ambitendenz bezeichnet die Schwierigkeit, zwischen zwei Handlungsoptionen zu entscheiden, während die Ambivalenz das gleichzeitige Vorliegen von zwei emotionalen Einflüssen meint, z. B. das Hin- und Hergerissen sein zwischen zwei Gefühlen, bzw. emotionalen Bewertungen.

Ambivalenz wird bei der Beobachtung der Handlungen der Person vermutet und zweitens gestützt durch konsistente Aussagen der Person. Eine vollständige Aufklärung über die Faktoren, die zu einer Handlung geführt haben, kann aber nicht erwartet werden. Häufig vermuten wir Ambitendenz und Ambivalenz, können aber keine klärende Information erlangen. Auch könnte eine Person eine gezeigte Intention nur schauspielern.

7.1.7 Wille versus Antrieb

Der Begriff des Willens als eine Instanz in der Handlungsvorbereitung ist praktisch aufgegeben worden (s. o.). Personen empfinden bei bewussten Handlungsentscheidungen das Gefühl, es zu wollen.

Hier soll die Aufmerksamkeit auf die Schwierigkeit bzw. Unmöglichkeit gelenkt werden, die Handlungsorganisation hinreichend sicher auf Teilkomponenten zu reduzieren. Das Gefühl, etwas tun zu wollen, ist vermutliche eine – allerdings schwach wirksame – Teilkomponente.

7.1.8 Aufmerksamkeit und Antrieb

Wie steht die unspezifische Antriebslage in Beziehung zur unfokussierten und fokussierten Aufmerksamkeit (Kap. 4). In Zuständen gesteigerten Antriebs findet man klinisch in der Regel hyperattente Zustände und erhöhtes Arousal. Charakteristisch ist, dass sich Personen mit einem depressiven Syndrom nicht aktivieren können und bei dem Versuch, ihre normalen Alltagsaktivitäten aufrecht zu erhalten, schnell ermüden. Eine gewisse Beeinflussung des Antriebs durch unfokussierte Aufmerksamkeit dürfte also bestehen.

Für die Planung der komplexen, nicht-automatischen Handlungen wird die fokussierte Aufmerksamkeit benötigt, hier in der Rolle der exekutiven Aufmerksamkeit. Die Planung, Kontrolle und motorische Ausführung einer Aktion macht gerade den Charakter als mühevolle Aktion (effortful) aus – und ist für das rasche Ermüdungserleben der Person verantwortlich.

7.2 Klinik

7.2.1 Antriebsstörungen

Quantitative Veränderung

Zweifellos müssen wir einerseits eine normale Variation der alltäglichen Menge der gezielten motorischen Aktionen sowie der Dynamik, mit der sie durchgeführt werden und andererseits eine pathologische Variation unterscheiden – pathologische Antriebsminderung bzw. -steigerung.

Störung des Eigenantriebs

Bei Hirnschädigungssyndromen der Basalganglien und des präfrontalen Kortex beobachten die Kliniker eine Verminderung der spontanen Handlungen, während reaktive Handlungen – als Ausführung von Anweisungen – noch durchgeführt werden.

Bei der Abulie wird keine spontane Bewegung beobachtet (Berrios et al. 1995 - akinetischer Mutismus s. Förstl und Sahakian 1991). Sie wird als schwerste Störung des Antriebs angesehen. Meist werden nur einfach Aufforderungen befolgt, wie die Aufforderung, die Augen zu öffnen etc. Der Eigenantrieb ist vollkommen erloschen - im Gegensatz zu besser erhaltener Handlungsfähigkeit bei Fremdantrieb, Bewegung auf Aufforderung. Für die Abulie, auch als »Willenlosigkeit« bezeichnet, gelten die Probleme, die sich mit dem Begriff des Willens ergeben: Für viele der psychopathologischen Merkmale wird der Begriff des Willens umgangen.

Ambitendenz
Daneben bestehen Antriebsstörungen, die sich auf Ambivalenzen beziehen. Bei einer Ambitendenz und Ambivalenz werden mindestens zwei alternative Handlungsintentionen aktiv. Dies kann die Person beispielsweise berichten oder es wird aus Handlungsansätzen klar. Beispielsweise verharrte ein Patient einen Tag auf der Türschwelle der Station, da er sich nicht entscheiden konnte, sich stationär aufnehmen zu lassen oder die Klinik zu verlassen.

Störung der Intentionsbildung und Impulsivität
Wenn ein Kind in der Schule ablenkbar ist, folgt es sowohl den Anregungen der Umgebungen und als auch spontanen Einfällen. Einerseits liegt im Alltag eine Störung der fokussierten Aufmerksamkeit vor. In der Testung werden bei Patienten mit »Attention deficit disorder« neuropsychologisch in der Regel keine Störungen der Aufmerksamkeit gefunden, obwohl das Bild des gestörten Rollenverhaltens in der Schule dies erwarten ließe. Dementsprechend sind die Schüler bei ihren bevorzugten Hobbies ausdauernd aufmerksam. Sie können sich auch in einer kritischen Situation aufmerksam einer Angelegenheit widmen; versagen aber in der Alltagsroutine – beispielsweise der Schule – wenn sie als langweilig und mühevoll erlebt wird. Die Allokation, gewissermaßen die Investition der fokussierten Aufmerksamkeit auf die aktuell relativ geringe Belohnungserwartung der Schulaktivitäten gelingt nicht. Dies scheint besonders für junge männliche Schüler zu gelten.

Einen zweiten Bereich der Störung beim Attention Deficit Syndrome stellt die Impulsivität und Disinhibition dar. Dies gilt auch für die manischen Syndrome. In der Manie zum Beispiel erfolgt eine Enthemmung der Steuerung durch Belohnungsanreize, die der Person gerade einfallen, die dann für kurze Zeit verfolgt werden, bis neue Ziele die Handlungen bestimmen.

Die Störung der Verhaltenskontrolle kann die mangelnde Unterdrückung von Aktionen betreffen, die eine Person ungern ausführen würde, zu der sie sich jedoch unwillkürlich hingezogen fühlt, oder die ohne bewusste Kontrolle automatisch ausgeführt würden. Die Impulskontrolle ist in der Psychiatrie vielfach gestört, jedoch beschreibt der Begriff nur scheinbar homogene psychopathologische Phänomene.

> **Fazit**
> Antriebstörung ist ein pragmatischer Begriff für eine heterogen verursachte Veränderung in der Menge und Dynamik der Spontanhandlungen, die vielfach nicht weiter spezifizierbar ist. (Abb. 7.1).

Bei der Beurteilung einer Handlung einer Person kann man zwar diagnostisch eingrenzen, welche von den möglichen Einflussfaktoren wirksam waren. Aber letztlich wird man im Detail die in dem Fall entscheidenden Einflussfaktoren nicht sicher identifizieren können; dies ist für die forensische Beurteilung von Straftaten – besonders psychisch kranker Personen – ein Problem.

7.3 Diagnostik

Die oben genannten Komponenten der Generierung von spontanen Aktionen entsprechen denen der psychopathologischen Untersuchung. So ist es sinnvoll, die Dimensionen des Antriebs in Interviews anzusprechen und in der

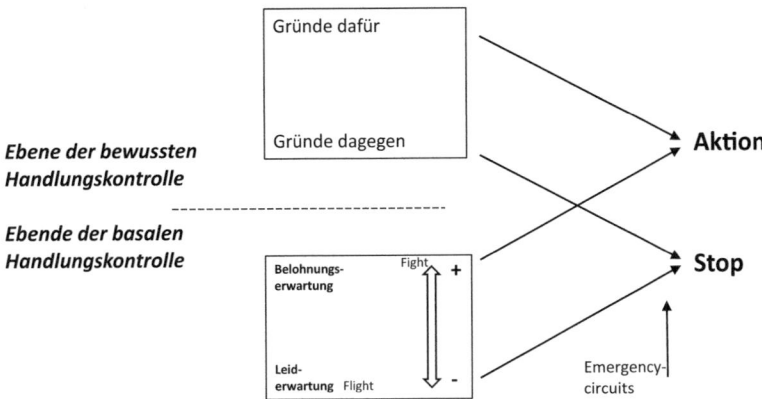

Abb. 7.1 Einflüsse einerseits auf die Auslösung oder andererseits den Stopp einer Handlung – einerseits auf der Ebene der bewussten Handlungs-Entscheidung – andererseits auf einer basalen Ebene der Handlungs-Kontrolle: Auf der ersten Ebene wägt die Person bewusst die Gründe für oder gegen die Handlung ab. Auf der zweiten Ebene wird die – meist unbewusste – Kont-rolle der Aktionen von mehreren Achsen antagonistischer Einflüsse dominiert: z. B. fight – flight, Belohnungs-erwartung – Angst, Rang hoch – niedrig (Selbstwert-gefühl hoch – niedrig), Annäherung – Abwendung (Inte-resse – Desinteresse), Selbstgefühl der Kompetenz – der Inkompetenz, handlungsbereit – nicht handlungsbereit

Beobachtung des Verhaltens zu beachten. Da-raus ergeben sich Fragen, die in das Interview zur psychiatrischen Exploration eingeschlossen werden. Bei einem Patienten können beispiels-weise willkürliche Aktionen aus einem von ver-schiedenen Gründen oder einem Bündel ver-schiedener Defizite ausbleiben.

Bei der Sicherung eines Merkmals muss differenzialdiagnostisch eine Reihe von situa-tiven Randfaktoren ausgeschlossen werden, um zu einer verlässlichen psychopathologischen Be-urteilung zu kommen. Situative Randfaktoren des Antriebsniveaus sind Motivation bzw. De-moralisierung, Ermüdung und somatisches Krankheitsverhalten wie bei Herzinsuffizienz, oder diagnostische störende Randfaktoren wie Einschränkung der Kooperation (besonders bei neuropsychologischen Untersuchungsver-fahren), Möglichkeit des Schauspielerns, etc. Viele Menschen sprechen nicht gern über ihre Handlungsgründe; dazu kommt, dass sie diese Handlungsgründe auch in vielen Fällen nicht be-wusst oder verfälscht erleben.

Beurteilt werden Handlungstendenzen und Handlungen, die nicht rein reaktiv geschehen (wie z. B. das Verjagen einer Fliege). Die Be-urteilung der Handlungsdynamik beruht auf Be-obachtungen, mit welcher Entschiedenheit, Auf-merksamkeit, Bestimmtheit und Mühe die Per-son handelt. Dabei ist das prämorbide Niveau der Alltagsaktivität und Handlungsdynamik fremdanamnestisch zu erheben.

Dimensionen
- Minderung oder Steigerung des Interesses an Aktionen, Wertschätzung und Motivatoren, die zu ausbleibenden oder vermehrten Hand-lungen führen,
- spezielle Störungen in der Veranlassung von Handlungen (Impulsivität, manipulatives Verhalten etc.).

Differenzialdiagnostisch wird auf 2 Bereiche geachtet:
1. Spezielle anderweitige Störung der Aktivie-rung von Handlungsausführungen, exeku-tive Störung, Planlosigkeit etc. Störung der Kontrolliertheit der Organisation von Hand-lungen,
2. Störung der zentralen Motorik oder Exeku-tive – Störung der motorischen Charakteristik der ausbleibenden Aktion (Kap. 5).

Nachvollziehbare Gründe von Handlungen

In jeder psychiatrischen Exploration wird versucht, herauszuarbeiten, inwieweit die Entscheidungen bzw. Handlungen einer Person aus den Lebensverhältnissen heraus nachvollziehbar sind. Dabei werden beispielsweise Demoralisierung und Verängstigung etc. oder Hoffnungen und nachvollziehbare Erfolgsaussichten als Gründe für das aktive Handeln oder das Auslassen von Aktivitäten gesucht.

Inhaltliche Faktoren des Antriebs

Vielfach wird versucht, die Gründe für Antriebsveränderungen aus den biographischen Hintergrundinformationen, die über den Patienten bekannt werden, zu verstehen. In der psychoanalytischen Literatur wird von Gruppen von Faktoren ausgegangen, in die sich Antriebsfaktoren einteilen lassen. Beispielsweise gibt es Aneignung (bzw. Habenwollen), Suche nach Vertrautheit, Wunsch nach körperlicher Zuwendung, Sauberkeit, sozialer Achtung bzw. Geltung und die sexuellen Bedürfnisse. In der Verhaltenstherapie wird in der Verhaltensanalyse auf derartige Faktoren geachtet. Die klinische Untersuchung dieser Motivatoren bzw. Antriebsfaktoren liegt jenseits dessen, was in der klinischen Psychopathologie beschrieben werden kann.

Beobachtung bei Aktionen für die Einschätzung des Antriebs

Emotion

- Interesse, Augenbewegungen (z. T. Interview),
- Freude bei Aktivitäten.

Handlungsbereitschaft

- motorisch: Handlungslatenz, Dynamik
- kognitiv: Bewegungs-, Handlungsideen (z. T. Interview).

Motivation

- extern: Belohnungserwartung (z. T. Interview),
- intern: Überzeugungen etc. (z. T. Interview).

Anstrengung

- motorisch: Kraft, Beschleunigung, Dynamik, Umgang mit Widerständen der Umgebung
- kognitiv: Anstrengung, Konzentration (z. T. Interview, Tests).

Planung (z. T. Interview)

Planung (z. T. Interview)

Eine Person mit hohem Antriebsniveau, die eine Aktion geplant hat, kann in Ruhe dasitzen und auf einen Zeitpunkt warten. Sie muss abwarten, um weiter zu handeln und ist sich dessen bewusst. Andere Personen in einer derartigen Lage laufen unruhig herum. Diese motorische Unruhe wird nicht als gesteigerter Antrieb bezeichnet.

Es fällt auf, dass in der Psychopathologie der Handlungen Dimensionen vorkommen, die gegeneinander ausgerichtet sind, wie Impulsivität, welche Handlungsbereitschaft anzeigt und Planung, die effiziente Organisation bei einer starken Handlungsbereitschaft signalisieren kann. Eine Planung von Handlungen kann bei einem impulsiven Menschen oder bei der Manie durch starke, dazwischenkommende Impulse zusammenbrechen, indem den Impulsen gefolgt wird.

Den verschiedenen Dimensionen der Antriebsebene zufolge müssen mehrere allgemeine Störungsbereiche beurteilt werden:

1. Im emotionalen Bereich das Interesse: Desinteresse, Disengagement,
2. im Bereich der Motivatoren:
   - Verstärkerverlust; bzw. bei Motivation durch Angst vor Verlust oder Mangel: Nachlassen der Angst,
   - interne Motivatoren: Appetenzverlust, Aufgabe von Dominanzanstrengungen etc.,
3. Anstrengung: vitale Mattigkeit wie beim Krankheitsverhalten, Erschöpfbarkeit,
4. Handlungsbereitschaft und Aktivierung: Hypoarousal, verminderte fokussierte Aufmerksamkeit; gestörte Handlungskontrolle
5. Handlungsplanung: Apraxie, Dysexekutive Zustände.

7.4 Neurowissenschaft

Neurowissenschaftlich wird der Antriebs- und Motivationsbereich den Frontalhirnfunktionen zugerechnet (Rolls 1999). Erst die zukünftige neurowissenschaftliche Forschung kann die zugrunde liegenden Frontalhirnfunktionen ausdifferenzieren. Trotz der Vielfalt frontaler Hirnfunktionen (Danek 2005; Reischies 2005) wird deutlich, wie schwierig es ist, eine große Fülle von Phänomenen mit bisher wenigen bekannten Grundmechanismen zu erklären.

Diese Argumente führen zur Schlussfolgerung: Vor der Handlung müssen die Repräsentationen von äußeren Motivatoren, inneren Handlungsgründen und »Triebkräften« in einer Informationsverarbeitung zur Handlungsauslösung der Person integriert werden; diese Phase bezeichnen wir als prämotorische Integration.

7.4.1 Neurophysiologie der selbst generierten Handlungen

Beträchtliche Fortschritte sind bereits auf dem Feld der Unterscheidung von reaktiven Handlungen und selbst-generierten Handlungen gemacht worden. Dies war möglich, indem die gleichen Handlungen in zwei unterschiedlichen Konstellationen untersucht wurden:

1. die Handlung erfolgt als gelernte Reaktion auf einen externen Stimulus und
2. die Handlung erfolgt ohne externen Stimulus, also intern generiert.

Dabei stellte sich überzeugend heraus, dass verschiedene Hirnregionen beteiligt sind. Hier interessiert besonders die selbst-generierte Handlung. Sie erfolgte praktisch immer, nachdem auch die »Supplementary Motor Area« (SMA) aktiviert wurde (Mushiake et al. 1991), was in bildgebenden Untersuchungen bestätigt werden konnte (Jenkins et al. 1994). Daraus ergab sich das Konzept, dass selbst generierte Handlungen in präfrontalen Hirnarealen geplant und in der SMA verarbeitet werden.

Von der SMA aus können offenbar motorische Entladungen direkt freigeschaltet werden. Die »Supplementary Motor Area« ist in einer frontalen kortiko-subkortikalen Projektionsschleife (Frontal Loop) mit den Basalganglien verbunden.

Die Variablen, welche sich in der Variation des Antriebs zeigen, müssen sich also auf die Informationsverarbeitung vor der Freischaltung motorischer Akte in der SMA auswirken. Die präfrontalen Hirnareale und die Basalganglien sind bereits als beteiligte Hirnstrukturen genannt worden.

7.4.2 Neurophysiologie der Antriebselemente

Im Folgenden werden die Einflussfaktoren Interesse, Werterepräsentation, konkrete Belohnungs-Erwartung und Handlungsdruck durch Bedürfnisse dargestellt. Intentionen werden darüber hinaus auch in dem Bemühen, Angst zu vermeiden, gebildet (Kap. 11 Emotion und Affekt).

Interesse bei neuen Ereignissen und Handlungsbereitschaft

Ein Ansatz, die Varianz in der Handlungsbereitschaft zu erklären, geht von Emotionen aus. Nach neuropsychologischer Konzeption (Frijda 1986) sind die verschiedenen Emotionen eng mit spezifischer Handlungsbereitschaft gekoppelt. Bei Interesse und Freude ist dies in die Richtung von gesteigerter Aktionsbereitschaft der Fall. Interesse als fundamentale Emotion (Kap. 11 Emotion und Affekt) und Neugierverhalten sind neurowissenschaftlich noch wenig erforscht.

Neugier erscheint angeboren und sich früh zu zeigen; es ist für die Entwicklung des Kindes entscheidend. Wenn ein Kind etwas Neues präsentiert bekommt, scheint es sich zu freuen und nähert sich dem Neuen an. Dies dürfte mit einer Kopplung zwischen Neuem und Belohnung erklärt werden zu können, die in neurophysiologischen Untersuchungen bestätigt wurde. Dopaminerge Neurone im ventralen Striatum reagieren nicht nur auf Belohnung, sondern auch auf neue Dinge (Schultz 2004).

Wenn ein neuer Reiz verarbeitet wird, wird zunächst ein

1. »familiarity signal« ausbleiben, denn der Reiz wird nicht wiedererkannt. Also muss im zweiten Schritt identifiziert werden, ob das Neue eine Gefahr darstellen kann. Nach den neurowissenschaftlichen Daten ist davon auszugehen, dass die Stimulus-Information von der
2. Amygdala verarbeitet wird. Wenn sie ein Angstobjekt oder einen Kontext entdeckt, der negative Ereignisse erwarten lässt, wird das sog. Hemmungssystem aktiviert, das auch für Fluchtverhalten zuständig ist (Kap. 11 Emotion und Affekt; Fight-Flight Achse). Wenn dies aber nicht der Fall ist, so können wir schließen, wird über die
3. dopaminergen Neurone der ventralen tegmentalen Area (VTA) das „Belohnung"-System aktiviert. Es aktiviert unter anderem ein Zuwendung-Verhalten

Handlung aufgrund vegetativer Bedürfnisse

Ein zweiter Ansatz geht von internen Motivatoren aus. Man hat von Instinkten und Triebkräften gesprochen. Vegetative Bedürfnisse wie Hunger oder Harndrang veranlassen eine Person, Handlungsentscheidungen zu treffen. Ein aufschlussreiches Beispiel ist, dass durch Hunger die Wahrnehmung von Erfüllungsbedingungen verändert wird – die hungrige Person erblickt Nahrungsquellen, sucht sie auf oder wird auf sie aufmerksam; gesättigt, jedoch, wird die Nahrungsquelle nicht mehr wahrgenommen.

Handlung zur Reduktion von Angst

Weiterhin wird Handlungsdruck beobachtet, in den eine Person gelangt, um negative Emotionen zu vermeiden. Viele Aktionen werden ausgeführt, um negativen Konsequenzen des Nichtstuns zu entgehen, wie Sanktionen, Ärger mit Eltern, Partnern oder Vorgesetzten. Sie sind wie die Reaktionen auf Belohnungserwartung im vermittelten Sinn reaktive Handlungen, d. h. bei Kenntnis der Person und der Umgebungsereignisse, sind die Handlungen und auch die Energie bei ihrer Durchführung nachvollziehbar.

Handlung aufgrund von Werten, Motivation

Stellen Sie sich als Beispiel ein Buffet vor, an dem eine Person in der Warteschlange steht und schon einmal überblickt, welche Speisen den persönlichen Geschmack treffen; sie wählt dementsprechend aus. Beim zweiten Gang zum Buffet hat sich evtl. etwas verändert: Die Person ist bereits ein wenig gesättigt und vor allem eine konkrete negative oder auch positive Erfahrung mit den Speisen – modifiziert die Auswahlkriterien. Was ist geschehen: Die Sättigung verändert das Interesse und die Intentionsbildung und die Erfahrung der konkreten Qualität der Speisen verändert die Selektionskriterien. Es gibt eine Flexibilität der Wertschätzung von Speisen, die Lieblingsspeisen aus dem allgemeinen Wertekatalog werden aktualisiert für das konkrete Buffet.

Kortikale Neurone sind hinsichtlich der Präferenz für Objekte untersucht worden. Es fanden sich Neurone im orbitofrontalen Kortex, die eine Präferenzreihenfolge für Nahrungsmittel zeigten.

Neurophysiologische Untersuchungen präfrontaler neuronaler Aktivität können erklären, warum Patienten mit Schädigungen dieser Hirnareale Probleme mit der spontanen Handlungsinitiierung haben.

Orbitofrontale Neurone kodieren Belohnung nach Handlungen (Thorpe et al. 1983; Rolls 1999) und repräsentieren damit die Werte, welche beispielsweise durch Handlungen erreicht werden können. Belohnung wird nicht allein im orbitofrontalen Kortex repräsentiert, sondern auch z. B. in der Amygdala. Erstens jedoch ist die neuronale Aktivität orbitofrontaler Neurone beim Ausbleiben von Belohnung spezifischer und zwar zweitens hinsichtlich der Relation von Belohnungen verschiedener Wahlobjekte (Thorpe et al. 1983; Tremblay und Schultz 1999). Die flexible Veränderung des Verhaltens nach Veränderung der Belohnungszuordnung zu Handlungen ist speziell nach Läsionen des orbitofrontalen Kortex zu beobachten (Wisconsin Card Sorting Test, klinisch s. Rolls 2000). Daraus ist geschlossen worden, dass im orbitofrontalen Kortex der Aufbau und eine Anpassung der Erwartung von Belohnung mit der Kontrolle der eintreffenden oder ausbleibenden Rückmeldung nach Handlungen geleistet werden kann und damit ein wesentlicher Anteil der Informationsverarbeitung für die Motivation.

Bei Belohnungssignalen handelt es sich um Information über absolute Werte eines Objekts oder auch nur um symbolische Werte (O'Doherty et al. 2001). Bei symbolischen Werten ist die Belohnung nicht direkt durch einen Verstärker gegeben – wie eine angenehme Speise.

Belohnungserwartung in der konkreten Situation

Neben dem Wert einer Handlungskategorie etc. ist in jedem Moment die Belohnungserwartung der aktuellen Handlungsausführung entscheidend dafür, ob die Aktion durchgeführt wird. An dem Beispiel des Buffets wurde verdeutlicht (s. o.), wie die Belohnungserwartung in jedem Moment aktuell angepasst wird.

▶ Eine systematische Überschätzung der Belohnungswahrscheinlichkeit ist bei der Manie zu beobachten und umgekehrt die Unterschätzung mit einer pessimistischen Erfolgserwartung in der Depression.

Es scheint so zu sein, dass Personen mit einer sehr schweren Depression deswegen nicht mehr lesen und auch nicht mehr denken, weil die verlorene Belohnungserwartung auch für kognitive Aktivitäten entscheidend notwendig ist. Ohne Belohnungserwartung geschieht nichts – die Person stellt auch das Denken ein – die Belohnungserwartung ist quasi die Münze, mit der im ZNS gehandelt wird.

Die Rolle des beschriebenen dopaminergen Einflusses auf die Belohnungserwartung wird belegt durch die Physiologie der Sucht, in der Menschen angetrieben werden, die Suchtmittel immer wieder zu suchen und einzunehmen (Dies gilt offenbar auch für nicht stoffgebundene

Süchte (Zit. Heinz xyz). Physiologisch ist dies in Selbststimulations-Untersuchungen analysiert worden (Rolls 1999). Dopamin könnte im Gehirn notwendig sein in der Informationsverarbeitung, einen Stimulus unter anderen wegen der Bedeutung für eine zukünftige Belohnung herauszuheben – »Incentive Salience« (Berridge und Robinson 1998).

Belohnungs-Prädiktions-Fehler (Reward prediction error)

Der orbitofrontale Kortex ist eng verbunden mit dem ventralen Striatum und der ventralen tegmentalen Area. Neurone des ventralen Tegmentums haben eine Funktion in der Prozessierung von Belohnungserwartung bezogen auf ein Ereignis (Schulz et al. 2004; Abb. 7.2). Die Höhe der neuronalen Aktivität der dopaminergen Neurone kann gut erklärt werden durch den Prädiktionsfehler, die Differenz zwischen der erwarteten und nach einer Aktion eingetroffenen Belohnung (reward-prediction error). Wenn ein Lebewesen eine Belohnung, ein Objekt begehrt, weil dieses Objekt verspricht, beispielsweise den Hunger zu löschen, dann wird es sein Verhalten ändern. Diese Verhaltensänderung wird anhalten, bis es das Objekt erreicht hat oder die Erwartung reduziert wird, beispielsweise weil das Objekt nicht erreichbar, oder nicht in der Lage ist, den Hunger zu befriedigen. Der Prädiktionsfehler ist für die Erklärung des Lernens von Verhaltensweise die entscheidende Variable (Montague et al. 2004).

In den letzten Jahren ist in der Beschreibung der Funktion der dopaminergen Neurone der Prädiktionsfehler mit der erwarteten zukünftigen Belohnung ergänzt worden. Die zukünftige Belohnung, die »reward saliency«, ist in diesem Zusammenhang wichtig. Also nicht allein die Differenz aus erwarteter und eingetretener Belohnung, sondern dazu eine gewichtete Erwartung der nächsten Belohnung beschreibt das Verhalten der Neurone in der ventralen tegmentalen Area (Montague et al. 2004; Marschner et al. 2005).

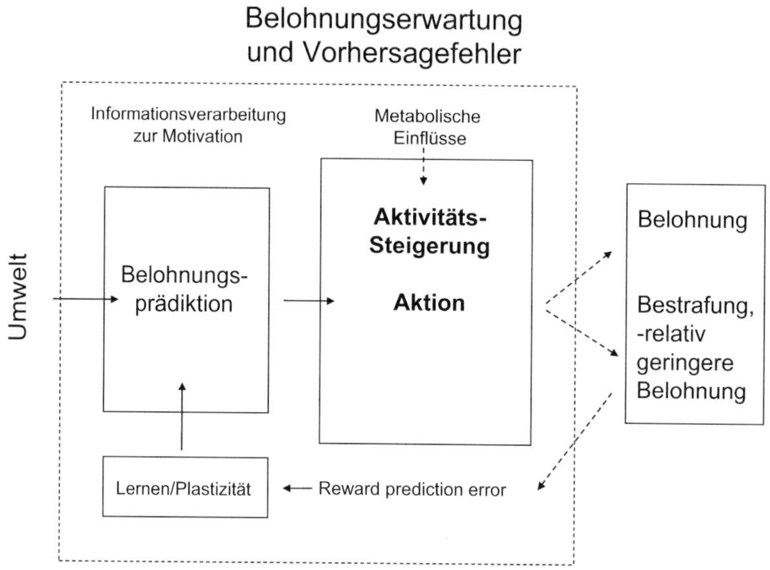

Belohnungserwartung und Vorhersagefehler

Abb. 7.2 Ein Anteil der Varianz des Antriebs wird durch Variablen des Belohnungssystems erklärt, speziell mit der Belohnungserwartung. Es handelt sich um ein Verhaltenslernmodell. Dabei lernt der Organismus, nachdem eine Belohnungserwartung ermittelt wurde, je nach der aktuell eintreffenden Rückmeldung, ob die Handlung verändert werden muss oder die gleiche bleiben kann.

Hier ist besonders die Belohnungserwartung wichtig, die beeinflusst, ob und mit welcher Dynamik die Handlung ausgeführt wird. Die neuronalen Systeme, Nervenzellen, Transmitter und Rezeptoren, welche die Belohnungserwartung vermitteln, sind bei psychischen Krankheiten gestört und können pharmakologisch/toxisch modifiziert werden

Sequenzen von Frontal Loops in der prämotorischen Integration

Eine Reihe von frontalen kortikal-subkortikalen Projektionsschleifen ist beschrieben worden, die für die Psychiatrie von besonderer Bedeutung sind (Cummings 1993). Als einen ersten Frontal Loop betrachten wir den Loop, der den orbitofrontalen Kortex betrifft (s. Middleton und Strick 2000). Dieser Loop verläuft über das ventrale Striatum (Nucleus accumbens), das ventrale Pallidum und den mediodorsalen Thalamus zurück zum orbitofrontalen Kortex. Der Zusammenhang der genannten Hirnareale ist genauer erforscht worden. Der orbitofrontale Kortex projiziert zum Nucleus accumbens des ventralen Striatums und zur ventralen tegmentalen Area. Der Nucleus accumbens bezieht wiederum die psychiatrisch wichtige dopaminerge Innervation aus dem ventralen Tegmentum. Vom Nucleus accumbens wird die Information auch über das ventrale Pallidum und dem mediodorsalen Thalamus zum Kortex zurück projiziert (Houk et al. 1995). Unklar war bisher,

warum die Verbindung vom ventralen Pallidum zum mediodorsalen Thalamus nur sehr spärlich ausgebildet ist. Dieser Loop jedenfalls scheint weniger geeignet, sehr große Mengen von Information gleichzeitig zu verarbeiten und die Daten über die Funktionen des Nucleus accumbens verweisen darauf, dass die Struktur in der allgemeineren Freischaltung von Motorik etc. und nicht so sehr an der konkreten Informationsverarbeitung komplexer Motorik-Vorbereitung beteiligt ist.

Weitere Loops betreffen den dorsolateralen präfrontalen Kortex, der mit dem Arbeitsgedächtnis und dessen Updating beschäftigt zu sein scheint und das anteriore Cingulum (Tanji et al. 2002; Abb. 7.3).

Die motorische Umsetzung erfolgt offenbar in Zusammenarbeit mit dem anterioren Cingulum. Dessen Neurone haben beim Vorbereiten einer konkreten Alternativhandlung ihre Funktion – speziell nach dem Ausbleiben der Belohnung für die erste Handlung (Shima und Tanji 1998). Dem anterioren Cingulum werden

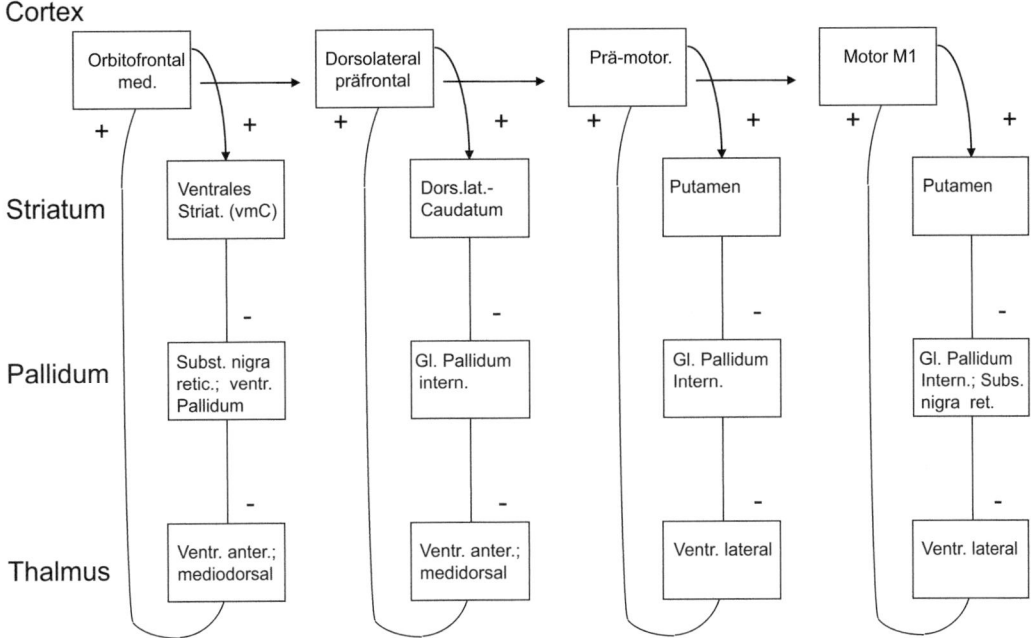

Abb. 7.3 Kortiko-subkortikale Projektionsschleifen (Frontal Loops). Jede Kortexarea steht in einer Schleife über spezifische Bereiche jeweils des Striatums, Pallidums und des Thalamus mit sich und der unmittelbaren Umgebung in Verbindung. Eine der Funktionen dieses Systems ist, die thalamokortikale Afferenz zum Kortex zu regulieren. Für die Handlungsinitiierung und den Antrieb sind offenbar die orbitofrontalen Loops wichtig. Das Modell einer Sequenz von Aktivierung im orbitofrontalen Kortex, im nächsten Schritt einer Aktivierung der dorsolateral präfrontalen Schleifen und dann der prämotorischen und motorischen Schleifen ist dargestellt. Das dopaminerge System hat hier einen zentralen aktivierenden Effekt, indem es jeweils im Striatum und Pallidum (sowie auch im frontalen Kortex) einwirkt.

die Belohnungsinformationen des orbitofrontalen Kortex vermittelt. Es konnte gezeigt werden, dass dort Neurone zu finden sind, die beim Wechsel auf die Alternativhandlung aktiv sind, die nach Ausbleiben der Belohnung für die erste Handlung gewählt wird. Diese Neurone kodieren nicht einen Handlungswechsel, der „passiv" auf Aufforderung erfolgt. Diese Daten sind als Hinweis für eine Rolle dieser Neurone in der willentlichen Handlungsinitiierung aufgefasst worden.

Die hier dargestellten neurophysiologischen Daten können die intern generierte implizite Handlungsauslösung näher erklären: Nach der Information, dass die Belohnungserwartung einer Handlung hoch ist, wird diese Handlung initiiert. Dabei wird zunächst vom orbitofrontalen Kortex, ventralen Tegmentum und Nucleus accumbens aus die Information über die orbitofrontal-ventral striatalen Projektionsschleifen zu benachbarten Kortexarealen weitergegeben. In der Art von Schraubenwindungen, als bildliche Veranschaulichung, wird so die Information an die nächsten kortiko-subkortikalen Projektionsschleifen weitergereicht. Im Prozess der prämotorischen Integration werden die dorsolateral präfrontalen Loops involviert. Dies geschieht bis zur Vorbereitung der motorischen Aktion im anterioren Cingulum. Die Einbeziehung von Information aus dem Arbeitsgedächtnis und Wissen erfolgt auf diese Weise.

Die neurophysiologischen Daten und Konzepte können helfen, ein Defizit der Patienten mit präfrontalen Hirnschädigungen in rückmeldungssensitiven Testverfahren zu erklären (Wisconsin Card Sorting Test, Object Reversal Test, Cantab-Shift-Test – s. probability Object Reversal Test, Reischies 1999a, b). In vielen

Fällen wird das Ausbleiben von Handlungen beobachtet, die auf die Befriedigung eigener Bedürfnisse gerichtet ist. Ein Defizit der Patienten in der Initiierung von spontanen Handlungen kann mit den Daten erklärt werden.

Ist eine Handlung erst einmal gelernt und kann implizit ausgeführt werden, dann kann das Ausbleiben von positiver Rückmeldung (oder negativem Feedback) bei gesunden Personen zu einer Erarbeitung einer Verhaltensalternative führen. Dies bleibt nach Schädigung des orbitofrontalen Netzwerkteils aus und kann auch erklären, warum es zur Störung der Verhaltensflexibilität kommt, speziell warum Handlungen dieser Patienten auch dann noch ausgeführt werden, wenn sie nicht mehr belohnt werden.

7.4.3 Modell der Neurone in der prämotorischen Integration

Jedes Neuron im Gehirn erhält sehr viele erregende und hemmende Einflüsse an den Synapsen der mit ihm verbundenen Neurone. Das Neuron integriert diese Information zur Entladung an seinem Axon, das die Information weitergibt. Wir können davon ausgehen, dass in der neuronalen Grundkonstellation bereits die integrierende Funktion von aktivierenden und hemmenden Einflüssen angelegt ist (s. Lehrbücher der Neurophysiologie).

Wie können wir uns vorstellen, dass in der Vorbereitung einer Handlung letztendlich das Signal einer Neuronengruppe des motorischen Kortex zur Auslösung der motorischen Aktion prozessiert wird (zumindest die Veranlassung der spinalen Motoraktion)?

Akkumulatoren in der Handlungsvorbereitung

Die Untersuchung der Physiologie von raschen Bewegungen hat zu dem Modell von Akkumulatoren geführt: Motorneurone oder andere die Motorik direkt beeinflussende Neurone akkumulieren die Afferenz – aktivierend wie auch inhibierend – über die Vorbereitungszeit einer geplanten Aktion. Vorläufer waren Modelle der Reaktionszeit, die den Anstieg des Membran-

potenzials durch die Integration exzitatorischer postsynaptischer Potenziale (EPSPs) bis zum Erreichen der Schwelle zur Auslösung des Aktionspotenzials beschrieben. Sie modellierten das zeitliche Eintreffen der EPSPs als »random walk« des Membranpotenzials und versuchten, diese Verhältnisse mathematisch zu beschreiben. Diese Modelle konnten die zeitlichen Relationen und Fehler bei schnellen Reaktionen erklären (Smith und Ratcliff et al. 2004; Usher und McClelland 2001).

In der Vorbereitungszeit einer Handlung wird entschieden, ob eine Bewegung A oder eine andere Bewegung (B) ausgeführt wird. Die Entscheidung zur Handlung A ergibt sich demnach durch die relative Aktivierung und damit die Schnelligkeit der zum Aktionsschema A gehörenden Neurone beim Erreichen der Schwelle des Aktionspotenzials. Wird ein Neuron zur Auslösung von Aktionspotenzialen aktiviert, rekrutiert es die Neurone, deren Aktionsschema es repräsentiert und diese Aktion wird motorisch realisiert. In der Entscheidung, ob Rektion A oder B stattfindet, kommt es zu Fehlern, wie sie bei Reaktionszeitexperimenten beobachtet werden.

Nach dem Akkumulatorenmodell entscheidet nicht eine gesonderte Instanz, welche Aktion durchgeführt wird, sondern die Entscheidung geschieht durch die neuronale motorische Einheit. Wird die Schwelle in der prämotorischen Integrationsphase erreicht, hemmt diese danach die alternativen akkumulierenden Neurone (»the winner takes it all«-Prinzip). Das Modell von Akkumulatoren umgeht elegant einen sonst zu fordernden Entscheidungsalgorithmus. Dieser hätte die Auswahl der Aktionsschemata zu leisten. Hinweise für einen eigenständigen Entscheidungsapparat haben sich jedoch nicht finden lassen.

Nach einem Akkumulatorenmodell könnte sich die Psychopathologie des Antriebs mit Antriebsminderung und Antriebssteigerung an diesem Prozess abspielen. Eine Schwellenveränderung oder ein inhibitorischer Tonus im prämotorischen Integrationsprozess kann zu einer Verminderung der Anzahl von erfolgreich initiierten Aktionen führen und umgekehrt. Es muss angenommen werden, dass ein Rücksetzen der Akkumulatoren nach einem Vorbereitungs- und Handlungszyklus vor sich geht.

Zusammenfassend: Neurone, die mit der Handlungsinitiierung zu tun haben, weisen

1. einen »random walk« auf, d. h. das Membranpotenzial weist bei den vielen Tausend Synapsen afferenter Neurone einerseits eine in Ruhe zufällige Variation des Membranpotenzials auf – aber in der Handlungsvorbereitung geschieht eine systematische Aktivierung nur durch die einlaufende Information zu der einen Handlungsgenerierung. Die Bewegung des Membranpotenzials zeigt deswegen einen systematischen Drift seitens der spezifischen Information zur Handlungsvorbereitung.
2. Das System kann eine Entscheidung erzwingen: Im Entscheidungsmoment führt eine allgemeine Anhebung des Membranpotenzials vieler Akkumulatoren zu einer Handlung. Es wird dabei gewissermaßen die Ermittlung der höchsten Wahrscheinlichkeit der richtigen Handlung erzwungen. Dies führt jedoch zur Erhöhung der Fehlerwahrscheinlichkeit, wie bei der Erhöhung des Arousals durch noradrenerge Neurone dargestellt (Kap. 4 Aufmerksamkeit). Diese Fehlerwahrscheinlichkeiten sind in der Erforschung der elementaren Reaktionen und Reaktionszeiten beschrieben worden.

7.4.4 Illusion der Selbst-Zuschreibung der Handlungsinitiierung

Bei Stimulationsexperimenten fanden sich Hinweise auf zentrale aktionsorganisierende Hirnregionen; geprüft wurde, wie das subjektive Erleben von passiver Bewegung ist, das durch ZNS-Stimulation ausgelöst wurde. (1) Bei subkortikal/spinaler Stimulation mit Bewegungsauslösung kam es zu einer Leugnung durch die Person – sie erlebte nicht, dass sie die Bewegung initiiert hätte. (2) Wenn eine Stimulation der zentralen handlungsplanenden Kortexareale durchgeführt wurde, meint die Person,

die Handlung gewollt zu haben; speziell: Wurde die Bewegung im Motorkortex ausgelöst, erlebte die Person sie als aufgezwungen. Wenn jedoch die Reizung, die zur Bewegung führte, in der Supplementary Motor Area gesetzt wurde, sagte die Person »die Bewegung wollte ich gerade ausführen«. Die Supplementary Motor Area ist demnach eine Area, die zumindest nahe der Region liegt, in der die spontanen Bewegungen ausgelöst werden.

Aus derartigen Experimenten ist weiterhin gefolgert worden, dass die Introspektion des Antriebs, der Intention und Handlungsorganisation unzuverlässig ist (Beispiel: Werbung und Kaufwahlentscheidung). Dies weist bereits auf die Unterscheidung von bewusster und unbewusst bleibender Handlungsauslösung hin (Kap. 8 Bewusstsein).

Bei spontan initiierten Handlungen scheint es ein Binding-Phänomen zu geben, welches ein korreliertes Kortex-Ereignis für die Person an den Moment der subjektiv beginnenden Intention bindet, obwohl zeitlich disparate Ereignisse vorgelegen haben (Libet et al. 1983; Haggard et al. 2002). Die Informationsverarbeitung aus der Ersten-Person-Perspektive geht mit mediofrontaler Hirnaktivität einher (Vogeley et al. 2004).

7.4.5 Metabolische Effekte auf die Handlungsvorbereitung und Menge der spontanen Handlungen

Die oben beschriebenen Daten legen nahe, dass für die subjektive Seite der handelnden Person eine Anbindung an die erlebte Intentionalität einer Bewegung erfolgt, sei sie selbst initiiert oder durch Stimulation als fixe Reaktion veranlasst. Daraus folgt aber auch, dass ein Ausbleiben der Handlung durch eine Störung in dieser Region nicht etwa als Versagen der eigenen Handlung erlebt wird, sondern gar nicht, d. h. die Person merkt nicht, dass sie weniger handelt. Es gibt offenbar keine »Meta«Ebene, die ein Monitoring über das Ausbleiben spontaner Handlungen ausführt. Dies führt dazu, anzunehmen, dass die gespürte Intention mit dem oben geschilderten Vorbereitungsprozess von Handlungen identisch oder stark überlagert sein muss. Eine quälende Verlangsamung wird nur von wenigen Parkinson-Patienten berichtet und die depressive Hemmung muss als Sonderproblem der mühevollen Informationsverarbeitung angesehen werden. Diese Überlegungen sind vereinbar mit dem, was auch durch die Libet-Experimente nahegelegt wird (Libet et al. 1983; Yazawa et al. 2000), die zeigten, dass die wahrgenommene Intention erst nach dem Beginn des Aufbaus des präfrontalen Bereitschaftspotenzials in medial präfrontalen Hirnarealen (SMA) erfolgt.

Dopaminerge Einflüsse
Die Innervation der Basalganglien hat eine entscheidende Auswirkung auf die Auslösung von Bewegungen, bei ihrer Störung ist eine Bradyphrenie berichtet worden (Shipley et al. 2002). Lange ist die Antriebssteigerung bei Manie allein mittels Neuroleptika behandelt worden, d. h. durch antidopaminerge Wirkung. Zusätzlich wurde die allgemein sedierende Wirkung der Neuroleptika ausgenutzt. Als Nebenwirkung wird eine pseudo-parkinsonistische Eingebundenheit der Extremitäten unangenehm erlebt.

Valproat als Medikament, das offenbar ganz allgemein die Auslösung von Aktionspotenzialen vermindert, hat eine anerkannte Wirkung auf die Aktivitätssteigerung (Bell et al. 2005; in Verbindung mit Lithium, Reischies et al. 2002). An welcher Stelle des Gehirns die entscheidende Verminderung der Handlungen erfolgt, ist unklar. Vorstellbar ist eine pharmakologische Auswirkung auf die distribuierten Netzwerkfunktionen, die in dem Prozess der Handlungsvorbereitung erforderlich sind; wobei die Zellmembranen, die die Handlungsauslösung verursachen, seltener überschwellig werden.

7.4.6 Neurobiologie der psychomotorischen Störungen

Wie ist die Beziehung der neurowissenschaftlichen Befunde zu psychomotorischen Störungen bzw. Störung der Willkürmotorik? Wir haben gesehen, wie die Handlungsauslösung in die einzelnen, quasi „elementaren" Prozesse der Bewegungsauslösung einwirken muss.

Aus den genannten Gründen erscheint es vertretbar, psychomotorische Störungen an dieser Stelle darzustellen. Sie erklären sich aus Fehlsteuerungen in dem Prozess der willkürlichen oder unwillkürlichen Bewegungsauslösung.

7.5 Psychopathologische Merkmale des Antriebs und der Psychomotorik

Merkmale der Antriebsverminderung
Das erste Merkmal, der Interesseverlust, wird üblicherweise bei den Emotionen dargestellt. Das Interesse stellt eine der psychopathologisch grundlegenden Variablen des Antriebs das, wie oben beschrieben. Aus diesem Grund wird dieses Merkmal im Abschnitt Antrieb eingeordnet.

Interesseverlust

Definition. Eine Person erlebt sich weniger auf die Umgebung ausgerichtet, spürt weniger Intentionalität und Handlungsbereitschaft bezogen auf die Dinge, Personen, Aufgaben oder Chancen ihrer Lebenswelt. Es handelt sich um eine subjektive Seite, speziell um den affektiven Anteil der Antriebsminderung.

Verminderung des Anspringens der Aufmerksamkeit. Minderung der emotionalen Äußerung (z. B. Mimik und Gestik) – auf der kognitiv bewussten und kommunikativen Ebene und der Handlungsbereitschaft.

Beispiel. Ein Pat., der früher an allem regen Anteil nahm und auf alles Neue achtete, es mit Interesse betrachtete – auch um seine Chancen zu suchen, berichtet, dass er an immer weniger Interesse erlebt; er nimmt nicht Anteil, sieht keine Chancen, sitzt unbeweglich auf einem Stuhl und blickt schließlich auch kaum noch im Raum herum.

Stellung in der Psychopathologie. In AMDP unter Antriebsminderung subsumiert.

Psychopathologische Interaktionen. Enttäuschung über Verlust, Trauer, Vitalitätsverlust, Energieverlust.

Differenzialdiagnostische Abgrenzungen. Antriebsarm, ängstliche Gehemmtheit, schamhafte Gehemmtheit.

Selbst-/Fremdbeurteilung. Introspektionsdaten und Beobachtung, vom Untersucher beurteilt.

Interview für Rating. Frage nach dem Gefühl des Interesses im Alltag, Fremdanamnese.

Neuropsychologie/Objektivierung. Verhaltensbeobachtung (Interview, Praxis, Klinik) auch Fremdanamnese; Merkmal: aufmerksamkeitsassoziierte Bewegungen (Augen-, Rumpfbewegungen, Gesten etc.); Beurteilung der Reaktion beim Versuch, Interesse zu wecken.

Schweregrad. Leichte relative Reduktion vom alten Niveau aus – nur von nahen Bekannten zu beurteilen – bis zu vollkommenem Verlust jeden Interesses.

Begriffliche Probleme des Merkmals. Von depressivem Syndrom zu isolieren, da auch bei Demenz und Negativsymptomatik der Schizophrenie.

Neurowissenschaftliche/kognitiv neurowissenschaftliche Modellvorstellungen
Interesse ist eine der fundamentalen Emotionen (Kap. 11 Emotion und Affekt).

Antriebsarm

Definition. Eine Person zeigt verminderte gezielte Aktivität; die Menge der spontanen Handlungen und Handlungstendenzen ist reduziert für Aktionen, die nicht rein reaktiv (wie beispielsweise das Abwehren einer Fliege) geschehen oder auf Fremdantrieb beruhen.

Beispiel. Ein prämorbid rühriger, aktiver Patient sitzt nur noch herum, reagiert auf Ansprache kurz angebunden und beginnt weder motorische Aktivitäten noch verbale Kommunikation. Im Gespräch hakt er weder nach, noch widerspricht er (außer, wenn persönlich sehr wichtige Konflikte besprochen werden).

Die Reduktion ist nicht auf einen anderen Faktor zurückzuführen, wie willkürliches, absichtliches Auslassen von Aktionen, Verweigerung, motorische Behinderung, Bewusstseinsstörungen etc.

Stellung in der Psychopathologie. AMDP 80.

Verwandte Begriffe. Abulie

Psychopathologische Interaktionen. Interessenverlust, Gedankenarmut, Hemmung, Ängstlichkeit.

Differenzialdiagnostische Abgrenzungen. Apathie umfasst ein Defizit auf der Empfängerseite mit weniger Empfindungen, sodass die Person auch vermindert reagiert – oft schwer zu differenzieren von Antriebsarmut.

- depressiver Stupor, katatoner Stupor (s. u.),
- akinetischer Mutismus,

Abzugrenzen: Sprachverständnis- und Auffassungsstörungen,

- Bewusstseinsstörungen,
- motorische Verlangsamung,
- schwere muskuläre Schwäche oder z. B. Schonungsinaktivität bei schwerer Herzinsuffizienz,
- aktive Schutzhaltung bei z. B. psychotischen Erlebnissen, die bei Aktivität erlebt würden (oder z. B. von Phonemen befohlen wurden),
- aktive Weigerung, Verweigerung (bei Fremdantrieb),
- Autismus.

Weitere Charakterisierung. Differenzierung des Mangels an Aktionen in den verschiedenen Bereichen vielfach weiterführend: spontane Aktivität der Person, Handlungen für sich selbst, Aktivität bei Fremdantrieb, psychomotorische Reaktionen, reaktive Aktivität.

Selbst-/Fremdbeurteilung. Fremdbeurteilung

Interview für Rating. Frage nach der Selbsteinschätzung der gegenwärtigen „Antriebskraft", Eigenantrieb und Fremdantrieb besprechen, Fremdanamnese notwendig.

Neuropsychologie/Objektivierung. Verhaltensbeobachtung im Interview oder z. B. auf der Station mit dem Merkmal: Unterbrechungen und Zwischenfragen des Patienten (in Relation zu erwartbarer Aktivität), Verhalten im Alltag.

Schweregrad. Weniger Aktivitäten als üblich bis zum völligen Versagen des Antriebs im Stupor.

Spezifikationen: Versuch der pathogenetischen Spezifizierung

- Verstärkerverlust, Motivationsmangel,
- Arousal-Mangel,
- Exekutive-Defizit,
- Schwellenerhöhung der Aktivitäten, mangelndes Selbstvertrauen, ängstlich kontrollierende Gehemmtheit,
- emotionale Faktoren: verminderte Neugierde, Aggression.

Bereiche: sozial:

- sozialer Rückzug,
- objektive Verminderung der sozialen Kontakte,
- verminderter Blickkontakt,

subjektiv:
a) aktiv – sich abkapseln - als Schutz,
b) passiv – mangelnde Pflege sozialer Kontakte.

Bereich: beruflich (auf Pläne bezogen)

Begriffliche Probleme des Merkmals. Heterogenität ist beträchtlich, s. Subjektive Antriebsdomäne häufig different von objektiver.

Neurowissenschaftliche/kognitiv neurowissenschaftliche Modellvorstellungen
1. Motivation, Werte bzw. Belohnungen und/oder deren Erreichbarkeit gering,
   - Verstärkerverlustsituation objektiv oder als Störung der ZNS-Mechanismen der Motivation (organische Verstärkerverlustsituation; Reischies 1999a, b),
2. Erregungsniveau und Dynamik gering,
   - Arousalmangel-Situation,
3. exekutive Erarbeitung von Aktionsschemata kann nicht oder nicht vollständig erfolgen, sodass die finale Aktivierung der motorischen Einheiten unterbleibt,
   - Exekutive-Defizit,
4. Motorik-Schwelle ist zu hoch, deshalb bleiben schwache Impulse ineffizient,
5. mangelndes Selbstvertrauen als Teil des depressiven Syndroms,
6. endokrinologische Einflüsse.

Stupor

Definition. Zustand massiv verminderten oder aufgehobenen Antriebs.

Beispiel. Schwerste Ausprägung der Antriebsminderung. Ein Pat. wird in eine Klinik liegend eingeliefert. Er sagt nichts und erfüllt keine Aufforderungen, scheint aber wach zu sein, da er die Augen z. T. geöffnet hat. Man kann ihn zum Sitzen bringen. Auch dann führt er keine spontanen oder induzierten Bewegungen aus. Später stellt sich heraus, dass eine bipolare affektive Erkrankung bekannt ist.

Stellung in der Psychopathologie. Nicht in AMDP.

Verwandte Begriffe. Antriebsarmut

Differenzialdiagnostische Abgrenzungen: wichtige Unterscheidung vom Sopor und Übergang zum Koma:

- Beim Ausschluss eines Sopors neurologische Symptomatik beachten: Paresen bzw. Tonus (Schwere des Arms beim Fallenlassen auf das Bett), periphere Reflexe;

- Hirnstammsymptomatik: Kornealreflex, Pupillenreflexe, Augenfolgebewegung und Puppenkopfphänomen, Atmung;
- vor allem Zeichen der Einklemmung; Einzelheiten s. neurologische Untersuchung von bewusstlosen Patienten
- Emotionsstupor bei heftigen Emotionen, bzw. nach Trauma,
- Dissoziativer Stupor:
  a) mit Emotionsstupor verwandt,
  b) cave: manipulativ eingesetzt (s. Theatralisch), Fremdanamnese beachten.

Weitere Charakterisierung. Die Patienten blinzeln nur sehr selten.

Selbst-/Fremdbeurteilung. Nur Fremdbeurteilung.

Interview für Rating. Versuch einfacher selbstverständlicher Aufforderungen, z. B. sich bequemer zu legen, etwas zu trinken etc.

Neuropsychologie/Objektivierung. Beobachtung durch Pflegepersonal und Familie.

Schweregrad. Leicht: einfachsten Anweisungen für elementare Motorik wird gefolgt.

Spezifikationen
- Stupor, depressiver,
- katatoner – häufig auch Negativismus, z. B. Widerstand beim Öffnen der Augen,

Neurowissenschaftliche/kognitiv neurowissenschaftliche Modellvorstellungen: akinetischer Mutismus (neurologische Läsionen im Zwischenhirn oder in der »supplementary motor area« ausschließen).

Antriebsgehemmt

Definition. Erleben der Schwierigkeit, eine Aktion zu starten oder einen motorischen Akt zu initiieren. Die Person kann fühlen, dass die Glieder schwerer als früher erscheinen.

Beispiel. Eine Person erlebt, dass sie sich nicht aufraffen kann, Dinge zu erledigen, die sie für äußerst wichtig hält – als sei sie blockiert. In einigen Fällen kann man beobachten, dass die Person Ansätze zu Handlungen abbricht, d. h. sich aufrafft aber sofort wieder aufgibt.

Im Gegensatz zu Interesseverlust erlebt die Person eine Hemmung einer sie interessierenden Aktion.

Stellung in der Psychopathologie. AMDP 81.

Verwandte Begriffe. Gehemmtheit als Persönlichkeitsmerkmal, in Beziehung zu sozialer Ängstlichkeit

Psychopathologische Interaktionen. Fehlende körperliche Frische, Ermüdbarkeit, verstärkte Reaktion auf Negatives, Interferenz von Angstimpulsen.

Differenzialdiagnostische Abgrenzungen:

- Persönlichkeitsmerkmal: Gehemmtheit als allgemeine Ängstlichkeit oder Schamhaftigkeit, die sich in übervorsichtigem Handeln ausdrückt,
- Simulation, Aggravation.

Selbst-/Fremdbeurteilung. Frage nach einem eigenartigen Gefühl der Hemmung der Bewegungen, mehr Mühe bei Alltagshandlungen, Fremdbeurteilung notwendig.

Interview für Rating. Exploration des bisherigen Alltags-Antriebs der Person und der jetzigen Verminderung in genannten Bereichen. Relation zu prämorbidem Niveau, besonders wichtig, wenn überwiegend nur subjektive Antriebshemmung und nicht offensichtlich auch objektiv Antriebsverminderung vorliegt.

Neuropsychologie/Objektivierung. Verhaltensbeobachtung ist zwar für leichte Hemmung nicht sensitiv genug, aber als Objektivierung sinnvoll – Merkmal: Ansätze zu Handlungen werden gemacht, aber abgebrochen. Beobachtung bei neuropsychologischen Untersuchungsaufgaben.

Schweregrad. Leicht bis schwer quälend.

Pathognomonisch für: Depression.

Persönlichkeitseinflüsse. Die Frage ist nicht geklärt, inwieweit Gehemmtheit als Persönlichkeitsmerkmal interagiert.

Begriffliche Probleme des Merkmals. Fraglich reliabel zu diagnostizierendes Item, da sprachlich oft schwer zu vermitteln und offenbar der Introspektion nicht problemlos zugänglich.

Neurowissenschaftliche/kognitiv neurowissenschaftliche Modellvorstellungen:
Dissoziation im motivationalen und exekutiv-motorischen Bereich: die Entscheidung zur Handlung kann durchgeführt, die motorische Aktion aber nicht initiiert werden: Möglich ist das Erleben elementarer Motorik-Probleme in der Depression als schwere Glieder, „Kleben der Fuß-Sohle am Boden" und Schwierigkeiten, Treppen zu steigen, die sonst nicht erlebt wurde – noch nicht ausreichend erforscht.

Mutistisch

Definition. Verringerte Menge an Sprechaktivität und Sprechakten.

Beispiel. Eine Person spricht nicht mehr – verhält sich aber im Übrigen unauffällig.
Spezielle Antriebsarmut im Sprachbereich kann einerseits angenommen werden; Mutismus kann aber auch aus anderen Gründen auftreten (Exploration spezielle Umgebungseinflüsse).

Stellung in der Psychopathologie. AMDP 87.

Verwandte Begriffe: Wortkarg.

Psychopathologische Interaktionen. Wahnbedingtes Verstummen (Verbot zu sprechen), Angst und emotionale Ausnahmesituation – Belastungssituation, Dissoziation, nicht voll bewusste Verweigerungshaltung.

Differenzialdiagnostische Abgrenzungen:

- bewusst intendierte Sprechverweigerung in Situation, in der eine Aussage, z. B. vor Gericht gemacht werden soll,
- Aphasie,
- Dysarthrie/Anarthrie (mühsame Versuche, zu sprechen).

Selbst-/Fremdbeurteilung. Fremdbeurteilung.

Interview für Rating. Interviewversuch z. T. schriftlich, Fremdanamnese.

Neuropsychologie/Objektivierung:
Beobachtung des Sprachverhaltens:

1. Spontan wenig bis keine Sprachproduktion,
2. Antworten wortkarg bis keine, normale Artikulation, leiser als üblich?
3. notwendige Mitteilungen (längere Beobachtung und Fremdanamnese) wortkarg bis keine.

Schweregrad: Wortkarg bis verstummt.

Spezifikationen:

- s. antriebsarm – Spezifikationen,
- in Konfliktsituationen, bei histrionischer Persönlichkeit,
- Depression: Sprechakte im Sinne vom Kümmern um die eigenen Angelegenheiten wird vernachlässigt.
- Schreiben als Ersatzstrategie möglich?

Neurowissenschaftliche/kognitiv neurowissenschaftliche Modellvorstellungen:
S. Antriebsarmut.

Spezifikation:

- somatisch,
- sozial.

Ambivalent/ambitendent

Definition. Entgegengesetzte Bewertungen, Emotionen oder Handlungstendenzen sind aktiviert, welche sich widersprechen, sodass es nicht zu einer Handlung kommt; die Person fühlt sich zwischen zwei Gefühlen oder Handlungstendenzen hin- und hergerissen.

Beispiel. Ein Pat. ist nicht einverstanden mit der Aufnahme in einer psychiatrischen Klinik, verlässt die Station aber auch nicht; er erklärt, es nicht aushalten zu können, in der Klinik zu sein, fühlt sich z. B. aber sicherer als auf der Straße und in seiner Wohnung.

- Eine Person erlebt schwerwiegende Hassgefühle einer anderen Person gegenüber, fühlt jedoch starke Zuneigung zu ihr und ist sexuell angezogen (ambivalent).

Stellung in der Psychopathologie. AMDP 75.

Verwandte Begriffe. Entscheidungs-, Handlungskonflikt.

Differenzialdiagnostische Abgrenzungen: Hemmung der Entscheidungsfindung (Denk- und Antriebshemmung) bei der Depression – eine Entschlusslosigkeit, welche jedoch auch Entscheidungen ohne Alternative betrifft
- geplante Phase der Entscheidungsfindung – wie bei „brain storming" Übung,
- unbewusste Konflikthaftigkeit, die vermutet wird, zu der die Person aber nichts sagen kann.

Interview für Rating. Bei Gefühlen einer Person oder einer Handlung gegenüber Nachfragen, ob auch entgegengesetzte Gefühle oder Tendenzen erlebt werden.

Schweregrad. Leichte und vereinzelte Entscheidungsverzögerung und Konflikthaftigkeit bei Entscheidungen bis zur vollständigen Blockierung bzw. Entscheidungsunfähigkeit in praktisch allen Bereichen.

Spezifikationen:
- zwei Werte oder zwei Empfindungen stehen in Konflikt (ambivalent),
- zwei Handlungsintentionen stehen in Konflikt – als ambitendent bezeichnet. Dabei werden auch sogenannte Übersprungs-Handlungen

beobachtet (Konzept aus der Verhaltensforschung).

Persönlichkeitseinflüsse. Gewissenhafte Persönlichkeit, die Skrupel hat, über geringwertige Widersprüchlichkeiten hinwegzugehen.

Neurowissenschaftliche/kognitiv neurowissenschaftliche Modellvorstellungen
1. Eine Aktion kann sich nicht durchsetzen wegen eines
   - manifesten Handlungskonflikts auf der Motivationsebene
   - oder einer exekutiven Störung – z. B. mit unzureichender Hemmung der „unterlegenen" Handlungsoption.
2. Tendenzen, die nicht bewusst sein müssen und die sich in der Person entwickelt haben und die sich an konkreten Entscheidungen im Sinn von Ambivalenz/Ambitendenz auswirken. Der Untersucher kann sie aus der Gesamtlage heraus vermuten; er wird versuchen, sie z. B. anzusprechen und mit der Person zu klären.

Merkmale mit Steigerung des Antriebs

Antriebsgesteigert

Definition. Die Menge gezielter Aktivitäten und die Energie, welche in eigene Aktivitäten investiert wird, sind gesteigert; die Dynamik im Verhalten ist erhöht. Bei Angeboten und Chancen springt der volle Tatendrang an.

Beispiel. Eine Person ist im Zustand gesteigerter Handlungsbereitschaft, man merkt ihr an, dass sie voller Energie steckt und unablässig Initiative zeigt. Dabei setzt sie sich in vielerlei Kleinigkeiten durch, aber auch in weitgesteckten Zielen, die sie engagiert verfolgt. Dabei kann sie, im Fall von Widerstand gegen ihre Interessen, aggressiv reagieren.

Stellung in der Psychopathologie. AMDP 82.

Verwandte Begriffe. Teil des manischen Syndroms, übermotiviert, Enthusiasmus.

Psychopathologische Interaktionen. Ideenflucht, Gedankendrängen, emotionale Ebenen wie Aggressivität, Erregung, Neugierde, Interesse; Grandiosität, missionarische Aufträge etc.

Differenzialdiagnostische Abgrenzungen:

- motorische Unruhe (betrifft ungezielte Aktivität); Perseverationen,
- erethischer Erregungszustand (organisch psychische Störungen),
- Aktionismus in Notsituation,
- gesundes Engagement in die eigenen Angelegenheiten einer Person, die mit voller Dynamik verfolgt werden,
- gestörte Kontrolle im Antriebsbereich – umgangssprachlich: seine Angelegenheiten »nicht mehr auf die Reihe bekommen« – dabei mehr die Desorganisation und Planungsstörung im Vordergrund (s. u.),
- Agitiertheit z. B. in agitierter Depression,
- Wahngedanken, die Aktivität verlangen (gegebenenfalls schwierige Differenzierung des wahngetriebenen Handelns bei Größenwahn von reiner Antriebsstörung) – bei Manie und schizomanischen Zuständen ist allerdings häufig beides vorhanden.

Selbst-/Fremdbeurteilung. Fremdbeurteilung.

Interview für Rating. Frage nach Plänen, Fremdanamnese (z. B. auch das prämorbide Niveau betreffend).

Neuropsychologie/Objektivierung. Interviewverhalten, Verhaltensbeobachtung.

Schweregrad. Leichte Vermehrung von Aktionen im Vergleich zum prämorbiden Niveau, die noch situationsangepasst ist, und bei der sich eine Lenkbarkeit durch die Personen der Umgebung finden lässt, bis zu übersteigertem Antrieb mit starkem, hemmungslosem Aktionismus und Störung der Belange der eigenen Person und der anderer durch situationsunangepasste Aktivitäten, in denen sich die Person nicht mehr von Mitmenschen beeinflussen lässt.

Spezifikationen:
1. Bereiche
   - Soziale Umtriebigkeit (AMDP 93), – beruflich (auf Pläne bezogen).
2. Quelle der Handlungsanregung
   - Appetenzgesteuert, sexuell, Nahrung etc.
   - Plangesteuert, realistisch, unrealistisch, wahnhaft.

Persönlichkeitseinflüsse. Habituelle Varianz in Handlungsdynamik; bei bipolaren Erkrankungen häufiger auch höheres prämorbides Antriebsniveau; narzisstische Person mit Selbstverpflichtung, aktiv zu sein.

Begriffliche Probleme des Merkmals. Antriebssteigerung ist nicht notwendigerweise von Desorganisation begleitet, allerdings kommen die beiden Merkmale vielfach gemeinsam vor – s. u. Störung der Kontrolle im Antriebsbereich. Bei der Antriebssteigerung steht die Energie, die in eine oder meist mehrere Aktivitäten investiert wird, im Vordergrund.

Neurowissenschaftliche/kognitiv neurowissenschaftliche Modellvorstellungen Heterogenes Merkmal:

1. Wie bei Antriebsarmut mit anderem Vorzeichen:
   - Handlungsschwelle erniedrigt, Rücksichten werden weniger in die Handlungsplanung integriert – im Sinne von Grenzen, die respektiert werden,
   - z. T. Illusion der Zuschreibung der Handlungsinitiative auf sich selbst: die Person, die offenbar keine Kontrolle mehr über die Handlungsstränge hat, gibt an, dass sie die vielen Handlungsintentionen durchsetzt.
2. Ausdruck von Größenideen, überwertige Idee der Größe, Grandiosität, Größenwahn,
3. soziale Enthemmung – Verlust der gewöhnlich zu beobachtenden Vorsicht und Distanziertheit.

Logorrhoisch

Definition. Vermehrte Sprachäußerungen. Über Sprache wird vermehrt kommuniziert. Antriebssteigerung im Sprachbereich.

Beispiel. Patient spricht unablässig, lässt sich schwer unterbrechen.

Stellung in der Psychopathologie. AMDP 88.

Psychopathologische Interaktionen: S. Antriebsstörung, Übergang in manische Denkstörung mit Kontrollverlust über die Sprachäußerungen (mit verwirrend vielen assoziativen Querbezügen, die aber nicht für den Gesprächspartner deutlich in den Denkzusammenhang integriert werden).

Differenzialdiagnostische Abgrenzungen:

- repetitives Hilfsbegehren bei agitierter Depression (Patient will auch gegen Widerstände Zuwendung erreichen),
- Perseveration, Stereotypien
- Abgrenzung (quantitativ) gegenüber gewohnter Gesprächigkeit im Verlauf.

Selbst-/Fremdbeurteilung. Fremdbeurteilung.

Neuropsychologie/Objektivierung. Beobachtung des Interviewverhaltens und des Spontanverhaltens in Kommunikationssituationen – Merkmal: vermehrte Menge von Sprachäußerungen.

Schweregrad. Leicht vermehrte Menge von Sprachäußerungen bis zu Ununterbrechbarkeit – Grad der Einschränkung der Kommunikation.

Spezifikationen:

- emotionale Anspannungssituation mit Kommunikationsintention,
- Selbstgespräche ohne Kommunikationsintention,
- Disinhibition der Kontaktaufnahme.

Neurowissenschaftliche/kognitiv neurowissenschaftliche Modellvorstellungen

Wie Antriebssteigerung (s. dort).

Gestörte Kontrolle im Antriebsbereich

Definition. Störung der Kontrolle in der Fülle der Aktionen, die veranlasst werden, vor allem bei mehreren komplexeren Handlungsketten; es ist erkennbar, dass Probleme wegen der Unkontrolliertheit und Unkoordiniertheit der vielen Handlungsansätze entstehen, die auf die Mitmenschen – unüberlegt wirkend – unablässig neu initiiert werden.

Beispiel. Ein Pat. veranlasst eine Reihe von Aktionen, die er nicht zu Ende führen kann. Alles bleibt liegen. Nicht einmal einfache Alltagsaufgaben werden erledigt, nicht zu Ende durchgeführt; stattdessen startet der Pat., anscheinend unüberlegt, die nächste Aktivität.

Stellung in der Psychopathologie. Nicht in AMDP; bei schwerer Manie und bei einigen schizophrenen Episoden wichtiges Merkmal der Verhaltensbeschreibung.

Psychopathologische Interaktion. Antriebssteigerung, Impulsivität

Differenzialdiagnostische Abgrenzungen. Desorganisation - Exekutive Kontrolle gestört: nicht allein Fehler in der Ausführung von komplexen Handlungssequenzen (mit Working-Memory-Störung etc.), also nicht die ungeordnete Sequenz einer Handlung, sondern die fehlende Übersicht und Vollendung von mehreren angefangenen Handlungen steht hier im Zentrum; Impulsivität; Überheblichkeit mit fehlender Notwendigkeit, sich um die Ausführung der Handlungen zu kümmern.

Selbst-/Fremdbeurteilung. Fremdbeurteilung.

Interview für Rating. Fragen nach Störfaktoren beim Ausführen komplexer Vorhaben, Fremdanamnese.

Neuropsychologie/Objektivierung. Verhaltensbeobachtung (im Vergleich auch zur prämorbiden Situation).

Schweregrad. Leichte Kontrollstörung bei Antriebssteigerung, bei der nicht alle Aktionen kontrolliert ablaufen, bis zur schweren Störung der Kontrolle, bei der Handlungen und Argumentationen nur noch begonnen werden und keine mehr zu Ende geführt wird.

Weitere Charakterisierung:

- vorwiegende Antriebssteigerung, die die der Kontrollkapazität von Handlungssequenzen übersteigt.

Spezifikationen:
Bereich: soziale Kontakte:

- dabei nur Kontaktaufnahme mit vielen Menschen, nur Beginn von sozialen Beziehungen und Projekten mit den Beziehungspersonen.

Begriffliche Probleme des Merkmals. Nicht einfach zu unterscheiden, ob die Notwendigkeit der Kontrolle von der Person nicht gesehen wird, oder sie nicht ausgeübt werden kann.

Neurowissenschaftliche/kognitiv neurowissenschaftliche Modellvorstellungen
1. Exekutive Störung als Frontalhirndefizit wird durch die Antriebsstörung aufgedeckt,
2. antriebsgesteigert oder zu starke Motivatoren in Relation zur Kontrollmöglichkeit oder Ausführung der Kontrolle von Handlungen,
3. Monitoring von Aktionen, Aktionsplanungen und Ressourcen (auch Zeit) fehlt, oder wird nicht angewandt,
4. hypothetisch kann eine Entdifferenzierung der prämotorischen Integration angenommen werden, d. h. von Kontrolleinflüssen, die für die korrekte Selektion notwendig sind, möglicherweise durch den Ausfall funktionierender Recheneinheiten in neuronalen Netzwerken.

Disinhibition – Enthemmung

Definition. Handlungen, die sonst wegen negativer Konsequenzen unterdrückt wurden und von der Person kontrolliert werden konnten, werden ausgeführt. Die Person startet Aktionen mit problematischen Auswirkungen, welche die Umgebung, die Mitmenschen oder die eigenen Interessen beeinträchtigen.

Beispiel

- Ein Pat. wahrt nicht die kulturell gebotene Distanz zu Mitmenschen, er flucht ungehörig und ist sexuell belästigend in Worten und konkreten Annäherungsversuchen.
- Ein Pat. geht mit anderen Menschen um, als seien sie ihm sehr vertraut und er sei mit ihnen befreundet – er respektiert die Intimsphäre nicht, berührt sie vertraulich (z. B. durch Schulterklopfen) und geht zu persönlich mit ihnen um. Befragt nach seinem Verhalten gibt er an, dass er sich der Person nähern möchte und das Verhalten zeigt, obwohl er weiß, dass er sie nicht kennt – distanzloses Verhalten.
- Ein Pat. ergreift in einem belanglosen Streit den Arm des Partners und dreht ihn gewaltsam um, was dem Partner schwere Schmerzen zufügt, und zu rechtlichen Konsequenzen führt – dies ist der Person klar, aber sie berücksichtigt die möglichen Folgen der eigenen Handlung nicht.

Bereiche: meist sind nicht alle Bereiche gleich betroffen wie Kaufen (vor allem im Internet), Essen, Trinken, Alkohol/Drogenkonsum, negative soziale Gesten (vor allem auch in den sozialen Medien), Sexualverhalten etc.

Stellung in der Psychopathologie. Nicht im AMDP. Zentraler Begriff für frontotemporale Demenzen und organische Persönlichkeitsstörung.

Bereichsbezogen: Impulsivität mit beispielsweise auf das Kauf- oder Essverhalten begrenzte Kontrollstörung.

Psychopathologische Interaktionen. Gestörte Einsicht in mögliche Konsequenzen von Handlungen, unverantwortliche Handlungsweisen, Impulsivität. Mangelnde Kontrollfähigkeit evtl. bei Müdigkeit.

Differenzialdiagnostische Abgrenzungen: Verhalten ist erklärbar durch

a) forensisch psychiatrische Störung mit Kriminalität und/oder Persönlichkeitsstörung mit affektarmer, Empathie-gestörter, narzisstischer Ausformung, Abgrenzung von bewusst und willkürlich gewissenlos rücksichtslosem Verhalten,
b) Urteilsstörung,
c) Manie mit Überheblichkeit, auf Konsequenzen nicht achten zu müssen – z. B. aufgrund von Größenideen,
d) wahnhaft bedingtes Fehlverhalten, wobei der Wahn erklärt, warum die Person z. B. soziale Konventionen verletzt.

Weitere Charakterisierung. Kontrollstörung bei bekannten, aber nicht in Handlungsplanung einbezogenen negativen Konsequenzen von Handlungen.

Selbst-/Fremdbeurteilung. Fremdbeurteilung.

Interview für Rating. Selbsteinschätzung der Impulskontrolle, Beispiele, Nachfragen bei Verhaltensproblemen.

Neuropsychologie/Objektivierung
Verhaltensbeobachtung – Merkmal: Störung der Belange anderer Menschen bzw. der Umwelt und Beobachten der Konfrontation mit diesem Sachverhalt, mit Auswirkungen eigenen Verhaltens am Beispiel von Fehlverhalten (zur Abgrenzung von bewusst und willkürlich gewissenlos rücksichtslosem Verhalten),
- falsch positiven Reaktionen z. B. in Tests des Go/no-go-Typs,
- Sequenz von 1 oder 2 Schlägen (zufällige Reihenfolge) nachklopfen lassen unter der Anweisung, wenn 2 Schläge erfolgen, soll der Patient nicht klopfen. Dabei wird beobachtet, dass die Person die Tendenz, als Antwort zu klopfen, nicht unterdrücken kann.

Schweregrad. Leicht – als vereinzelte Konsequenzen-lose Verfehlungen bis schwer – mit sozialer Unhaltbarkeit wegen dauernder gravierender Übergriffe auf die Mitmenschen.

Spezifikationen:

- mangelnde Kontrolle über Intentionen, die mit Bedürfnissen in Zusammenhang stehen,
  a) gewohnte Kontrolle bei mehr automatischen Handlungen wird vom Patienten übergangen oder
  b) Übergehen der bewussten Kontrolle bei komplexeren Handlungen mit Entscheidungsmöglichkeit,
- Mangelnde Berücksichtigung des Gegenübers und möglicher Folgen,
- Impulsivität gesteigert mit erniedrigter Handlungsschwelle.

Persönlichkeitseinflüsse. Varianz in der Impulsivität.

Neurowissenschaftliche/kognitiv neurowissenschaftliche Modellvorstellungen
1. Störung der Handlungskontrolle – Störung des Abrufs oder der Integration von Kontrollinformationen, die in der Erziehung gelernt worden sind,
   - Störung der Integration von Wissen und Einsicht in Handlungsplanung als Frontalhirnstörung,
2. Störung von Elementen der Handlungskontrolle wie beispielsweise der Mechanismen, die antizipatorische Angst oder Schamangst vermitteln,
   - Kontrolle wird über Angst vor negativen Folgen ausgeübt (Diskonnektion der Amygdala-Orbitofronthirn Verbindung, Reischies et al. 1988),
   - anxiolytische Medikation wirkt paradox enthemmend: Wenn Verhaltens-Kontrolle vorwiegend über Angst bewirkt wird, wirkt anxiolytische Medikation paradox enthemmend,

3. Urteilsstörung (die Einsicht in die negativen Konsequenzen geschwächt), dies stellt einen Zusatzfaktor dar – kann das Verhalten allein nicht erklären,
4. gesteigerte Triebdynamik (hormonelle Störung) mit Überforderung der Kontrollmechanismen,
5. Impulsivität erhöht (Übergang in Antriebssteigerung),
6. Handlungsschwellen sind erniedrigt,
   – Stimulus–Response-Kanäle sind ungehemmt freigeschaltet (werden durch zu viele Umweltstimuli aktiviert),
   – Störung des „Filters", der Planungs- und situationsangemessene Handlungsschemata aktiviert, andere hemmt.

Motorisch unruhig

Definition. Unangepasste Vermehrung nicht-zielgerichteter Bewegungen.

Beispiel. Ein Patient läuft unablässig im Raum herum, hantiert immer wieder ohne Notwendigkeit in seiner Tasche etc. Meist handelt es sich um die Vermehrung verschiedener ungerichteter Bewegungen.

Stellung in der Psychopathologie. AMDP 83.

Verwandte Begriffe. Nesteln, ungerichtet agitiertes Verhalten.

Psychopathologische Interaktionen. Erregung, Arousal, Angst, Aggression – evt. Halluzinationen.

Differenzialdiagnostische Abgrenzungen: Unterschied zu Antriebssteigerung: Dabei vermehrte gezielte Aktionen; Perseveration – meint pathologisch wiederholte, primär jedoch intentionale Bewegungen; Hyperkinesen; epileptischer Anfall; Logorrhoe.

Selbst-/Fremdbeurteilung. Vorwiegend Fremdbeurteilung, Selbstbeurteilung ist möglich.

Interview für Rating. Fremdanamnese.

Neuropsychologie/Objektivierung. Verhaltensbeobachtung und Beobachten der Auseinandersetzung der Person mit den vermehrten Bewegungen.

Schweregrad. Leichte Vermehrung der Bewegung einzelner Extremitäten bis schwere Steigerung unspezifischer Bewegungen des ganzen Körpers, die das Sozialverhalten stark behindert.

Tritt in vielen psychiatrischen Syndromen auf: affektive Ausnahmesituationen, Nesteln im Delir, Erregung und Antriebssteigerung in der Manie.

Neurowissenschaftliche/kognitiv neurowissenschaftliche Modellvorstellungen
1. Emotionale Spannung (Interesse, Erregung, Aggression etc.) erhöht motorische Übersprungsaktivität (Konzept der Verhaltensforschung),
2. Störung der motorischen Aktivierung, dopaminerger, noradrenerger Tonus oder Rezeptoraktivierung erhöht – s. Stereotypien.
3. Steigerung der motorischen Aktivität bei Abmagerung (s. Sachdev und Kruk 1996).

Psychopathologische Merkmale aus dem Bereich der Psychomotorik und Dyskinesien
Es handelt sich um Hyperkinesen bzw. ungewöhnliche Bewegungen, oft im mimischen, gestischen und sprachlichen Bereich und in der Handmotorik, die sozial nicht angepasst erscheinen.

Dyskinesien bzw. Parakinesen stellen eine Merkmalgruppe psychomotorischer Störungen dar, die im AMDP als komplexe Merkmalgruppe aufgelistet ist, welche nicht konsistent beschreibbar ist.

Die gesellschaftlich akzeptierten Gesten haben sich aus natürlichen psychischen Ausdrucksformen in der Kulturentwicklung, mit nationalen und regionalen Besonderheiten, zu einem Kanon entwickelt, d. h. viele Bewegungen gelten als sozial unangemessen, verpönt, obszön, frech etc. Andere Bewegungen sind einfach unüblich und tragen keine besondere bzw. allgemeinverständliche Bedeutung.

Bei psychischen Krankheiten können unübliche und tabuisierte Bewegungen auftreten.

Theatralisch

Definition. Das Ausdrucksverhalten scheint den Mitmenschen etwas darstellen zu wollen – z. T. mit überstarker oder unecht wirkender Betonung, oder das Verhalten erscheint tendenziös, ist auf eine bestimmte Reaktion der anwesenden Mitmenschen gerichtet. Aufmerksamkeit durch Mitmenschen anstrebendes Verhalten.

Das Verhalten stellt z. B. eine Rolle, einen Affekt oder Schmerzen dar. Es ist durch Ansprache oder affektiven Ausdruck, oder durch die Art der Ausführung direkt auf die Aufmerksamkeitszuwendung der Mitmenschen gezielt.

Das Dargestellte ist vielfach nicht von den Mitmenschen in vollem Umfang nachvollziehbar, es wirkt unecht, übertrieben.

Beispiel:

- Ein Pat. erlangt sofort Beachtung, indem er gekrümmt vor Schmerz, laut jammernd sich zu den Pflegekräften schleppt, um eine Schmerztablette zu erbitten.
- Eine Pat. stellt sich als vornehme Dame dar, der etwas Schreckliches widerfahren ist.
- Eine Person verhält sich übertrieben, so als spiele sie sich auf, sie ist dabei emotional, aber fassadenartig unecht und ist erst zufrieden, wenn sie die Beachtung der Mitmenschen erreicht hat.
- Eine Person spielt seine Symptomatik ausschmückend, aggravierend als ein schweres Leiden vor.

Stellung in der Psychopathologie. AMDP 86.

Verwandte Begriffe. Histrionisch.

Psychopathologische Interaktionen. Simulation, wobei bewusste Absicht angenommen wird, einen Eindruck zu erwecken, an der Krankheit zu leiden. Konzept des „Krankheitsgewinns".

Differenzialdiagnostische Abgrenzungen:

- »Spalten«, agierendes Verhalten, das die beteiligten Personen gegeneinander ausspielt – dabei enthält es häufig Passagen theatralischen Verhaltens,
- manipulierendes Verhalten,
- ggf. erklärbar aus kulturellem und familiärem Hintergrund und aus der Erfahrung (z. B. schon immer nur so Unterstützung erfahren zu haben)
- früher auch als „Profilneurose" bezeichnete Haltung, in allen sozialen Situationen »image engineering« betreiben zu müssen, um Karriere zu machen oder Einfluss zu gewinnen,
- agitiertes Verhalten bei Depression, das offen Aufmerksamkeit fordert – Hilfebegehren.

Weitere Charakterisierung. Häufig Diskrepanz zwischen dem scheinbaren Handlungsziel und dem Erreichten, das übermäßig effizient nur hinsichtlich der Aufmerksamkeit der Mitmenschen ist.

Selbst-/Fremdbeurteilung. Fremdbeurteilung.

Neuropsychologie/Objektivierung. Verhaltensbeobachtung und Nachfragen, Beobachten der Auseinandersetzung mit dem Dargestellten.

Schweregrad. Leichte Tendenzen zur Selbstdarstellung bis zur schweren Behinderung der Kommunikation durch andauernde, auf alle Bereiche ausgedehnte Bemühung, sich darzustellen.

Spezifikationen:

- Aggravation: Tendenz, Antworten im Interview für ein Darstellungsziel zu verfälschen – sowohl bewusst (Simulation) als auch unbewusst
- Lust an der Selbstdarstellung.

Persönlichkeitseinflüsse. Histrionisch.

Begriffliche Probleme des Merkmals:
- Spektrum von voll bewusster Simulation bis zu unbewusstem Ausdrucksverhalten,
- kulturelle Differenzen in Krankheitsverhalten und Appellationsverhalten.

Neurowissenschaftliche/kognitiv neurowissenschaftliche Modellvorstellungen
1. Entwicklung der Freude daran, im Mittelpunkt der Aufmerksamkeit zu stehen,
2. Verhaltensstrategie, die sich in der Entwicklung für die Person als erfolgreich herausgestellt hatte. Eine Person erlebt die Notwendigkeit, die Störung zu betonen und auszuschmücken, da sie meint, sonst nicht angemessen behandelt zu werden oder sie hat die Erfahrung gemacht, damit mehr oder schneller zu Zielen zu kommen (kulturelle Besonderheiten beachten).

Tic

Definition: Unwillkürliche, kurze Bewegung einer Muskelgruppe, die unkontrolliert einschießt.

Beispiel. Zucken in Schulter, Räuspern – kann von einer Person zwar temporär unterdrückt werden, beginnt beim Nachlassen der willkürlichen Unterdrückung jedoch wieder.

Psychopathologische Interaktionen. Arousal.

Differenzialdiagnostische Abgrenzungen. Myoklonie.

Interview für Rating. Beschwerden durch unwillkürliche Bewegungen, Fremdanamnese, Prüfen der Intention.

Spezifikationen. Tic-Krankheit, multiple Tics im Tourette-Syndrom.

Suggestibilität

Definition: Die Person ist ungewöhnlich leicht beeinflussbar durch andere Personen – hinsichtlich der Wahrnehmung, der gefühlsmäßigen Einstellung, der Übernahme von Überzeugungen oder der Ausführung einer Aktion.

Dabei wird offenbar die kontrollierte Integration der Bewusstseinsinhalte in die Werte und komplexe Identität der Person nicht geleistet bzw. umgangen, die eine Abgrenzung und Kontrolle der suggerierten Bewegungen und Inhalte bewirken könnte.
- Beziehung zur Hypnotisierbarkeit.
- ausgeprägt ggf. bei Delir: Aufgabe vorzulesen wird gegeben, jedoch ein leeres Blatt Papier gereicht.

Utilisationsverhalten

Definition. Berühren, Greifen von Gegenständen im Greifraum, ohne dass die Person dazu aufgefordert wurde, und ohne dass eine Intention erkennbar wird, die die Person zu dem Greifen geführt hat – die Person will offenbar mit dem Gegenstand nichts anfangen, d. h. ihn besitzen oder benutzen.

Beispiel. Ein Pat. greift zu den Dingen auf dem Tisch vor ihm, fasst diese an.

Neuropsychologie/Objektivierung. Hand in die Nähe der Handfläche des Patienten bringen und beobachten, ob er die Hand ergreift oder berührt. Wiederholung, nachdem er die Instruktion erhalten hat, die Hand nicht zu berühren. Ebenso mit Objekten, die vor dem Patienten auf dem Tisch liegen.

Gruppe der katatonen Bewegungsstörungen
Eine Reihe von Bewegungsstörungen wurde bei speziellen psychischen Krankheitsbildern gesehen, vorwiegend bei Schizophrenien und als katatone Bewegungsstörungen charakterisiert. Katalepsie, Flexibilitas cerea, Negativismus etc. sind als spezifisch katatone Symptome beschrieben worden. Katatoner Stupor gehört zu den bereits dargestellten Merkmalen – wie auch Mutismus und motorische Unruhe, die auch als katatone Symptome genannt werden. Es handelt sich also um eine heterogene Gruppe von Bewegungs- bzw. elementaren Verhaltensstörungen – neben den genannten Merkmalen: Nesteln, Blin-

zeln, Starren, Stereotypien, Iterationen, Mutismus, Verbigeration, Grimmassieren, Manierismus, pseudoexpressive Bewegungen, Verharren, Gegenhalten, Positivismus etc. Sicherlich sind diese Merkmale nicht typische Symptome der Schizophrenie. Sieht man die Katatonie als Sonderform der schizophrenen Krankheitsbilder an, wird ein Argument deutlich: Die Störung dopaminerger Funktionen bei der Schizophrenie könnte sich bei der Katatonie auf dem Gebiet der motorischen Effekte des Transmitters Dopamin auswirken. So ist beispielsweise eine Stereotypie im Verhalten von Tieren nach Steigerung der Freisetzung von Dopamin seit langem bekannt.

Stereotypie

Definition. Wiederholte komplexe Bewegungen oder sprachliche Äußerungen, die situationsunangepasst sind.

Andauernd oder für eine gewisse Zeit auftretend.

Beispiel. Ein Patient sagt immer »tan, tan, tan« – er leidet unter einer schweren globalen Aphasie. Oder ein Patient wiederholt immer wieder ein zunächst sinnvolles Wort (Verbigeration).

Psychopathologische Interaktionen. Arousal.

Differenzialdiagnostische Abgrenzungen. Perseveration (vorher sinnvolle Äußerung wird durch Wiederholung sinnlos).

Interview für Rating. Interview, auch Fremdanamnese.

Neuropsychologie/Objektivierung. Verhaltensbeobachtung, Spontansprachrating des Aachener Aphasietests.

Schweregrad. Dauer, Grad der sozialen Behinderung durch die Stereotypien.

Spezifikationen:
- Extremitätenmotorik,
- Sprache.

Katalepsie

Definition. Verharren in ungewöhnlichen Körperhaltungen, bzw. Extremitäten-Stellungen, die spontan eingenommen oder von anderen Personen, z. B. vom Untersuchenden veranlasst werden.

Beispiel. Ein Patient steht wie ein Pantomime, bewegungslos, wie erstarrt in einer gewissen Haltung mit leicht ausgestrecktem Arm. Die Haltung signalisiert keine Aufforderung und er nimmt keinen Kontakt mit den Mitmenschen, z. B. über Augenbewegungen, auf.

Verwandte Begriffe. Haltungsstereotypie.

Weitere Charakterisierung. Abnorme Beeinflussbarkeit des Willens, Suggestibilität wird diskutiert.

Interview für Rating. Soweit möglich sollte ein Interview mit psychopathologischer Untersuchung durchgeführt werden und eine Fremdanamnese eingeholt werden.

Verhaltensbeobachtung, Untersuchung des Muskeltonus, Beobachtung der Auseinandersetzung mit der Haltungsstörung.

Pathognomonisch für: Katatone Schizophrenie.

Begriffliche Probleme des Merkmals. Durch die abnorme Beeinflussbarkeit des Willens bei diesem Merkmal ist es nur scheinbar ein motorisches Symptom, das jedoch ein komplexeres Erklärungsmodell erfordert.

Flexibilitas cerea

Definition. Die Extremitäten haben einen mittelgradig erhöhten Muskeltonus und können passiv von einer anderen Person in eine Stellung gebracht werden, in der sie dann verharren.

Beispiel. Ein Patient lässt die Bewegungen der Extremitäten zu, wobei ein erhöhter Tonus dazu führt, dass spezielle Haltungen der Extremitäten länger eingehalten werden als ohne die „wächserne" Tonuserhöhung.

Verwandte Begriffe. Wächserne Biegsamkeit.

Psychopathologische Interaktionen: Befehlsautomatismus auf Aktionen bezogen mit deutlich erhöhter Suggestibilität.

Differenzialdiagnostische Abgrenzungen: Spastische Tonuserhöhung
- Rigor: bleirohrartig, z. B. bei malignem neuroleptischen Syndrom,
- Haltungsstereotypie.

Neuropsychologie/Objektivierung. Induzieren verschiedener Haltungen, Muskeltonus, Beobachtung der Auseinandersetzung mit der Haltungsstörung.

Befehlsautomatismus

Definition. Ausführen von Bewegungen einer Aufforderung folgend, auch wenn sie unsinnig sind – wenn die Person sich äußert, sagt sie, sie habe die Bewegungen nicht intendiert.

Beispiel. Ein Pat. folgt jeder Aufforderung ohne Nachfrage, Verzögerung oder Zeichen der Distanzierung.

Verwandte Begriffe. Flexibilitas cerea – auf Haltung bezogen, Echolalie.

Neuropsychologie/Objektivierung. Beobachtung der Auseinandersetzung mit der Handlung.

Pathognomonisch für: Katatonie.

Negativismus

Definition. Bei einer Aufforderung des Untersuchenden zu einer bestimmten Bewegung wird die zu der Aufforderung entgegengesetzte Bewegung ausgeführt.

Beispiel.
Ein Pat. liegt nicht ansprechbar im Bett und wird untersucht. Beim Auffordern, die Augen zu öffnen und beim Versuch, die Augenlider mit den Händen zu öffnen, um die Lichtreaktion der Augen zu beurteilen, kneift die Person (ohne geblendet zu sein) zu.

Differenzialdiagnostische Abgrenzungen. Sopor.

Neuropsychologie/Objektivierung. Verhaltensbeobachtung, Beobachtung der Auseinandersetzung mit der Handlung.

Pathognomonisch für: Katatonie.

Manieriert/bizarr

Definition. Im sprachlichem als auch im mimischen-gestischen Ausdrucksverhalten kommen Merkwürdigkeiten, die sich wiederholen, vor – wie ein besonderer seltsamer Stil, häufig als verschroben charakterisierbar. Es kann seltener auch in den nicht-gestischen Extremitäten-Bewegungen, Gesichtsbewegungen oder in der Körperhaltung vorkommen.

Beispiel:
- Ein Pat. spricht gestelzt, im Stil nicht an die Zuhörer und an die ausgedrückten Inhalte angepasst.
- Ein Pat. streckt seine Finger immer wieder in einer Sequenz ab, die keinen Sinn ergibt, und die wie eine unsinnige Angewohnheit erscheint.
- Ein Pat. setzt sich in einer herablassenden Pose, die nicht zu seiner Lage passt, vor dem Untersucher und in Gesellschaft von Mitpatienten hin.
- Bizarr: gänzlich unpassende Handlungen/Bewegungen, die derart exzentrisch sind, dass sie auf Verwunderung stoßen.
- Bizarr kann auch die Kleidung sein, in Mode und Ausgestaltung des Äußeren völlig ungewöhnlich und deshalb Verwunderung hervorrufend.

Stellung in der Psychopathologie. AMDP 85.

Verwandte Begriffe. Unpassende Schwülstigkeit, Verstiegenheit.

Psychopathologische Interaktionen. In einigen Fällen besteht das Gefühl, beobachtet zu werden, und das Verhalten vor nicht anwesenden Instanzen zu zeigen.

Differenzialdiagnostische Abgrenzungen:
- Theatralisch mit Ausdruckscharakter vor Zuschauern (manieriertes Verhalten tritt auch ohne Zuschauer auf),
- Zwangshandlung.

Selbst-/Fremdbeurteilung. Fremdbeurteilung.

Neuropsychologie/Objektivierung. Verhaltensbeobachtung und Beobachtung der Auseinandersetzung mit der Bewegung.

Schweregrad. Geringfügig oder grenzwertig auffällig, selten bis sozial untragbar in der Bizarrheit und wegen abstoßender Aspekte.

Pathognomonisch für: Schizophrenie.

Spezifikationen:
- vorwiegend maniert,
- vorwiegend bizarr.

Neurowissenschaftliche/kognitiv neurowissenschaftliche Modellvorstellungen
1. Eine Art autistischer Theatralik, in der die Person überzeugt ist, sich der gewählten Situation entsprechend zu verhalten oder der wahnhaften Überzeugung, beobachtet zu werden, bzw. ohne Rücksicht auf die mögliche Verwunderung der Beobachtenden,
2. Größenwahn-getriggert – wichtigtuerisch,
3. eine Person bildet einen idiosynkratischen Verhaltens-/Sprachstil, der unabhängig von der Umgebung aufrechterhalten wird – durch idiosynkratische Ideenwelt geformt und nicht durch Rückmeldungen aus der Umgebung überformt.

Literatur

Bell EC, Willson MC, Wilman AH et al (2005) Differential effects of chronic lithium and valproate on brain activation in healthy volunteers. Hum Psychopharmacol 20:415–424

Berridge KC, Robinson TE (1998) What is the role of dopamine in reward: hedonic impact, reward learning, or incentive salience? Brain Res Rev 28:309–369

Berrios GE, Gili M (1995) Abulia and impulsiveness revisited: a conceptual history. Acta Psychiatr Scand 92:161–167

Cummings JL (1993) Frontal-subcortical circuits and human behavior. Arch Neurol 50:873–880

Danek A (2005) Kognitive Neurologie und Neuropsychologie. In: Förstl H (Hrsg) Frontalhirn, Funktionen und Erkrankungen, 2. Aufl. Springer, Berlin Heidelberg New York Tokio

O'Doherty J, Kringelbach ML, Rolls ET et al (2001) Abstract reward and punishment representations in the human orbitofrontal cortex. Nat Neurosci 4:95–102

Förstl H, Sahakian B (1991) A psychiatric presentation of abulia – three cases of left frontal lobe ischaemia and atrophy. J R Soc Med 84:89–91

Frijda NH (1986) The emotions. Cambridge Univ Press, Cambridge

Haggard P, Clark S, Kalogeras J (2002) Voluntary action and conscious awareness. Nat Neurosci 5:382–385

Houk JC, Adams JL, Barto AG (1995) A model of how the basal ganglia generate and use neural signals that predict reinforcement. In: Houk JC, Davis JL, Beiser DG (Hrsg) Models of information processing in the basal ganglia. MIT Press, Cambridge, MA, S 249–270

Jenkins LH, Brooks DJ, Nixon PD et al (1994) Motor sequence learning: A study with positron emission tomography. J Neurosci 14:3775–3790

Klages W (1967) Der menschliche Antrieb. Thieme, Stuttgart

Libet B, Gleason CE, Wright EW, Pearl DK (1983) Time of conscious intention to act in relation to onset of cerebral activity (readinesspotential): the unconscious initiation of a freely voluntary act. Brain 106:623–642

Lorenz K (1963) Das sogenannte Böse. Zur Naturgeschichte der Aggression. Borotha-Schoeler, Wien

Marschner A, Mell T, Wartenburger I et al (2005) Reward-based decision-making and aging. Brain Res Bull 67:382–390

Middleton FA, Strick PL (2000) A revised neuroanatomy of frontal-subcortical circuits. In: Lichter DG, Cummings JL (Hrsg) Frontal-subcortical circuits in psychiatric and neurological disorders. Guilford Press, New York, S 44–58

Montague PR, Hyman SE, Cohen JD (2004) Computational roles for dopamine in behavioural control. Nature 431:760–777

Mushiake H, Masahiko L, Tanji J (1991) Neuronal activity in the primate premoteor, supplementary, and precentral motor cortex during visually guided and internally determined sequential movements. J Neurophysiol 66:705–718

Reischies FM, Baum K, Bräu H et al (1988) Cerebral magnetic resonance imaging findings in multiple sclerosis – relation to disturbance of affect, drive, and cognition. Arch Neurol 45:1114–1116

Reischies FM (1999) Pattern of disturbance of different ventral frontal functions in organic depression. In: McGinty JF (ed) Advancing from the ventral striatum to the extended amygdala. Ann N Y Acad Sci 877: 775–780

Reischies FM (2005) Psychopathologie. In: Förstl H (Hrsg) Frontalhirn, Funktionen und Erkrankungen, 2. Aufl. Springer, Berlin Heidelberg New York Tokio, S 83–101

Reischies FM, Hartikainen J, Berghöfer AM (2002) Initial triple therapy of acute mania, adding lithium and valproate to neuroleptics. Pharmacopsychiatry 35:244–246

Reischies FM (1999b) Pattern of disturbance of different ventral frontal functions in organic depression. Ann N Y Acad Sci 877:775–780

Rolls ET (1999) The brain and emotion. Oxford Univ Press, Oxford

Rolls ET (2000) The orbitofrontal cortex and reward. Cereb Cortex 10:284–294

Sachdev P, Kruk J (1996) Restlessness: the anatomy of a neuropsychiatric symptom. Aust N Z J Psychiatry 30:38–53

Schultz W (2004) Neural coding of basic reward terms of animal learning theory, game theory, microeconomics and behavioural ecology. Curr Opin Neurobiol 14:139–147

Shima K, Tanji J (1998) Role for cingulate motor area cells in voluntary movement selection based on reward. Science 282:1335–1338

Shipley BA, Deary IJ, Tan J (2002) Efficiency of temporal order discrimination as an indicator of bradyphrenia in Parkinson's disease: the inspection time loop task. Neuropsychologia 40(8):1488–1493

Sims A (2003) Symptoms in the mind, 3rd Edit. Saunders Elsevier, Amsterdam

Smith PL, Ratcliff R (2004) Psychology and neurobiology of simple decisions. Trends Neurosci 27:161–168

Tanji J, Shima K, Matsuzaka Y (2002) Reward-based planning of motor selection in the rostral cingulate motor area. Adv Exp Med Biol 508:417–423

Thorpe SJ, Rolls ET, Maddison S (1983) The orbitofrontal cortex: neuronal activity in the behaving monkey. Exp Brain Res 49:93–115

Tremblay L, Schultz W (1999) Relative reward preference in primate orbitofrontal cortex. Nature 398:704–708

Usher M, McClelland JL (2001) The time course of perceptual choice: the leaky, competing accumulator model. Psychol Rev 108:550–592

Vogeley K, May M, Ritzl A et al (2004) Neural correlates of first-person perspective as one constituent of human self-consciousness. J Cogn Neurosci 16:817–827

Yazawa S, Ikeda A, Kunieda T et al (2000) Human presupplementary motor area is active before voluntary movement: subdural recording of Bereitschaftspotential from medial frontal cortex. Exp Brain Res 131:165–177

Inhaltsverzeichnis

8.1 Einführung

Bewusstsein ist ein bislang noch rätselhaftes Phänomen, das in diesem Kapitel nur in Ansätzen dargestellt werden kann. Ziel ist es, Bewusstseinsstörungen zu erklären. Aber können Bewusstseinsstörungen verstanden werden, ohne dass wir wissen, was Bewusstsein ist? Wie wäre menschliches Bewusstsein einem intelligenten Computer oder einem »Marsmenschen«

zu erklären – eine sicherlich zur Zeit unlösbare Aufgabe. „Bewusstsein ist die Wahrnehmung dessen, was in der Seele vorgeht" (Locke 1690). Gibt es eine innere Wahrnehmung, sozusagen ein nach innen gerichtetes Auge? Und: Wer nimmt da wahr?

Noch etwas kommt für die Psychopathologie erschwerend dazu, Bewusstsein scheint in fast alles in der menschlichen Psyche involviert zu sein. Hughlin Jackson (1932) meinte, dass die willkürliche, aufmerksam durchgeführte Entscheidung einer Person nicht ohne Referenz auf das Bewusstsein darstellbar sei. Wille sei „ein Name, erfunden vom Menschen für verschiedene Aspekte des immer anwesenden und doch immer wechselnden letzten und höchsten mentalen Zustands, welcher in der Totalität das konstituiert, was wir Bewusstsein nennen."

In diesem Abschnitt muss dieses umfassende Thema auf die Frage der Bewusstseinsstörungen verengt werden. Wie können wir die psychopathologischen Zustände verstehen, die z. B. als Somnolenz oder Koma bezeichnet werden? Einerseits hängt unsere Erklärung der Störungen des Bewusstseins von den neurowissenschaftlichen Modellen des Bewusstseins ab. Andererseits können wir hoffen, die Erfahrung der psychopathologischen Untersuchung von Bewusstseinsstörungen könne vielleicht auch dazu beitragen, das rätselhafte Phänomen ein wenig weiter aufzuklären.

Der Begriff des Bewusstseins ist vielfach überfrachtet von Ansprüchen – aus der Anthropologie, Philosophie etc. – es soll beispielsweise Selbstbewusstsein, bewusste verantwortete Entscheidung, Tierbewusstsein und mehr aufgehellt werden. In diesem Abschnitt soll über die Erklärung des sensorischen Bewusstseins und auch des Bewusstseins bei Handlungen hinaus (s. Wahrnehmung und Handlung) nur ein noch abzugrenzendes Alltagsbewusstsein besprochen werden. Die Spielarten des reflektierenden Bewusstseins sollen hier ausgelassen werden, d. h. nur auf die alltagsrelevanten Bereiche, die in psychiatrischen Syndromen gestört erscheinen, Bezug genommen werden.

Beispiel

Eine 50-jährige Frau wird aufgenommen, weil sie seit Tagen Männer in ihrer Wohnung gesehen habe (die dort nicht waren) und weil ihr Verhalten den Nachbarn merkwürdig vorgekommen war. Sie berichtet unzusammenhängend über die Erlebnisse der letzten Tage, scheint sich nicht recht zu erinnern. Dazu kommt, dass sie Fragen nicht oder nicht sofort versteht. Die Fragen scheinen bei ihr »nicht anzukommen«. Dabei wirkt sie unaufmerksam, »fahrig«. Sie ist zwar offenbar wach, wirkt aber verlangsamt und nicht auf ein Gesprächsthema zu fixieren. Sie macht den Eindruck, als wäre ihr alles neu, bzw. unvertraut (»staunig«). In neuropsychologischen Untersuchungsverfahren finden sich Konzentrations-, Merkfähigkeits- und Orientierungsstörungen. Die Serumanalyse ergibt den hochgradigen Verdacht auf ein akutes Nierenversagen.

Denkbild der Bühne des Bewusstseins

Viele Kliniker stellen sich beim Gedanken an das Bewusstsein das Denkbild einer Bühne vor. Es entspricht dem „Cartesianischen Theater". Darauf befinden sich die potenziell bewusstseinsfähigen Inhalte verschiedener Art. Wie durch eine erste Tür treten zum einen die mehr oder weniger vorhersehbaren Ereignisse der Umwelt auf. Sie erscheinen, wenn es an der Zeit ist, nach der Logik der äußeren Welt. Zum anderen können wir Vorstellungen jederzeit auftreten lassen oder wieder aktivieren – die Vorstellungen erscheinen wie durch eine andere Tür des Bühnenbilds. Das »sich Vorstellen« entspricht dem Abruf aus den Speichern des Weltwissens oder unserer persönlichen – episodischen Lebenserfahrung. Die Aufmerksamkeit, darüber hinaus, kann wie mit einem Punktstrahler etwas aufleuchten lassen. Aufmerksamkeitsphänomene, die mit dem Bewusstsein allgemein zusammengehören, sind in Kap. 4 bereits besprochen. Das Bewusstsein entspricht in dem Bild zunächst dem, was der Betrachter auf der Bühne erlebt. Zu den Bildern und Nachrichten der äußeren Ereignisse und den Vorstellungen und Assoziationen kommen Emotionen etc. – quasi wie Färbungen des Bühnenlichts, farbige Einnebelung oder Theatermusik anschaulich zu machen.

Der Betrachter hat im Alltag das Gefühl, die Situation im Griff zu haben, denn er ist nicht nur untätiger Betrachter. Er ist einerseits Zuschauer bei dem, was ihm die Welt vorführt, andererseits Regisseur, Beleuchter und Theaterschriftsteller zugleich – also ein Akteur, der Vorstellungen und Erinnerungen wie Figuren oder Rückblenden aufruft, sich abwendet, das, was er sieht, gestalten kann, wie der Maler seine Leinwand. Es geschehen weitere Manipulationen, wie das Aufschlagen der Zeitung, wobei der Betrachter durch die sensomotorische Rückmeldung, wie auch bei jeder Augenbewegung, das Gefühl der exakten Kontrolle des Geschehens hat.

Zunächst entwickelt der Kliniker eine grobe Skizze der Bewusstseinsstörungen, das an dem eben Entworfenen anknüpft. Im Theaterbild wäre eine Bewusstseinstrübung als eine Verdunkelung auf der Bühne vorzustellen. Nicht nur die ständige Hintergrundbeleuchtung sondern auch der Punktstrahler, der die Aufmerksamkeit symbolisiert, beleuchtet das falsche Objekt und dazu nicht mehr scharf, sondern mit breitem Lichtkegel.

Wenn man das Denkbild auf die Bewusstseinseintrübung überträgt, ist es zunächst naheliegend, anzunehmen, die Person in einer Bewusstseinseintrübung sei sich der Geschehnisse auf der Bühne nicht mehr sicher. Es kommt zudem zu Fehlwahrnehmungen, die überraschend sind und die Person weiter verunsichern. Wichtiger aber noch ist, dass sie nicht mehr die richtigen Vorstellungen zu den Ereignissen aufrufen kann. Die Person kann mit den Ereignissen nicht mehr umgehen. Dazu kommt, dass ungerufen unpassende Vorstellungen, Assoziationen und Erinnerungen „aus den falschen Türen treten". Die vorgestellten Ereignisse treten gleichsam durch diejenige Tür auf die Bühne, die eigentlich den realen Ereignissen vorbehalten ist. Die Szene gerät dem Betrachter, der sich als Mit-Regisseur vorkommt, gleichsam außer Kontrolle.

Das alles bewirkt für die erlebende Person ein Unvermögen, zu erkennen, was gerade »abläuft«, was der Fall ist. In diesem Zusammenhang ist etwas, das nicht in dem Bild darstellbar ist, wichtig: Die Person, die erlebt und Regie zu führen vermeint, vergisst die Ereignisse auf der Bühne und bildet sich kein vorhersagekräftiges Modell von den Abläufen. Dies ist der Fall, weil der innere Monitor, die Aufzeichnung in der Informationsverarbeitung der Person gestört ist.

Der letzte Aspekt deutet schon an: Über das Bewusstsein muss umgedacht werden: Das Theater-Zuschauer-Denkbild ist falsch. Es gibt keinen unabhängigen Betrachter, keinen Theaterschriftsteller oder Regisseur. Es gibt auch keinen Beleuchter. Die Bewusstseinsstörungen können uns vielleicht näherbringen, was an dem Bild falsch ist.

In diesem Kapitel werden Erkenntnisse über die Störung von zwei Aspekten des Bewusstseins dargestellt:

1. Bewusstseineintrübungen in dem Spektrum vom klaren Wachbewusstsein zum Koma und
2. Veränderung der subjektiven Qualität des bewussten Erlebens, wie es in Trance- und Dissoziationszuständen vorkommt.

Beispiel

Eine Mutter erscheint der Familie plötzlich merkwürdig verändert. Der Familie ist zunächst aufgefallen, dass sie nicht in der üblichen Weise auf jemanden, der sie anspricht oder befragt, antwortet. Mimik oder Gestik des sie Ansprechenden scheinen nichts zu bewirken. Wenn man ihr einen Gegenstand reicht, reagiert sie einerseits sehr langsam und verzögert darauf. Es ist keine Lähmung erkennbar, keine schlaffe Muskulatur. Die Mutter geht wie sonst in der Wohnung umher. Sie kann auch in der üblichen Weise frühstücken, wenn auch allgemein verlangsamt. Der Familie fällt andererseits auf, dass ihr nicht mehr die volle Zuwendung auf diejenigen, die sich mit ihr beschäftigen, gelingt, auch nicht, wenn man, wie sonst üblich, versucht, das größte Ausmaß ihrer Aufmerksamkeit zu erreichen. Auch die Wendung der Aufmerksamkeit auf die Ereignisse der Umgebung ist vermindert. So schaut die Mutter beispielsweise nicht zur Tür, wenn eine Person eintritt. Im Gespräch fällt dann weiter auf, dass die Mutter sich nicht auf die Gesprächsthematik einlassen kann, wie man es von ihr kannte, sie denkt nicht mit, sie vergegenwärtigt sich die angesprochene Situation nicht. Sie wirkt dabei flüchtig. Der Einstieg in die jeweilige Gesprächsthematik gelingt ihr nicht vollständig, wie bei einer Person, die aus tiefem Schlaf hochgerissen wird, erst mit der Zeit die vollständige Klarheit über die Situation erreicht.

Strom des Bewusstseins

Die Denkfigur des »Stroms des Bewusstseins«, welches wiederum viel mit dem Denken zu tun hat (Kap. 10), führt ebenso wie das des Theaters in die Irre. Denn es suggeriert ein horizontal verknüpftes Geschehen in der Zeit. Der Verlauf der Bewusstseinsinhalte sei horizontal verknüpft wie die Assoziationsketten des Denkens. Dieses Bild für das Denken ist aber ebenfalls grob vereinfacht.

Benutzeroberfläche beim Computer

Wenden wir uns der Analogie von Hirn und Rechner zu, denn es könnte vorteilhaft sein, beim Bewusstsein an eine Benutzeroberfläche eines Computerprogramms zu denken. Die Benutzeroberfläche zeigt dem Anwender jeweils einen »Rahmen«. Die Benutzeroberfläche eines Computerprogramms bestimmt, wie man von einem Rahmen durch eine Wahl (eine Eingabe oder ein Anklicken einer Box) in einen anderen Rahmen gelangt, in dem jeweils andere Bilder zu sehen sind. In jedem neuen Rahmen befinden sich Handlungsoptionen zum weiteren Entscheiden. Das Bewusstsein und die aufkommenden Gedanken könnten also eher wie eine Benutzeroberfläche unseres Gehirn-Rechners vorzustellen sein, denn unter der Oberfläche laufen Prozesse ab, die wir in der Neurowissenschaft erforschen, aber nicht erleben können. Sie bestimmen den Fortgang dessen, was auf der Oberfläche für die Person erlebbar ist. In gewisser Weise haben wir es also wieder mit einer Bühne zu tun, allerdings der Wechselbühne der Benutzeroberfläche eines Rechners.

8.2 Definitionen

Worüber sprechen wir, wenn wir über Bewusstsein reden und worüber lassen sich sichere Aussagen treffen, was lässt sich erforschen? Wir werden im Folgenden Teilfunktionen des Bewusstseins betrachten, wie Aufmerksamkeit, Monitoring etc. Zusätzlich haben wir es mit Domänen des bewussten Erlebens zu tun, wie bewusstes Sehen, Hören, Fühlen, Erinnern und Handeln etc. Es gibt mehrere Zugangswege zur Darstellung des Bewusstseins, die nachfolgend dargestellt werden.

8.2.1 Bewusste Wahrnehmung, bewusste Erinnerung

Der erste Zugangsweg ergibt sich aus dem Kontrast bewusster und nicht bewusster mentaler Abläufe. Wir betrachten zuerst das sensorische Bewusstsein. Die Mehrheit der Prozesse im ZNS spielen sich obligatorisch oder fakultativ unbewusst ab. Helmholz' unbewusste Schlüsse in der Informationsverarbeitung der Wahrnehmung sind bereits in dem entsprechenden Kapitel aufgeführt. Auch die Sprachverarbeitung läuft automatisch ab. Fodor (1983) postulierte eine Modularität der mentalen Funktionen; danach ist z. B. das Sprachmodul als ein primär von anderen Funktionen abgeschotteter Apparat vorzustellen, in den Bewusstseinskomponenten keinen Zugang haben. Als Beispiel führt er an, dass wir nicht anders können, als beim Sehen eines Apfels das Wort »Apfel« zu denken. Merkel (1885) hatte bereits früh Zeitmessungen veröffentlicht, die er für einfache Reaktionen maß – mit der Unterscheidung einer bewussten Reaktion und einer unbewussten, die viel schneller abläuft.

Der Kontrast von bewussten und nichtbewussten mentalen Vorgängen, die untersucht werden können, umfasst beispielsweise bewusste vs. nicht bewusste Wahrnehmung, bewussten vs. nicht bewussten Abruf aus dem Gedächtnis, bewusste vs. nichtbewusste Erinnerung an eine Einspeichersituation, bewusste vs. nicht-bewusste Aufmerksamkeitswendung sowie bewusste vs. nichtbewusste Kontrolle der Bewegung (Planung und Überwachung der Ausführung). Für diese Unterscheidung kann experimentell untersucht werden, was diesem Unterschied zugrunde liegt, welche unterschiedlichen mentalen Funktionen und Hirnaktivierungen beteiligt sind (Crick und Koch, 2003, Koch 2005). Weiter unten werden Ergebnisse aus diesem Ansatz beschrieben werden.

8.2.2 Komponenten des Bewusstseins

Der zweite Zugang zur Annäherung an das Bewusstsein geht von der Beschreibung der verschiedenen Aspekte und Voraussetzungen des Bewusstseins aus. Viele Autoren haben Systeme der Bewusstseinsfunktionen dargestellt, sie haben Komponenten des Bewusstseins postuliert. Dabei handelt es sich um hypothetische Bewusstseins-Komponenten, die in vielen Fällen noch nicht eindeutig neurowissenschaftlichen Prozessen zuzuordnen sind.

Bewusstsein setzt offenbar voraus, dass mehrere Gehirnsysteme aktiv sind – die Aktivierung mindestens einiger oder sogar aller folgenden Funktionen:

1. Aufmerksamkeit, Wachsein,
2. subjektive motorische Kontrolle, sensomotorische Rückkopplung
3. aktiviertes Selbstmodell,
4. aktiviertes Umweltmodell, Monitoring der Umgebung,
5. Aktor-Rolle als Subjekt des Erlebens von Konsequenzen von Aktionen, z. B. bereits bei Augenbewegungen,
6. subjektive Qualität des Wahrnehmens (z. B. beim bewussten Sehen von Farben),
7. Einstimmung – emotionale Empfindens-Bereitschaft.

Die Komponenten werden als notwendig angegeben, sind aber vermutlich nicht hinreichend für das Bewusstsein – zudem ist noch nicht klar, was für Prozesse hinter all diesen Kompo-

nenten stehen. Müssen alle Funktionen gleichzeitig aktiv sein? Gibt es nicht doch unaufmerksame Bewusstseinszustände, gibt es Zeiten automatischen Handelns oder solche, in denen die Person nur das Gefühl hat, die motorische Kontrolle zu verlieren etc.? Betrachten wir die möglicherweise notwendigen Komponenten einzeln:

Aufmerksamkeit Klinisch sind Störungen des Bewusstseins, zumindest die Bewusstseinseintrübungen, immer mit einer Störung der Aufmerksamkeit assoziiert. Bewusstsein wird nur angenommen, wenn ausreichend hohe Vigilanz und Intentionalität, sich der jeweiligen Situation auszusetzen, vorliegt (Kap. 4 Aufmerksamkeit). Die Frage ist, ob die Aufmerksamkeit fokussiert sein muss. Es dürfte einen Bewusstseinszustand der frei flottierenden Aufmerksamkeit geben.

Auch eine Störung des Arbeitsgedächtnisses mit dem Monitoring dessen, was die Situation beinhaltet, ist praktisch immer vorhanden.

Selbstmodell Metzinger postuliert die Aktivierung des Selbstmodells als kritisch für das Bewusstsein (Metzinger 2001). Das Selbstmodell kann als Teil des Monitoringsystems mit einer Repräsentation der Erfahrungen, die sich auf das eigene »Selbst« beziehen, verstanden werden.

Wenn das Selbstmodell nicht aktiviert ist, laufen automatisierte, d. h. nicht-bewusst gesteuerte Funktionen ab. Dies ist bei dissoziativen Zuständen der Fall. Dies kann aber auch alltäglich, bei Routinehandlungen, also nicht-pathologischen Zuständen, vorkommen (Dennet 1991).

Kommunizierbarkeit Vermutlich ist die Kommunizierbarkeit wichtig für das menschliche Bewusstsein. Die Aktivierung des semantischen Systems und Sprachmoduls hat in der evolutionären Entwicklung die Mitteilung der bewussten mentalen Abläufe an die Gruppe ermöglicht: Der Vorteil der bewusst ablaufenden Wahrnehmung, der bewussten Denkprozesse, Aufmerksamkeit und Bewegungsplanung war, dass darüber in der Gruppe gesprochen werden konnte. Die Handlungen konnten derart in der

Kommunikation sozio-kulturell kontrolliert, mitbestimmt und überformt werden.

Die Metapher des Bewusstseins als einer Wandtafel im Team-Raum (Baars 1988, 2002) ist aus mehreren Gründen hilfreich: Das Bewusstsein sei demnach mit einer Wandtafel in einem Arbeitsteam zu vergleichen, auf der verschiedene Wissenschaftler ihre Notizen über die von ihnen erledigten Prozesse schreiben, sodass alle Mitarbeiter sie sehen können und mit ihnen weiterarbeiten können. Zum einen soll es andeuten, dass die Einträge im Bewusstsein aus Prozessen in den Gehirnen der verschiedenen Wissenschaftler entstehen, die nicht an der Tafel erkennbar sind. Im Gehirn entspräche dies den unterschiedlichen Modulen wie denen der visuellen, akustischen Objekterkennung, Erinnerung, Vorstellung, Sprache etc. Das Wandtafelbild hat noch weiterhin den Kommunikationsaspekt. Im Gehirn laufen gleichzeitig die Aktivitäten vieler Module ab, die das Gehirn selbst koordinieren muss. Der Bewusstseinsinhalt ist ein Markstein für zwei Bereiche: Einerseits für die Organisation der mentalen Tätigkeit im eigenen Gehirn. Der Inhalt, welcher gegenwärtig aufmerksam und bewusst erlebt wird, organisiert die Aufmerksamkeit auf die damit verbundenen Topics und so die konzentrierte Bearbeitung (Kap. 4 Aufmerksamkeit) und auch die weitere Informationsverarbeitung. Dies führt zu dem Eindruck des Stroms des Bewusstseins. Beim kommunikativen Aspekt des Bewusstseins spielt nur eine untergeordnete Rolle, dass das Erlebte nicht in allen Qualitäten kommunizierbar ist. Evtl. sind die unausdrückbaren Qualitäten des bewussten Erlebens nur eine Eigenheit des Systems, die evolutionär keine Rolle gespielt hat.

Kontrolle

Die Rolle des Aktors und Handlungsbereitschaft (enge Rückkopplung in sensomotorischen Loops):

Jeder Mensch hat in jedem Moment psychomotorisch-perzeptive Rückkopplungen – bereits bei feinen Bewegungen des Körpers oder der Augen. Dies gilt für sensorische Rückmeldungen aus den Extremitäten, aber auch seitens der Umgebung, wie beispielsweise beim

Berühren des Buches. Beim Bewegen der Augen und des Kopfes verändert sich das Netzhautbild. Die vom ZNS gestartete Motorik wird sensorisch rückgemeldet und kann vom ZNS kontrollierend verarbeitet werden. Sie dient jeweils als Bestätigung, dass alles abläuft, wie es zu erwarten ist. Wenn wir mit einem langen Stock tasten, haben wir das Gefühl, den Tastsinn in der Stockspitze zu haben – „wir fühlen an der Stockspitze". Für Selbstwahrnehmung als Aktor sind diese Rückkopplungsschleifen wichtig.

Zu den sensomotorischen Rückkopplungsschleifen kommen noch Rückkopplungen seitens der Aufmerksamkeitswendungen. Sie führen zu Veränderungen der Wahrnehmung. Dies gelingt mit Augen- oder Kopf- und Rumpfbewegungen – aber auch ohne die Augen zu bewegen, beispielsweise auf ein peripheres Gebiet im Gesichtsfeld oder akustisch im Raum als Cocktailparty-Phänomen.

Aktivierung des Umweltmodells

An dieser Stelle muss nun auf einen komplexen Umstand hingewiesen werden. Wir nehmen nicht wahr, dass wir eine Hautberührung haben, wenn wir beispielsweise an das Regal stoßen, von dem wir etwas nehmen wollen. Es handelt sich um eine erwartete Rückmeldung. Die Erwartung an die Rückmeldung der Umgebung ist eine hochkomplexe Leistung des Gehirns. Die erwartete Rückmeldung hängt sowohl von meiner Körperausdehnung und der Bewegung der Hand ab als auch von meinem Wissen, wo das Regalbrett ist. Die Erwartung hat also eine Komponente seitens des Selbstbilds und eine seitens des Modells der Umgebung. In Abb. 8.1 ist dies für die verschiedenen Ebenen Augenbewegung, Extremitäten-Bewegung und soziale Handlung wie Sprechen dargestellt. An dieser Stelle ist hervorzuheben, wie das Modell des eigenen Körpers, aber auch der eigenen sozialen Rolle und des eigenen Handlungsrepertoires und auf der anderen Seite das Modell der Umgebung und der Mitmenschen für unsere Aktionen notwendig ist (Kap. 6.2 Störung exekutiver Funktionen). Ist das Selbst- und Umweltmodell notwendig für das Bewusstsein? Die Antwort ist ja, aber es ist nicht ausreichend für das Bewusstsein.

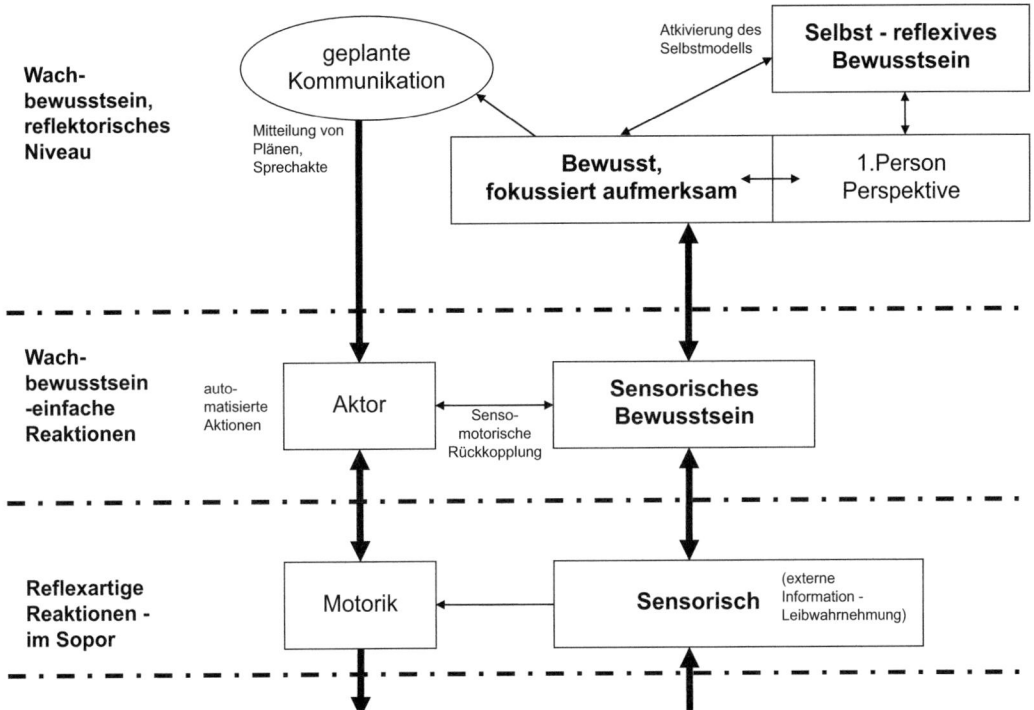

Abb. 8.1 Das sensorische Bewusstsein ist vom reflexiven Bewusstsein zu trennen. Ein sensorisches Bewusstsein wird durch die sensomotorischen Rückkopplungen bei Bewegungen der Extremitäten wie auch der Augen in der Umwelt erzeugt. Dies ist auch bei Tieren höherer Entwicklungsstufe zu erwarten (»Ich sitze auf einem Stuhl und sehe in der Umgebung Bäume und eine Straße«). Die 2. Stufe des Bewusstseins ist das reflexive Bewusstsein (»Ich bin mir bewusst, dass ich hier auf dem Stuhl sitze und herumsehe, weil ich hierhergegangen bin und auf einen Freund warte, der versprach hierherzukommen«). Die Aktivierung des Selbst- und Umweltmodells, kombiniert mit der Integration von Plänen und Erinnerungen, erlaubt eine umfassendere Übersicht über die Situation, die auch kommuniziert werden kann

Wenn wir jedoch bei einer Routinehandlung z. B. einem automatisierten Versuch, etwas vom Regal zu nehmen, auf etwas Unerwartetes stoßen, werden wir alarmiert. Beispielsweise ist etwas klebrig oder das Regalbrett steht zu weit vor etc. Dann wird uns die Situation plötzlich bewusst. Wir wechseln in den bewussten Modus. Dieser erlaubt uns auch, darüber zu sprechen, wir rufen »Da klebt etwas!« oder »Das Brett ist verschoben und kann herunterfallen!«, um mit den Mitmenschen auf sozial relevante Neuigkeiten hinzuweisen.

Von einer Person mit einer Bewusstseinstrübung wird gesagt, sie sei »nicht ganz da«, womit gemeint ist, dass von der Person keine Neuigkeiten mitgeteilt werden können, wie beim letzten Beispiel unerwarteter Rückmeldung beim Greifen in das Regal. Denn die Person ist in den fundamentalen Funktionen gestört und kann eben nicht bemerken, dass etwas nicht ganz an seinem Ort ist etc. Eine Person mit Bewusstseinstrübung hat ihr Umweltmodell und das Selbstmodell nicht aktiviert oder es funktioniert nicht, die Erwartungen an die Rückmeldungen der Umwelt werden nicht erarbeitet bzw. die Vergleichsoperationen der Rückmeldungen mit den Erwartungen erfolgen nicht. Die Person erscheint den Menschen der Umgebung wie abwesend, »nicht ganz in der Situation« oder »weiß nicht, was da gerade abläuft« (Abschn. 8.3.2).

Aktualisierung des Umweltmodells

Zum Umweltmodell gehört, wenn es jederzeit zutreffen soll, auch die jeweilige Aktualisierung. Das ZNS muss jede Änderung in der Umgebung registrieren und das Umweltmodell danach anpassen. Es handelt sich um ein Monitoring. Dies ist notwendig für das Wissen, was gerade der Fall ist, für die Bewusstheit der Umgebung, die als Kriterium für Bewusstseinstrübungen in die internationalen Klassifikationen der psychiatrischen Krankheiten eingefügt wurde. Das Monitoring der Umgebungsveränderung ist eine Leistung des Arbeitsgedächtnisses. Das Bild des Flugradars macht metaphorisch anschaulich, was passiert; es ist hilfreich zur Verdeutlichung der Bewusstheit der Umgebung. Der Radarschirm wird aktualisiert mit den gerade gemessenen Positionen der Flugzeuge in der Nähe. Auf ihm erscheinen die Objekte, welche den Radarstrahl reflektieren. Das Bild wird bei jedem Durchgang des Richtstrahls aktualisiert. Die Objekte wie Flugzeuge oder Schiffe bleiben also an dem Ort auf dem Bildschirm, bis die Ortsdaten bei einem weiteren Update korrigiert werden (bzw., im Fall eines Absturzes eines Flugzeugs, bis es vom Bildschirm verschwindet). Das Monitoring stellt die Zwischenspeicherung der Situations- und Lagedaten dar, die vor jeder neuen Erfassung zum Update gehalten werden muss. Dies ist Bild für eine zentrale ZNS-Leistung: die situative Orientierung, die nicht nur für das Blickfeld sondern für sich selbst und alle Objekte im Raum verfügbar ist.

Aktor-Rolle als Subjekt des Erlebens

Das Subjekt agiert jederzeit, und wenn auch nur mit den Augen und der exakten Rumpfposition und erwartet Konsequenzen von Aktionen. Wichtig jenseits der sensomotorischen Rückkopplung inkomplett besonders bei jeder Wahlentscheidung. Es ist anzunehmen, dass in der Evolution gleichzeitig ein Training basaler neuronaler Netzwerke für die Verhaltensanpassung über negative Valenz geschieht (Reischies 2021). Speziell die oben besprochenen sensomotorischen Rückmeldungen der Person als Aktor koordinieren möglicherweise das bewusste Erleben der Person. Es wird als von ihr selbst als »Zentrale« erlebt. Damasio (1999)

hat den Prozess als »from movie in the brain to brain in the movie« treffend charakterisiert.

Erlebensqualität

Subjektive Qualität des Bewusstseins: Während für die anderen Komponenten des Bewusstseins bereits Modellvorstellungen existieren, ist dies für das bewusste Erleben noch nicht der Fall. Wie kommt es zu dem komplexen subjektiven Erleben der Wahrnehmung, des Denkens und der Erinnerung sowie dem Fühlen des gegenwärtig Ablaufenden? Die Philosophen nennen die subjektiv erlebten Qualitäten, wie Farben, Qualia. Wie kann ich eine Qualität wie eine Harmonie, eine Gestalt erleben? In Grenzen gelingt der Psychophysik eine Erklärung, wie intensiv eine Person etwas wahrnimmt, s. z. B. Fechners Gesetz. Mit anderen Worten: Wahrnehmungsqualitäten einiger elementarer physikalischer Eigenschaften sind in gewissen Grenzen neurowissenschaftlich reduzierbar. Aber für viele andere Komponenten des bewussten Erlebens gilt dies nicht.

Emotionen haben, verglichen mit den Erlebensqualitäten der Sinneseindrücke, einen viel höheren Stellenwert in der Psychopathologie. Sie können im Monitoring der mentalen Vorgänge bemerkt werden, oder aber unbemerkt bleiben. Hier ist es wichtig, das Monitoring auch der Emotionen als Leistung des Bewusstseins zu charakterisieren.

Bewusstsein und Valenzempfinden

Das persönliche Erleben stellt jeweils, nach dem bisher Ausgeführten, in jedem Moment ein Unikat dar, nur für die Person mit ihrer Lebensgeschichte und Situation. Die Person ist in variablem Ausmaß mit der Situation vertraut und eingestimmt; es gibt eine Grundstimmung hinsichtlich der Valenz – mehr oder weniger positiv, mehr oder weniger negativ – und eine emotionale Empfindungsbereitschaft. Dies ist von den möglicherweise gleichzeitig bestehenden Emotionen bzw. Affekten zu trennen (Kap. 11 Emotion/Affekt).

Denken Ist Denken eine notwendige Komponente des Bewusstseins? Können aus dem

Grund Tiere kein Bewusstsein haben, weil sie nicht sprachlich denken können? Wenn eine Person sich mit Anderen über ein Thema unterhält, wird die Person die Gesprächsinhalte daraufhin überprüfen, ob ihr Wissen darüber oder Erlebnisse verfügbar sind, oder nicht. Ist bei einer bewusstseinsgetrübten Person diese Übersicht, der Abruf dieser Inhalte gestört, bezeichnen die Mitmenschen die Person als jemanden, „mit dem man sich nicht unterhalten kann".

Tiere können zwar nicht sprachlich denken, aber sie stellen sich visuell-räumliche Lösungsschritte bei Testaufgaben offenbar vor.

An dem Beispiel kann das psychopathologische Bild einer wachen Person mit schwerster Demenz oder einem apallischen Syndrom diskutiert werden. Die Betreuenden beobachten Schlafen und Wachen. Aber ist die Person mehr als wach, ist sie auch bewusst? Sie schaut herum, agiert mit einfachen Handbewegungen, kann, wenn auch wenig exakt gesteuert, Nahrung zu sich nehmen. Die Person scheint Schmerzen, Hunger etc. empfinden zu können - hat eine Empfindungs- Erlebens bereitschaft. Das Bewusstsein ist möglicherweise vorhanden. Aber das Denken ist vermutlich versiegt. Vielleicht könnte man von einer schweren Verarmung von Bewusstseinsfunktionen sprechen.

Die Darstellung der postulierten Komponenten des Bewusstseins legt einige Schlussfolgerungen nahe:

1. Elemente des Bewusstseins und partielle Störbarkeit:
   - Bewusstsein ist ein Funktionszustand eines Systems mit vielen Subsystemen,
   - daraus erklärt sich, dass eine Reihe von Randbedingungen für den Bewusstseinszustand erfüllt sein müssen,
   - dies mag auch die Anfälligkeit des Bewusstseinszustands erklären, wie z. B. aus der Vielfältigkeit der Delir-Ursachen zu erkennen.

   Die einzelnen Subsysteme der Bewusstseinsfunktionen können variabel gestört werden, d. h. es resultieren unterschiedliche Syndrom-Muster, in denen einzelne Funktionen mehr oder weniger gestört sind. Im Delir werden Muster gesehen von auffälligen Aufmerksamkeitsveränderungen, einzelnen subjektiven Symptomen und Benommenheit, die die Mitmenschen bemerken.

2. Die bewusste Person erlebt sensorische Qualitäten wie Farben und Harmonien, sogenannte Qualia - z. B. im Sehen, Hören - und bei jeder Aktion sensomotorische Rückkopplungen. Diese geben dem Individuum einen Eindruck der verlässlichen, sich immer wiederholenden Konstanz und Homogenität – dieser Eindruck ist über die verschiedenen Komponenten und Teilprozesse wie ein Deckmantel übergelegt. Nur subjektiv haben die Personen demnach ein homogenes bewusstes Erleben; es ist ihr Erleben. Offenbar halten Personen auch daran fest, wenn einzelne Elemente wie Vigilanz, Aufmerksamkeit und Arbeitsgedächtnis etc. gestört sind – sie sagen, sie erleben wie früher.

Fazit

Für das klare Wachbewusstsein müssen verschiedene Funktionssysteme intakt sein und zusammengeschaltet werden (s. Reischies et al. 2003):

1. Randbedingungen wie Vigilanz und Aktivierung des episodischen Gedächtnisses, speziell mit Überprüfung der »Familiarität« jeder Situation und situationsspezifischen Erinnerungen,
2. Kontrolle der fokalen Aufmerksamkeit im globalen Arbeitsspeicher (Dehaene u. Naccache 2001),
3. enge Rückkopplung in den sensomotorischen Systemen der Augenbewegung und des somatosensorischen Systems,
4. Aktivierung und Aktualisierung des Selbst- und Umweltmodells.

Wir haben bislang ein Bild eines Lebewesens gezeichnet, das (1) in seiner Umgebung aktiv ist – in der ihm vertrauten Aktor-Rolle. Es ist (2) aufmerksam und erhält jederzeit Informationen über die Umwelt und den eigenen Körper, die es mit seinem Selbst- und Umweltmodell abgleicht (es kann über seine Körperposition in Relation zu den Objekten der Umgebung, sichtbar oder nicht Informationen verlässlich abrufen (3)). Besonders wenn es agiert, haben die (4) kontinuierlichen Rückmeldungen – sensomotorische Rückkopplungen eine wichtige Aufgabe: das Wesen erlebt sich in enger Einbindung – mit voraussagbaren und nicht voraussagbaren Sinneseindrücken über (5) die Handlungskonsequenzen – aus letzteren kann es die Verhaltensanpassung veranlassen.

Davon abgrenzbar ist die Kontrolle über die mentalen Aktivitäten, Denken, Erinnern, Emotionen. Im Gegensatz zu den sensomotorisch engen Rückmeldungen zeigen diese einen geringeren Grad an Unmittelbarkeit. Wenn ich mir den Auftrag gebe, mir das Bild meiner Großmutter vorzustellen, dann taucht wahrscheinlich nach einer gewissen Latenz eines ihrer Bilder auf. Wenn ich an einen Sachverhalt wie die Steuerzahlung denken will, gelingt dies in der Regel. Aber Emotionen, z. B. Ärger, kann ich nur schwerlich aufrufen, evtl. kann ich sie durch spezifische Erinnerungen anregen, Musik oder Filmszenen. Die Beendigung der Aufträge ist in diesem Zusammenhang eine Betrachtung wert: Ein vorgestelltes Bild kann ich durch eine neue Vorstellung löschen, ebenso üblicherweise einen Gedanken, aber Emotionen färben meist länger die Stimmung und lassen sich nur schwerlich über neue Emotionen löschen. Diese letzten Argumente betrafen die willkürliche Veränderung. Das Bewusstsein leistet dazu gewissermaßen ein Monitoring: die Vorstellung der Großmutter, die Steuerzahlung, das Ägergefühl.

Wir kommen nach dem Dargestellten zu einer Modellvorstellung der Leistungen der Bewusstseinsfunktionen, (1) als eines Monitorings, nach dem Bild des Radarschirms, auf dem die gerade willkürlichen Aktivitäten der Person (des Aktors) und all das verzeichnet ist,

was genug Aufmerksamkeitsressourcen gewonnen hat, um die Schwelle zur Abbildung auf dem Monitoring Schirm zu überschreiten, beispielsweise auch alles, was von den emergency circuits als Alarm gemeldet wird und ggf. Angst auslösen kann. Willkürlich kann eine Abfrage über die Hautberührung von Kleidungsstücken sein. (2) Das Monitoring, die Statusinformation, steht im ZNS zur Verfügung, d. h. die Aktivitäten der Person werden dementsprechend ausgeführt oder – bei einem Alarm – gestoppt. Die Information steht auch für reflektierende mentale Aktivitäten zur Verfügung. Dies ist die Stelle, an der in der psychopathologischen Untersuchung angesetzt wird, wenn die kranke Person danach gefragt wird, ob sie sich wach fühlt etc. Bisher konnte keine Instanz, keine neuronale Struktur identifiziert werden, an die die Statusinformationen zurückgeführt, rückgemeldet würden und die die bildhafte Funktion eines „Wahrnehmenden" eines „Theaterbesuchers" erfüllen.

8.2.3 Konzepte von »unbewusst«

Bewusstsein und Bewusstheit von etwas: Der Begriff „bewusst" kann einerseits „bei Bewusstsein" und andererseits „sich bewusst sein, dass" bedeuten (im englischen „conscious" und „being aware of something", auf einen mentalen Inhalt gerichtet). Besonders bei Denkinhalten und Wissen sprechen wir von, „das ist mir bewusst" und meinen damit, dass wir einen Sachverhalt – z. B. in einer Verhandlung – berücksichtigen. Wir trennen hier die Begriffe in „Bewusstheit von etwas" und „bei klarem Bewusstsein sein".

Unbewusst wird in der Regel nicht als „nicht bei Bewusstsein" verwendet, sondern nur in der Weise, dass einer Person sich z. B. einer Handlung nicht bewusst war.

In dieser Darstellung ist nicht der Platz, das Unbewusste als Konzept umfassend darzustellen. Wichtig ist für die Psychopathologie die nichtbewusste Kontrolle. »Unbewusst« als Konzept der Psychoanalyse ist in den speziellen Lehrbüchern der Psychoanalyse dargestellt. Hier soll nur betont werden, dass viele Phänomene mit einer Abstufung hinsichtlich der Beziehung zum fokussierten Wachbewusstsein charakterisiert werden können.

Phänomene sind:
- obligat unbewusst – wie z. B. Sprachverarbeitungsprozesse,
- unbewusst aber prinzipiell bewusstseinsfähig (u. a. auch Abgespaltenes),
- automatisierte Vorgänge (Routine), der bewussten Aufmerksamkeit zugänglich,
- zeitweilig entgeht ein Vorgang der bewussten Kontrolle, gewissermaßen ein kurzer Monitoring-Lapsus,
- bewusst aber ohne Fokussierung der Aufmerksamkeit darauf; mit mittelgradig erhöhtem Arousal bearbeitet (Koch 2005; »kurzlebige Koalitionen«),
- voll bewusst.

In der Psychopathologie spielen potenziell bewusste, aber nicht aktivierte Inhalte eine große Rolle. Mechanismen für die Abgrenzung zu nur partiell und potenziell bewussten mentalen Inhalte sind (Abb. 8.2):

- aktives Nichtbeachten bzw. auf jeweils anderes achten, sich ablenken,
- sich nicht wieder daran erinnern,
- im Denkprozess bei Assoziationen abblocken, zumeist durch aktiv, willkürliches Aufrufen von anderen Inhalten
- einen ganzen Bereich inaktivieren – d. h. auch Kontexte des Bereichs versuchen abzublocken und nie mit Aufmerksamkeit hervorheben.

8.3 Klinik

Störungen des Bewusstseins finden sich einerseits bei Hirnschädigungs-Syndromen, beispielsweise bei einem Delir, bei Verminderung der Funktionen des klaren Wachbewusstseins mit

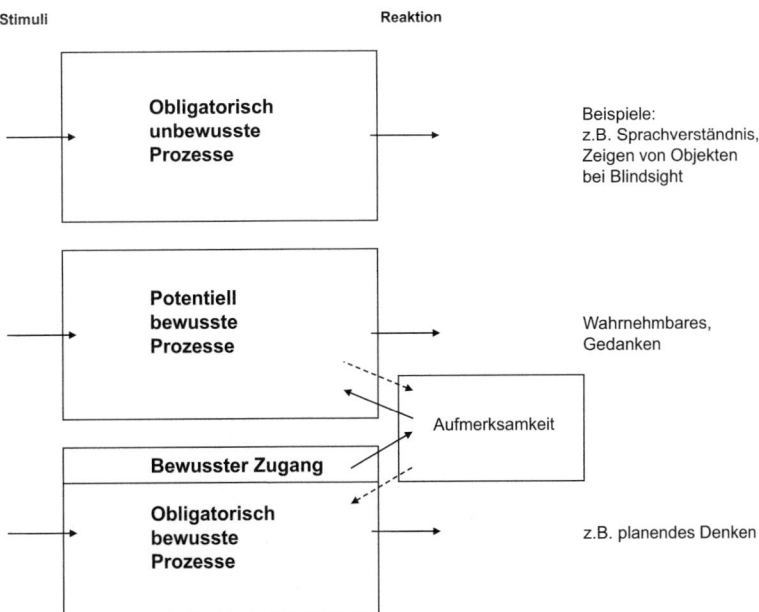

Abb. 8.2 Die meisten Vorgänge im Gehirn sind obligatorisch unbewusst. Oben: Viele Vorgänge laufen automatisch ab. Beispielsweise können Personen mit kortikaler Blindheit auf Objekte, die sie nicht bewusst sehen, zeigen (»blindsight«). Dieser Prozess läuft obligat unbewusst ab (Weiskrantz 1986). Mitte: Andere Vorgänge können bewusst werden, wenn die Aufmerksamkeit auf sie gelenkt wird. Ein Beispiel ist das Lesen oder Sprechen. Unten: Bestimmte Prozesse, wie z. B. Planung, können nur bewusst ablaufen

Sopor und Koma und dissoziativen Zustände
(wie sie bei histrionischen oder Borderline-Per-
sönlichkeitsstörungen beobachtet werden können).

Zunächst müssen die Störungen mit Verminderung der Funktionen des klaren Wachbewusstseins abgegrenzt werden. Hier wird vielfach der Begriff der Vigilanz verwendet, der jedoch nicht klar definiert ist. Der wesentliche
Unterschied zwischen einer müden Person, die
geweckt wird und einer Person mit einer sogenannten quantitativen Bewusstseinsstörung
ist, dass die müde Person, einmal geweckt, keine
ins Gewicht fallenden und anhaltenden Störungen kognitiver Leistungen hat, jedoch eine Person mit einer Somnolenz nach dem Wecken
die Symptome ihrer hirnorganischen Störung,
also meist Störungen kognitiver Leistungen wie
Merkfähigkeitsstörung,   Orientierungsstörung
zeigen wird.

Demnach haben wir zumindest drei abzu-
grenzende Bereiche der Störung des Bewusstseins:

1. Die Eintrübung des Bewusstseins bzw. die
   Störung der Bewusstheit der Umgebung
   1a. Somnolenz-Koma-Typ - mit Somnolenz,
       Sopor, Koma
   1b.   Delir-Typ mit sogenannten qualitativen
        Bewusstseinsstörungen
2. die Einengung des Bewusstseins bzw. die
   Restriktion auf automatisierte Handlungen
   und
3. die subjektive Seite der Bewusstseinsverschiebung wie in Trancezuständen.

Bei Störungen des alltäglichen Bewusstseins
kann es zur Desintegration der beteiligten
Prozesse kommen, es werden dann Teilkomponenten des Funktionsbündels, das das
Bewusstsein ermöglicht, erkennbar. Ein Beispiel ist die Störung der Aufmerksamkeit, die
dem Interviewer auffällt. Auch die »Abwesen-
heit« einer Person ist bemerkbar. Sie muss auf
intendierte Abwendung vom Gesprächspartner
oder vorbestehenden Autismus etc. differenzialdiagnostisch untersucht werden.

Klinische Phänomene:
- plötzliche Verlangsamung,
- verminderte Zuwendung zur Umgebung und
  veränderte, nicht nachvollziehbare aufmerksamkeitsbegleitende Bewegungen,
- verminderte Reaktionsfähigkeit, Reagibilität,
- die Person wirkt »abwesend«, „benommen",
  weniger erlebensfähig
- roboterhaftes Verhalten.

8.3.1 Störungen des Bewusstseins und der Bewusstheit der Umgebung

Im Delir ist charakteristischerweise das
Bewusstsein gestört, vor allem im Sinn der
Bewusstseinseintrübung. Diese kann auch leicht
sein oder unerkannt bleiben, wie es für die
Durchgangssyndrome definiert wurde (Wieck
1967). Verwirrtheitszustände werden heute meist
auch ohne Bezug auf Bewusstseinsstörungen beschrieben. Bewusstseinsstörungen beim leichten
Delir können geringfügig sein, wobei zzt. unklar
bleibt, ob sie unentdeckbar oder nicht vorhanden
sind (Abb. 8.3).

Dissoziation
In den komplexen Krankheitsbildern der Persönlichkeitsstörungen wie der Borderline-Persönlichkeitsstörung – aber auch isoliert – kann es
zur Dissoziation kommen (s.u. Störung der Erlebensintegration). Handlungen und mentale
Prozesse wie Wahrnehmung etc., die gewöhnlich
bewusst ablaufen, werden dabei automatisiert
durchgeführt. In Dissoziationszuständen laufen die Routineprozesse unbewusst, automatisch
ab, umgangssprachlich von Personen geschildert
als „auf Autopilot geschaltet". Beobachter könnten den Zustand übersehen. Es kann jedoch dazu
kommen, dass die dissoziierende Person Aktionen nicht bewusst ausführt, also keinen Zugang zu dem normalerweise frei zugänglichen
Bewusstwerden von Wahrnehmungen, Handlung, Erinnerungen etc. hat. Der dissoziative
Zustand ist vermutlich nicht einheitlich zu beschreiben (Jureidini 2004). Es kommt dabei

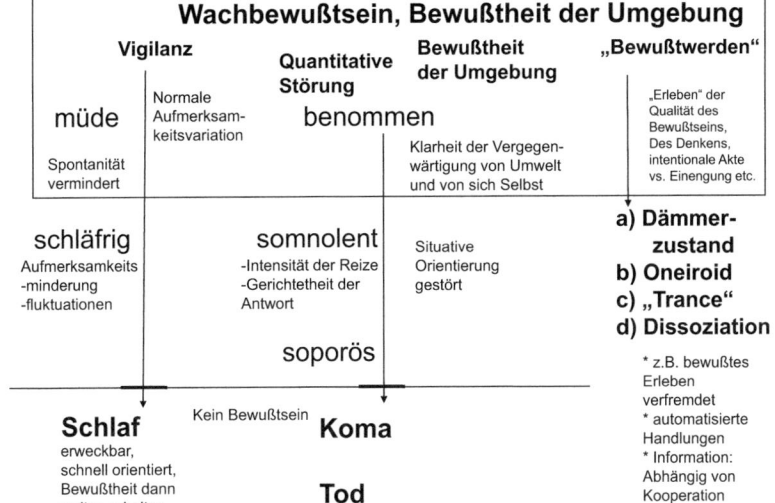

Abb. 8.3 Taxonomie der Bewusstseinsstörungen. Das klare Wachbewusstsein kann sich einerseits zum Schlaf hin vermindern (üblicherweise als Vigilanzvariation bezeichnet), andererseits zum Koma hin, mit den Übergängen Somnolenz und Sopor. Die Verminderung zum Koma hin ist durch hinzutretende Störungen kognitiver Leistungen charakterisiert. Diese umfasst eine Störung der Bewusstheit der Umgebung, Gedächtnis- und andere Störungen. Eine Störung kognitiver Leistungen wird auch im Delir beobachtet. Eine dritte Veränderung des Wachbewusstseins tritt z. B. bei dissoziativen Zuständen ein: Die Person erlebt, dass alle Abläufe automatisiert geschehen, sie meint, neben sich zu stehen. Eine andere Bewusstseinsstörung ist bei Trance zu beobachten, in der die Wahrnehmungen und Handlungen merkwürdig verändert erlebt werden

vielfach zu subjektiven psychischen Störungen, die mit Derealisation verwandt sind »wie im Film«, »neben mir stehen« oder »mich von der Decke betrachten, vom Stockwerk über mir«.

Die Dissoziation ist ein weit verbreitetes Merkmal, das in einer leichten und flüchtigen Version auch von gesunden Personen in Belastungssituationen berichtet wird. Das nicht-Erleben negativer Emotionen während der Dissoziation könnte ein Hinweis auf die evolutionäre Bedeutung dieses Erlebens-Zustand sein.

Dämmerzustand

In epileptischen Dämmerzuständen sind ähnliche Merkmale wie bei der Dissoziation zu beobachten, wenn auch die Informationen über diesen Zustand weniger gut erforschbar sind. Die Patienten scheinen wie gebannt auf etwas fixiert zu sein, sodass sie alles andere automatisiert durchführen. Der Bewusstseinsfokus kann jedoch in der Regel nicht angegeben werden und es ist möglich, dass sie subjektiv tranceähnliche Erlebensweisen haben.

8.3.2 Schwere Störungen der Bewusstheit der Umgebung/ Übergang in das Koma

Bewusstseinseintrübung,   Somnolenz-Koma-Typ
Gewöhnlich werden Störungen des Bewusstseins bei den Übergangsformen zum Koma besprochen. Zweifellos spielen sie dort auch diagnostisch eine zentrale Rolle.

Somnolenz und Koma: Die Störung des Bewusstseins bei Hirnschädigungen, beispielsweise einem akuten Schädel-Hirn-Trauma, wird auch als Bewusstseinseintrübung bezeichnet. Sie wird den sog. quantitativen Bewusstseinsstörungen, als Bewusstseins-Verminderung, zugerechnet. Diese stehen im Kontrast zu den sogenannten qualitativen Störungen wie denen vom Delir-Typ (wobei auch beim Delir quantitative Abstufungen klinisch relevant sind).

Gewöhnlich wird für den Somnolenz-Koma-Typ eine Abstufung der Bewusstseinseintrübung vorgenommen:

- »Benommenheit«,
- Somnolenz,
- Sopor,
- Koma.

Somnolenz ist diagnostisch von Einschlafphänomenen zu differenzieren. In der Somnolenz ist erstens die Bewusstheit der Umgebung und zweitens und die Bewusstheit der eigenen Person und der eigenen psychischen Vorgänge gestört. Die Somnolenz stellt einen komplexen Begriff dar.

Für die Bewusstseinsstörung bei Hirnschädigungssyndromen ist ein zentrales Merkmal die Störung der subjektiven Seite des Bewusstseins. Dies ist jedoch in vielen Somnolenzzuständen nicht einfach überprüfbar. Die subjektive Seite der Bewusstseinseintrübung ist in der psychopathologischen Untersuchung nicht reliabel. Aus diesem Grund wurde in den diagnostischen Klassifikationssystemen eine Veränderung, eine Operationalisierung der Bewusstseinsstörung, vorgenommen. Bewusstseinsstörung ist auf eine Störung der »awareness of the environment«, der Bewusstheit der Umgebung, reduziert worden. Damit geht eine Einengung des Merkmals einher. Diese Lösung wurde gewählt, um ein klinisch besser handhabbares Begriffswerkzeug für die Diagnostik zu erhalten. Die Bewusstheit der Umgebung ist klinisch besser prüfbar.

In der Untersuchung der Schädel-Hirn-Traumata beim Sport wird versucht, sofort, bereits „am Spielfeldrand" die Orientierung, Sprache und mögliche Benommenheit und mögliche zu dokumentieren. In der Klinik wird die komplexe, auf neuropsychologische Untersuchungsverfahren fokussierte Untersuchung mittels Glasgow Coma Scale verwandt.

8.3.3 Störung von Bereichen des Bewusstseins

Subjektiv existieren Domänen des Bewusstseins: bewusst sehen, hören, aber auch bewusst erinnern und fühlen. Es gibt offenbar aber keine domänenspezifische Bewusstseinseintrübung, also beispielsweise keine Eintrübung nur im visuellen Bereich. Die Bewusstseinseintrübung ist regelhaft supramodal.

Mehrere psychiatrische Syndrome zeigen jedoch Defizite nur in einem der Bereiche des Bewusstseins. Patienten erleben in bestimmten Domänen nichts, in denen andere etwas empfinden, d. h. ihnen eine Empfindung bewusst wird. Ein Beispiel ist die Alexithymie. Es handelt sich um eine Störung, in der nicht zum Bewusstsein gelangt, dass eine Emotion oder eine emotionale psychische Symptomatik vorliegt. Die Gründe für diesen Zustand können hier nicht weitergehend dargestellt werden.

Ein zweites Beispiel ist der Verlust des Krankheitsgefühls, bei der ein Patient nicht bewusst erlebt, dass er Krankheitszeichen zeigt, die die Mitmenschen durchaus klar vor Augen haben. Es handelt sich in diesem Fall in der Regel um eine Wahrnehmungsstörung, die mit dem oben besprochenen Selbstmodell zusammenhängt. Da dies defizitär ist, kommt es zur Fehlwahrnehmung, d. h. die Krankheitszeichen werden dem Patienten nicht bewusst.

8.4 Diagnostik

Diagnostische Merkmale der Bewusstseinseintrübung

Die zwei Typen von Bewusstseinsstörungen der Somnolenz-Koma-Typ und der Delir-Typ gehen mit Defiziten in neuropsychologischen Untersuchungsverfahren einher. Die formalen Testbedingungen sind zumeist sehr unbefriedigend. Die sofortige Untersuchung eines Sportlers nach Schädel-Hirn-Trauma z.B. am Spielfeldrand, siehe oben, ist jedoch sehr wertvoll: Der Trainer kann erfahren, ob der Spieler zu dem Zeitpunkt nach dem Unfall benommen oder gar somnolent war, ob er sprechen konnte und bei der Frage nach dem Datum und Ort zeigte, ob er orientiert war und ob er prompt antwortete etc.

Es wird versucht, objektivierbare Merkmale der Bewusstseinseintrübung zusammenzustellen.

1. Die Reagibilität ist verringert – die Person respondiert nicht im üblichen Ausmaß auf Sti-

muli der Mitmenschen, des Interviews, bzw. mimische, gestische oder prosodische Stimuli. Beispiel: Der Gesprächspartner reicht einen Gegenstand und der Patient reagiert nicht nur sehr langsam auf das Gezeigte (ausgeschlossen sind neurologische Beeinträchtigungen, z. B. Sehstörung, Agnosie – dies gilt auch für die weiteren Merkmale).

2. Die Person reagiert verzögert. Die Latenz der Antwort ist höher als zu erwarten. Hiermit ist eine allgemeine, nicht allein motorische Verlangsamung gemeint.

3. Störung der Zuwendung der vollen Aufmerksamkeit,

   a) Zuwendung der vollen Aufmerksamkeit erfolgt interpersonal nicht, auch nicht bei angemessenen Versuchen, das größte Ausmaß der Aufmerksamkeit zu erlangen. Beispiel: Dem Erklären oder Fragen während der Anamnese widmet der Patient nicht seine volle Aufmerksamkeit, was auch an aufmerksamkeitsbegleitenden Bewegungen erkannt werden kann.

   b) Die Zuwendung der Aufmerksamkeit zu Ereignissen der Umgebung ist vermindert. Beispiel: Die Person schaut beispielsweise nicht zur Tür, wenn eine Person eintritt (unter Berücksichtigung möglicher sensorischer Einschränkungen).

4. Störung der Vergegenwärtigung der Situation bzw. der Interviewthematik,

   a) Verlangsamung: Die Vergegenwärtigung der Situation bzw. der Interviewthematik gelingt nicht prompt – beispielsweise wie aus tiefem Schlaf hochgerissen die prompte Klarheit über die Situation noch nicht gegeben ist (wiederum Ausschluss neurologischer Störungen, wie z. B. Aphasie).

   b) Unvollständigkeit: Die Vergegenwärtigung der Situation bzw. der Interviewthematik gelingt nicht vollständig, beispielsweise wie bei einer Person, die aus tiefem Schlaf hochgerissen wird, die die Situation nur partiell versteht.

Bei der Auflistung der Merkmale fällt schon auf, dass jedes Merkmal psychopathologisch auf alternative Erklärungsmöglichkeiten geprüft werden muss: Dissoziative Zustände, katatone oder stuporöse Zustände bei Schizophrenie und Depression, ausgeprägte Minderbegabung, schwere Reduktion des Allgemeinzustands und neurologisch neuropsychologische Störungen etc. können eine Störung der Bewusstheit der Umgebung und Aufmerksamkeit vortäuschen. Für diese Merkmale wurde ein Summenscore als Rating der leichten Störung der Bewusstheit der Umgebung für die Diagnose des Delirs erprobt. In diesem Rating werden für jedes Merkmal Ratingpunkte vergeben: 0 nicht; 0,5 sehr leicht, fraglich vorhanden; 1 sicher vorhanden; 2 ausgeprägt, stark vorhanden. Minimum 0, Maximum 12 Punkte. Eine erste Anwendung (Reischies et al. 2004) an 92 Patienten mit Delir-Syndromen verschiedener Ursachen wiesen einen Median von 6 Punkten (Mittelwert 6,6, Standardabweichung 3,1 Punkte) auf und der Score zeigte eine enge Korrelation zu enzephalographischen Veränderungen im Delir (Reischies et al. 2005).

Wichtiger erscheint, dass die Merkmale der Bewusstheit der Umgebung, wie sie oben charakterisiert sind, mit den neuropsychologischen Störungen der Patienten mit verschiedenen Formen des Delirs korrelieren. Dies ist nicht der Fall für die weiteren Merkmale des Delirs, wie Vigilanzstörungen, emotionale Störungen oder Halluzinationen.

Weiterhin sollte die Verminderung der

a) aufmerksamkeitsbezogene Bewegungen sollten beachtet werden (Augen, Kopf, Finger, Hand etc.), z. B. spontanes Zeigen mit der Hand, Hinschauen etc. tritt seltener auf (dieses Merkmal ist vor allem nahen Angehörigen deutlich, Fremdanamnese);

b) Inadäquatheit der aufmerksamkeitsbezogenen Bewegungen in der jeweiligen Situation. Beispiel: Das Ziel einer Bewegung wird dem Untersucher nicht erklärlich (nicht durch Ataxie oder Hyperkinese bedingt).

Hinsichtlich möglicher Bewusstseinsverschiebung (s. u.) muss die Person im psychopathologischen Interview nach ihrem Erleben der bewussten Wahrnehmung gefragt werden.

Die subjektive Einschätzung der Bewusstseinseintrübung ist unzuverlässig. Denn akut schizophrene Patienten beispielsweise berichten über veränderte Wahrnehmung, aber sie weisen in der Regel keine Bewusstseinseintrübung auf. Das gleiche gilt für Patienten mit histrionischen Persönlichkeitsstörungen. Weil Patienten mit Bewusstseinseintrübung über die Veränderungen bei sich selbst aber keine verlässliche Auskunft geben können, ist es plausibel anzunehmen, dass die Bewusstseinsstörung selbst nicht bewusst wird. Die diaphane Natur des Bewusstseins ist betont worden (Berrios 1996; Metzinger 2001), d. h. die Untersucher postulieren, dass der Mensch durch die Prozesse der Bewusstseinsfunktionen hindurch, wie durch eine durchsichtige Folie auf die Welt blickt; er nimmt die Bewusstseinsfunktionen nicht wahr.

In der Psychophysik wird sehr genau die subjektive Qualität von Wahrnehmungen (wie hell erscheint ein Stimulus, wie laut etc.) befragt. Bei den Untersuchungen werden jedoch nur besondere, trainierte und verlässliche Personen eingesetzt. Die Erfahrungen aus psychophysischen Studien können nicht auf Patienten mit psychiatrischen Störungen übertragen werden. Außerdem bezieht sich die Angabe in der Psychophysik auf die bewusste sensorische Wahrnehmung, über die noch am besten Auskunft gegeben werden kann und nicht auf die Verhältnisse bei Bewusstseinsstörungen.

8.5   Neurowissenschaft

In der Neurowissenschaft wird an der Erklärung des »letzten Geheimnisses« des Bewusstseins gearbeitet (z. B. Zeman 2001; Koch 2005). Die ambitionierte Forschung auf diesem Gebiet führt zu manchen voreiligen Schlüssen, d. h. das Phänomen sei durch diesen oder jenen Mechanismus erklärt. Die Modelle bauen noch weitgehend auf spekulativen Generalisierungen etc. auf. Die neurowissenschaftlichen Modelle des Bewusstseins werden von zwei Seiten kritisiert. Auf der einen Seite stehen Kritiker mit Argumenten, dass sich die individuelle Qualität des Bewusstseins niemals auf neuronale Mechanis

men reduzieren lasse. Auf der anderen Seite muss für die Psychopathologie geprüft werden, ob die beschriebenen Mechanismen ausreichen, die klinische Vielfalt zu erklären.

Wie z. B. Ramachandran (2004) und andere Neurowissenschaftler und Neurophilosophen vorgeschlagen haben, existiert eine erste Übereinstimmung, dass wir beim Bewusstsein von einer Reihe von neurophysiologischen Mechanismen ausgehen müssen. Diese, so hofft man, lassen einen Großteil der Phänomene des Bewusstseins erklären.

Da das Phänomen des Bewusstseins nicht direkt untersuchbar ist, werden Herangehensweisen gewählt, die am Anfang des Abschnitts beschrieben wurden, um das Phänomen des Bewusstseins zu veranschaulichen. Was sind Unterschiede zwischen der bewussten und unbewussten Art von Wahrnehmungen, der bewussten und unbewussten Erinnerungen aus dem Gedächtnis, bewussten und unbewussten Handlungen etc. – diese Unterschiede können mit neurowissenschaftlichen Methoden beim Menschen untersucht werden.

8.5.1   Bewusstsein als Systemzustand der menschlichen Informationsverarbeitung: Randfaktoren

Zentral für die Betrachtung der Neurowissenschaft der Bewusstseinsstörungen ist, dass für das Bewusstsein mehrere Funktionssysteme, die z. T. in anderen Kapiteln besprochen werden, intakt sein müssen (Ramachandran 2004):

- ausreichende Vigilanz und Attentiveness – Aufmerksamkeit für die Domänen wie bewusstes Sehen, Hören, Fühlen, Erinnern, Reagieren,
- Arbeitsgedächtnis für das Monitoring der gerade ablaufenden Vorgänge – »mir ist bewusst, dass xyz abgelaufen sind bzw. gerade ablaufen«,
- Retrieval für den Abruf der wesentlichen Information für die jeweilige Situation – »mir ist bewusst, dass ich diese Situation bereits

einmal am Tag x am Ort y erlebt habe«, „Die Situation ist mir vertraut."

Im Folgenden soll jeweils für eine Domäne ein Vergleich bewusster und unbewusster Informationsverarbeitung neurowissenschaftlich betrachtet werden.

8.5.2 Bewusste Wahrnehmung

Ein Forschungsansatz ist die Suche nach neurophysiologischen Korrelaten bewusster Wahrnehmung (Koch 2005). Die Phänomene des erweiterten Bewusstseins, das beispielsweise reflexive Prozesse des aktivierten Selbstkonzepts miteinschließt, sind explizit ausgenommen (Damasio 1999).

8.5.3 Maskierung

Durch einen Folgestimulus kann erreicht werden, dass der erste Stimulus unbewusst verarbeitet wird, er erscheint nicht im Bewusstsein. Lange schon wurden diese Phänomene untersucht, bei denen beispielsweise die jeweils nachfolgenden Stimuli die bewusste Wahrnehmung des Vorgängerstimulus stören, das »backward masking«. Es handelt es sich um spezielle Wahrnehmungssituationen, die artifizielle Kontexte für die Wahrnehmung darstellen. Doch können sie uns hinsichtlich der Physiologie der Wahrnehmung Hinweise geben. Neuere Ergebnisse zeigen nämlich etwas Überraschendes: Durch den maskierten Stimulus kann offenbar eine kortikale Verarbeitung angeregt werden, die als Maskierungs-Priming bezeichnet wird, weil sie überdauernde Effekte zeigt und auch in elektrophysiologischen Untersuchungen nachweisbar ist (Dehaene et al. 1998a, b, 2001). Trotz der kortikalen Weiterverarbeitung wird der Stimulus jedoch nicht bewusst. Was also, haben sich Untersucher gefragt, sind die notwendigen Voraussetzungen für das Bewusstwerden der Wahrnehmung eines Stimulus?

Eine erste Antwort kann die Untersuchung der kortikalen Spuren subliminaler Stimuli geben. Eine unterschwellige somatosensorische Stimulation, die bei gerichteter Aufmerksamkeit auf die Körperstelle nicht die Stärke hatte, überhaupt zu Bewusstsein zu kommen, ist offenbar mit hemmender Kortexaktivierung verbunden (Blankenburg et al. 2003). Es zeigt sich also an diesem Ergebnis, dass die kortikale Verarbeitung von Stimuli nicht etwa sichert, dass diese bewusst wahrgenommen werden. Kortikale Hemmung vermag es offenbar, die Stimuli unter die Wahrnehmungsschwelle zu drücken. Kritik gab es an der experimental-psychologischen Untersuchung der Schwelle der Wahrnehmung; denn dabei kann es zu einer Konfundierung der Kriterien für die Stimulusentdeckung und der Kriterien für die bewusste Wahrnehmung kommen. Mit anderen Worten: Die Stimulusverarbeitung im Sinn von Entdeckung, also die Frage, wann eine Person einen Stimulus entdeckt, könnte eine andere Schwelle haben als die bewusste Wahrnehmung (Haase u. Fisk 2004).

8.5.4 Dual task

Weiterführend sind Untersuchungen, in denen mehrere Dinge simultan wahrzunehmen sind. Vordergründig wird ein Objekt gezeigt und die Aufmerksamkeit darauf gelenkt und zusätzlich sind Bildelemente zu sehen, aber auf die die Aufmerksamkeit nicht fokussiert ist. Diese jedoch werden für die Testung verwendet. Die Frage ist, ob die Hirnregionen, die gewöhnlich die spezielle Stimulusverarbeitung übernehmen, auch bei dieser Präsentation ohne fokussierte Aufmerksamkeit auf diese Objekte aktiv werden. Eine Untersuchung verwendete evozierte EEG-Potenziale. Es fanden sich deutliche EEG-Dipole in der gesichterverarbeitenden Hirnregion auch bei unterschwelliger Darbietung von Gesichtern (Hoshiyama et al. 2003). Die Gesichter wurden nicht bewusst wahrgenommen. Die Ergebnisse weisen über darauf hin, dass zur Zeit noch nicht belegt werden konnte, wie die Bewusstheit der Wahrnehmung von der Aktivierung oder Nichtaktivierung einer speziellen stimulusverarbeitenden Hirnregion abhängt, denn diese sind auch bei der unbewussten Verarbeitung aktiv.

8.5.5   Blindsight

Unbewusste Wahrnehmungen wurden auch
bei Hirnschädigungen mit Gesichtsfeldeinschränkungen untersucht (Weiskrantz 1986). Auf
die Neuropsychologie der unbewussten Wahrnehmung bei Läsionen der primären Sinnesregion
im Kortex soll hier nicht ausführlich eingegangen
werden. Dennoch soll dieser Befund erwähnt werden, weil an ihm ein entscheidender Umstand im
Bereich der Bewusstseinsmechanismen erklärt
werden kann: Bei Patienten mit okzipitalen Hirnläsionen war beobachtet worden, dass sie zwar nicht
bewusst sehen können, aber in bestimmten Situationen in der Lage sind, die Position eines Objekts
zeigen können; mit anderen Worten, sie zeigen mit
dem Finger auf ein Objekt, von dem sie sagen, sie
sehen es nicht. Sie können es auch nicht identifizieren, sie können nur sagen, dass dort etwas ist.

Es handelt sich um Spuren von Sinnesver-
arbeitung, die außerhalb der gestörten kortikalen
Hirnregionen stattfindet. Die Sinnesinformation
wird, das ist die gängige Erklärung der Phänomene, auf einer rudimentären »Karte« in den superioren Colliculi verarbeitet. Von dort kann der
motorische Kortex Informationen über die Position eines Objekts erhalten. Diese rudimentären
Funktionen reichen für gewisse Sehfunktionen
nach okzipitalen Läsionen aus, aber nicht für
eine bewusste Wahrnehmung.

Üblicherweise sind die Funktionen der Ortung und des bewussten Sehens gekoppelt. Im
Fall der spezifischen Läsion jedoch fallen sie
auseinander. Der Effekt ist, dass die Funktion
des Zeigens noch erhalten ist, aber der bewusste
Zugang nicht gelingt. Normalerweise können
wir uns bewusst der Ortung von Gegenständen
widmen, weil wir die bewusstseinsfähige visuelle Wahrnehmung aktivieren. Das bewusste
Zeigen auf den Ort eines gesehenen Objekts
schreiben wir damit dem bewussten Wahrnehmen zu, obwohl unbewusste Vorgänge dafür
verantwortlich sind.

Daraus folgt die Notwendigkeit der Unterscheidung von:

- obligatorisch unbewussten Prozessen im Gehirn und den

- potenziell unbewussten Prozessen, wie z.B.
  bei der visuellen Wahrnehmung.
- Davon abzugrenzen sind
- obligatorisch bewusste Vorgänge wie die des
  Planens und kritischen und produktiven Denkens und Kommunizierens.

8.5.6   Aktives Bewusstwerden

Wie gelingt das aktive Bewusstwerden, wie
kann eine Person die Aufmerksamkeit auf die
Umwelt lenken, sodass sie bewusst wahrnimmt,
was sonst automatisch verarbeitet wird? Dies
geschieht bei der »Achtsamkeit“. Offenbar ist
für die bewussten Prozesse wie dem planenden
Denken und den potenziell bewussten Prozessen wie dem Wahrnehmen der Umgebung ein
bidirektionaler Aktivierungsweg zu beschreiben
und zu erklären. Denn einerseits kann die Umgebung Aufmerksamkeit erlangen, wobei die
Wertzuweisung und »Bedeutung« eines identifizierten Objekts entscheidend ist – also sind
die Aufmerksamkeitsressourcen, die ein Objekt
an sich binden kann, für dieses Schicksal der
Weiterverarbeitung wichtig. Andererseits kann
eine Person im Prozess des Planens oder kreati-
ven Gestaltens sich etwas bewusst machen. Ein
Prozess wird aktiviert, weil er in dem Prozess
des Planens Bedeutung erlangt hat, die er vorher
nicht hatte. Dies ist vermittelt über die Aufmerksamkeit, die wie ein intelligenter Filter gesteuert
werden kann. Wir können uns vorstellen, dass
bei einer Achtsamkeitsübung beispielsweise zuerst die Aufmerksamkeit durch Denkprozesse
auf die visuelle Wahrnehmung, dann auf die
akustische Wahrnehmung und dann auf die somatosensible Wahrnehmung gelenkt wird. Dabei
kommen Sinneseindrücke zu Bewusstsein, die
übersehen, überhört oder im Bereich des Füh-
lens vernachlässigt worden waren.

**Bewusste versus nicht bewusste somato-
sensorische Wahrnehmung**
Eine Besonderheit der somatosensorischen
Wahrnehmung ist, dass wir massive unbewusste
Stimulation alltäglich durch unsere Kleidung,
Schuhe oder Sitzgelegenheiten etc. unbewusst

verarbeiten. Nur selten wird uns somato-sensorische Wahrnehmung bewusst.

8.5.7 Bewusste und nicht bewusste Emotion

Die Auslösung der Emotion wird in Kap. 11 beschrieben. Unbewusste Emotionen sind ein klinisch vertrautes Phänomen (s. z. B. wenn eine Person in Rage gerät, und die Mitmenschen ihr erst mitteilen müssen, dass sie aggressiv ist). Untersuchungen konnten nachweisen, dass unbewusste Aktivierungen der zentralen emotionalen Verarbeitung durch Merkmale, beispielsweise des Gesichtsausdrucks bei empathischen Emotionen, durch Maskierung der emotionalen Gesichter durch gleich anschließende Präsentation neutraler Stimuli möglich sind (Whalen et al. 1998).

Jedoch ist es ein Rätsel, was der Unterschied zwischen diesen Aktivierungen der zentralen emotionalen Funktionseinheiten bei unbewusster emotionaler Erregung und der bei bewusster Emotion ist. Die Tatsache, dass viele Emotionen habituell nicht oder nicht ausreichend bewusst verarbeitet werden, wie bei der Alexithymie, erscheint noch unzureichend aufgeklärt.

8.5.8 Bewusster Abruf aus dem Gedächtnis

Implizites Enkodieren und Retrieval, d. h. unbewusste Einspeicherung und Abruf von Gedächtnisinhalten ist in den letzten Jahren untersucht worden.

1. Beispiel für unbewusstes Lernen von Gedächtnisinhalten ist das Hebb'sche Lernen. Aufgabe ist es, Zufallssequenzen nachzusprechen. Beim Hebb'schen Lernen wiederholt sich eine Sequenz in Zufallssequenzen immer wieder; Gemessen wird die Verbesserung durch die Wiederholungen, wobei die Wiederholungen dem Probanden nicht bewusst werden. Es handelt sich um eine Sondersituation, in der das Lernen ex-plizit ist. Nur bei dem Retrieval der wiederholten Sequenzen ist die Sondersituation der Wiederholung implizit und damit der spezielle Lernfortschritt.

2. Bei anderen Aufgaben bleibt sowohl das Enkodieren als auch der Abruf aus dem Gedächtnis implizit. Beispiele sind Wortkomplettierungsaufgaben, Buchstabenlücken, die aufgefüllt werden müssen, beispielsweise T_m_t_. Wenn das Wort »Tomate« kurz vorher in einem anderen Zusammenhang gesagt worden ist, kann die überdauernde Kortexaktivität für eine raschere und sicherere Lösung der Aufgabe sorgen.

3. Davon zu unterscheiden ist das inzidentelle Lernen, bei dem die Enkodierung nicht bewusst geschieht, der Abruf aus dem Gedächtnis jedoch explizit erfolgt. Ein Beispiel dafür ist das Wiedererkennen von Wörtern, die vorher in einer Wort-Nichtwort-Entscheidung erkannt werden mussten, ohne dass den Probanden klar war, dass die Wörter später noch einmal erinnert werden müssten. Hierbei handelt es sich im Wesentlichen um normale Retrievalprozesse, nur die Einspeicherung hatte nicht die Qualität des »Behaltenwollens«.

Was zeigen Untersuchungen über Unterschiede in kritischen Hirnarealen bei bewusstem und nichtbewusstem Retrieval aus dem episodischen Gedächtnis? Wir können uns an Teile der Situation erinnern, etwa, dass eine Person bestimmt anwesend war, aber ohne dass die Situation wieder ganz erinnert wird. Bei bewusstem Erinnern einer Situation war der Hippokampus in funktionell bildgebenden Untersuchungen aktiviert (Wheeler u. Buckner 2004), bei Abrufvorgängen aus dem Gedächtnis, bei dem die bewusste Erinnerung der Episode nicht erreicht wurde, war der Hippokampus nicht beteiligt (Eldridge et al. 2000). Das bewusste Erinnern aktiviert noch weitere Regionen, die mit beispielsweise der visuellen Verarbeitung der erinnerten Objekte zu tun haben (Wheeler u. Buckner 2004). Diese Ergebnisse sind mit dem Modell vereinbar, dass bei der bewussten Erinnerung an eine Situation, auch die visuell räumlichen Verhältnisse abgerufen werden, eben die raumzeitliche Episode.

Prozedurales Lernen, beispielsweise das Lernen, geschickt mit Werkzeugen umzugehen, kann auch unbewusst ablaufen. Bewusstes Lernen einer motorischen Fertigkeit und unbewusstes prozedurales Lernen wurden kontrastiert. Dabei wurden gemeinsame Areale, aber bei bewusstem Lernen auch zusätzlich aktivierte Areale aktiviert gefunden (Willingham et al. 2002).

Die Dissoziation von bewusstem Erinnern und unbewussten Retrievalvorgängen kann so weit gehen, dass im EEG anhand von N 400-Potenzialen (Abschn. 9.4.11) ein Lernvorgang nachgewiesen werden kann, der sich jedoch nicht in der bewussten Antwort, der Wiedergabe des Gedächtnisinhalts, zeigt. Die Antwort kann falsch sein, obwohl die N 400-Potenziale belegen, dass die Informationsverarbeitung in bestimmten Hirnarealen bzw. Netzen korrekt war. Dieses Ergebnis wurde bei Patienten mit Gedächtnisstörungen gefunden. Bei bestimmten Störungen kann offenbar die bewusste Entscheidung über Gedächtnisinhalte falsch sein, weil sie auf der Informationsverarbeitung von gestörten Hirnarealen beruht und die Person offenbar nicht auf effizientere Informationsverarbeitung zurückgreifen kann.

8.5.9 Bewusste vs. nichtbewusste Handlung

In den Physiologiebüchern wird zwischen der extrapyramidalen und der pyramidalen Motorik unterschieden, wobei die extrapyramidale Motorik als unbewusste, automatisierte Motorik gekennzeichnet wird. Aber es kann ein geübter Pianist durchaus sein Stück sowohl automatisiert spielen als auch bewusst, obwohl er es »extrapyramidal« beherrscht. Sicherlich richtig ist, dass neue, noch nicht beherrschte Bewegungsabläufe zunächst unter bewusster Kontrolle ausgeführt und gelernt werden, bevor sie potenziell automatisch ablaufen können. Wie unterscheiden sich automatisierte unbewusste von bewussten Aktionen?

Bei einer Aufgabe, einen Rhythmus zu schlagen, wurde der Rhythmus der Vorgabe variiert: Kortexaktivierung konnte im ventral medial präfrontalen Kortex eher bei unbewussten leichten Rhythmusadaptationen nachgewiesen werden, im Gegensatz dazu zeigte sich nur bei extensiven, bewussten Adaptationen eine Aktivierung im dorsolateral präfrontalen Kortex (Stephan et al. 2002). Das Ergebnis ist vereinbar mit der Annahme, dass der dorsolateral präfrontale Kortex bei exekutiven Funktionen, die bewusst werden, aktiv ist. In diesem Sinne sind Ergebnisse zu interpretieren, die eine Dissoziation zwischen kurzzeitig belohnungsabhängigen Handlungen, welche orbito-frontaler Steuerung unterliegen, und verzögert belohnten Handlungen zeigen, die eher aufmerksam/ bewusst ablaufen und mit dorsolateral präfrontaler Aktivierung einhergehen (McClure et al. 2004).

Fazit

Zu den Untersuchungen des Vergleichs bewusster und nichtbewusster Informationsverarbeitung kann bislang noch nicht gesagt werden, ob der Zustand des Bewusstseins der mentalen Verrichtung von der Aktivität bestimmter Hirnregionen abhängt, selbst wenn die Ergebnisse zeigen, dass die bewusste Informationsverarbeitung mit der Aktivierung der Hirnstruktur assoziiert ist. Es lässt sich zusammenfassen, dass bei bewussten Abläufen mehr Hirnregionen aktiv sind. Die dorsolateral präfrontale Region, die für Arbeitsgedächtnisfunktionen entscheidend ist, scheint in vielen Fällen beteiligt zu sein, in denen komplexe bewusste Handlungen erforderlich sind. Dies ist mit der Vorstellung von der Aktivierung von Selbst- und Umweltmodell bei kontrollierten Aktionen, das in der Einleitung dargestellt wurde, vereinbar und auch mit der Aktivität der Regionen für das Arbeitsgedächtnis und Monitoring.

8.5.10 Minimale neuronale Ereignisse für die Bewusstheit einer Wahrnehmung?

Koch (2005) suchte explizit nach neuronalen Korrelaten für die bewussten Abläufe im Gehirn. Es sollte erwähnt werden, dass über diese Forschungsfrage ein heftiger Streit im Gange ist. Nach Fodor (1983) und Ryle (1969) ist die Forschung darüber unsinnig. Fodor zweifelt derartige Fragestellungen jenseits der fest ver–»drahteten« Neurone in den Modulen des Geistes an (wie der Sprachverarbeitung), weil ein Zugang zu allen Informationen aller verschalteter Zellen erfolge und es sich also um ein globales Netzwerk handele. Ryle wiederum und mit ihm viele Geisteswissenschaftler lehnen diese Forschung ab, weil es einen Kategorienfehler darstelle, für eine Qualität eines Perzepts, das ein subjektives Ereignis sei, ein neuronales Korrelat zu suchen – subjektives Erleben und neuronale Aktivität seien prinzipiell inkompatible Kategorien. Die Qualität des bewussten Empfindens könne niemals auf Prozesse in einem neuronalen Funktionssystem reduziert werden. Die Frage bleibt offen, da metabolische (pharmakologische, toxische s. u.) Veränderungen der Qualität der Empfindungen zu beobachten sind.

Bei der Unterscheidung einer (1) bewussten Wahrnehmung – beispielsweise meines Strumpfes am linken Fuß – von der (2) normalerweise unbewussten Stimulusverarbeitung sind nicht alle Neurone des Gehirns beteiligt. Warum sollten für diese Unterscheidung die Neurone der akustischen Repräsentation der Tonhöhe beteiligt sein? Fodor würde einwenden, dass diese Neurone doch einem Modul, dem der akustischen Identifikation, angehören und so nicht für freie Assoziationsverbindungen infrage kommen. Die Diskussion über diese Positionen macht deutlich: Vermutlich werden viele Neurone in vielen Neuronengruppen für die Unterscheidung von bewusster und unbewusster Stimulus-Verarbeitung infrage kommen. Die entscheidende Frage wird sein, ob dies das erwünschte Ergebnis ist, und ob sich ein zerebrales System des Bewusstwerdens von Wahrnehmungen, Erinnerungen, Gefühlen etc. herausschält. Die Frage ist auch, inwieweit dieses zerebrale Funktionssystem in einer engen Verbindung mit dem Aufmerksamkeitssystem steht. Dazu kommt, dass es zusätzlich spezielle Neuronengruppen gibt, die mit dem Monitoring, dem Selbstmodell etc. zu tun haben. Wir haben es, so ist zu vermuten, wohl nicht einmal mit einem einzelnen neuronalen Netz für bewusste Wahrnehmung, sondern mit mehreren neuronalen Netzen zu tun (die mit der fokussierten Aufmerksamkeit, dem Selbstmodell und dem Monitoring verbunden sind).

8.5.11 Selbstgenerierter des Fokus des Bewusstseins

Ein weiteres Gebiet der neurowissenschaftlichen Erforschung von Bewusstseinsphänomenen betrifft das Bewusstwerden von mentalen Inhalten, seien es Gedanken oder auch Sinneseindrücke. In den letzten Jahrzehnten ist das Konzept der Selbstgenerierung des Aufmerksamkeitsfokus in neuronalen Netzen entstanden, Kap. 4 Aufmerksamkeit. Das Bild des Strahls des Bewusstseins als Scheinwerfer im Cartesianischen Theater, das Jaspers (1942) in seiner Psychopathologie anführt, trifft die physiologischen Funktionen nicht. Denn es gibt vermutlich wohl keine »Zeigerfunktion« im Gehirn, die bestimmte spezielle Inhalte oder Orte aktivieren könnte. Am ehesten noch ist die thalamische Aktivierung von okzipitoparietalen Regionen als eine derartige grob topisch-spezifische Aktivierung zu verstehen (Mesulam 2000). Dabei werden jedoch vermutlich große Teile einer Hirnregion aktiviert, eine scharfe punktförmige Aktivierung von Inhalten kann darüber nicht erfolgen.

Die Neurowissenschaft ist von der Entwicklung eines Fokus im neuronalen Netz ausgegangen, wobei das Aktivierungsmaximum diesen Fokus definiert. Dieses Aktivierungsmaximum wird durch die gegenwärtigen, bzw. gerade vergangenen Inhalte bestimmt, die gerade aktiviert sind.

Neurone bilden einen Arbeitsraum (global work space), in den alle spezialisierten Module ihre Information weitergeben – so die Objektidentifikation, die sprachliche Verarbeitung, die räumliche Analyse, Gedächtnisabruf etc. In diesem Arbeitsraum wird die Aktivität stets ein gewisses Maximum einnehmen (7 Kap. 4 Aufmerksamkeit). Durch Funktionen des Arbeitsgedächtnisses kann ein mentaler Inhalt für längere Zeit aktiviert bleiben, wenn damit eine Aufgabe für die Person verbunden ist (7 Kap. 10 Denken; s. Reischies et al. 2003; nach Dehaene et al. 1998a).

Das Aktivitäts-Maximum ist im neuronalen Netz auch nicht als ein lokales Maximum vorzustellen, das man auf dem Kortex lokalisieren könnte, sondern als ein distribuiertes, also eine Aktivierung von Inhalten und deren Verbindungen, die im Netz an verschiedenen Orten repräsentiert sind.

In Hinsicht auf das Aufmerksamkeitsnetzwerk wird nun auch weniger von einem Zeiger, sondern eher von einer automatischen Aktivierung von relevanten Inhalten und Handlungsbereitschaften bei dem »Input« eines Stimulus oder einer Situation ausgegangen (Kap. 4 Aufmerksamkeit). Die Basalganglien können über einen programmierbaren Filter in dem Funktionszusammenhang der Frontal Loops (Mega u. Cummings 1994) spezielle kortikale Adressen aktivieren und so den Abruf von gespeicherten Inhalten aktivieren bzw. voraktivieren. Dies ist jedoch nicht als ein »Scheinwerfer«, sondern als ein komplexer Filter zu charakterisieren, wie er in Rechnern verwendet wird, um Speicher auszulesen.

8.5.12 Sensomotorische Rückmeldung

Sensomotorische Rückmeldung und Erfahrung, Aktor zu sein: Motorische Aktionen der Person gehen mit Wahrnehmungsveränderungen einher. Da das ZNS die Bewegung plant, kann es den Effekt vorausberechnen. Dies dürfte mittels neuronaler Netze geschehen, die für die Berechnung von einfachen Input–Output-Transformationen gut geeignet sind. Kommt die Rückmeldung über die Sensorik, kann ein Ab-

gleich zwischen errechneter und eingetretener Rückmeldung erfolgen.

Ein physiologisches Beispiel ist das Wiedererkennen von Figuren im Gesichtsfeld, wenn die Person den Blick wendet. Dies geschieht inferotemporal, indem die motorischen Befehle für die Augenbewegungen mit den wahrgenommenen Versetzungen der Figuren im Gesichtsfeld in Beziehung gesetzt werden. Desimone hat Wiedererkennneurone identifizieren können, die inhibitorisch arbeiten (Desimone et al. 1995). Dies könnte mit der postulierten Löschung der Erwartungs- und Rückkopplungsinformation nach dem Konzept des »corollary discharge« und der Efferenzkopie von von Holst (Holst u. Mittelstaedt 1950) übereinstimmen. Vergleichbare Prozesse sind für Hand- oder Körpermotorik mit somatosensorischer Rückkopplung anzunehmen.

Die Konsequenz ist, dass das ZNS bei praktisch allen Bewegungen eine erwartete Rückmeldung bekommt. Wir können davon ausgehen, dass die Auswirkungen der eigenen Aktionen einer Person vorausberechnet worden sind, werden mit der Rückmeldung verglichen und bestätigen sich in der Regel. Diese Übereinstimmung der Aktions-Intention mit den Veränderungen in den Sinnesinformationen nach der Aktion bestätigt zudem in jeder Sekunde das Selbstkonzept der Person als Aktor. Dies dürfte zu der phänomenalen Charakteristik des Bewusstseins der Person beitragen.

Unvertrautheit
Eine Störung der beschriebenen Closed-loop-Prozesse hat deutliche Auswirkungen. Ratlosigkeit tritt als affektive Reaktion vieler Patienten mit Bewusstseinsstörungen auf (s. Beispiel unter Kap. 8.1). Warum erscheint ihnen das, was sie erleben, nicht mehr vertraut, warum kennen Sie sich nicht mehr aus? Die Wahrnehmung findet in der Interaktion von Bottom-up- und Top-down-Prozessen statt (Kap. 2 Wahrnehmung). In der konstruktivistischen Deutung dieses Sachverhalts geht man davon aus, dass die Person Erwartungen an die Umgebungsstimuli aufbaut, die die Wahrnehmung effizienter machen. Wenn nun die Personen in einer Bewusstseinsstörung eine Störung der Elaboration von Erwartungen und Vorstellungen haben, also nicht mehr Top-

down-Erwartungen bilden können oder falsche Erwartung, sind sie in der Wahrnehmung der Umgebung gestört. Sie sind vielfach überrascht in der Auffassung dessen, was die Umwelt zeigt. Es kommt zu Wahrnehmungs- und vor allem Auffassungsstörungen.

Nicht nur elementare Closed-loop-Prozesse der sensomotorischen Rückkopplung (s. o.) sind hier gemeint. Auch für die komplexere Erwartung, die an Handlungs-Situationen herangebracht wird, gilt das oben Gesagte. Für die Topdown-Prozesse werden Frontalhirnfunktionen angenommen (Reischies 2004, 2005). Eine Konsequenz daraus ist: Eine akute Störung biochemischer Eigenschaften der Transmission der Information zwischen Nervenzellen wird zu einem Zusammenbrechen der Prädiktion in den neuronalen Netzwerken führen. Dies kann beispielsweise zu Denkstörungen führen, wie sie bei akuten Psychosen gesehen werden (Hoffman 1987). Sie kann auch zur Veränderung der Prozesse der Vorausberechnung von motorischen Effekten führen. Man hat das Modell der »catastrophic interference« (McClelland et al. 1995) für einen Zusammenbruch der Rechenqualität neuronaler Netze bei Veränderung der Übertragungsgewichte an den einzelnen Knotenpunkten eingeführt. Dies kann in der akuten Bewusstseinsstörung der Fall sein, wenn biochemische Störungen zu einer Störung der synaptischen Informationsverarbeitung führen.

Es kann auch eine Dysfunktion des mediotemporalen Systems der Familiarity vorliegen, die uns das Signal der Vertrautheit, mehr noch das Alarmsignal der Verletzung der Vertrautheit übermitteln kann. Kommt es in diesem System zu einer Störung, wird fälschlicherweise Alarm und beispielsweise Angst ausgelöst.

8.5.13 Zusammenfassung

Noch ist das Zusammenwirken der Funktionssysteme für den Bewusstseinszustand nicht annähernd geklärt. Festhalten kann man:

1. Aufmerksamkeitsfunktionen, sowohl tonische unfokussierte als auch phasische fokussierte, sind notwendig, um das Bewusstsein sicherzustellen und auch aktiv flexibel verändern zu können. Aufmerksamkeitsfunktionen sind vermutlich auch bei dem aktiven »sich Bewusstwerden von …« beteiligt. Aufmerksamkeitsressourcen können von bestimmten Perzepten, die für die Person erlernte Bedeutung haben, gebunden werden und so zu einem Bewusstwerden vonseiten der Sinnesinformation führen.

2. Monitoringfunktionen ermöglichen eine Übersicht über die verschiedenen gerade vergangenen Abläufe und den Gesamtzustand. Störungen wirken sich in der Bewusstheit der Umgebung und in der situativen Orientierung aus; der Patient weiß nicht mehr, was gerade abläuft. Das Monitoring ist als einer der vielen Aspekte des Arbeitsgedächtnisses zu erklären.

3. Dieses Monitoring dessen, was gerade abläuft, ist ein Teil des Selbst- und Umweltmodells, nämlich der aktuelle Anteil, der durch das Arbeitsgedächtnis aufrechterhalten wird. Es gibt auch Anteile, die dem Wissensspeicher entstammen und Anteile, die aus dem episodischen Gedächtnis stammen.

4. Hinzu kommt, dass sich die Person stets als Aktor der Handlungen erlebt und aktuelle vorausberechnete somatosensorische Rückmeldungen erhält, wie bzw. errechnete Veränderungen der Netzhautbilder nach Augenbewegungen.

5. Gedächtnisfunktionen: Einerseits ist das Erkennen der Umgebung als vertraute, bekannte Umgebung wichtig. Retrievalfunktionen sind notwendig, um die jeweiligen Bezüge der aktuellen Situation zu vergangenen Episoden und semantischen bzw. Wissensaspekten herzustellen.

6. Priming-Vorgänge beim Selektieren der aufmerksam wahrgenommenen Umweltanteile (Kap. 4 Aufmerksamkeit). Dabei spielen psychologische »Strukturen« eine Rolle, gelernte, trainierte und angeborene Mechanismen, die in individueller Weise und temporär die Selektion leiten. In letzter Zeit hat eine Funktion neuronaler Netze, welche die jeweils nächsten Schritte prädizieren, eine wachsende Rolle in der Diskussion gespielt. Sie primen gewissermaßen die effizientere

Verarbeitung der nächsten anfallenden Prozesse.

Demente Patienten sind zwar wach, aber sie können die jeweilig perzipierte Umwelt nicht mehr in Beziehung zu ihren Vorerfahrungen und ihrem Wissen bringen. Wenn sie dann noch das aktuelle Monitoring verlieren, wissen sie nicht mehr »was los ist« und werden in vielen Fällen als delirant diagnostiziert. Dies kann zusätzlich zu der Vorschädigung kritischer Hirnstrukturen auftreten und somit erklären, warum demente Patienten besonders häufig ein Delir entwickeln. Die vielfältigen Funktionen des Standardwachbewusstseins sind in der Demenz nur noch partiell vorhanden und im Verlauf der Progression der Erkrankung »dünnen sie sich aus«.

Aus den Studien der funktionellen Bildgebung über Unterschiede zwischen bewusst und nichtbewusst ablaufenden mentalen Ereignissen ergibt sich folgendes Bild: Bei den bewussten mentalen Vorgängen sind mehr Hirnregionen aktiv als bei den nicht bewusst ablaufenden. Es ist bislang keine allgemein gültige Bewusstseinsregion gefunden worden, d. h. eine Region, die immer dann aktiv ist, wenn ein Perzept bewusst wird. Es könnte also sein, dass keine spezielle Hirnregion immer dann aktiv sein muss, wenn Wahrnehmung, Erinnerung oder Handlung bewusst vollführt wird.

Sind Teilfunktionen der Bewusstheit mit der Aktivierung spezieller Hirnregionen assoziiert? Bestimmte Hirnregionen könnten bei speziellen bewussten Prozessen beteiligt sein, wie der Hippokampus beim bewussten Erinnern (Eldridge et al. 2000) oder der dorsolateral präfrontale Kortex bei bewussten Korrekturbewegungen. Dabei ergibt sich die Frage, ob diese Regionen, die bei vielen Funktionen beteiligt sind, über eine Schwelle der Aktivierung gelangen müssen, damit die Bewusstheit des Prozesses erreicht wird.

Die Daten sind vereinbar mit verschiedenen Annahmen über die Bewusstheit mentaler Funktionen:

- mit der Annahme der Notwendigkeit der Aufmerksamkeit bei bewussten mentalen Funktionen,

- mit Modellen einer Aktivierung des speziellen Monitorings und der Kontrolle und speziellen distribuierten Netzwerken – »global workspace« (Dehaene u. Naccache 2001),

- mit Modellen, die die Aktivierung des Selbst- und Umweltmodells annehmen (s. Reischies et al. 2003).

Die Daten sind vereinbar mit der Annahme eines normalen Bewusstseinszustands, man könnte sagen Standardbewusstseins, das Menschen im aufmerksamen Wachzustand haben; dazu bedarf es nicht der fokussierten Aufmerksamkeit.

Wichtig ist für diese Annahme, dass es nicht mehrere Stufen oder eine Variation in der Quantität des Bewusstseins geben kann, zumindest: Wir könnten davon nichts wissen, könnten es nicht erkennen. Wir können nicht wie bei der Farbfehlsichtigkeit auf Ishihara-Tafeln zurückgreifen, um unser Erleben von Farben mit dem anderer Menschen in Relation zu setzen. Ein Spezialist könnte versuchen, ein Aufmerksamkeits-Defizit-Syndrom, das sich auf diese unfokussierte Aufmerksamkeit bezieht, zu diagnostizieren, aber auch nur an dem Vorhandensein eines Verhaltenssyndroms.

Aus diesem Standardbewusstsein heraus gelingt die Aktivierung der (mühevollen) Fokussierung beispielsweise für die obligat bewussten Prozesse des Planens oder der absichtlichen Kommunikation. Die Qualität der fokussierten Aufmerksamkeit kann untersucht werden (Kap. 4 Aufmerksamkeit).

Zu spekulieren ist, dass dieses Standardbewusstsein mit der Evolution der sozialen Kommunikation zusammenhängt. Ein Mitglied der sozialen Gruppe muss im Standardbewusstsein sein und kommunizieren können. Im Standardbewusstsein gelingt die Aktivierung der kontrollierten Handlungen bzw. der Pläne, über die die Mitglieder der Gruppe informiert werden können. In der menschlichen Gesellschaft spielt weiterhin noch die Verantwortbarkeit in diesem Zustand eine Rolle. Jedes Gruppenmitglied kann eine Rückmeldung über die vergangenen Aktionen und deren Gründe geben.

8.6 Psychopathologische Merkmale des Bewusstseinsbereichs

Bewusstseinstrübung – Somnolenz-Typ

Definition: Eintrübung des Wachzustands mit Störung kognitiver Funktionen wie Orientierung, Merkfähigkeit und Verlangsamung etc. Quantitative Abstufung mit Benommenheit, Somnolenz, Sopor und Koma.

Beispiel

Ein junger Mann wird regungslos auf dem Bürgersteig gefunden. Bei der Untersuchung durch Rettungssanitäter kann er sagen, wie er heißt, aber keine Angaben zur Auslösung seines Zustands machen. Nach knapper Antwort scheint er wieder in den bewusstlosen Zustand zurückzusinken. Bei erneuten Befragen sagt er, er habe keine Schmerzen und zeigt keine Schmerzreaktionen beim Umbetten auf eine Trage, wo er wieder einzuschlafen scheint. Es wird ein Zustand nach einem epileptischen Grand Mal Anfall diagnostiziert.

Stellung in der Psychopathologie. AMDP 1.

Verwandte Begriffe. Quantitative Bewusstseinseintrübung.

Psychopathologische Interaktionen. Müdigkeit, Antriebsminderung (Akinetischer Mutismus)

Differenzialdiagnostische Abgrenzungen:
- Müdigkeit, starkes Schlafdefizit
- Apathie
- Antriebsverlust bei Stupor

zunehmender Kommunikationsverlust bei zerebrovaskulärer Schädigung z. B. beginnende globale Aphasie, Intoxikation

Weitere Charakterisierung. Quantitative Aspekt des Merkmals:

Benommenheit als leichte Einschränkung des klaren Wachbewusstseins, das z. T. von der Person registriert werden kann.

Somnolenz beschreibt einen Zustand, in dem die Person einzunicken scheint, scheinbar schläfrig wirkt. Störungen kognitiver Leistungen sind in diesem Zustand in der Regel diagnostizierbar. Ein Versuch eines psychopathologischen Interviews zeigt evtl. Unerklärlichkeit der scheinbaren Müdigkeit. Die Person kann Unterschied zu früher erlebter Müdigkeit berichten.

Sopor wird ein erschwertes Wecken einer Person genannt, die nach dem Weckversuch sofort wieder in den vorigen Zustand scheinbaren Schlafs zurückfällt.

Als Koma wird ein Zustand bezeichnet, in dem die Person nicht erweckbar ist. Weitere Koma-Schwere-Abstufungen können mittels elektroenzephalographischer oder Bildgebungs-Untersuchungen gelingen.

Selbst-/Fremdbeurteilung: Fremdbeurteilung

Neuropsychologie/Objektivierung

- Abstufung nach neuropsychologischer Merkmalsliste Glasgow Coma Scale: Reaktion auf Weckreize, Sprache, Gedächtnis, Orientierung etc.

Schweregrad:
Leichte Störung in einigen Fällen an einer Benommenheit erkennbar. Mittelgradige Störung mit charakteristischer Weckreaktion bis hin zum Koma

Spezifikationen: Ätiologische Sonderformen – Pflicht zur differenzialdiagnostischen Abklärung lebensgefährlicher Ursachen, neurologische Untersuchung bewusstseinsgestörter Personen.

Neurowissenschaftliche/kognitiv neurowissenschaftliche Modellvorstellungen

Schädigung im centrencephalen System im oberen Hirnstamm mit Störung der aktivierenden Systeme.

Vielfältige weitere akute Hirnschädigungen möglich – wobei die Störung im centrencephalen System nur das klinische Erscheinungsbild dominiert -s. Abb. 8.3

Bewusstseinstrübung – Delir-Typ

Definition: Desintegration der Bewusstseinsfunktionen mit Störungen in den Bereichen Aufmerksamkeit, Orientierung, episodisches Gedächtnis, der gezielten Handlungen sowie der Affekte. Es kann zu Halluzinationen und wahnhaften Fehleinschätzungen kommen. Die Person ist nicht in der Lage, sich die aktuellen Sachverhalte der eigenen Person und Umgebung zu vergegenwärtigen und die Untersucher vermuten ein verändertes Erleben der Umwelt.

Eine wichtige Spezifizierung betrifft das Aktivitätsniveau – hyperaktives und hypoaktives Delirsyndrom.

Beispiel

- Ein älterer Mann, bislang gesund, wird morgens im Bett gefunden, er macht keine Anstalten, aufzustehen, scheint den Besuch nicht zu registrieren und reagiert nicht mehr wie gewohnt; gefragt, was los sei, sagt er »nichts Besonderes«, wirkt ratlos unbeteiligt. Diagnose: Hypoaktives Delir bei beginnender Pneumonie.
- Eine Frau, die vor einigen Tagen noch problemlos ihrer Arbeit nachgehen konnte, ist plötzlich unsicher darüber, was »los ist«, weiß nicht mehr, in welcher Situation sie ist. Sie läuft unruhig und ziellos herum und fragt selbstverständliche Dinge, die aus der Situation erklärbar sind. Sie hat erkennbar keine Kontrolle über die Handlungen und Einordnung der Wahrnehmungen der Umgebung verloren – sie zeigt durch ihre Aktionen, dass sie sich nicht klar ist, was gerade abläuft. Diagnose: hyperaktives Delir im Alkoholentzug.

Stellung in der Psychopathologie. AMDP 2 – Einschränkung gegenüber dem allgemeinen Konzept der Störung des Bewusstseins: in Hin-

sicht auf das für das Delir geforderte Konzept der »disorder of awareness of the environment« – Bewusstheit der Umgebung.

Verwandte Begriffe. Qualitative Bewusstseinseintrübung.

Psychopathologische Interaktionen. Müdigkeit, Antriebsminderung, Störung der allgemeinen Informationsverarbeitung in der Demenz und anderen Hirnfunktionsstörungen, Störung des Working Memory.

Differenzialdiagnostische Abgrenzungen:
- Dissoziation,
- Ratlosigkeit bei völlig unvertrauter Umgebung

Weitere Charakterisierung. Das Bewusstsein als allgemeines Monitoring alles dessen, was psychisch vor sich geht, wird durch viele Arten von Störungen der Informationsverarbeitung beeinträchtigt, aber nicht in psychopathologisch spezifischer Weise. Deshalb ist eine Operationalisierung notwendig:

Die Person ist im Verfolgen dessen, was um sie und mit ihr abläuft, gestört – das Modell der gegenwärtigen Situation ist nur unvollständig oder nicht mehr verfügbar.

Die Bewusstheit von sich und der Umwelt ist gestört: Die Person kann sich die aktuellen Sachverhalte der eigenen Person und Umgebung nicht vergegenwärtigen– in milder Form als Verzögerung der Vergegenwärtigung des Interviewthemas zu erkennen.

Selbst-/Fremdbeurteilung. Fremdbeurteilung.

Interview für Rating. Achten auf die Promptheit und Vollständigkeit der Vergegenwärtigung von Interviewthemen, Adäquatheit der aufmerksamkeitsbezogenen Bewegungen auf die Umwelt.

- versuchen zu eruieren, welche Vorstellung die Person von der Situation hat, in der sie gerade ist.

Neuropsychologie/Objektivierung

- Verhaltensbeobachtung in der Interviewsituation, Reaktion auf Annäherung an die Person, aufmerksamkeitsbezogene Bewegungen, die zeigen, ob die Person über Selbstverständlichkeiten überrascht ist,
- neuropsychologische Untersuchung meist nicht möglich – eine Testung könnte eine multidimensionale Störung kognitiver Verarbeitung nachweisen, wobei aber geklärt werden muss, in wieweit diese nicht durch andere gleichzeitig aufgetretene (z. B. bei Hirnschädigung) oder vorbestehende (Demenz-)Störungen erklärbar sind.
- Tests, die Working Memory oder exekutive Funktionen prüfen. Im Gegensatz dazu sind überlernte und Routinefunktionen wie elementare Reihenaufsagen etc. oft ungestört oder nur leicht gestört (Reischies et al. 2007).

Schweregrad: Beginn mit leichter Beeinträchtigung in manchen Fällen zu erkennen an einer Art, die als „nicht ganz anwesend", „verhangen" bezeichnet wird: verminderte Reagibilität, Leichte Ungeplantheit und fehlende Übersicht im Alltag bis zu erkennbar aufgehobener Kontrolle über die Handlungen, verlorene Einordnung der Wahrnehmungen der Umgebung – Leichte Unsicherheit und Fehler in der Situationsbeurteilung bis zu vollständig fehlender situativer Orientierung mit Fehlbeurteilung der Art und konkreten Ausgestaltung der gegenwärtigen (Untersuchungs-)Situation und fremdanamnestisch auch anderer Situationen.

Pathognomonisch für: Delir.

Spezifikationen

Nach dem Aktivitätsniveau: Beim hyperaktiven Delir entsteht die Verpflichtung, die Person vor Gefahren, die sie nicht mehr überblicken kann, zu schützen. Beim hypoaktiven Delir besteht die Gefahr, eine behandlungspflichtige zugrunde liegende Erkrankung, wie z. B. eine Pneumonie, zu übersehen.

Teilsyndrom: Verwirrtheit, ohne vielfältige weitere psychopathologische Symptomatik – fraglich als Delirform zu diagnostizieren (DD: transiente amnestische Symptomatik)

Verlauf: plötzlicher Beginn vielfach im Alkoholentzug

Begriffliche Probleme des Merkmals. Bewusstheit der Umgebung bislang meist mit situativer Orientierung konfundiert. In den Klassifikationssystemen wird bei der Diagnose des Delirs die Störung der Bewusstheit der Umgebung (»awareness of the environment«) verlangt. Die Störung der Bewusstheit der Umgebung wird hier als Charakteristik der Bewusstseinstrübung vom Delir-Typ dargestellt.

Neurowissenschaftliche/kognitiv neurowissenschaftliche

Modellvorstellungen

1. Monitoring-Funktion gestört,
2. Aufmerksamkeit auf die Umgebung meist auch mit gestört, einerseits verminderte Ausrichtung der Intentionalität auf die Umgebung, eventuell aktives sich zurückziehen (z. B. aus Angst und Ratlosigkeit)
3. gestörter freier Zugriff auf potenzielle Bewusstseinsinhalte,
4. Modelle der Person selbst als auch der Umwelt sind gestört.

Bewusstseinseinengung

Definition: Eine wache Person ist nicht durch übliche Sinnesreize abzulenken, scheint abwesend oder auf einen Bewusstseinsinhalt fixiert.

Es kann wegen der Unzugänglichkeit nicht geklärt werden, ob ein Bewusstseinsinhalt über längere Zeit wirksam bleibt oder die Person gerade keinen aktivierten Bewusstseinsinhalt hat.

Beispiel

- Ein Patient beginnt plötzlich wie automatisch, wie im Traum zu handeln, reagiert nicht auf das Ansprechen eines Themas, die Augenbewegungen sind vorwiegend starr geradeaus oder auf den Boden gerichtet und wenden sich nicht neuen Objekten der Umgebung zu; der Pat. wendet sich auch nicht neu ankommenden Personen zu.

- Ein Patient ist nach einem schweren Motorrad-Unfall unfähig zu sprechen; er starrt vor sich hin und ist auf nichts abzulenken.

Stellung in der Psychopathologie. AMDP 3

Verwandte Begriffe. Dissoziation, „Schock".

Psychopathologische Interaktionen. Einengung der Aufmerksamkeit, des Denkens; Grübeln, Derealisation, Erregung. (Kommentar zu Psychopathologische Interaktionen (letzte Zeile) - das ist die Symptombeschreibungs-Überschrift, bitte hervorheben)

Differenzialdiagnostische Abgrenzungen. Gedankeneinengung – Einengung ist auf das Denken beschränkt, eingeengtes Denken ist in Bewusstseinseinengung enthalten aber tritt auch ohne Einengung des Bewusstseins selbst auf – die Aufmerksamkeit kann dabei noch durch Reize abgelenkt werden,
- nicht willkürlich, z. B. in Meditation,
- der Bewusstseinsfokus kann ggf. nach Beendigung des Zustands vonSder Person zu erfahren sein, es besteht keine amnestische Lücke, wie beim Delir und epileptischen Dämmerzuständen. Kommentar: das folgende Wort Dämmerzustand soll wohl als Indexwort markiert werden - bitte aber streichen, keine Leerzeilen und Fortsetzen mit Weitere Charakterisierung

Weitere Charakterisierung:

- Bild: der Strahl des Bewusstseins erfasst (wenn überhaupt) nur einen kleinen Teil der Bühne, einem einzigen Akteur, dem der Beleuchter automatisch folgt, ohne Rücksicht darauf, welche Akteure auf der Bühne Hauptpersonen oder was wichtige Situationen sind,
- Störung der Lenkung der Aufmerksamkeit führt zur Reaktionslosigkeit hinsichtlich ablenkender Umweltstimuli,
- die Einengung des Bewusstseins hat auch zur Folge, dass nicht alle Aspekte der eigenen Person und Situation integriert werden können.

Selbst-/Fremdbeurteilung. Fremdbeurteilung.

Interview für Rating. Ist die Person ansprechbar? Im eingeengten Bewusstseinszustand vorsichtiger Versuch einer Ablenkung durch (angenehme) Reize. Nach dem Ende des Zustands: Hat die Person die gesamte Situation wahrgenommen, z. B. nach traumatischem Ereignis?

Neuropsychologie/Objektivierung. Verhaltensbeobachtung der Augenbewegungen und aufmerksamkeitsbezogenen Bewegungen der Extremitäten oder des Rumpfes.

Schweregrad. Eingeschränkte bis aufgehobene Reaktion auf Umweltreize. Schwierigkeit, die Aufmerksamkeit zu erlangen.

Spezifikationen:
- Aufmerksamkeitseinengung,
- Tranceartiger Zustand,
- dissoziativer Stupor.

Persönlichkeitseinflüsse. Hypnotisierbarkeit.

Begriffliche Probleme des Merkmals
- Stupor und dissoziative Störung der Integration von Erfahrungen – unangenehm erlebt aber nicht speziell mit Angst, Spezifikationen
- die Frage, ob es Unterformen gibt, lässt sich nicht einfach entscheiden: epileptische Bewusstseinseinengung ohne Erregung als Aufmerksamkeits-Flexibilitäts-Störung, Erregungs-, Angst-, Derealiationstyp, hysterische Dissoziation,
- Frage, ob Dissoziation wie im Lampenfieber und Nebensichstehen in Prüfungen, Zustand in Kampfhandlungen dazu zählen,
- evt. leichtere Form, aus der noch ohne Mühe herauszuspringen ist.

Neurowissenschaftliche/kognitiv neurowissenschaftliche Modellvorstellungen
1. Ablenkung der Aufmerksamkeit unmöglich, Abruf von Assoziationen und Erinnerungen gelingen nicht frei,
2. die Ausführung automatischer Bewegungen beherrscht die mentale Aktivität; daher kann nicht flexibel auf Umwelt reagiert werden;

die Person »handelt« nicht oder ist mit automatisierten Handlungen beschäftigt,

3. emotional-kognitive Komplexe von elementarer Wichtigkeit für die Person binden die Aufmerksamkeit (Frage, ob Folge eines vorherrschenden Affekts sein kann, wie Angst, die alle Gedanken, Erinnerungen und Ablenkungen unterdrückt),

4. Disposition zur Hypnose, Dissoziation,

5. Person hat die Erfahrung gemacht, dass in diesen Zuständen unerträgliche Inhalte weggedrängt werden können,

6. Selbstmodell und Umweltmodell sind inaktiv, nur fokale Aspekte, die nichts mit der konkreten Situation zu tun haben müssen, erreichen das Bewusstsein – als Integrationsstörung beschrieben,

7. Antrieb ohne Steuerungsmöglichkeit durch »supervisory attentional system« (s. Bob 2003).

8. Die Einengung der Aufmerksamkeit ist neurowissenschaftlich konzeptualisierbar als Störung in der Fähigkeit, sich von einem Merkmal zu lösen und sie auf einem neuen Thema zu fokussieren.

Störung der Erlebensintegration - Dissoziation

Diese Störung ist als Teil der Reaktion bei akuten Belastungsreaktionen beschrieben:

Die Integration (1) der Erinnerungen an frühere ähnliche Ereignisse oder in der Situation angesprochene Episoden, (2) die Bewusstheit der eigenen Identität und eigenen Person, (3) der bewusstseinsklaren Auffassung der unmittelbaren sinnlichen Wahrnehmung und (4) die Kontrolle der Bewegungen gelingt nicht mehr.

- In akuten Belastungsreaktionen und in Zuständen des dissoziativen Stupors gelingt die oben genannte Integration nicht mehr.

- Interview der subjektiven Seite des auffälligen Verhaltens.

- Hochkomplexes Merkmal, pathognomonisch für dissoziative Störungen, in ICD-10 als Kriterium genannt.

Bewusstseinsverschiebung

Definition: Zustand eines subjektiv veränderten bewussten Erlebens – der Person wird bewusst, dass sie die interne und externe Situation als verändert erlebt.

Beispiel

- Eine Person berichtet über traumhaft unwirkliches, verändertes Erleben.

- Ein Patient berichtet über ein überglückliches Erleben, bei dem ihm alles leicht gefallen sei und er plötzlich alles verstanden habe – alles sei ihm intensiver, heller als sonst erschienen.

Stellung in der Psychopathologie. AMDP 4.

Verwandte Begriffe. Intoxikation, wahnhafte Erleuchtungserlebnisse, Meditationszustände können zur Bewusstseinsverschiebung führen, Trance, Offenbarungserlebnisse, Heureka-Erlebnisse.

Psychopathologische Interaktionen. Wahn, Halluzination, Illusion,

- enge Beziehungen mit intensiven Emotionen, z. B. Freude, Euphorie,

- bedrückte Stimmung, wenn plötzlich katastrophales Ereignis eintritt, das die Perspektive verschlechtert (aber dann meist Dissoziation).

Differenzialdiagnostische Abgrenzungen:

- Dissoziation, bei der zusätzlich eine Einengung vorliegt,

- Affekt, der bei einem für die Person bedeutenden Ereignis eintritt; auch Affekt der bei einem wahnhaften Erleben, z. B. von Gott eine Nachricht erhalten zu haben, eintritt.

- Ekstatisches Erleben

Weitere Charakterisierung. Bewusste Wahrnehmung eines verändertem Selbst-/Umweltbewusstseins, das möglicherweise mit einer heftigen Emotion, auftritt.

Selbst-/Fremdbeurteilung. Fremdbeurteilung mit notwendigen Informationen über Introspektionen.

Interview für Rating. Frage nach einer Veränderung des Erlebens, nach dem Empfinden; befindet sich der Pat. in freudiger Erregung?

Neuropsychologie/Objektivierung. Verhaltensbeobachtung – aufmerksamkeitsbezogene Bewegungen wie Zuwenden erfolgen nicht oder verändert (nicht obligatorisch),

- emotionale Reaktionen, die nicht verständlich sind.

Schweregrad. Um als Symptom gewertet werden zu können, muss das Merkmal zu einer Veränderung kognitiver oder kommunikativer Funktionen führen; bis zum erregten Ausnahmezustand, der die Interaktion mit dem Pat. behindert.

Persönlichkeitseinflüsse. Esoterische und schizotypische Merkmale.

Neurowissenschaftliche/kognitiv neurowissenschaftliche Modellvorstellungen

1. Selbstmodell und/oder Umweltmodell wird als nicht passend wahrgenommen, wird evtl. neu geordnet,
2. heftige Emotionen wirken sich auf die Bewusstseinsfunktionen aus – im Sinne von störend oder verändernd.
3. Metabolische Störung der subjektiven Empfindungsqualität, der Qualia.

Literatur

Baars BJ (1988) A cognitive theory of consciousness. Cambridge Univ Press, Cambridge

Baars BJ (2002) The conscious access hypothesis: origins and recent ecidence. Trends Cogn Sci 6:47–52

Berrios GE (1996) The history of mental symptoms. Cambridge Univ Press, Cambridge

Blankenburg F, Taskin B, Ruben J et al (2003) Imperceptible stimuli and sensory processing impediment. Science 299:1864

Bob P (2003) Dissociation and neuroscience: history and new perspectives. Int J Neurosci 113:903–914

Crick F, Koch C (2003) A framework for consciousness. Nat Neurosci 6(2):119–126

Dehaene S, Naccache L (2001) Towards a cognitive neuroscience of consciousness: basic evidence and a workspace framework. Cognition 79:1–37

Dehaene S, Kerszberg M, Changeux JP (1998a) A neuronal model of a global workspace in effortful cognitive tasks. Proc Natl Acad Sci U S A 95:14529–14534

Dehaene S, Naccache L, Le Clec' H et al (1998b) Imaging unconscious semantic priming. Nature 395:597–600

Damasio AR (1999) The feeling of what happens: Body and emotion in the making of consciousness. Harcourt Brace, New York

Dennett D (1991) Consciousness explained. Little Brown, Boston

Desimone R, Miller EK, Chelazzi L, Lüschow A (1995) Multiple memory systems in the visual cortex. In: Gazzaniga MS (Hrsg) The cognitive neurosciences. Bradford, Cambridge, S 475–486

Eldridge LL, Knowlton BJ, Furmanski CS (2000) Remembering episodes: a selective role for the hippocampus during retrieval. Nat Neurosci 3:1149–1152

Fodor JA (1983) The modularity of mind. MIT Press, Cambridge, MA

Haase SJ, Fisk GD (2004) Valid distinctions between conscious and unconscious perception? Percept Psychophys 66:868–871

Hoffman RE (1987) Computer simulations of neural information processing and the schizophrenia-mania dichotomy. Arch Gen Psychiatry 44:178–188

von Holst E, Mittelstaedt H (1950) Das Reafferenzprinzip. Naturwissenschaften 37:464–476

Hoshiyama M, Kakigi R, Watanabe S et al (2003) Brain responses for the subconscious recognition of faces. Neurosci Res 46:435–442

Jackson JH (1932) Selected writings. Taylor, London

Jaspers K (1942) Allgemeines Psychopathologie, 5. Aufl. Springer, Berlin

Jureidini J (2004) Does dissociation offer a useful explanation for psychopathology? Psychopathology 37:259–265

Koch C (2005) Bewusstsein – ein neurobiologisches Rätsel. Spektrum – Elsevier, München (englische Originalausgabe 2004)

Locke J (1690) An essay concerning humane understanding. Basset, London

McClelland JL, McNaughton BL, O'Reilly RC (1995) Why there are complementary learning systems in the hippocampus and neocortex: insights from the successes and failures of connectionist models of learning and memory. Psychol Rev 102:419–457

McClure SM, Laibson DI, Loewenstein G, Cohen JD (2004) Separate neural systems value immediate and delayed monetary rewards. Science 306:503–507

Mega MS, Cummings JL (1994) Frontal-subcortical circuits and neuropsychiatric disorders. J Neuropsych Clin Neurosci 6:358–370

Merkel J (1885) Über die zeitlichen Verhältnisse der Willenstätigkeit. Philosophische Studien 2:73–127

Mesulam MM (2000) Principles of behavioral and cognitive neurology. Oxford Univ Press, Oxford

Metzinger R (2001) Bewusstsein. Mentis Verlag, Paderborn

Ramachandran VS (2004) A brief tour of human consciousness. Pi Press, New York

Reischies FM (2005) Psychopathologie. In: Förstl H (Hrsg) Frontalhirn, Funktionen und Erkrankungen, 2. Aufl. Springer, Berlin Heidelberg New York Tokio, S 83–101

Reischies FM, Diefenbacher A, Reichwaldt W (2003) Delir. In: Arolt V, Diefenbacher A (Hrsg) Psychiatrie in der klinischen Medizin. Springer, Berlin Heidelberg New York Tokio, S 259–284

Reischies FM, Neuhaus AH, Hansen ML et al (2005) Electrophysiological and neuropsychological analysis of a delirious state – the role of the anterior cingulate gyrus. Psych Res 138(2):171–181

Reischies FM, Gabriel A, Zerhoch N, Neuhaus F (2007) Investigations on psychopathologischal and neuropsychological symptoms of delirium. Z. Gerontopsychol Psychiatr 20:141–149

Reischies FM (2021). Leid Erleben – ein Fundament der Psychopathologie. Pabst Scientific Publishers

Ryle G (1969) Der Begriff des Geistes. Reclam, Stuttgart

Stephan KM, Thaut MH, Wunderlich G et al (2002) Conscious and subconscious sensorimotor synchronization – prefrontal cortex and the influence of awareness. Neuroimage 15:345–352

Weiskrantz L (1986) Blindsight. Oxford Univ Press, Oxford

Whalen PJ, Rauch SL, Etcoff NL et al (1998) Masked presentations of emotional facial expressions modulate amygdala activity without explicit knowledge. J Neurosci 18:411–418

Wheeler ME, Buckner RL (2004) Functional-anatomic correlates of remembering and knowing. Neuroimage 21:1337–1349

Wieck HH (1967) Lehrbuch der Psychiatrie. Schattauer, Stuttgart

Willingham DB, Salidis J, Gabrieli JD (2002) Direct comparison of neural systems mediating conscious and unconscious skill learning. J Neurophysiol 88:1451–1460

Sprache

9

Inhaltsverzeichnis

9.1 Einführung

Als Aphasie wird eine Störung der erworbenen Sprache bezeichnet, d. h. von Aphasie wird gesprochen, wenn aufgrund einer Erkrankung eine Sprachstörung auftritt, nachdem eine Person die Sprache in der Kindheit, als Muttersprache, erworben hat. Das in der Kindheit trainierte Sprachsystem im Gehirn ist geschädigt, beispielsweise aufgrund eines Schlaganfalls. Dabei zeigt sich eine Fülle von markanten Symptomen. In diesem Rahmen wird die Aphasie nicht im Detail beschrieben, wie sie in den neurolinguistischen Darstellungen nachzulesen ist (Stemmer und Whitaker 1998), sondern nur die für die psychopathologische Untersuchung erforderlichen Aspekte.

Beispiel

Eine 78-jährige Frau wurde in die psychiatrische Klinik gebracht. Es war zu erfahren, dass sie allein lebt. Der Aufnahmegrund war, dass die in den letzten Nächten offenbar unter starker Angst gelitten, die Familie und die Polizei angerufen habe. Bei der Untersuchung wich die Patientin scheinbar jeder Frage aus. Sie erzählte in Floskeln. Die Aussprache war praktisch fehlerfrei und in unauffälliger Sprachmelodie. Auf den ersten Blick schien es sich um eine ältere Frau zu handeln, die geläufig in Alltagssprechweisen kommunizierte. Mimik und Gestik passten zu den Äußerungen. Die Untersuchenden waren zunächst unsicher, warum die Patientin keine präzisen Aussagen über ihr Leben und die Ereignisse der letzten Zeit machen konnte. Es wurde jedoch im weiteren Verlauf der Untersuchung klar, dass sie die Fragen nicht richtig verstand. Sie zeigte Defizite in neuropsychologischen Untersuchungsverfahren, so konnte sie keine Wortreihen, wie die Monate, aufzählen, und beim genauen Hinhören wurden einige semantische Paraphasien deutlich, d. h. sie verwandte einige im Zusammenhang falsche Wörter. Diagnose war eine schwere Sprachstörung bei Demenz, die auch als »empty speech« bezeichnet wird, d. h. sie bestand aus inhaltsleeren Floskeln. ◄

In Darstellungen der Psychopathologie fehlt gewöhnlich ein Abschnitt für Störungen der Sprache. Sprachstörungen werden den kognitiven Symptomen zuzuordnen – sie treten auf als Teil von Hirnschädigungs- und Hirndegenerationssyndromen und bei schweren schizophrenen Psychosen – beispielsweise Paragrammatismus, Glossolalie bei der Schizophasie, Neologismen und spezielle Auffassungsstörungen.

Störungen in den Bereichen Sprechen, Sprache und Denken (aufgelistet):

Störungen des Sprechens: Dysarthrie, Dysprosodie (Störung der Sprachmelodie), Störung des Stimmklangs

Störungen der Sprache: Paraphasien (Phonemsequenz im Wort), lexikalische Fehler (Wortwahl), grammatikalische Fehler (Satzebene).

Störungen des Denkens: Formale Denkstörungen, inhaltliche Denkstörungen.

Können wir die Störung der Sprache von der des Denkens trennen? Diese Frage versuchen wir, in diesen Abschnitten über die Sprache und über das Denken zu klären. Die formalen Denkstörungen haben enge Beziehungen zu den kognitiven Funktionen, die der Sprache zugrunde liegen und sind zum Teil den kognitiven Merkmalen nach Hirnschädigungen bzw. -funktionsstörungen zuzurechnen.

Aphasie wurde früher auch als Hirnwerkzeugstörung bezeichnet. Der Begriff weist darauf hin, dass eine Person die Fähigkeit verlieren kann, über das „Werkzeug“ Sprachsystem zu kommunizieren. Störungen des Sprechens treten zwar bei neurologischen Erkrankungen auf, aber auch bei Intoxikationen, die in der psychiatrischen Klinik sehr häufig sind. Dies gilt auch für grammatikalische Fehler, die bei Demenzen auftreten und – seltener bei der Schizophasie. Psychiater müssen alle Symptome der Demenz diagnostizieren können.

Eines der hervorstechenden Charakteristika der meisten Störungen der Sprache ist, dass sie für die Person plötzlich nicht mehr selbstverständlich funktioniert. Die Menschen sind es gewöhnt, einfach loszusprechen. Beispielsweise steht eine Person vor einem Bild und die Aufgabe ist, einem in der Entfernung stehenden Mitmenschen zu beschreiben, was darauf zu sehen ist. Die Person wird einfach lossprechen. Diese Situation ändert sich, wenn eine aphasische Störung auftritt. Diese Störung fällt der betroffen Person auf. Man könnte sagen, die Benutzeroberfläche der Sprachkommunikation, die sonst gar nicht bemerkt wird, erscheint plötzlich unvertraut.

In diesem Abschnitt werden Fehler, die das Sprachsystem betreffen, betrachtet – sie zeigen sich bei (1) den Wörtern (Lexikon), den (2) Regeln der Satzbildung (Grammatik) und (3) der Aussprache von Wörtern – (Phoneme, Artikulation). Die neurowissenschaftlichen Mechanismen des Wortverständnisses unterscheiden sich von denen der Wortfindung für die Sprachproduktion.

9.1.1 Sprachverständnis

Störung des Wortverständnisses
Wenn ein gesprochenes Wort verstanden werden soll, müssen zuerst die Phoneme des Worts

diskriminiert werden – beispielsweise ob ein »m« oder »n« vorlag (z. B. Anne oder Amme). Störungen der Phonemebene der Sprache treten vorwiegend bei Hirnschädigungssyndromen, beispielsweise ischämischen Schlaganfällen in der Sprachregion auf. Wenn ein Phonem nicht exakt verstanden werden konnte, so hilft die Analyse des Wortes und auch die der Ebene des Satzverständnisses, falls im obigen Beispiel sowohl ein Wort mit »m« oder »n« möglich war. Dies funktioniert wie eine moderne Handschrifterkennung im Computer, bei der aus den möglichen Wörtern ein aus dem Kontext plausibles ausgewählt wird und Unschärfen der Erkennung damit ausgeglichen werden. Die hierarchischen linguistischen Ebenen des Sprachverständnisses sind in den Prozessen des Sprachverständnisses miteinander verwoben – die Phonemdiskrimination bezieht die lexikalischen Prozesse bis hin zur pragmatischen Auffassung des situativen Kontextes der Sprachkommunikation mit ein. Auch die Grammatik bietet ein Gerüst für das Verständnis der Sequenz der Wörter.

Es wird angenommen, dass im ZNS ein Input-Lexikon organisiert ist, bei dem einerseits die phonematischen Spezifizierungen eines Wortes repräsentiert sind.

Störung des Satzverständnisses

Im Sprachverständnis kommt dem Arbeitsgedächtnis eine besondere Rolle zu. Denn solange ein Satz eines Mitmenschen nicht verstanden ist, bleiben die Wörter in einem Arbeitsspeicher und können noch in veränderter Wortbedeutung oder anderer Rolle im Satz verstanden werden. Der Satz »den Hund beißt der Polizist« ist schwer verständlich: Der ungewöhnliche Inhalt in ungewöhnlicher Satzstellung irritiert – die gewohnten Rollen des Opfers und Täters helfen nicht, wenn die Phoneme der Artikel nicht richtig akustisch verstanden werden (Heeschen 1980). Nach Umstellung der Sequenzen im Arbeitsgedächtnis und der Analyse der syntaktischen Rollen kann die Aktor-Objekt-Relation richtiggestellt werden.

Nicht nur zum Aushelfen von falsch identifizierten Phonemen ist das Arbeitsgedächtnis für das Sprachverständnis notwendig, sondern auch für lange komplizierte Sätze, besonders

im Deutschen, einer Sprache in der, wie man im Ausland scherzt, das Verb des Satzes immer erst auf der nächsten Seite kommt. Auch der Bezug von Demonstrativpronomina (dieser, jenes etc.) auf Nomina des letzten Satzes belasten das Arbeitsgedächtnis.

In der Alltagskommunikation kommen weniger Fehler im Sprachverständnis vor als in der Sprachproduktion. Aber die Schwierigkeiten im Sprachverständnis können verdeutlicht werden. Es gibt das Spiel, ungewöhnliche Sätze zu verstehen, wenn sie vorgesprochen werden: »Mähen Äbte Heu? Äbte mähen kein Heu, Äbte beten«. Seltene Wörter ohne semantischen Kontext werden nicht einfach verstanden. Diese Beispiele verdeutlichen, dass bei ungewöhnlichen Wörtern und Inhalten auch Gesunden Fehler unterlaufen. Die gewohnte Aushilfsrolle der jeweils hierarchisch höheren Ebenen fällt aus.

Ein Prozess des Parsing (der grammatikalischen Zerlegung des Satzes) ist beschrieben worden, der die Zuordnung der Sequenz von Wörtern eines Satzes zu den Kategorien der verstehbaren Aussage bewältigen soll; also »wer hat etwas gemacht?", „was wurde gemacht?", „mit wem wurde etwas gemacht?«

1. Einzelne Wörter, beziehungsweise ihre grammatischen Wortformen geben einen ersten Hinweis, in welcher Rolle das Wort im Satz stehen kann, d. h. ob es Subjekt, Objekt etc. sein könnte. Auch die Satzstellung gibt Hinweise. So soll am Anfang der Täter und als zweites das Opfer genannt werden, wenn ein einfacher Satz gebildet wird.
2. Satzteile werden in ihrer Rolle (Subjekt oder Objekt) bestimmt – beispielsweise können Nebensätze repräsentieren, was Subjekt oder Objekt ist.

Aus diesen Argumenten wird eine Konsequenz für das Sprachverständnis deutlich: Offenbar werden mehrere Verarbeitungswege parallel beschritten:

1. die Identifizierung der Wortbedeutung und
2. die Zuordnung der grammatikalischen Rolle mit Zwischenspeicherung,

3. pragmatische Einordnung des zu verstehenden Satzes in einen Aussagenkontext (worüber wird gerade gesprochen, was ist bereits gesagt, was ist zu klären etc.),
4. zuletzt erfolgt eine Zuordnung zu einem Sprachakt des Gesprächspartners. Was ist seine Intention? (Kap. 13 Wahn – inhaltliche Störungen). Die Ergebnisse der vielen Teilprozesse ermöglichen das Satzverständnis. Zwischenlösungen müssen verschieden lange im Arbeitsgedächtnis gehalten werden.

9.1.2 Sprachproduktion

Warum ist die Sprachproduktion besonders fehleranfällig? Wortfindungsprobleme beispielsweise zeigen sich sogar bei gesunden Personen, wenn sie ermüdet oder abgelenkt sind. Neben der Selektion der Wörter wird hier vor allem die Komplexität der Organisation bei der Planung und Produktion eines Satzes betrachtet. In der Sprachproduktion steht am Ende die Aussprache. Es müssen letztlich Phonemfolgen artikuliert werden. Die letzten Stufen der Sprachproduktion haben mit Motorik und Sprech-Apraxie zu tun.

Was geschieht am Beginn, wenn eine Person die Intention zu einem Sprechakt hat? Sie möchte beispielsweise eine andere Person dazu zu bringen, z. B. das Fenster zu schließen. Der Weg von der Intention eines Sprachakts in der sozialen Situation, beispielsweise »ich will ihn dazu bringen, das Fenster zu schließen« zu dem gesprochenen Satz ist lang und involviert viele Teilkomponenten.

a. Zunächst ist mit dem Sprachakt das Topik der Sprachäußerung bestimmt. In unserem Beispiel geht es um das Fenster. Hier bereits setzen erstmals mögliche Wortfindungsprobleme ein. Im neurowissenschaftlichen Absatz (s. unten) wird die Erklärung des Retrievals von Wörtern in trainierten neuronalen Netzen demonstriert.

Um das Topik »Fenster« ranken sich im semantischen System eine Reihe von Wortkombinationen und üblichen Sätzen. Es wird von Elementaraussagen des Weltwissens ausgegangen, wie »Fenster schützt vor Kälte«, mögliche Adjektive und Spezifikationen, mögliche Verben wie »Fenster schließen«, »Fenster putzen« etc. Diese im neuronalen Netz in Abb. 9.2 modellierten Relationen gehören zur Semantik. Jeder Mensch hat eine Reihe von Elementaraussagen über die Dinge und Sachverhalte parat, die mit den Eigenschaften und Klassenzugehörigkeiten sowie dem Eigentum zusammenhängen.

Das erste Wort, das Topik »Fenster«, muss im Arbeitsgedächtnis gehalten werden. Zu dem Topik kommen mit den weiteren Schritten mehr Informationen für das Arbeitsgedächtnis hinzu.

b. Es folgt eine nächste Einheit: »Schließen" (des Fensters). Der Satz: »Schließen Sie das Fenster« beinhaltet einen Ansprechpartner »Sie«, der mit dem Topik und der Aktion »Schließen« verbunden werden muss.
c. Im nächsten Schritt wird die Satzform bestimmt, beispielsweise die Aufforderung, »Bitte schließen Sie das Fenster« mit der Grammatik der Satzstellung. Die Person stellt eine Frage »Könnten Sie bitte das Fenster schließen?« Denn sie möchte nicht einfach sagen »Sie schließen jetzt das Fenster!« Neben der grammatikalischen Bearbeitung handelt es sich also um eine kommunikative Bestimmung der speziellen Satzart.
d. Für die grammatikalische Bearbeitung des Satzes müssen das Subjekt, das Prädikat und das Objekt bestimmt werden. Dann wird die Grammatikverarbeitung der Morpheme für die richtige Wortform sorgen müssen. Während des ganzen Prozesses kommt es immer wieder zur Modifikation des im Arbeitsgedächtnis gehaltenen Topiks und der Satzvorformen.
e. Zuletzt wird die Phonem-Motorik aktiviert, die die Artikulation der Worte steuert. Darüber gelegt wird die Sprachmelodie und sprachbegleitende Gestik, die linguistisch verdeutlichende Funktion haben kann.

Aus dieser Schrittfolge für die Produktion eines Sprechakts, der einen Menschen zum Schließen des Fensters veranlassen soll, wird die

Komplexität der Prozesse, die implizit alltäglich immer wieder ablaufen, deutlich.

9.1.3 Einteilung nach linguistischen Kriterien

Störungen der Sprache kann man nach linguistischen Kriterien einteilen, also in Störungen der Wortfindung und des Wortverständnisses, Störungen der Grammatik des Satzbaus und des Verständnisses von grammatikalischen Formen und so weiter. Aber das hat sich klinisch nicht bewährt. An der Aphasie kann man lernen, dass zwar logische Einteilungen von Symptomen darstellbar sind, welche jedoch für die neurowissenschaftliche Erklärung der Störung nicht weiterhelfen. Dieser Umstand kann folgendermaßen veranschaulicht werden: Viele der Sprachfehler spielen sich in den Morphemen ab, beispielsweise ein Patient macht einen Fehler in einer Wortform, als er anfängt, seine Krankengeschichte zu erzählen: »Na die Krankheit hats folgendermaßen. Ich …«. Phoneme sind falsch, die Wortform ist falsch und bei der Satzbildung ist ein grammatikalischer Fehler zu diagnostizieren. Diesem Beispiel folgend, suchen wir nicht in den linguistischen Kategorien die Einheiten für die neurowissenschaftliche Untersuchung von sprachlichen Fehlern, sondern beschreiben die psychopathologisch relevanten Sachverhalte in den Rubriken Sprachverständnis und -produktion.

9.2 Klinik

Patienten mit psychischen Störungen weisen dann Störungen des Sprachsystems auf, wenn die neuronalen Prozesse für die Sprache gestört sind, d. h. die neurophysiologische Organisation des Sprachverständnisses und der Sprachproduktion beeinträchtigt ist. Daraus folgt eine diagnostische Konsequenz: Aus der Diagnose von aphasischen Sprachstörungen im engeren Sinn darf geschlossen werden, dass es sich nicht um funktionelle Probleme handelt, sondern dass der Verdacht auf eine Störung der Hirnfunktionssysteme vorliegt. Dieser Schluss hat weitreichende Konsequenzen, beispielsweise in der daraufhin notwendigen Diagnostik möglicher neurologischer Krankheiten des Gehirns.

9.2.1 Sprachverständnisstörung

Spontan wird kaum ein Patient angeben, er habe das gerade Gesagte nicht verstanden. Er wird versuchen, die Bedeutung des Gesagten aus dem kommunikativen Kontext, aus semantischen Standardrelationen zu erschließen. Er rät ggf., was gemeint sein könnte. Dadurch werden Sprachverständnisstörungen im klinischen Alltag weniger deutlich. Im Interview muss deswegen darauf geachtet werden, ob Fragen wiederholt werden müssen, ob Fragen nicht genau beantwortet werden, sondern nur allgemein auf das Thema eingegangen wird.

Kommt es zu Fehlern im Sprachverständnis, sind offenbar die oben genannten Prozesse der Sprachanalyse gestört. Allerdings sollte geprüft werden, ob eine Person auch geschriebene Sprache nicht versteht (wenn sie Schreiben und Lesen gelernt hat).

Eine Testung des Sprachverständnisses wird z. B. im Aachener Aphasietest (Huber et al. 1983) vorgenommen. Eine Sprachäußerung muss einem Auswahlbild zugeordnet werden. Diese Prüfung ist kaum bei psychiatrischen Patienten durchgeführt worden. Patienten mit Demenz weisen hier Schwierigkeiten auf, aber sie sind möglicherweise bereits auch in der Analyse der Bilder, auf die zu zeigen ist, gestört.

Zunächst ist zu klären, ob die Person schwerhörig ist: Liegen akustische Probleme vor (wobei auf Zerumen bei älteren Patienten besonders hinzuweisen ist)? 1. Phonemdiskrimination fehlerhaft; 2. Wortidentifizierung unzuverlässig, lexikalische Probleme; 3. Arbeitsgedächtnis zu schnell gelöscht, das Satzverständnis kann bei Unklarheiten nicht im nächsten Schritt durch Nachanalyse der Satzelemente erreicht werden (Desambiguierung); 4. Identifizierung der grammatischen Rolle von Wörtern gestört; 5. Entschlüsselung der Satzbedeutung nicht mehr möglich; 6. Hilfe der semantischen Zuordnung aus dem Kontext gestört.

Dazu kommen häufig Aufmerksamkeitsprobleme, die differenzialdiagnostisch zu erwägen sind.

Entdifferenzierung

Meist liegt bei Personen in der psychiatrischen Untersuchung keine isolierbare Störung des Sprachverständnisses auf der phonematischen, der Wort- oder Syntaxebene vor, sondern es zeigen sich diffuse Sprachverständnisstörungen, die gleichzeitig viele der Sprachverarbeitungsebenen betreffen und auf diffuse Hirnschädigungen zurückzuführen sind, wie bei Demenzen, Delirsyndromen oder Intoxikationen.

Verstehen der Sprechaktintention

Das Verstehen der Intention einer Äußerung kann gestört sein, vor allem das Verstehen indirekter Sprachakte, also Sprachakte mit einer Intention, die nicht explizit gemacht wird, beispielsweise eine – aus Gründen der Höflichkeit – verdeckte Aufforderung. Das Verstehen von Sprechakten kann gestört sein, eine Störung in der Identifikation der Sprechaktintention des Gesprächspartners. Ein Beispiel ist die Aufforderung an den Partner, das offene Fenster zu schließen, indem die Person sagt, »Ich bin erkältet«. Es handelt sich bei dem Satz formal um eine Beschreibung; inhaltlich, in der Intention des Sprechers aber, handelt es sich um eine Aufforderung (Bara et al. 1997).

Schizophrene Patienten, Personen mit Misstrauen oder paranoidem Wahn verstehen die Intention des Sprechers vielfach nicht oder deuten sie um – z. B. im Sinne ihrer Voreingenommenheit. Diese ist möglicherweise von Angst und Projektion eigener Aggressivität geprägt. Hier kann nicht von einer Sprachverständnisstörung gesprochen werden.

9.2.2 Sprachproduktion

Störung des Retrieval aus dem lexikalischen Speicher – Wortfindungsprobleme

In der Aphasie kommt es zu falscher Auswahl von Wörtern – semantischen Paraphasien, die auch als verbale Paraphasien bezeichnet werden. Ein Patient sagt »Der Koch brät die Pfanne«,

d. h. er wählt für ein Objekt ein falsches Wort. Die falschen Wörter weisen zumeist Relationen zu dem korrekten Wort auf, in phonematischer oder semantischer Hinsicht.

Für die Produktion von Nicht-Routine-Sätzen, also neue Sachverhalte beschreibender Sprache, müssen viele weitere Schritte über die Aktivierung der richtigen Wörter hinaus ausgeführt werden: In einem Schritt (1) müssen die syntaktischen Einschränkungen der Wortwahl ausgearbeitet werden (Wortart etc.), (2) auf der Ebene der Satzstellungsregeln wird die Reihenfolge der Wörter bestimmt, (3) auf der Ebene der einzelnen Wörter, werden der Grammatik folgend Wortendungen spezifiziert etc. (Morphemebene). In der Aphasie sind die hierfür verantwortlichen Hirnregionen gestört. Bei der flüssigen Aphasie, der Wernicke-Aphasie, kommt es zu einer charakteristischen Art von Fehlern: die Patienten sagen falsche Endungen und verschränken Sätze etc. Bei der nichtflüssigen Aphasie wird eine andere Art von Fehlern, der Agrammatismus, beobachtet, wobei Auslassungen vorherrschen, die besonders die Endungen und grammatikalische Wörter betreffen. In schweren Fällen resultiert ein Telegrammstil.

Auf der Ebene der Motorik-Ansteuerung und Aussprache der einzelnen Wörter müssen die Phoneme des Wortes ausgewählt werden. In der Klinik der Aphasien werden phonematische Paraphasien beobachtet. Ein Patient sagt statt »bestimmt«: »kestimmt« oder „bestimpft".

Bei manchen Patienten mit Hirnschädigungen tritt eine Störung der motorischen Kontrolle der Artikulation hinzu; es kommt zur Sprechapraxie. Die Charakteristika sind in den Lehrbüchern der Neurolinguistik dargestellt. Auf die Vielfalt der Symptome in den Aphasien, der Störung der erworbenen Sprache, kann hier nicht eingegangen werden. Neben den Störungen der gesprochenen Sprache kommen noch Symptome der Schriftsprache vor, wie Alexie, Agraphie. Spezielle Wörter haben besondere Verarbeitungsmechanismen, wie Zahlwörter, die beim Rechnen verwendet werden (Dehaene et al. 2004).

Semantische Störungen

Bei schizophrenen Denkstörungen liegt zum Teil eine semantische Störung zugrunde. (s. u.;

Kap. 10 Denken). Das Denken ist empfindlich gestört und es werden Sätze geäußert, die nicht verständlich sind, die sogar grammatikalische Fehler aufweisen und Neologismen enthalten.

Die Notwendigkeit einer Differenzialdiagnose zwischen Aphasie und schizophrener Denkstörung soll hier kurz erwähnt werden, obwohl die entsprechenden Fälle klinisch sehr selten sind. Aus dem Spontansprachbefund ergeben sich differenzialdiagnostische Erwägungen zwischen inkohärenter Sprache eines schizophrenen Patienten und der Sprache bei einer Jargonaphasie:

1. Bei der Jargonaphasie treten so viele phonematische oder semantische Paraphasien auf, dass der Zuhörer den Inhalt nicht mehr verstehen kann.
2. In der Schizophasie häufen sich ungewöhnliche Wörter. Zum Teil spielen die Patienten mit Lautverbindungen, sodass ebenfalls eine völlig unverständliche Sprachproduktion zustande kommt (Glossolalie). Nach dem Bericht von Kraepelin (1903) und eigenen Erfahrungen scheint eine schizomanische Komponente bei dieser Form der Schizophasie eine Rolle zu spielen. Dies mag mit der Notwendigkeit der flüssigen Sprachproduktion zusammenhängen, die nur bei genügendem Sprachantrieb gegeben ist. Dazu kommt die Enthemmungssymptomatik beim manischen Syndrom, die den Patienten die Fülle der Sprach-Anomalien produzieren lässt.

Störung des Kommunikationsverhaltens
Zunächst sind Verletzungen der gesellschaftlichen Konventionen der Kommunikationsregeln durch Patienten zu betrachten. Besonders Personen mit einer Manie verletzen die Regeln der Konversation. Beispiele sind: sie reden zu viel und unterbrechen die Gesprächspartner, beantworten Fragen nicht – oder mit Gegenfragen. Auch bei schizophrenen Patienten kommen Verletzungen der Kommunikationsregeln vor – einerseits im Kontext des Negativismus bei katatonen Patienten und autistischen Äußerungsformen, die nicht auf die Vorgeschichte des Gesprächs und das, was der Partner verstanden

hat, eingehen (s.u. Theory of mind). Dazu kommt andererseits das Vorbeireden, das das Abweichen vom Gesprächsgegenstand meint, wenn der Patient die gestellten Fragen jedoch verstanden hat (s. Denkstörungen Kap. 10).

Viele Kommunikationsprobleme mit Personen, die an psychischen Symptomen leiden, haben weniger mit dem Sprachsystem im engen Sinn zu tun als mit der Intention zu sprechen. In der Depression versiegt die Kommunikation wegen eines verminderten Antriebs zu sprechen. Dazu kommen Ängste und Verunsicherungen (Reischies 1993).

Die Beobachtung des Sprachverhaltens, der Ausdrucksweise, gibt dem Untersucher Hinweise über den psychopathologischen Zustand des Patienten. Diese Hinweise werden in vielen Fällen implizit gewertet, d. h. der Untersucher gibt sich nicht bewusst Rechenschaft darüber. Dies gilt nicht nur hinsichtlich des Niveaus, auf dem ein Patient Sprache produziert. Auch hinsichtlich des sprachlichen Kommunikationsverhaltens, des Befolgens von Gesprächsregeln, des Sprachantriebs und der Rate kleinerer Sprachfehler und Sprachverständnis-Probleme bildet sich beim Untersuchenden implizit ein Bild der Sprache des Patienten.

9.3 Diagnostik

Die systematische Untersuchung der Sprachstörungen orientiert sich auch heute noch an dem Wernicke-Lichtheim-Schema (Abb. 9.1). Die verschiedenen Störungsebenen werden mit einer Reihe von Aufgabentypen abgeprüft:

Die Untersuchung des Sprachverständnisses 1. auf Wort- und 2. Satzebene, 3. das Nachsprechen, 4. das Beschreiben von Bedeutungszusammenhängen, welche die Person verstanden hat, und Sprachverständnisstörung bei erhaltenem Nachsprechen (s. Abb. 9.1), und 5. Benennen.

Dazu kommt die Beobachtung von Artikulation, Sprachflüssigkeit, Paraphasien und grammatikalischen Fehlern in der Spontansprache. Es gibt umfassende Aphasietests, wie den Aachener Aphasietest. In der Klinik wird meist

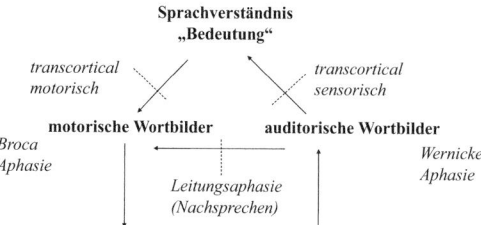

Wernicke-Lichtheim Schema

Abb. 9.1 Das klassische Wernicke-Lichtheim-Schema zur Charakterisierung der verschiedenen Formen von Aphasie ist noch immer für die Veranschaulichung hilfreich, wenn auch die Funktion der verschiedenen »Zentren« heute besser verstanden wird. Die Wernicke-Aphasie mit stark ausgeprägter Sprachverständnisstörung tritt bei Schädigung der akustischen und phonematischen Verarbeitung um die primäre Hörregion (Heschl-Area) herum auf. Die Broca-Aphasie mit stärker akzentuierter Sprachproduktionsstörung und mühevollem, langsamen Sprechen tritt auf bei Schädigung der präzentralen Regionen vor der motorischen Repräsentation der Sprechmotorik (Broca-Area) sowie meist der darunterliegenden Basalganglien und weißen Substanz. Eine Leitungsaphasie mit hervorstechender Nachsprechstörung wird als Diskonnektions-Syndrom durch Läsion zwischen Wernicke- und Broca-Area hervorgerufen. Bei Demenzen wird der Typ der transkortikal sensorischen Aphasie beobachtet, mit Sprachverständnisstörung bei erhaltenem Nachsprechen (quasi als erhaltener kortikaler Reflexbogen für das Nachsprechen)

nicht diesem Formalismus gefolgt, zumeist aus Zeitgründen, denn die vollständige Aphasiediagnostik dauert viele Stunden.

9.3.1 Sprachverständnis prüfen

Meist kann aus dem Interviewverlauf auf eine Störung des Sprachverständnisses mit hinreichender Sicherheit geschlossen werden, z. B. indem der Untersucher darauf achtet, ob die Person die Interviewfragen versteht.

Zur Sicherung eines Verdachts auf eine Störung des Sprachverständnisses wird das Verständnis auf der Wortebene untersucht. Beispielsweise wird die Person gebeten, Dinge auf einer Tafel zu zeigen, nachdem sie genannt worden sind. Differenzialdiagnostisch muss ggf. eine Abgrenzung gegenüber einer Hörstörung erfolgen.

Sprichworte
Die komplexe sprachliche Auffassung wird oft mit dem Sprichworte-Erklären geprüft. Bei dieser Aufgabe zeigen sich Schwierigkeiten im Verständnis eines Sachverhalts auf einer sprachlichen und metaphorischen Ebene. Arten von Fehlern sind:

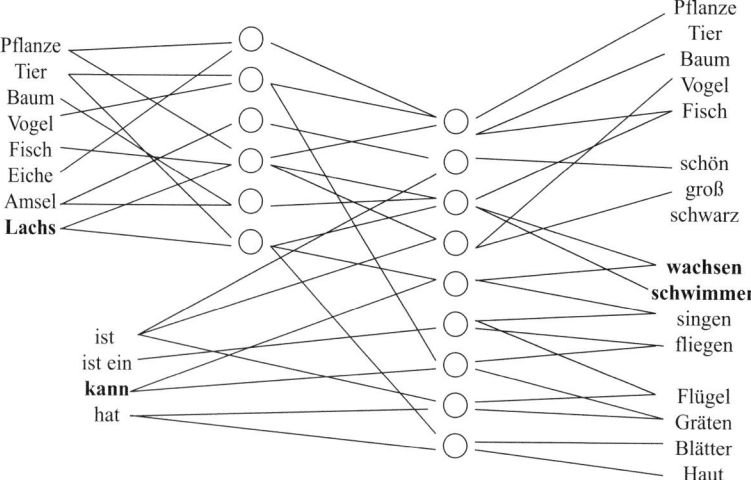

Abb. 9.2 Neuronale Netzwerke werden zur Erklärung des Spracherwerbs und der sprachlichen Verarbeitung eingesetzt (McClelland et al. 1995). Die Namen (z. B. Pflanze) und Verben (z. B. ist) werden mit optionalen Ergänzungen (z. B. Pflanze) zu einem gültigen Satz verbunden. Das Netzwerk ist in vielen Durchgängen trainiert, d. h. die Verbindungsstärken zwischen den Knotenpunkten sind verstärkt worden, wenn das Netzwerk eine der möglichen Satzergänzungen aktiviert hat, z. B. »Lachs kann schwimmen«. Man hat zeigen können, dass neuronale Netze implizit die Regelhaftigkeit der Sprache und der Umwelt bzw. der Natur abzubilden lernen.

1. nicht oder falsch verstanden,
2. konkrete beispielhafte Umschreibungen, also Erklärungen, welche nicht die metaphorische Ebene erreichen.

Bei der Erklärung der Sprichworte wird propositionale Sprache gefordert, d. h. Aussagenmachenden, Sprache. Viele Patienten sind es über lange Zeit nicht mehr gewohnt, mehr als kommunikative Gewohnheitsfloskeln zu verwenden. Sie haben Schwierigkeiten, einen unvertrauten Sachverhalt zu beschreiben. Dazu kommt, dass es sich bei Sprichwörtern um Sachverhalte mit metaphorischen Bedeutungsebenen handelt. Es wurde ein Test vorgelegt (Barth und Küfferle 2001), der das Verständnis von Sprichwörtern über Auswahlfragen prüft. Dadurch umgeht man den Bereich der Probleme der Sprachproduktion. Allerdings wird die Aufgabe auch in der Diagnostik schizophrener Denkstörungen erfolgreich eingesetzt (s. Denkstörungen). Beim Sprichworte-Erklären handelt es sich um ein effektives Mittel, um einerseits sprachliche Fähigkeiten, aber auch andererseits die Differenziertheit der kognitiven Fähigkeiten der Person und die Bildung zu erfassen. Wenn Fehler auftreten, muss im Einzelnen diagnostiziert werden, welche Art von Sprachstörung vorliegt oder ob es sich um einen Bildungsmangel, eine Intelligenzstörung oder um eine Störung des Denkens handelt.

9.3.2 Sprachproduktion – Spontansprache im Interview

Für die Erfassung der Sprachproduktionsstörung in der Aphasie ist die klinische Beurteilung der Spontansprache im Interview zentral. Fast alle Merkmale der Aphasie werden im Gespräch dem trainierten Untersucher deutlich: Phonematische Paraphasien werden notiert, grammatikalische Fehler, semantische Probleme (Sprachverständnis s. o.), Wortfindungsprobleme mit Umschreibungen etc. – s. Aachener Aphasie Test (Huber et al. 1983).

Neuropsychologische Untersuchungsverfahren für Sprachverständnis- und Sprachproduktionsstörungen

1. Wortfindung:
   - Boston-Naming-Test (in der CERAD-Neuropsychologischen Batterie, Monsch 1997; Berres et al. 2000) wie in der Spontansprache kommt es zu bestimmten Fehlertypen (1) wiederholte Ansätze (»liegt mir auf der Zungenspitze«); (2) Umschreibungen; (3) inhaltsleere, floskelhafte Sprache; (4) unpräzise Bezeichnungen; (5) lange Pausen.
   Differenzialdiagnostische Abgrenzung sind gegenüber Störungen im Antriebsniveau, psychogenem Mutismus etc. umgangssprachliche Gewohnheiten und regionalen Besonderheiten vorzunehmen. Dazu ist wiederum das Bildungsniveau der Person zu berücksichtigen
2. Sprachverständnis: (1) Beobachtung im Interview; (2) Sprichworte erklären: Auffassung und propositionale Sprache; (3) Token Test (Zeigen von eckigen und runden Plättchen in verschiedenen Farben – „zeigen Sie mir bitte das rote Rechteck"); (3) Nachsprechen: lange Sätze, Zahlenspanne, (4) Wortflüssigkeit -Fluency – semantisch: Tiere, z. B. für 1 min, phonematisch: Anfangsbuchstaben, für jeweils 1 min (z. B. für F, A und S).

9.4 Neurowissenschaft

In einer ersten kritischen Phase der Sprachentwicklung lernt das Kind die Phoneme der Muttersprache zu unterscheiden. Die Schwierigkeiten von Personen aus Asien als Erwachsene zu lernen, ein »l« und »r« zu unterscheiden, sind ein Argument für eine kritische Phase des Sprachlernens, d. h. dass etwas, was in dieser Entwicklungsphase des Kindes nicht gelernt wurde, später nicht oder nicht leicht nachgeholt werden kann.

Eine andere kritische Phase betrifft die des Lernens der Grammatik. Hier ist ein Beispiel, dass erwachsene Personen mit Polnisch als

Muttersprache immer wieder dieselben Probleme mit der korrekten deutschen Satzstellung haben, auch wenn sie bereits viele Jahre Deutsch sprechen.

Aus der Analyse der lokalisierten Hirnläsionen, die zu Aphasien führen, ist bereits seit dem ausgehenden 19. Jahrhundert (Broka, Wernicke) eine Lokalisation der sprachverarbeitenden Hirnregionen in der sprachdominanten Hemisphäre bekannt. Die Wernicke-Region liegt in der Nähe der Hörregion des Heschl-Gyrus und die Broca-Region zwischen der Repräsentation der Mund- und Schlundmuskulatur bzw. deren motorischer Ansteuerung und der Region, die im Frontallappen für das Updating des Arbeitsgedächtnisses notwendig ist. Diese Lokalisation kann die Störung in der Organisation der Sprachproduktion bei anterioren Läsionen der Sprachareale erklären.

Phonemdiskrimination
Die Informationsverarbeitung für Sprache ist ein Beispiel modularer Informationsverarbeitung (Fodor 1983). Die Phonemanalyse erfolgt gewissermaßen automatisch und wir können nicht umhin, Apfel zu denken, wenn Apfel gesagt wird. Der automatische Prozess liefert uns die Vorstellung des Apfels und die passenden Assoziationen, wobei für diese Prozesse keine Aufmerksamkeit erforderlich ist und bewusst nicht eingegriffen werden kann.

Menschen verfügen über die erstaunliche Fähigkeit, dem jeweiligen Sprecher angepasst, artikulierte Laute zu verstehen. Die Schwierigkeit liegt dabei zunächst in dem Kontinuum zwischen p und b, zwischen t und d oder zwischen m und n auf der akustischen Ebene. Für die Diskrimination entwickelt sich in der Kindheit ein perzeptueller Mechanismus, der mit einer scharfen Flanke bis zu einem bestimmten Grenzwert ein p und danach ein b zuordnet. Es handelt sich um ein Beispiel unbewusst ablaufender perzeptueller Entscheidungen (Kap. 2 Wahrnehmung – neuropsychologische Störungen). Analysen neuronaler Mechanismen haben ergeben, dass

offenbar Neurone genau diese Aktivierungscharakteristik haben.

9.4.1   Trainierte neuronale Netzwerke

Ein Erklärungsmodell für Phänomene des Wortverständnisses und der Sprachproduktion sowie der Eigenheiten ihrer Störung nach Hirnläsionen bieten die neuronalen Netze (Abb. 9.2). Neuronale Netze konnten als Modelle der Sprachverarbeitung herangezogen werden. Als ein Beispiel dient uns das Netzwerkmodell von McClelland et al. 1995, andere Einsatzmöglichkeiten werden in Stemmer et al. 1998 diskutiert. Inzwischen hat der Erfolg der Large Language Models in der Künstlichen Intelligenz den beschriebenen Ansatz bestätigt (LeCun et al. 2015).

Als Knotenpunkte werden in dem neuronalen Netz, das McClelland erprobt hat, Wörter vorgesehen und es wurde gezeigt, dass ein neuronales Netz mögliche elementare Sätze produzieren kann.

Dabei wird davon ausgegangen, dass in der ersten Spalte Einheiten aufgelistet werden, die Eingangsneurone darstellen. Zu diesem Input gehören Nomina, in einer weiteren Inputreihe elementare Verben wie »ist ein, kann, hat …«. Der zweite Schritt der Parallelverarbeitung im neuronalen Netz ist die Reihe von Recheneinheiten, die als »hidden units« bezeichnet werden. Diese Neurone dienen dem neuronalen Netz als Zwischenrepräsentation für die Errechnung der Output-Verbindungen. Sie haben meist keine benennbare Bedeutung. Im dritten Schritt bei einfachen neuronalen Netzen finden sich die Ausgangsneurone, die durch die Verrechnung der Input-Konstellation angesteuert werden. In der Output-Reihe stehen Nomina oder Verben. Das trainierte Netz kann nun für ein Nomen wie »Amsel« und »ist ein« das Wort »Vogel« finden. Oder »Eine Amsel« und »hat« wird mit »Federn« verbunden.

Traditionell hat man für ein semantisches System Überlegungen angestellt, wie die Wortbedeutungen im ZNS repräsentiert sind. In diesem Modell wird angenommen, dass in den Verbindungen zwischen den Neuronen bzw. neuronalen Ensembles, die semantische Einheiten wie z. B. Wörter repräsentieren, mögliche Sätze gespeichert sein könnten. Es handelt sich dabei um die Repräsentation von semantischem Wissen in der Form von Elementaraussagen, die der Person jederzeit zur Verfügung stehen. Die oben gezeigten Sätze stellen derartige Elementaraussagen dar wie »Eine Amsel ist ein Vogel« oder »… kann fliegen«. Aus diesen semantischen Verbindungen kann die Person Sätze auch komplexerer Art generieren.

Das Beispielnetz ist besonders anschaulich, aber möglicherweise sind im Gehirn doch andere Konstruktionsprinzipien für die Konnektivität zwischen Repräsentationen des Kortex realisiert. Die weitere Forschung wird dies zu klären haben. Ein Argument für das gezeigte Netz ist folgender Befund: Wenn einer Person ein Satz Wort für Wort präsentiert wird, der Satz jedoch einen unplausiblen Schluss hat, wie »Eine Amsel hat Handschuhe«, findet sich im Elektroenzephalogramm (EEG) sehr konsistent ein spezielles Potenzial, eine N 400 (Kutas und Hillyard 1984). Hier handelt es sich um ein Beispiel des Einsatzes von neuronalen Netzen beim Sprachverständnis. Die gezeigten Netzverbindungen werden aktiviert und generieren ein ZNS-Signal, wenn die plausiblen Satzverbindungen, die das Netz antizipieren kann, nicht eintreffen.

9.4.2 Fehler in der Sprachverarbeitung

Wie kommt es zu semantischen Paraphasien, d. h. zur Auswahl eines falschen Wortes? Aus den Eigenschaftsrepräsentationen eines Semems kann die lexikalische Eintragung gefunden werden. Also aus „Federn, singt, fliegt, wächst, Vogel und der Farbe" (Abb. 9.2) kann ein Vorschlagswort

aktiviert werden oder weitergesucht werden. Eine Erklärung geht von der Fähigkeit der Neuronalen Netzen aus, ein fehlendes Element zu ergänzen (Prinzip des Blinden Flecks im Gesichtsfeld eines Auges). Aus allen semantischen Eigenschaften, die oben aufgeführt wurden, ergänzt das Neuronale Netz: „Amsel".

Nimmt man nun an, dass dieses Netz geschädigt ist, kommt es zu Fehlern in der Wortfindung. Je nach dem Grad der Schädigung treten statistisch mehr oder weniger falsche Wörter auf. In einigen Formen der Aphasie leiden Patienten unter massiven verbalen Paraphasien. Wenn eine Schädigung in den spezifischen neuronalen Netzen, die für die rasche Auswahl von Wörtern in der Sprachproduktion trainiert sind, angenommen wird, kann die Erhöhung der Fehlerwahrscheinlichkeit erklärt werden. Dies stimmt mit der klinischen Beobachtung überein, dass bei einer Störung im Sprachsystem nur eine Erhöhung der allgemeinen Fehlzahl in der Wortfindung auffällt: Also nicht einzelne Wörter können nicht mehr gefunden werden.

Die Fehler bleiben meist im Bereich des semantischen Kontextes. Dies ist vereinbar damit, dass in dem neuronalen Netz die semantische Umgebung aktiviert wird und nur ein Fehler in der Selektion des kritischen Wortes auftritt.

Auch die phonematischen Paraphasien können mit Fehlern in, allerdings, anderen Netzen erklärt werden, und zwar Neuronalen Netzen der Ausspracheplanung. Die phonematischen Paraphasien treten auf, wenn dasjenige spezielle neuronale Netz geschädigt ist, das für die Auswahl der Phoneme für die Wort-Artikulation, zur Aussprache des Wortes trainiert ist. Diese neuronalen Netze sind bei den meisten Menschen nicht überlappend, sondern wenigstens teilweise unterschiedlich lokalisiert. Dadurch kommt es zu Syndrom-Dissoziationen: Einige Patienten mit einer bestimmten Lokalisation von Schlaganfällen haben mehr phonematische, andere mit anderen Läsionen mehr semantische, verbale Paraphasien (Abb. 9.3).

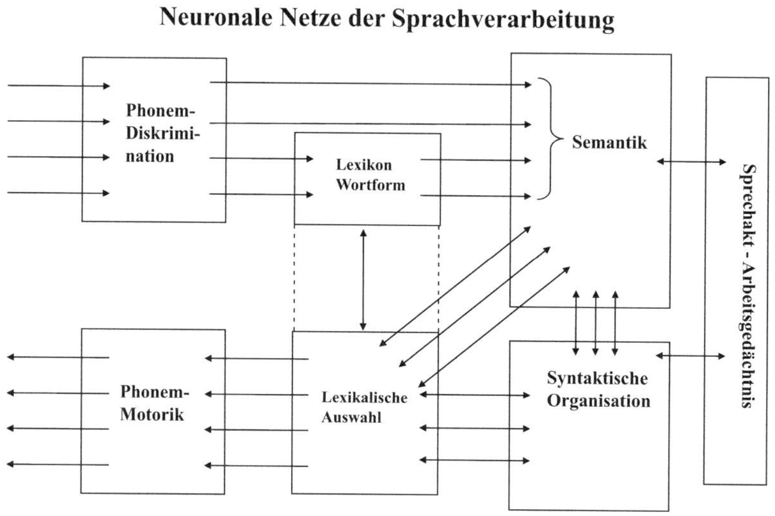

Neuronale Netze der Sprachverarbeitung

Abb. 9.3 Verschiedene trainierte neuronale Netze sind in der Informationsverarbeitung für das Sprachverständnis im ZNS involviert (für die Phonem- und Wortidentifikation). Dazu kommen neuronale Netze für die Sprachproduktion (lexikalische Auswahl, Phonemselektion etc.). Verschiedene neuronale Netze sind hierarchisch in einem ZNS-Sprachsystem gegliedert. Kommt es zur Schädigung von neuronalen Netzen, fällt nicht die ganze Informationsverarbeitung aus, sondern es erhöht sich nur die Fehlerrate, beispielsweise in der Rate phonematischer oder verbaler Paraphasien (»graceful degradation«). Auch die Auswirkung degenerativer bzw. toxisch/metabolischer Prozesse auf die Sprachfunktionen ist mit den Modellen der neuronalen Netze beschreibbar.

9.4.3 Entdifferenzierung und Fehlerstatistik

Nach Schlaganfällen erhöht sich die Wahrscheinlichkeit, ein falsches Wort oder ein falsches Phonem zu produzieren. Es ist nicht so, wie früher vermutet wurde, dass Wörter »vergessen« werden. Dann wäre gleichsam das Lexikon lückenhaft. Dies aber entspricht nicht der Erfahrung von Hirnschädigungssyndromen. Ein wichtiger Vorteil des Modells der neuronalen Netze ist die Eigenschaft der »graceful degradation« – wenn ein neuronales Netz gestört wird, beispielsweise ein Bereich von Recheneinheiten ausfällt, kommt es nicht zum Ausfall der kompletten Leistung, sondern zur Erhöhung der Fehlerrate. Dies entspricht der klinischen Erfahrung nach Schlaganfällen und in der Entwicklung einer Demenz vom Alzheimer Typ. Bei Aphasien, die nach Schlaganfällen auftreten, erhöht sich gewissermaßen die Fehlerwahrscheinlichkeit von annähernd null bei Gesunden auf einen Prozentsatz, der dem Ausmaß der Schädigung des Netzwerks proportional ist. Diese Eigenschaft neuronaler Netze erklärt somit eine sonst sehr schwer verständliche Charakteristik von Hirnschädigungssyndromen.

9.4.4 Parallele Verarbeitungswege im Sprachverständnis und hierarchische Verarbeitungswege

Innerhalb von ca. 1 s scheint die sprachliche Verarbeitung akustischer Stimuli, also der normalen gesprochenen Sprache, abzulaufen. Dabei geht man heute davon aus, dass parallel mehrere Analysewege beschritten werden. So muss die Wortform bestimmt und die Wortbedeutung identifiziert werden, was in der sprachdominanten Hemisphäre abläuft. In der anderen Hemisphäre, im Regelfall in der rechten Hemisphäre, wird die Tonhöhe analysiert und im Verbund mit den Kontextwörtern eine Prosodie wahrgenommen. Zwei Aspekte der Tonhöhe und Lautstärke sind für die Analyse des Gesprochenen besonders wichtig, die Phrasierung, wie beispielsweise am Satzende und der Akzent, z. B. um den Aktor zu betonen und syntaktische Zweideutigkeiten zu klären.

Untersuchungen vor allem der Arbeitsgruppe Friederici et al. (2006) haben zeigen können, dass die Wortformbestimmung vor der semantischen Analyse geschieht. Offenbar kann erst dann, wenn die Wortform bestimmt ist, die semantische Analyse vollendet werden – sie läuft »lizensiert« ab (Abb. 9.4).

9.4.5 Aphasische Fehler und die Diagnostik von Hirnschädigungssymptomen

Das Auftreten von typischen aphasischen Fehlern kann als Beweis für ein Hirnschädigungssyndrom dienen und damit die Art weitere Diagnostik bestimmen. Das oben genannte Beispiel erklärt, dass das Auftreten von phonematischen Paraphasien beispielsweise als Beleg für eine Schädigung der speziellen Hirnregionen angenommen werden kann. Spezialisierte neuronale Netze sind gestört, die nur im Prozess der

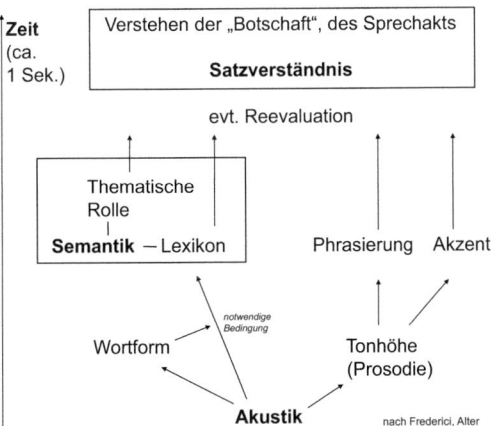

Abb. 9.4 Ein einfacher Satz kann in ca. 1 s im ZNS entschlüsselt werden, sowohl die phonematische Information, die Wortform und die lexikalische Einheit, die thematische Rolle als auch die Einbettung in einen kommunikatorischen Kontext. Parallel wird gerade für den letzten Aspekt des kommunikatorischen Kontexts der Verlauf der Tonhöhe, die Sprachmelodie (Prosodie), und die Betonung analysiert (Mod. nach Friederici et al. 2006)

Sprachgenerierung angesteuert werden und so nicht funktionellen – im Sinne von bedeutungsbezogenen – Störungen unterliegen können. Die Störung von neuronalen Netzen wie dem gezeigten semantischen Netz wird für die Erklärung von schizophrenen Denkstörungen herangezogen (Hoffman 1987; Spitzer 1993).

9.5 Psychopathologische Merkmale der Sprache

Störung der Wortfindung

Definition: Eine Person findet im Gespräch Wörter, die sie sonst verwendet hat, nicht; d. h. bei der Wortfindung kommt es zu einer Verzögerung bzw. dem Ausbleiben des passenden, von der Person gemeinten Wortes.

Die Person kann beim Sprechen einhalten und warten, ob ihr das Wort noch einfällt, versuchen, Umschreibungen zu verwenden „ich meine ein Gerät zum Graben, zum Umgraben." oder sich entschuldigen „fällt mir gerade nicht ein."

Beispiel
Eine ältere Frau findet seit einige Wochen Wörter in der flüssigen Rede nicht mehr sicher und umschreibt sie oder sagt ein falsches Wort. Sie unterbricht mehrfach eine Schilderung von Alltagsereignissen, weil sie jeweils ein Wort nicht findet, das sicher zu ihrem aktiven Wortschatz gehört.

AMDP Zusatzitem
Wortfindungsprobleme meist auch beim Schreiben.

Neurowissenschaftliche/kognitiv neurowissenschaftliche Modellvorstellungen
Störung des Abrufs aus dem Lexikon (trainiertes Neuronales Netz)

Selbst-/Fremdbeurteilung.
Fremdbeurteilung; ggf. Klagen über erlebte Mühe, übliche Worte zu finden.

Aphasische Sprachproduktionsfehler

Definition. Störung der Wort- und Satzproduktion – im Sinne von Paraphasien oder

Fehlern im grammatischen Aufbau von sprachlichen Äußerungen aufgrund von Störungen der
syntaktischen Sprachverarbeitung.

Beispiel

- Ein Mann nach einem Schlaganfall spricht
  flüssig und die Sprache weist viele Fehler in
  der Wortwahl auf: verbale Paraphasien.
- Eine Person spricht Wörter, d. h. in denen
  einzelne oder mehrere Phoneme falsch sind,
  phonematische Paraphasien.
- Eine Person bildet syntaktisch falsche Sätze,
  z. B. Satzverschränkungen (Ein Satz beginnt
  korrekt, wird dann jedoch von einem zweiten Teil eines anderen Satzes, der grammati-
  kalisch und semantisch nicht passt, beendet).
- Eine Person kann nicht nachsprechen.

Die Fehler treten meist auch in der geschrieben
Sprache auf.

Stellung in der Psychopathologie. Nicht im
AMDP.

Psychopathologische Interaktion. Denkstörung,
z. B. Neologismen bei der Schizophrenie, Glossolalie bei Schizophasie.

Differenzialdiagnostische Abgrenzungen. Ent-
wicklungsdysphasie mit bereits gestörter früher
Entwicklung der Sprache.

Weitere Charakterisierung. Störung des trainierten Sprachsystems; die Sprachfunktionen
waren vor der Störung intakt, so wie sie in der
Kindheitsentwicklung erworben worden waren.

Selbst-/Fremdbeurteilung. Fremdbeurteilung.

Neuropsychologie/Objektivierung: Spontan-
sprachstörung, Störung des Benennens und der
Satzbildung (Aachener Aphasietest).

Schweregrad. Einzelne Fehler, die kaum auffallen, bis zur Kommunikationsunfähigkeit.

Spezifikationen. S. Darstellung der neuropsychologischen Syndrome.

Begriffliche Probleme des Merkmals. Aphasie gehört zu den sog. Hirnwerkzeugstörungen,
d. h. Störung der Informationsverarbeitung, die
eines der »Module« des Geistes (Fodor 1983)
betrifft, in dem automatisierte Informationsverarbeitung abläuft.

Sprachverständnis-Störung

Definition: Störung der Fähigkeit, einfache
Sprachäußerungen, ein Wort, einen einfachen
Satz über einen konkreten Sachverhalt zu ver-
stehen.

Beispiel. Rückfragen zu einer einfachen Ge-
schichte, die berichtet wurde, können nicht beantwortet werden, ohne dass eine schwere Gedächtnisstörung vorliegt.

Es muss sichergestellt sein, dass die Person
die Äußerung korrekt hören kann.

Im Interview wird beobachtet, dass eine
Person nicht mit einer normalerweise zu er-
wartenden Beantwortung der einer Frage oder
der Verhaltensänderung nach der Wahrnehmung
einer Information, einer Anweisung oder einer
Erklärung reagiert.

Wenn das Sprachsystem gestört ist, ist die
Störung meist auch beim Lesen zu beobachten.

Stellung in der Psychopathologie. Nicht bei
AMDP.

Differenzialdiagnostische Abgrenzung: Autismus, Konzentrationsstörungen, Abgelenktheit
durch Phoneme.

Weitere Charakterisierung. Verständnisstörung.

Selbst-/Fremdbeurteilung. Fremdbeurteilung.

Interview für Rating. Beobachtung bei
Standardinterview, Fremdanamnese.

Neuropsychologie/Objektivierung. An-
gemessenes Antworten auf Fragen des Interviews, kurze Geschichten, Sprichwörter, logisch
analytisches Denken; Aachener Aphasie-Test,
Subtests des Leistungs-Prüf-Systems.

Schweregrad. Entsprechend der Behinderung der Exploration.

Auffassungsstörung

Definition: Eine Person kann komplexere sprachliche Darstellungen nicht angemessen verarbeiten, obwohl sie einfache Wörter versteht. Sie kann den Inhalt eines längeren Satzes, eines Sprichworts, bzw. einer mehrgliedrigen Aufforderung nicht verstehen, d. h. sich nicht dementsprechend verhalten.

Beispiel: Ein Mann kann im Aufnahmeinterview Erklärungen nicht verstehen, und ein Sprichwort erklärt er falsch – d. h. er umschreibt die konkrete Aussage (z. B. „morgens glänzt ein Goldzahn in der Sonne"). Einfache Wörter identifiziert er korrekt – z. B. in einem Zeigetest. Stellung in der Psychopathologie: AMDP 9.

Psychopathologische Interaktion. Aphasie, Element der Urteilsstörung (s. Kap. 15).

Differenzialdiagnostische Abgrenzungen: Elementare Wortverständnisstörung bzw. Sprachverständnisstörung bei Aphasie, Vorbeireden, durch andere psychopathologische Störung ausgelöst, Autismus, Konzentrationsstörungen, Widerstand gegen die Untersuchung, Abgelenktheit durch Phoneme, Intelligenzminderung (fremdanamnestisch klären, wieweit die Person früher ähnliche Aufgaben hat lösen könne). Akut aufgetretene Schwerbesinnlichkeit.

Weitere Charakterisierung: Tritt auch beim Lesen auf – komplexes Lesesinnverständnis gestört.

Interview für Rating: Im Allgemeinen bereits bei einem Aufnahmeinterview ausreichend Hinweise. Bildungsanamnese.

Neuropsychologie, Objektivierung: Sprichworte (mehrere Beispiele, die die Person kennt – auf das Darstellen der metaphorischen Ebene durch die Person achten).

Schweregrad: Geringfügig ohne Alltagskonsequenzen bis unfähig, die komplexen Aufgaben des täglichen Lebens zu meistern (benötigt Unterstützung).

Neurowissenschaftliche/kognitiv neurowissenschaftliche Modellvorstellungen

1. Weak-input-Modell: bereits nicht vollständige Aktivierung von Vorstellungen beim Sprachverständnis wirkt sich kumulativ aus,
2. Probleme mit logischen Verknüpfungen,
3. Störung in Subsystemen, z. B. im Working Memory oder beim Retrieval von Assoziationen und Elementaraussagen des Umweltmodells.

Literatur

Bara BG, Tirassa M, Zettin M (1997) Neuropragmatics: neuropsychological constraints on formal theories of dialogue. Brain Lang 59:7–49

Barth A, Küfferle B (2001) Die Entwicklung eines Sprichworttests zur Erfassung konkretistischer Denkstörungen bei schizophrenen Patienten. Nervenarzt 72:853–858

Berres M, Monsch AU, Bernasconi F et al (2000) Normal ranges of neuropsychological tests for the diagnosis of Alzheimer's disease. Stud Health Technol Inform 77:195–199

Dehaene S, Molko N, Cohen L, Wilson AJ (2004) Arithmetic and the brain. Curr Opin Neurobiol 14:218–224

Fodor JA (1983) The modularity of mind. MIT Press, Cambridge, MA

Friederici AD, Bahlmann J, Heim S (2006) The brain differentiates human and non-human grammars: functional localization and structural connectivity. Proc Natl Acad Sci U S A 103:2458–2463

Heeschen C (1980) Strategies of decoding actor-object-relations by aphasic patients. Cortex 16:5–19

Hoffman RE (1987) Computer simulations of neural information processing and the schizophrenia-mania dichotomy. Arch Gen Psychiatry 44:178–188

Huber W, Poeck K, Weniger D, Willmes K (1983) Der Aachener AphasieTest. Hogrefe, Göttingen

Kraepelin E (1903) Psychiatrie, 7. Aufl. Barth, Leipzig

Kutas M, Hillyard SA (1984) Brain potentials during reading reflect word expectancy and semantic assiation. Nature 307:161–163

LeCun Y, Bengio Y, Hinton G (2015) Deep Learning. Nature 521:436–444

McClelland JL, McNaughton BL, O'Reilly RC (1995) Why there are complementary learning systems in the hippocampus and neocortex: insight from the successes and failures of connectionist models of learning and memory. Psychol Rev 102:419–457

Monsch AU (1997) Neuropsychologische Untersuchung in der Beurteilung der Demenz. Schweiz Rundsch Med Prax 86:1340–1342

Reischies FM (1993) Pathology of language behaviour in affective psychoses. In: Blanken G, Dittmann J, Grimm H et al (Hrsg) Linguistic disorders and pathologies, Bd IX. Handbook of linguistic and communication science. De Gruyter, Berlin, S 513–522

Spitzer M (1993) The psychopathology, neuropsychology and neurobiology of associative and working memory in schizophrenia. Eur Arch Psychiatr Clin Neurosci 243:57–70

Stemmer B, Whitaker HA (1998) Handbook of Neurolinguistik. Academic, New York

Denken

10

Inhaltsverzeichnis

10.1 Einführung

»Die Verzögerung, den Zeitverlust durch Denken sehe ich als Umsicht an« – Publius Syrus.

Das Wort »Denken« hat viele Bedeutungen. Zunächst folgen wir der Beschreibung von Benson (Benson 1994); als Denkvorgänge sollen alle Prozesse angesehen werden, welche die Denkinhalte verarbeiten. Denkinhalte sind mentale Inhalte; sie sind bewusstseinsfähig. Im sprachlichen Denken sind es semantische Einheiten, aber darüber hinaus sind es auch Figuren, z. B. aus Intelligenztests, die sich ein Mensch bildlich vorstellen kann. Wenn eine Verarbeitung mit dem Denkinhalt stattgefunden hat, ist das Ergebnis wiederum in der Vorstellung der denkenden Person verfügbar – sei es eine Figur wird nach einer Drehung wieder vorgestellt oder eine Argumentation mit einem neuen Aspekt formuliert. In diesem Rahmen muss sich die Betrachtung auf verbale Denkinhalte beschränken.

Die Psychopathologie hat eine Vielfalt von formalen Denkstörungen aus der psychopathologischen Untersuchung psychisch kranker Menschen heraus beschrieben. In den Lehrbüchern der Psychologie erscheint das Wort Denken z. T. nicht mehr. Meist finden sich Erklärungen von schlussfolgerndem Denken unter der Überschrift »Kognition«. Die kognitive Neurowissenschaft widmet sich formal logischen Funktionen des Gehirns. Ein Problem besteht darin, dass über das Denken nur Aussagen gemacht werden können, die das Bewusstsein (s. o.) mit einbeziehen.

Bei vielen Prüfungen mentaler Leistungen, wie in den Intelligenztests, bearbeitet die Person die Aufgabe mental und gibt dabei zunächst keine Mitteilung. Sie führt während der Lösung der Aufgabe keine Handlung aus. Am Ende der mentalen Operationen steht eine Entscheidung, welche ausgesprochen oder als Handlung ausgeführt wird. Wir haben eine mentale Aufgabe vor uns mit einem Denkziel (wie es Kraepelin bereits formulierte, Kraepelin 1903). Wir vermuten aus einer richtigen Antwort, dass die Person gedacht haben muss. Festzuhalten bleibt: Der Schweregrad von Denkstörungen in der Psychopathologie hat andere Dimensionen als die Störung des Denkens in der Kognitionswissenschaft.

Zunächst soll das Denkziel der mentalen Operation betrachtet werden. Man kann die Effizienz von Denkprozessen untersuchen, indem der Patient eine Denkaufgabe bekommt und gewertet wird, ob und wann das Denkziel erreicht, die richtige Antwort gegeben wurde. Jede Frage an den Patienten stellt gewissermaßen eine Denkaufgabe dar und, darauf bezogen, kann die Art der Antwort und die Latenz beurteilt werden. Die Art und Effizienz der Bearbeitung eines Denkziels ist ein zentrales Objekt psychopathologischer Untersuchung.

Denkantrieb: Damit einher geht die Frage des Antriebs bzw. der Motivation zum Denken. Warum denkt ein Mensch? Die Erfahrungen mit Denkstörungen bei psychiatrischen Krankheitsbildern lehrt uns, dass es nicht selbstverständlich ist zu denken. In der schweren Depression gibt eine Person an, gar nicht mehr zu denken. Einerseits wird davon ausgegangen, dass 1) in einer Depressionserkrankung Denkantrieb reduziert ist, die allgemeine Antriebslage ist stark reduziert und aus dem Grund denkt die Person kaum. Diese Erklärung greift andererseits vermutlich zu kurz: 2) Die Notwendigkeit einer Belohnungserwartung gilt für die Ausführung eines jeden aufmerksamen mentalen Prozesses. Mit anderen Worten, die schwer depressive Person denkt nicht mehr, weil ihr Denken zu nichts führt. Dazu kommt, dass sie im Grübeln nutzlos kreisende, negative Gedanken hat und dies als eher verstärkend für negative Gefühle erlebt. (3) Das Denken wird vermieden, wenn es zu Angst führen könnte. Damit eine Person denkt, muss vorher offenbar der Weg dahin freigeräumt sein – es muss Denkantrieb und spezielle Motivation zum Denken über das Denkziel vorhanden sein. Es ist wichtig, diese Ebene zu beachten, weil sich in ihr auch Vermeidungshaltungen, Widerstände und auch Abwehrmechanismen oder Coping Stile bemerkbar machen. Diese Einflussfaktoren hemmen oder lenken die Denkaktivität möglicherweise auf Abwege.

Viele Personen verweigern in der psychopathologischen Untersuchung die Mitarbeit, zeigen Widerstände, vor allem, wenn es sich um neuropsychologische Untersuchungsverfahren handelt. Warum ist eine Person motiviert, in einem Gespräch und einer Untersuchung aufmerksam zu denken? Offenbar haben einige Menschen eine hohe Motivation, sogar knifflige Denkaufgaben in der Freizeit zu lösen. Es könnte zudem sein, dass sie eine allgemein hohes Antriebsniveau besitzen (ohne dass eine Antriebssteigerung vorliegen müsste).

Introspektion: Aussagen über subjektive Schwierigkeiten beim Denken, die ein Patient äußert, müssen sehr vorsichtig gewertet werden. In diesem Rahmen wird nicht auf rein subjektive Denkstörungen eingegangen. Es handelt sich dabei zumeist um den komplexen Bereich der Selbstwahrnehmung, der Introspektion mit ihren speziellen Fehleranfälligkeiten.

Denkinhalte

Denkinhalte hatten wir als mentale Inhalte, die bewusst verarbeitet werden, beschrieben; wie können wir sie näher beschreiben?

- Semantische Einheiten (verbales Denken),
- visuelle Einheiten: Form/Farbe/räumliche Aspekte (z. B. Zimmermann, Architekt),
- weitere z,B. : akustische Einheiten: Tonhöhe/ Zeit/Rhythmus/ Motive etc. (Musiker).

Quelle der Denkziele

- Selbst generiert (Problem entdeckt),
- Aufgabe von extern (Prüfung, Arbeitsstelle),
- Routine (Aufgabe gelernt, z. B. regelmäßiges mentales Training mit Rätsellösen).

Denkprozesse

- Übertragen, Kontrollieren (eine Veränderung prozessieren, Sachbearbeitung),
- Transformationen (Operation auf Denkgegenstand ausführen (z. B. Ziffern durch 3 teilen, s. Intelligenztests),
- Problemlösen, Abruf verschiedener Transformationen bis Endbedingung erfüllt ist (Intelligenztests).

Denkergebnis

- Entscheidungsgrund, Handlung (Antwort geben, Multiple-choice-Markierung; Reaktionszeichen, Zeitmessung),
- Wissen (Konsequenz wird in zukünftigen Entscheidungen gewertet),
- Zwischenergebnis (bei komplexen Denkzielen, Planungen).

Alltagsrelevantes Denken: Die Betonung soll in diesem Kontext auf alltäglichem und verhaltensrelevantem Denken liegen. Psychopathologische Bedeutung haben charakteristische Störungen des Denkens, die ein psychiatrisches Krankheitsbild diagnostizieren helfen; diese beeinträchtigen meist das Alltagsverhalten der Patienten.

Das Alltagsdenken ist bei vielen psychiatrischen Krankheitsbildern gestört. Wir haben bereits das grübelnde Denken schwer depressiver Personen angesprochen. Ihre negativen zirkulären Gedanken, das Grübeln verschlechtert die Stimmung weiter.

Für schizophrene Psychosen sind die fundamentalen Störungen des Denkens zu diagnostizieren und zu erklären – speziell diejenigen formalen Denkstörungen, welche Konsequenzen in Verhaltensfehlern haben können. Das Denken wird nicht effizient oder gar nicht ausgeführt. Es geht in der Psychopathologie in der Regel also meist nicht um das Niveau potenzieller Problemlösung, das mit den Intelligenztests erfasst wird.

Ebenfalls ausgeschlossen ist kontemplatives Denken, das als ziellos charakterisiert werden kann (Singer 1993). Wir betrachten ein Denken, das an der Effizienz, mit der es ein Denkziel erreicht, gemessen werden kann. Natürlich denken Personen lange Zeit des Tages auch einmal an nichts Spezielles, lassen sich von Anregungen mitreißen und reihen Einfälle aneinander. Über diese Art von Denken gibt es jedoch keine gesicherten Informationen für eine psychopathologische Untersuchung (s. o. Introspektion).

Beispiel

Eine Person möchte ihren 80. Geburtstag feiern und spricht mit einer alten Bekannten. Sie ist im Denken langsam geworden. Ihr fällt ein, Freundin x einzuladen. Dann springen die Gedanken zum Geburtstagsessen mit der Frage, ob sie das Essen kochen will, oder ob es bestellt werden müsste. Sie erwägt dann, in ein Restaurant zu gehen. Dadurch kommt sie auf den Aspekt, dass ein Restaurant mit vielen Personen sehr teuer werden könnte. Sie fragt ihre Bekannte, ob Sie die Angelegenheit anders sehe. Sie überlegt dann, dass sie doch lieber das Geld auf dem Konto lassen wollte, »man kann ja nicht wissen«. Sie überlegt, wie viele Personen sie einladen müsste. Dabei fällt ihr Freundin y ein. Diese Freundin liebt es, Fisch zu essen … Mäanderförmig drehen sich die Einfälle in langsamen Kreisen. Die Dame ist nicht in der Lage, die Geburtstagsfeier zu organisieren. Ein weiteres Beispiel zeigt Abb. 10.1. ◄

Schizophrene Denkstörung:

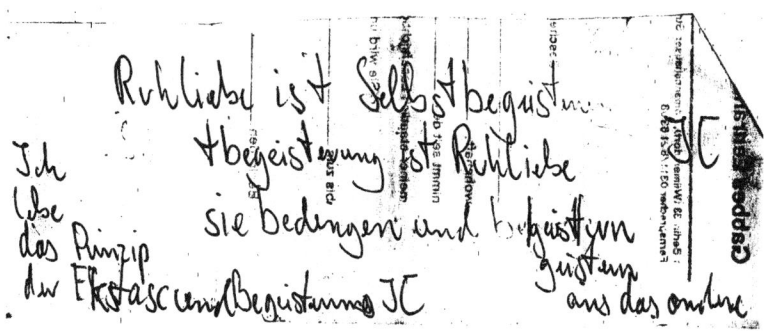

Abb. 10.1 Notiz eines schizophrenen Patienten als Beispiel einer Denkstörung: »Ruhliebe ist Selbstbegeisterung –
Selbstbegeisterung ist Ruhliebe. Sie bedingen und begeistern eins das andere. Ich lebe das Prinzip der Extase und Be-
geisterung.«

Viele Untersucher sehen das verhaltensrelevante Denken als Probehandeln an. Enge Beziehungen bestehen zu den exekutiven Funktionen (Kap. 6). Im Gegensatz zu exekutiven Funktionen, die an konkreten Handlungen deutlich
werden, geht es hier um das planende Bedenken
von Angelegenheiten des Lebens in der Zukunft.

In der psychopathologischen Untersuchung
müssen die Kategorien des Sprechens, der Sprache und des Denkens unterschieden werden, da
Merkmale aus allen 3 Bereichen auftreten können (Lott et al. 2002). Besonders in schweren
akuten schizophrenen Krankheitsbildern kann es
sowohl zu einer Störung der Sprache mit lexikalischen und grammatischen Fehlern kommen als
auch zu einer Störung des formalen und inhaltlichen Denkens. Dann wird eine Abgrenzung in
vielen Fällen nicht möglich sein.

Den komplexe Bereich der Frage, inwieweit
das Denken bewusst abläuft, können wir nur
streifen. Im Alltag sind Menschen mit ihren
Aufgaben beschäftigt, für die meist routinierte
aufmerksame Denkprozesse benötigt werden;
die Personen sind bewusstseinsklar aber sind
sich zu allermeist in diesen Prozessen nicht bewusst, dass sie denken (im Sinne von Bewusstheit, „awareness of something", s. Kap. 8). Viele
schwer depressive Patienten berichten, dass sie
bei Pausen in Beschäftigungen sofort anfangen
zu grübeln, was sie als quälend empfinden. Andere Personen bemerken nicht, dass sie in einer
Beschäftigungs-Pause grübeln und müssen trainieren, es zu registrieren.

Formale Denkstörungen

Die Denkvorgänge sind von vielfältigen neurowissenschaftlichen Mechanismen abhängig,
wie dem Abruf aus dem semantischen Gedächtnis, Halten im Arbeitsspeicher, Aktivierung von
Aufmerksamkeit, Ausführung einer trainierten
Transformation des Denkinhalts etc. (s. u.).

Die Vielfalt der beteiligten Prozesse macht
das Denken für Störungen anfällig. Dementsprechend sind eine Fülle von psychopathologische Merkmale des Denkens unterschieden
worden. Sie lassen sich z. T. auf die Störungen
in den verschiedenen neurowissenschaftlichen
Mechanismen zurückführen.

Für formale Denkstörungen gibt es keine einfache Definition. Bei formalen Denkstörungen
handelt es sich um eine Störung des Alltagsdenkens, das sich beispielsweise auf die

- Effizienz des Denkens, bzw. ihre Fehlerhaftigkeit,
- den Ablauf der Gedanken (z.B. Zielgerichtetheit, Grübelkreise etc.),
- die Geschwindigkeit etc. auswirkt.

Gegensatz zu inhaltlichen Denkstörungen

In diesem Kapitel werden die formalen Denkstörungen, im Kapitel Wahn die inhaltlichen
Denkstörungen beschrieben. Griesinger trennte
die formalen von den inhaltlichen Denkstörungen (1861) anhand der Denkinhalte,
wobei für inhaltliche Denkstörungen gilt:

- Inhalte, die übertrieben oder falsch sind, Wahngedanken etc. andere inhaltliche Kategorie,
- spezielle Inhalte, die Angst bereiten (Kap. 11, Abschn. 11.5.2 und 11.5.5).

Beim formalen Denken steht nicht die Art der Denkinhalte im Fokus, sondern die Qualität der Denkvorgänge. Hier geht es nicht um die Korrektheit bzw. Wahrheit oder emotionale Konsequenzen spezieller Denkinhalte.

Inhaltliche Denkstörungen können die Alltagsdenkprozesse stören, müssen dies jedoch nicht tun; es existiert eine gewisse Dissoziierbarkeit von inhaltlichen und formalen Denkstörungen, d. h. Patienten können die eine, aber nicht die andere Störung haben. So ist bei einer reinen paranoiden Störung eine inhaltliche, aber in der Regel keine formale Denkstörung zu beobachten und bei manchen Patienten mit desorganisierter Schizophrenie das Gegenteil, starke formale ohne inhaltliche Denkstörungen (d.h. ohne Wahngedanken).

Denkbild der Assoziationsketten
Wie auch in anderen Bereichen der Psychopathologie stehen populäre Denkbilder den Erklärungen der Neurowissenschaft entgegen. Sie waren für die ersten Schritte der psychopathologischen Darstellung sinnvoll, hemmen aber den Fortschritt. Dazu gehört auch das Denkbild der Assoziationsketten, an denen beispielsweise Sims (2003) die formalen Denkstörungen veranschaulicht. Danach ist der Verlauf des Denkens durch die inhaltlich kausale Verknüpfung von Gedanken bestimmt. Auf einen Einfall sollte der nächste folgen etc. Das ist aber ein Verlauf, der nur in der horizontalen Ebene abläuft. Für das neurowissenschaftliche Verständnis des Denkens aber ist die nichtlineare, mehrdimensionale Organisation des Denkens entscheidend. Das »Denkziel«, wie es Kraepelin bereits formulierte, stellt eine besonders wichtige Instanz dar. Es unterscheidet verhaltensrelevantes Alltagsdenken von kontemplativem Assoziieren. Das Denkziel wird im Arbeitsgedächtnis gehalten und dient der Organisation des Retrieval für die weitere Elaboration in der Folge der weiteren Denktätigkeit (s. u.).

Beim Bild des Stroms des Bewusstseins (s. dort) wurde der Vergleich mit einer Benutzeroberfläche eines Computers herangezogen. Der Strom des Bewusstseins ist in vielen Aspekten vom Denkverlauf bestimmt. Auch für das Denken ist das Bild einer Benutzeroberfläche des Gehirns nützlich. 1) Wir erleben bewusst einen Denkinhalt. Ohne es zu merken, laufen 2) Prozesse unter der Oberfläche des im Rechner Dargestellten ab, wie bei dem Aufrufen und Bearbeiten einer der Seiten eines Betriebssystems oder eines Dateiprogramms. 3) In der Regel wählen wir etwas aus, wie eine Transformation etc. – d. h. wir drücken beispielsweise eine Taste. Wir erleben jedoch nur den weiteren Schritt, nämlich, dass 4) ein neues Bild auftaucht – dass uns ein weiterer Gedanke »einfällt«, der mit der Wahl der Transformation beabsichtigt war. Dieser neue Denkinhalt/Bildschirminhalt ist ein Teil der Lösung des gegenwärtigen Denkproblems, oder nicht. Das Denken führt 6) zum Denkziel oder es wird weitergedacht. Andernfalls ist es ein neues Thema, das nun zum Denkziel wird. Zusammenfassend ist also die erlebte Assoziationskette als Produkt der mehrdimensional zu betrachtenden Denkprozesse erklärbar (s. Abb. 10.2).

Automatische Gedanken und emotionale Aspekte
Ein jeder wird die Erfahrung gemacht haben, dass praktisch zu jeder Zeit, besonders aber in Ruhe, irgendwoher Gedanken erscheinen, die als automatische Gedanken bezeichnet werden. Das Wesentliche dabei ist, dass sie nicht von der Person gedacht werden wollten. Nicht unbedingt abgelehnt, aber nicht aktiv abgerufen, nicht etwa intendiert, tauchen sie plötzlich auf („es denkt mich"). Sie spielen in der Psychiatrie eine bedeutende Rolle.

Im Alltag rufen Menschen bei einem Denkinhalt vielfach emotionale Konnotationen ab, d. h. welche Valenz ein Objekt, ein Mensch, ein Problem etc. hat. Zum Teil werden dabei auch Emotionen aktiviert, zumindest flüchtig. Die mentale Beschäftigung mit diesen emotionalen Aspekten von Denkinhalten nimmt zuweilen einen großen Anteil an Zeit zum Denken ein.

10.1.1 Alltagsdenken

Alltagsdenken, wie es oben schon eingeführt wurde, ist ein Denken, das z. B. in Gesprächen und in der Organisation des Alltags benötigt wird. Da viele psychiatrische Krankheitsbilder nicht etwa nur an einem Nachlassen der Effizienz im Berufsleben deutlich werden, sondern auch im persönlichen Alltag in der eigenen Wohnung, soll hierauf der Fokus des Interesses liegen. Mit anderen Worten, die psychischen Störungen, die in der Psychiatrie behandelt werden, gehen vielfach mit einem derartigen Ausmaß an formalen Denkstörungen einher, dass auch das Alltagsleben ohne Berufsanforderungen erheblich gestört wird.

Das Alltagsdenken muss, wie anfangs schon dargestellt, abgegrenzt werden von speziellen Denkanforderungen. Das Alltagsdenken steht also im Gegensatz zu speziellen Denkweisen in akademischen Berufen, bei Tests etc. Mit anderen Worten, hier soll nicht über alle verschiedenen Denkweisen berichtet werden, die in den verschiedenen kognitiven Tests der Problemlösefähigkeiten oder allen möglichen Berufsanforderungen notwendig sind.

1. Berufsanforderungen an das Denken sind höchst variabel, z. B. Formulare mit Referenz auf Gesetzeslage bearbeiten, Baupläne mit Referenz auf Statik beurteilen etc. Im speziellen Denken in akademischen Berufen wirken sich eine Fülle von Störungen verschiedener Intelligenzkomponenten und des Gedächtnisses aus. Die hohe Varianz bezieht sich auf die Arten und Niveaus der kognitiven Anforderungen.
2. Denksport wie Lösen von Rätseln, oder beispielsweise Schach.
3. Tests
   3.1   Intelligenztests mit Denkaufgaben

Aus dem oben Angeführten wird eines klar: Denken wird in unserem Zusammenhang nicht mit Kognition gleichgesetzt. Hier geht es darum, die neurowissenschaftlichen Systeme zu kennzeichnen, die bei psychiatrischen Krankheitsbildern zum Versagen der Denkfunktionen führen.

Ein wenig überraschend war es, dass in der schweren Depression (Reischies und Neu 2000) oder bei schizophrenen Patienten viele der Intelligenzfunktionen nicht oder nur wenig gestört sind (Reischies und Mentzel 2001), die Patienten aber in den alltäglichsten Anforderungen versagen und psychopathologische formale Denkstörungen zeigen. Hier ist der Hinweis auf den Unterschied von Leistungen mit Eigenantrieb und Fremdantrieb hilfreich (s. Kap. 7 Antrieb), denn die Personen mit einer Depression leisten in der Testsituation mit Fremdantrieb zum Denken überraschend viel; sie versagen jedoch im Alltag bei Aufgaben, die eigeninitiatives Denken, Planen etc. erfordern.

Eine plötzliche Veränderung der Leistungsfähigkeit im Beruf gibt einen Anhaltspunkt für mögliche Störungen, die sich im formalen Denken zeigen können. Natürlich bedeutet es bereits eine schwerwiegende Behinderung, wenn ein Top-Manager nach einer Hirndurchblutungsstörung eine leichte Beeinträchtigung im formalen Denken erleidet. Die Betonung der Alltagsrelevanz hat auch den Grund, die Auswirkungen von psychopathologischen Störungen angemessen für jeden Patienten abzuschätzen.

Spezifizierung von Alltagsdenken

Wird in Intelligenztests oder in bestimmten Berufsanforderungen gefordert, Denkinhalte mittels bestimmter mentaler Prozesse zu bearbeiten, so ist dies im Alltag selten der Fall.

Wir werden uns im Folgenden beispielhaft auf die verbalen Denkvorgänge konzentrieren, die mit dem Abruf von Wissen über die Denkinhalte zu tun haben. Nehmen Sie das Beispiel des Rechnens, dabei wird z.B. eine Zahl mittels der mentalen Operation »mal 3« transformiert. Dies kommt im Alltag vor, aber selten.

Ein Denkinhalt fokussiert die Aufmerksamkeit auf bestimmte Inhalte, auf Wissen über diesen Inhalt. Zu dem Denkinhalt werden Eigenschaften (aus dem Umweltmodell) und die dazugehörigen Aktionsroutinen abgerufen. Dies erfüllt in vielen Fällen bereits das Denkziel.

10.2 Funktionen des Denkens im Alltag

Das Denken erfüllt im Alltag viele Funktionen. Zwei exemplarische Funktionen werden im Folgenden eingehender besprochen. Das eine Beispiel handelt von Denkinhalten wie die, Alltagsbedürfnisse zu organisieren bzw. Handlungen in eine Reihenfolge zu bringen, das andere vom alltäglichen Gespräch über Verhaltensalternativen.

10.2.1 Alltagsbedürfnisse organisieren

Es treten im Verlauf des Tages interne Stimuli auf, wie Bedürfnisse zu Essen – eine Person überlegt, ob es sich lohnt, in diesem Moment zu einem Restaurant aufzubrechen. Andere Themen sind Neuigkeiten, für die ein Interesse besteht, oder die Organisation von sportlichen Aktivitäten („wie bekomme ich das alles heute unter?"), und weitere mehr.

An dem Beispiel der Behandlung des Bedürfnisses, etwas zu essen, kann das verhaltensrelevante Alltagsdenken erläutert werden. Neben der Wahrnehmung des Bedürfnisses und des Erkennens der Notwendigkeit der Organisation spielt in unserem Zusammenhang besonders die Bewertung eine Rolle, die als Denkziel aufgefasst werden kann.

Es kommt zur Evaluation der:
- Bedingungen, Optionen: z. B. ist Essengehen jetzt möglich, erlaubt, persönlich günstig oder ungünstig?
- Akzidenzien: z. B. kann ich heute mit Person x essen gehen (ggf. Beziehungsaspekte zu dieser Person), zufällige Sonderbedingungen in der speziellen Situation, beispielsweise zufällig wahrnehmbare, neue Optionen.
- Abruf der Erfüllungsmöglichkeiten: z. B. wo kann ich hier gut essen gehen? Wissen, wie wo möglich,
- Bewertung.

In Störungen des Verhaltens hinsichtlich der Bedürfnisbefriedigung gehen natürlich vielfältige andere Faktoren ein, wie Impulskontrolle, Gedächtnisstörungen etc.

Denkstörungen wirken sich in dem geschilderten Bereich aus. Patienten bedürfen beispielsweise der Ansprache bzw. Impulsgabe für Essen, Kleidung, Toilette, Spaziergänge und andere Alltagsaktivitäten. Dafür können verschiedene Ursachen infrage kommen. Die Person kann Probleme damit haben, den Kontext zu würdigen. So im Beispiel einer psychiatrischen Station: Die Bedingungen und Regeln auf Station müssen abgerufen werden. Im häuslichen Alltag sind dies meist Routineentscheidungen, die auch vielfach, beispielsweise per Zeitroutinen, geregelt sind.

Kontrolle von Aufmerksamkeitsprozessen
Durch die Denkabläufe wird die Steuerung des jeweiligen Aufmerksamkeitsfokus bewirkt. Dabei bestimmt der Abruf von jeweils nächsten Inhalten im Denken, wohin sich die Aufmerksamkeit der Person wendet.

10.2.2 Gespräch im Alltag

Als zweiten Bereich des Alltagsdenkens betrachten wir beispielhaft das Gespräch über alltägliche Umstände. Als Denkziel existiert meist ein Gesprächsgegenstand oder eine Frage, also eine vom Gesprächspartner gestellte Anforderung.

Zunächst muss das vom Partner Gesprochene verstanden werden – das Sprachverständnis und das soziale Verständnis der Intention des Gesprächspartners soll hier aber nicht betrachtet werden (Kap. 9 Sprache).

Zentral ist die Umwandlung der Äußerung des Partners in eine Aufgabe, z. B. 1) Wissensabfrage: »Wie ist die neue Regelung über die Bahnfahrpreise?«, 2) autobiographische Information: »Wie heißen Sie?«, 3) Abruf von Spezifikationen: »was bedeutet der Kauf der Fahrkarte für Sie?«, 4) komplexer Bericht mit

Sequenz »wie war Ihre Berufsausbildung?« Dabei muss Information aus dem autobiographischen, episodischen Gedächtnis oder aus dem Umweltmodell organisiert werden. 5) Valenzbezogene Evaluation »Wie finden Sie …« Empfindung: »Wie stark ist der Schmerz und welcher Art?«, 6) Evaluation einer Wahrscheinlichkeit: »Wird eine Steuernachforderung kommen?«, 7) Planung auf die Person bezogen: »Wie sind Ihre Pläne für die Zukunft?«.

10.3   Elemente des Alltagsdenkens

Selektiv aktivierter Inhalt. Ein Denkinhalt muss zunächst ausgewählt werden. Diese Auswahl und die Speicherung des Denkinhalts im Arbeitsgedächtnis wird von vielen Untersuchern als die zentralen ersten Schritte des Denkens betrachtet: Selektion und Working Memory (Arbeitsgedächtnis Kap. 6 und s. Neurowissenschaft, s. z. B. Deco und Rolls 2005; Brown und Marsden 1988).

Schritt 1 – Auswahl eines Denkinhalts
Alternative a. Im Prozess der Wahrnehmung werden semantische Einheiten identifiziert, die für die Person von subjektiver Bedeutung sind. Ein Inhalt scheint nicht nur kurzzeitig im Strom der sensorischen Einflüsse auf, sondern kann als Denkziel bzw. zunächst als Denkinhalt fixiert werden.

Alternative b. Der Denkinhalt kann primär auch anders aufgerufen worden sein, beispielsweise durch eine Frage im Gespräch oder ein Bedürfnis und die Evaluation der Bedingungen zur Befriedigung des Bedürfnisses (s. a. Automatische Gedanken).

Schritt 2 – Fixierung eines Denkziels
Eine wichtige Bedingung des Alltagsdenkens ist neben dem Abruf oder der Selektion eines Inhalts das Halten des Denkinhalts im Arbeitsgedächtnis. Dadurch wird ein Inhalt zum Denkinhalt, zu dem Spezifikationen hinzutreten können, wie Wissen, episodisches Gedächtnis mit persönlicher Erfahrung etc. (Abb. 10.2). Eine

Funktion, die mit selektiver Aufmerksamkeit zu tun hat, ist für die Ablenkung von konkurrierenden Einfällen notwendig.

Schritt 3 – Selektive Aufmerksamkeit
Denken ist in diesem Rahmen als ein sequenzielles Umgehen mit semantischen Einheiten konzeptualisiert worden. Im Denken kommt es zur Interaktion vieler kognitiver Komponenten. Speziell wichtig ist dafür die Organisation von selektiver Aufmerksamkeit. Die Aufmerksamkeit muss im Gedankenverlauf auf entfernte Aspekte gewendet werden können – beispielsweise denkt eine Person zunächst an die Optrion, eine Renovierung selbst durchzuführen, sodann an die Möglichkeit, einen Handwerker schwarz, also ohne steuerliche Anmeldung, zu engagieren; sie wendet die Aufmerksamkeit auf juristische und steuerliche Aspekte.

Schritt 4 – Updating des Arbeitsgedächtnisses
Die zum Denkinhalt hinzutretenden Spezifikationen, Eigenschaften des Denkinhalts, bzw. Erfahrungen, modifizieren den Denkinhalt. Man kann sich dies so vorstellen, dass erst gewisse Sätze über den Denkinhalt aktiviert wurden, Elementaraussagen zum Denkinhalt (Kap. 9 Sprache). Diese aktivierten Aussagen über den Denkinhalt werden anfangs im Zwischenspeicher behalten. Nach mentalen Operationen wird der Zwischenspeicher über den Denkinhalt aufgefrischt bzw. verändert. Dieses Updating des Denkfortschritts wird unter die Arbeitsgedächtnisfunktionen subsummiert. Wenn ein Denkziel vorliegt, dann kann der Eintrag im Arbeitsgedächtnis nach den mentalen Operationen mit dem Denkziel in Beziehung gesetzt werden, mit der Frage, ob das Denkziel nun erreicht ist.

Einige Personen berichten, dass sie, beispielsweise in Gesprächen, immer eine zweite gedankliche Ebene aufrechterhalten, in welcher Assoziationen, Einfälle, Bewertungen, die nicht ins Gespräch einfließen müssen, gewissermaßen parallel bearbeitet werden können. In wieweit eine derartige Praxis im Fall einer Dekompensation der kognitiven Fähigkeiten zu formalen Denkstörungen führt, ist noch nicht näher bekannt.

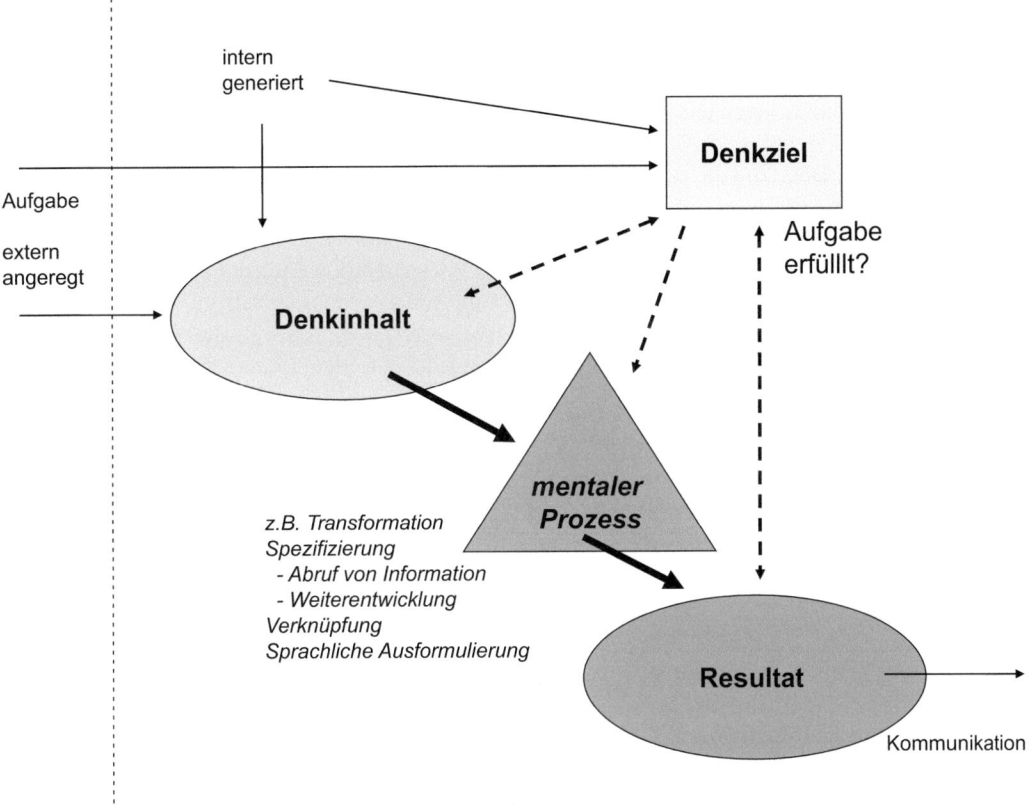

Abb. 10.2 Schema zur Illustration von psychopatho-logischen Denkstörungen. Dabei steht die Relation der Entwicklung von Denkinhalten, die geäußert wer-den, zu Denkzielen, die durch Aufgaben oder Fragen im Interview aufgestellt wurden, im Zentrum. Es geht vor-wiegend also nicht um allgemeine kognitive Prozesse, wie sie in Intelligenzaufgaben geprüft werden. Störun-gen im Denkablauf in psychopathologischen Syndro-men treten auf z. B. 1) wenn das Denkziel verloren wird oder 2) die Denkoperationen gestört sind, 3) die Denk-operationen nicht mehr ausreichend in Relation zum Denkziel gesetzt werden können oder 4) indem sich An-triebsstörungen auf den Denkablauf auswirken (weitere Störungsmöglichkeiten im folgenden Text)

Fazit
Beim Alltagsdenken ist zum einen die Selektion aus den vielen simultan ein-strömenden Informationen, das Halten des Denkziels, der mentalen Transformationen und der Zwischenergebnisse, zum ande-ren die exekutive Kontrolle über längere Denkverläufe entscheidend.

10.4 Klinik

Welche Teilprozesse des Denkens sind bei den klinischen Denkstörungen betroffen? Welche Störungen von Randbedingungen wirken sich aus?

Ein erstes Beispiel ist eine Störung von Den-ken durch heftige Emotionen, bzw. Affekte. Seit dem Altertum ist beispielsweise die Notwendigkeit der Kontrolle von Emotion für das Denken herausgestellt worden. Das Denken wird durch Erregung von Affekten eingeengt, weil die heftigen Emotionen, wie Panik oder Wut, bestimmte Inhalte aktiviert halten. Zudem ist das Denken ineffizient, indem beispielsweise die Zwischenspeicherung immer wieder gelöscht wird. Das Denken ist in einer derartigen Situation nicht effizient bzw. das „Probehandeln" nicht erfolgreich durchführbar (Kap. 11 Emotion und Affekte).

In schweren Psychosen, bei Hirnschädigungssyndromen und regressiven Zuständen haben formale Denkstörungen meist schwerwiegende praktische Folgen für die Leistungsfähigkeit. Die Pflegepersonen berichten, »Herr x schafft es nicht das Bett zu machen«. Eine andere Person mit einer akuten schizophrenen Psychose kann nicht mit dem Bus fahren, um etwas aus der eigenen Wohnung zu holen. Dies liegt daran, dass sie nicht die Vorbereitungen leisten kann, erstens sich einen Stadtplan zu besorgen, zweitens ein Busfahrticket vom Sozialarbeiter geben zu lassen, drittens die Buslinie herauszusuchen und viertens sich die Bushaltestelle zeigen zu lassen etc. Hier besteht eine Beziehung zu den exekutiven Störungen.

Sozialarbeiter kennen viele Personen mit psychischen Erkrankungen, welche bei der Beantragung von sozialen Leistungen oder Bankgeschäften scheitern. Dabei spielen die Fülle und Komplexität der bürokratischen Informationspflichten eine Rolle: Die Patienten können nichts damit anfangen, dass sie vom Sozialamt bestimmte Fragen gestellt bekommen. Die Inhalte, die in Fragebögen angesprochen werden, können sie nicht abrufen. Natürlich spielen nebenbei auch Störungen eine Rolle, die nichts mit Denkstörungen zu tun haben, wie Sprachverständnisstörungen, speziell bei der umständlichen juristischen Ausdrucksweise. Aus diesen Gründen wird im psychiatrischen Interview auf die Fähigkeit geachtet, auf Fragen einzugehen, und wo die Schwierigkeiten der Person bei der Beantwortung von Fragen liegen.

Störung von Selektion und Abruf-Selektivität
Betrachten wir einzelne Teilprozesse des Denkens: Die Auswahl der Denkinhalte kann bereits beeinträchtigt sein. Liegt ein Denkziel vor, beispielsweise, einen Sozialhilfe-Antrag zu stellen, geschieht es, dass ein nicht diesem Denkziel entsprechender Denkinhalt aktiviert wird. Bei der Inkohärenz schizophrener Patienten (s. u.) werden Denkinhalte geäußert, die jeweils weit entfernt von den semantischen Feldern der Vorgängerinhalte sind – die Gedankensequenz erscheint für den Gesprächspartner als unverständlich.

Abrufeffizienz
Fehler oder Versagen des Retrievals von Informationen.

Beispielsweise fällt der Person zu einem Thema nichts ein oder zumindest nicht die wichtigste Spezifikation. Depressive Patienten klagen darüber, dass ihnen überhaupt keine Gedanken einfallen. Sie meinen, in Gesprächen mit ihren Freunden nicht mithalten zu können.

Was muss im Alltagsdenken abgerufen werden?

Es müssen zu einer Frage (wie der Beantragung von Sozialhilfe) einerseits Details des gegenwärtigen Denkinhalts abgerufen werden – Spezifikationen, eine spezielle Auswahl an Eigenschaften des Objekts, das gerade relevant ist – beispielsweise Details über die räumlichen Verhältnisse, Farbe etc. oder Annahmen über die Dauer eines Vorgangs. Bei den Spezifikationen handelt es sich um Details, die beim Vorstellen des Denkinhalts im Kontext des Umweltmodells abgerufen werden.

Diese Spezifikationen liegen z. T. in Form von Elementaraussagen über einen Denkinhalt vor: »Frau x wird beim Essen immer schlecht« oder »Die Pizza wird ca. 8 € kosten«. Es handelt sich um Erfahrungen, die mit einer Situation gemacht wurden.

Der Abruf aus dem semantischen Gedächtnis wird beispielsweise durch Fluency-Aufgaben getestet. Bei der semantischen Fluency sollen so viele Wörter wie möglich gefunden werden, die zu einer semantischen Kategorie wie »Tiere« oder »Bekleidung« gehören. Diese Leistung ist in vielen psychopathologischen Syndromen objektiv und subjektiv gestört: Die Menge der abgerufenen Wörter ist niedrig. In der Denkhemmung depressiver Patienten gelingt der Abruf zu Denkzielen nicht, was subjektiv als quälend erlebt wird. Die Verlangsamung des Denkens kann in manchen Fällen mit einer Verminderung der Abrufeffizienz erklärt werden. Bei der Störung der Selektivität treten zusätzlich falsche Nennungen auf.

Störung des Haltens der Denkinhalte im Working Memory

Bei Umständlichkeit wird das Denkziel temporär aus dem Fokus der Aufmerksamkeit verloren, kann aber in manchen Fällen noch erinnert werden – wenn beispielsweise die Frage des Interviewers noch abrufbar ist, aber im Denken bereits andere, »weit hergeholte« Denkinhalte im Zentrum stehen.

In Fluency-Aufgaben, die oben besprochen wurden, kommt es zum Abweichen vom Denkziel, beispielsweise verschiedene »Tiere« zu nennen. Es wird über Einzelheiten zu einem speziellen Tier erzählt, eben das, was der Person gerade eingefallen war.

Bei schizophrenen Psychosen wird das Abbrechen eines Gedankengangs, das Gedankenabreißen beobachtet. Diese Störung besteht in dem plötzlichen Verlust aller Informationen über das Denkziel, den bisherigen Denkverlauf. Das Merkmal der Inkohärenz kann mit einer Störung des Haltens eines Denkziels im Arbeitsgedächtnis in Zusammenhang stehen.

Bei der Schizophrenie kommt es zu Problemen in der Einwirkungsmöglichkeit des Subjekts auf den Denkablauf. Dies ist ein konzeptuell schwieriges Gebiet (s. Ich-Störungen, Kap. 13). Kann sich jemand einmal nicht gut konzentrieren, hat er das Gefühl, die Gedanken nicht ganz im Griff zu haben, die Kontrolle zu verlieren. Eine Person mit einer Schizophrenie berichtet über das Erleben hilfloser Versuche, Einfluss auf die eigenen Gedanken zu nehmen. Es gelingt ihr auch nicht ein »Interrupt«, ein Stopp eines Gedankengangs; dieses bewirken die meisten Menschen, indem sie willkürlich einen anderen Gedanken, eine Vorstellung in den Fokus der Aufmerksamkeit nehmen (s. u.).

Anderen Patienten gelingt es nicht, die Aufmerksamkeit auf entfernte Inhalte zu wenden. Die Wendung der Aufmerksamkeit auf einen bestimmten semantischen Bereich ist gestört: Dann kann ein Aspekt nicht genügend gewürdigt werden, z. B. bei der Einengung des Denkens (s. u.). Gewöhnlich wird zunächst angenommen, die Assoziation gelinge nicht. Es handelt sich jedoch nur z. T. um eine Störung des Retrievals aus dem Gedächtnis, sondern in bestimmten Fällen auch um die Störung der Wendung der Aufmerksamkeit auf ein anderes semantisches Feld. Nur nebenbei bemerkt, muss natürlich festgehalten werden, dass wir noch nicht genau wissen, wie Aufmerksamkeit auf Denkinhalte und wie Retrieval aus dem Gedächtnis neuronal organisiert werden. Es kann sein, dass beide Prozesse mehr Gemeinsamkeiten aufweisen, als in der kategorischen Einteilung der Psychopathologie nahegelegt wird. Mit anderen Worten, die beiden Funktionen, einerseits der Abruf von mentalen Inhalten und andererseits die Wendung der fokussierten Aufmerksamkeit als Prozess eines aktiven Filters, haben enge Verknüpfungen (Kap. 4 Aufmerksamkeit).

Vielfach ist die Organisation der Aufmerksamkeitswendung auf die verschiedenen Aspekte des Problems gestört. Der Abruf einer neuen Assoziation, einer entfernten Eigenschaft eines Objekts, wendet zugleich die Aufmerksamkeit auf dieses semantische Feld.

Die Aufmerksamkeit kann durch emotionale Faktoren an ein Thema fixiert sein. Das Denken kann dann nicht davon abgewandt werden. Ein Beispiel ist die frühe Phase einer Trauer, in der praktisch die ganze Zeit an die verlorene Person gedacht wird. Dies wird als Phase der Trauerarbeit bezeichnet. Dabei tritt Grübeln und Einengung des Denkens auf.

Störung der Organisation des Denkens

Verschiedene Denkstörungen treten aufgrund von Störungen der Organisation des Denkens auf, die schon angesprochen wurden: z. B. Störung der komplexen Bearbeitung der Denkziele,

Umständlichkeit oder Ideenflucht. Wenn keine neuen Denkinhalte aktiviert werden, kann es zu Perseveration von Denkinhalten kommen, wie im Denken dementer Personen.

Störung der Bewertungen von Optionen

Eine Störung der kognitiven Bewertung von Optionen kann in der Situation beobachtet werden, wenn mehrere Handlungsmöglichkeiten vorliegen und zwischen ihnen entschieden werden muss. Das Denkziel ist das Bewerten – es kann eine Störung vorliegen 1) des wiederholten Abrufens der zu bewertenden Alternativen und 2) der Integration der in den verschiedenen Denkabläufen angesammelten Bewertungsaspekten für die eine und die andere Entscheidungsalternative. Dabei muss jeweils das Arbeitsgedächtnis des Stands der Entscheidungsfindung nach den Ergebnissen der Bewertungsprozesse aktualisiert werden (updating). Diese Denkfunktion ist vielfach auch durch emotionale Symptome beeinträchtigt.

Störung in der Entscheidung

Die Entscheidung zwischen Alternativen betrifft mehrere psychopathologische Bereiche – sowohl den Bereich des Denkens als auch der Urteilsbildung und Handlungsvorbereitung. Nicht nur nach einer Entscheidung zu einer der Handlungsalternativen wird eine Handlungsbereitschaft aufgebaut. Störungen dieser eigentlich nachgelagerten Prozesse betreffen auch die psychopathologischen Bereiche des formalen Denkens. Im Kap. 7 Antrieb werden die neuronalen Prozesse von Akkumulatoren, die für die eine oder andere Handlung stehen, dargestellt. Diese sind mit den Entscheidungen eng verknüpft. Wenn eine der Handlungsoptionen die Schwelle erreicht, wird die entsprechende Handlung eingeleitet. Unter Zeitdruck wird eine Entscheidung erzwungen: Wenn die Zeit der Entscheidung gekommen ist, werden die Handlungsoptionen, die der Schwelle am nächsten kommen, zur Handlungsauslösung gelangen.

Aus diesem Grund werden die Probleme der Entscheidungsfähigkeit meist von den formalen Denkstörungen getrennt. Es kommen bei der Entscheidung - wegen der Handlungsbereitschaft und der motorischen Umsetzung - Ein-

flüsse des Antriebs hinzu, sowie Einflüsse der Motivation, bzw. Belohnungserwartung etc.

Aus den Denkprozessen resultieren Handlungen, Beurteilungen, aber auch Emotionen:

a) Die Handlungsbereitschaft, die an das Umweltmodell der Person angepasst ist, kann gestört sein. Dies hat mit Denken in Relation zu den Belohnungserwartungen zu tun.
b) Urteil; bei der Urteilsstörung kann die Integration verschiedener Aspekte des Denkziels gestört sein (Kap. 14). Dies ist beispielsweise bei Gedächtnisstörungen der Fall, da die Argumente während der Integration vergessen werden können (Kap. 6 Arbeitsgedächtnis).
c) Emotion bzw. emotionale Einstellung (affektiv-kognitive Komplexe, Alexithymie) bzw. auf die Person bezogene Einstellung (Abspaltung). Besonders durch emotionale Komponenten: Fixierung auf spezielle Inhalte, die mit dem Denkziel nichts zu tun haben – Lenkung der Aufmerksamkeit immer wieder auf einen Fokus (Grübeln und inhaltliche Denkstörung).

10.5 Diagnostik

Umgangssprachlich wird geäußert: »Ich weiß jetzt, wie er denkt« oder »daran denkt er gar nicht«. In der Menschenkenntnis des Alltags wird auf das Denken der Gesprächspartner, der Kollegen oder Vorgesetzten geachtet. Das Denken offenbart etwas von möglichen verdeckten Zielen der Menschen, mit denen eine Person zu tun hat. Die Menschen sind interessiert, die nicht geäußerten Intention eines Mitmenschen bzw. Hintergedanken zu erschließen. Dies ist in Zusammenhang mit dem »sozialen Gehirn« zu sehen; die Entwicklung des Gehirns vollzieht sich in engstem Kontakt mit der Familie, anderen Menschen. Das Achten auf das Denken anderer Menschen, ihre Intentionen und Denkweisen ist derart selbstverständlich, dass es einer Anstrengung bedarf, sich explizit darauf zu konzentrieren. In der Psychopathologie wurden Merkmale identifiziert, die sich durch das Achten auf das Denken, die Abfolge der Gedanken und die sogenannte Denkweise von Patienten diagnostizieren lassen.

In der Diagnostik der formalen Denkstörungen wird die Effizienz des Denkens in den Vordergrund gerückt. Das entspricht im Alltag dem Beachten, wieweit ein Gesprächspartner der Argumentation und der Entwicklung des Gesprächs folgen kann, bzw. wie rasch; Die Personen schließen dies aus der Reaktion und Antwort des Gesprächspartners (bzw. auch durch das Achten auf die Augenbewegungen). In der Psychopathologie interessieren darüber hinaus pathologische Merkmale des Ablaufs von Denkprozessen.

Allgemeine Aspekte

Denken muss nicht gezeigtes Verhalten beinhalten, es kann sich ohne Mitteilung an die Mitmenschen abspielen. »Die Gedanken sind frei« meint vor allem die Entscheidung über die Äußerung von Gedanken. Die Entscheidung der Person, ihre Gedanken zu äußern, ist abhängig von der Qualität des therapeutischen Bündnisses, d. h. sie hängt zusammen mit dem Erfolg im Bemühen, eine vertrauensvolle zwischenmenschliche Beziehung zu der Person aufzubauen. Nur in einer ruhigen, offenen, vertrauensvollen Atmosphäre zwischen einer Person und dem Interviewer kann ein Optimum an Austausch von Angaben des Patienten und Rat und Hilfe des Psychiaters stattfinden. Jedoch bleibt als sicher anzunehmen, dass vieles von einer untersuchten Persson nicht mitgeteilt wird.

Manchmal verrät eine Mimik oder Augenwendung, dass vom Gesprächspartner ein Gedanke geäußert wurde, der zumindest das Interesse oder die Ängste des Patienten trifft.

Wenn eine Person nicht voll krankheitseinsichtig ist und die Kooperation verweigert, sind formale Tests von Denkkomponenten in vielen Fällen nicht durchführbar. Dann bleibt nur die Möglichkeit der Beurteilung des Denkens in der rudimentären Kommunikation zwischen einem Interviewer dieser Person, die die Kontaktaufnahme verweigert. Es ist Konvention, dann im Befund von „nicht beurteilbar" zu sprechen.

Aus dem Dargestellten ist klar: Das formale Denken ist zwar prinzipiell im Gespräch beurteilbar, aber nicht, wenn die Kommunikation floskelhaft bleibt oder die Person ausweicht. In manchen Fällen sind erste Merkmale aus kurzen Äußerungen beurteilbar. Aber eine umfassende und verlässliche Beurteilung kann erst nach längeren Gesprächen geleistet werden. Die Gesprächsfähigkeit des Patienten ist psychopathologisch entscheidend, es ist möglichst ein offenes Gespräch zu erreichen a) im Interview oder b) im freien Gruppen-Gespräch. In Gruppen, z. B. Psychoedukations-Runden werden vielfach andere Denkinhalte als im psychiatrisch diagnostischen Interview geäußert.

Relation zu Denkziel

Die formale Denkstörung wird hauptsächlich an der Relation zwischen einem Denkziel und der Abfolge der Gedanken, die geäußert werden, betrachtet (Kraepelin 1903).

Psychopathologische Symptome

Im formalen Denken zeigen sich, wie oben dargestellt, Störungen vielfältiger neuropsychologischer Funktionen; in vielen Fällen zeigen sie sich ausschließlich oder besonders prägnant im Denken, beispielsweise die Störung der Kontrolle der Gedanken durch Emotionen oder durch ein Wahnthema, oder die Fähigkeit zu Abstrahieren oder Wissen abzurufen.

Aufgaben

Neben dem biographischen Interview wird in der psychopathologischen Untersuchung auf die spontanen Antworten geachtet, und es werden Aufgaben gegeben, z. B. wird die Person aufgefordert, Berichte zu formulieren, beispielsweise über schulische oder berufliche Entwicklungen, Erlebnisse oder Einschätzungen. Dazu kommen neuropsychologische Untersuchungsverfahren.

Die Wortflüssigkeitsaufgabe (»verbal fluency«) wird zwar meist als spezieller Sprachtest angesehen, er prüft jedoch auch Denkfunktionen. Es sollen so viele Wörter wie möglich genannt werden, die einer bestimmten Kategorie angehören, z. B. Tiere, Bekleidungsstücke oder was im Supermarkt zu kaufen ist. Wenn der Leser die Aufgabe einmal probeweise durchführt, überzeugt er sich, dass es bei dieser Aufgabe um mehr als die Wortfindung geht: Die Durchführung offenbart zusätzlich Details über den Suchprozess und dessen Flexibilität. Die Fluency muss auch als Test der Selektion und des Working Memory angesehen werden. Wir nehmen an, dass dabei folgende Prozesse beteiligt sind:

a) Selektion von dazugehörigen Items, – die Beschränkung auf den Suchbereich muss implementiert werden (Tierfluency: Zoo, Bauernhof, Meer, etc.), mit Beziehung zu exekutiven Störungen der Planung,
b) das Auswahlkriterium muss im Arbeitsgedächtnis gehalten werden,
   – Fehler des Abweichens von der Aufgabe, indem beispielsweise Sätze gesagt werden oder Kommentare gemacht werden,
c) Wortfindung.

Klinische Abgrenzung von anderen Störungen, die sich auf das Denken auswirken
Von der formalen Denkstörung müssen einige Merkmale abgegrenzt werden, besonders die Aphasie. Diese bezieht sich auf die Störungsmöglichkeit im sprachlichen Bereich: Wortfindung, aphasische Störung der Satzbildung, Artikulationsstörung.

Weiterhin muss eine Minderbegabung ausgeschlossen werden. Störung spezieller mentaler Transformationen, die in Intelligenztests geprüft werden, z. B. mathematische, semantisch konzeptuelle, logische oder räumliche Operationen (z. B. mental rotation Aufgaben). Im Denken können sich eine Vielzahl von Störungen auswirken, die zu anderen kognitiven Operationen und psychopathologischen Bereichen gezählt werden müssen.

10.6 Neurowissenschaft

Kognition ist keine menschliche Eigenheit. Kognitive Verarbeitung und Intelligenzleistungen werden neurowissenschaftlich und in der Ver-

haltensforschung bei vielen Spezies untersucht. Die Primaten können nicht sprachlich kommunizieren, sie können nur im Verhalten zeigen, dass sie etwas wollen und „verstanden" haben. Das Denken allerdings, das in der Psychopathologie betrachtet wird, ist sprachliches Denken und dazu sind Tiere nicht in der Lage. Dies liegt auch an der bewussten Aufmerksamkeit, in dem sich das menschliche Denken über Denkinhalte vollzieht. Die Primaten haben Aufmerksamkeitsfunktionen und wohl auch ein sensorisches Bewusstsein, aber die Ebene, die wir betrachten, involviert auch die der Bewusstheit der Denkoperation. Ein Beispiel ist das Merkmal des Gedankenjagens, der Störung der Gedankenkontrolle.

Computer übertreffen die Menschen in der Leistung beim Schachspiel, einem Paradebeispiel für Denkspiele, welchess vorausschauendes Bedenken der nächsten Spielzüge erfordert. Sie können Texte über etabliertes Wissen generieren. Die technischen Modelle der kognitiven Verarbeitung erlauben in der Zukunft Rückschlüsse über die Störbarkeit dieser Informationsverarbeitung bei psychischen Störungen des Menschen, insbesondere die Störung des Lernens Neuronaler Netze (s. u.).

Zunächst muss gefragt werden, wie ein Modell des Denkens im menschlichen Gehirn vorzustellen ist.

Das Denken des Menschen erfordert kein besonderes neurophysiologisches »Denksystem«, das andere Spezies nicht besitzen. Die Besonderheit des menschlichen Denkens ist vielmehr zu suchen in der Komplexität der semantischen Verarbeitung, des Wissens und der episodischen Gedächtnisinhalte sowie in der Möglichkeit, ein ausdifferenziertes Umweltmodell heranzuziehen, um zu »vernünftigen« Schlüssen zu kommen. Im bescheidenen Rahmen des Alltags gehört dazu beispielsweise das Einbeziehen des privaten Haushalts, der Aufgaben und Ressourcen und vor allem der Geldreserven. In der Regel bezieht auch eine arme Person die Umweltverhältnisse in ihre Alltagsentscheidungen ein.

Einer der Ansätze der Neurowissenschaft des Denkens stammt aus der Neurologie. Benson fasste in seinem Buch »The Neurology of thinking« einige elementare Aspekte zusammen (1994). In den letzten Jahren wurden mehr die bereits oben genannten Einzelmechanismen, die im Denken wirksam werden, wie Abruf aus dem semantischen Gedächtnis, Arbeitsgedächtnis etc. erforscht. Die explizite Untersuchung der Denkprozesse ist in den Hintergrund getreten. Das hat viele Gründe. Zunächst ist das Phänomen des Denkens in Teilaspekte zerteilt worden. Heute werden in der Erforschung der exekutiven Funktionen und des Arbeitsgedächtnisses besonders zwei Aspekte bzw. Bereiche des Denkens abgedeckt. Ein anderer Forschungszweig behandelt den Abruf von semantischem Wissen, das bereits bei der Sprache besprochen wurde. Die Klammer der formalen Denkstörungen führt in der Psychopathologie dazu, die neurowissenschaftlichen Aspekte des Denkens zusammenzutragen, d. h. der Umstand, dass sich in der Psychopathologie der Denkstörungen die verschiedenen Funktionsstörungen zeigen.

10.6.1 What Pathway

Wichtig war die neurowissenschaftliche Erkenntnis, dass es einen speziellen ventralen Strom der Informationsverarbeitung gibt (Ungerleider und Mishkin 1982). Man hat ihn den »what pathway« genannt, in dem Objekte als semantische Einheiten identifiziert werden, also im visuellen System die Formen von Objekten und im akustischen System die Geräusch-Charakteristika von Objekten und Personen. Sie werden kortikal repräsentiert. Diese Identifikation von Objekten ist im ersten Abschnitt über die Wahrnehmung dargestellt.

Von dort aus können nicht nur Verbindungen zwischen Objektrepräsentationen in den tertiären Assoziationsarealen realisiert, sondern beispielsweise auch persönliche Erinnerungen aus dem episodischen Gedächtnis in der mediotemporalen Region und emotionale Qualitäten in der Amygdala verarbeitet werden.

10.6.2 Interaktion von Bottom-up- und Top-down-Prozessen

Weiterhin zeigte die Neurowissenschaft klar, dass frontale Kontrollprozesse die Informationsverarbeitung steuern können (»top down«). Denkprozesse müssen organisiert werden und Störungen des Denkens betreffen vielfach die mangelnde Organisation. Dabei müssen kortikale Ensembles und ganze Hirnareale aktiviert oder gehemmt werden. Dies ist notwendig beispielsweise bei der Konzentration auf einen Sinneskanal. Dazu kommt die Aktivierung oder Unterdrückung von speziellen kortikal-subkortikalen Projektionsbahnen durch die Frontal Loops. Es handelt sich um ein Management des Verlaufs der Informationsverarbeitung.

10.6.3 Aktivierung eines Denkinhalts

Wir werden in dem ersten Beispiel die Aktivierung eines Inhalts und dann die der Kombination zweier Inhalte betrachten. Als Beispiel soll »Taxi« dienen. Neuronale Ensembles, die auch bei Wahrnehmungsprozessen angesprochen wurden, sind beispielsweise durch die Wahrnehmung eines Taxis oder eines Schildes, das auf einen Taxihalteplatz hinweist, angesprochen worden. Die Belohnungserwartung, ein Transportproblem zu lösen, treibt die Denktätigkeit an. Eine semantische Einheit ist aktiv (Taxi) und im Working Memory, quasi im Monitor, gespeichert.

Die Aktivierung erfolgt mühelos automatisch. Diese geschieht in Modulen (Fodor 1983), wie dem Perzeptions- oder Sprachmodul: a) Aus perzeptuellen Elementen wird eine semantische Einheit (Semem) aktiviert, b) die Lexikalische Einheit, das Wort »Taxi« und c) ein Vorstellungsbild der typischen Taxifarbe, des Taxischilds auf dem Dach aus dem Bildspeicher (Bild-Thesaurus), d) Handlungsschemata als habituelle Reaktionsweisen – wie das Herwinken des Taxis, e) episodische Information – d. h.

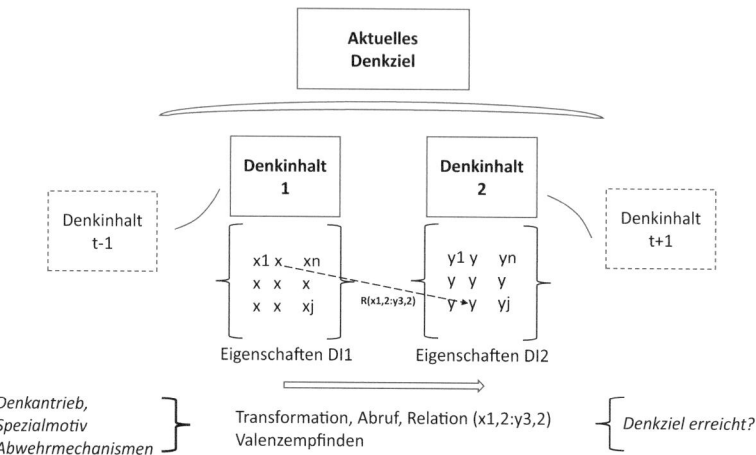

Abb. 10.3 Denkprozesse, die in psychopathologischen Syndromen speziell gestört sind: Denkprozesse, die alltagsrelevant sind und in Alltagssituationen kommuniziert werden, beinhalten den Abruf von Assoziationen, Emotionen und Intentionen zu einem Denkziel. Dieser Abruf kann insuffizient sein oder spezifisch eingeengt auf bei-spielsweise emotionale Inhalte oder Intentionen, die zu Angst-, Wahn- oder Zwangssymptomatik gehören. Auf die komplexen Vorgänge beim alltagsrelevanten Denken wirken sich also auf eine Reihe von Symptomen anderer psychopathologischer Bereiche aus

kürzliche Erfahrungen mit Taxis, aber auch aus Filmen etc., f) emotionale Konnotation (wie ängstliche Sorge, das Geld könnte nicht reichen).

Dabei wird deutlich, dass mit einer semantischen Einheit vielerlei Konkretisierungen oder Eigenschaften automatisch aufgerufen werden (Abb. 10.3).

Houk 2001 spricht von »partial thoughts«, die zunächst aktiviert werden und der weiteren Bearbeitung bedürfen. Pick hatte 1931 von noch nicht ausformulierten, intuitiven Gedanken als Ausgangspunkt von Denk- und Sprechprozessen gesprochen. Diese würden erst geordnet, bevor sie in Satzschemata dem sprachlichen Ausdruck zugeführt werden können.

Zunächst werden eng zu der semantischen Einheit gehörende Entitäten, wie bildliche Vorstellung, Klangbild etc. automatisch aktiviert s. o. Eine semantische Einheit wird sodann einen weiteren semantischen Hof um die Einheit herum aktivieren (Kap. 9 Sprache). Es handelt sich um Elementaraussagen um die semantische Einheit herum: »Ein Taxi ist (zu) teuer«, »Auf das Taxi muss man warten« bzw. persönliche Erfahrungen »Die Fahrer der Taxis sind heutzu-tage aufdringlich«. Viele andere Aussagen über die semantische Einheit liegen bereit, sie werden voraktiviert. Zu den bereits aktivierten und im Arbeitsgedächtnis gehaltenen semantischen Einheiten treten also Spezifikationen hinzu. Sie werden automatisch aktiviert. Beispielsweise werden bei der inhaltsarmen, floskelhaften Sprache der Demenz nur noch die im Leben erworbenen, etablierten Satzhülsen über ein Topik geäußert. Dann erscheint die »Fassade« noch gut erhalten.

Spezifikationen können aber auch in einem speziellen Prozess kontrollierter abgerufen werden (s. u.).

10.6.4 Zwei gleichzeitig aktive Denkinhalte

Was geschieht bei der Aktivierung zweier Denkinhalte z. B. »das Taxi« und »das Bezahlen«?

a) Nehmen wir an, der zweite Inhalt kann durch den ersten als Spezifikation hinzugetreten sein: »Was ist mit dem Taxi?« Durch die Aktivierung von Taxi ist das »Bezahlen« koaktiviert worden, d. h. bereits zum ersten Inhalt gehörige Informationen wurde abgerufen.

b) Eine zweite semantische Einheit kann auch als Denkkombination extern vorgegeben werden, wie bei einem Besinnungsaufsatz z. B. über »Transport und Kosten« etc. Das zweite Wort wird dabei nicht assoziiert, sondern sensorisch oder durch die Situation, beispielsweise Gesprächspartner, vorgegeben. Hierbei ist die Kombination das Thema des Denkens; z. B. »Taxi bezahlen« – als ungelöstes Problem, wer zahlt, ob das Geld reicht, ob es rückerstattet wird, wie die Quittung steuerlich geltend gemacht werden kann usw. Das Denkziel „Bezahlen" veranlasst den zweiten Abruf aus dem Umweltwissen hinsichtlich der Eigenschaften und aus dem episodischen Gedächtnis hinsichtlich der persönlichen Erfahrungen – es ergeben sich aus den Problemen oder Widersprüchen in den Eigenschaften und den semantischen Höfen um die beiden semantischen Einheiten die Pfade für das weitere Denken. Bei zwei Elementen kann es auch zu logischen, mathematischen, geometrischen Operationen kommen.

10.6.5 Selektive Aktivierung und Bewusstwerden von Denkinhalten

Der Denkinhalt kann aus internen Stimuli wie Hunger oder Schmerz oder während des Abrufs anderer Topics im Verlauf von Alltagsgedanken (quasi automatisch) auftreten. Die Person mag ausrufen »Da fällt mir ein …«.

Das »Bewusstwerden«, dass etwas ein relevanter Denkinhalt ist, wird im Kap. 8 Bewusstsein dargestellt. Hier soll nur angeführt werden, dass ein Inhalt eine Aufmerksamkeitsschwelle überschreitet, wie beispielsweise beim Aufmerksamwerden auf eine Person in einer Menschenmenge. Dabei wird, in noch nicht bekannter Weise, die Schwelle der bewussten Wahrnehmung überschritten. Damit kann die erkannte Person ein Inhalt des bewussten Denkens werden. Nun können 1) Eigenschaften, Spezifikationen dazu elaboriert werden oder 2) ein

anderer Denkinhalt übernimmt wieder die Führung.

Es gibt das Modell einer thalamischen Aktivierung, die theoretisch sowohl im Prozess der Informationsverarbeitung der Frontal Loops als auch durch die unspezifische Aktivierung der Formatio reticularis zustande kommen kann. Häufig erleben Personen ein Arousal, wenn ein Objekt zum Denkinhalt wird, und unterbrechen ihre gerade vollzogenen Handlungen oder Sprechakte. Dafür könnte die unspezifische Aktivität die Formatio reticularis und des Locus coeruleus als Erklärung dienen (Aufsteigendes Aktivierendes System). Die Selektivität der Auswahl, jedoch, ist ein Qualitätsmerkmal des Denkens. Die allgemeine Aktivierung, unspezifische Aufmerksamkeit kann störend auf die selektiven Abrufprozesse wirken.

10.6.6 Selektive Aktivierung von Denkinhalten

Zunächst soll die Situation simultaner Verarbeitung von Denkinhalten angesprochen werden. Das Modell der trainierten Neuronalen Netzwerke kann hier zur Erklärung dienen. Neuronale Netze modellieren die simultane parallele Verarbeitung von Eingangsinformation zu einer trainierten (erfolgreichen) Ausgangsinformation bzw. einer Antwort des Systems. Sie taugen deshalb zur Erklärung von simultaner Informationsverarbeitung, wie sie im Denken vielfach vorkommt.

Ein Denkinhalt hat einen Kontext. Das Muster von Denkinhalt und Kontext löst die Aktivierung eines weiteren, für die Person in dem Zusammenhang wichtigen Denkinhalts aus (wie im letzten Beispiel „Taxi" und „bezahlen") oder ein Muster von Denkinhalten aktiviert am Ausgang des neuronalen Netzes eine spezifische – für den Organismus vorteilhafte Antwort (Abb. 9.2).

Das Prinzip der trainierbaren Aktivierung eines Output-Musters bei einer gegebenen Eingangsinformation ist fundamental für viele gegenwärtige ZNS-Modelle der Kortexfunktionen (Rummelhart 1986; McClelland et al. 2003; Spitzer 1996).

Besonders anschaulich sind die Vorgänge in einem Parallel-Distributed-Processing-Modell (Kap. 9 Sprache; Abb. 9.2); dies besteht aus drei Lagen von Netzwerkknoten, den »Neuronen«, nämlich einer Lage von Input- und Outputneuronen sowie mindestens einer Lage von Neuronen, die als »hidden units« bezeichnet werden und als Rechen-»Schicht« angesehen werden können – heute wird mit mehr als einer Rechen-Schicht von Neuronen trainiert (deep learning, LeCun et al. 2015). Die Neurone, die Netzwerkknoten, sind jeweils mit allen Neuronen der nächsten Schicht verbunden. Die Stärke der Verbindung oder Effizienz, mit der das spezielle Folgeneuron aktiviert wird, unterliegt beim Lernen der Veränderung durch Rückkopplung; dies geschieht während des Trainings des Netzwerks. Das Ergebnis eines Trainingsdurchgangs wird als richtig oder falsch klassifiziert. Kommt es zu einem richtigen Output, werden die gerade aktiven Knotenverbindungen verstärkt. Dabei können verschiedene Algorithmen angewandt werden. Man hat auch mit der einfachsten, der Hebb-Regel, gearbeitet. In vielen Trainingssitzungen etabliert sich eine der möglichen Kombinationen der Konnektivität zwischen den Netzwerkknoten, die zum erfolgreichen Output bei einem gegebenen Input führen. Die neuronalen Netzwerke haben erstaunliche Eigenschaften, so können sie implizit Regeln lernen etc. (Rummelhart und McClelland 1986; McClelland und Rogers 2003).

Hoffman hat demonstrieren können, dass die Störung der Informationsverarbeitung in neuronalen Netzen zur Erklärung von Denkstörungen, wie sie bei Schizophrenie vorkommen, geeignet ist (Hoffman 1987). Er verwandte Kortexmodelle, bei denen jeder Knotenpunkt mit jedem anderen verknüpft ist, sog. Hopfield-Modelle (s. z. B. Spitzer 1996). Für die Erklärung von Denkfehlern wie Übergeneralisation, d. h. eine falsche Schlussfolgerung aufgrund zu geringer Information, sind die Modelle geeignet. Im Kontrast dazu steht eine andere Art von neuronalen Netzwerken, die im Kap. 9 Sprache bereits eingeführt worden ist, das Parallel-Distributed-Processing-Modell (McClelland und Patterson 2002), s. o. Für diesen Typ von neuro-

nalen Netzen kann die Schädigung der »hidden units«, einer Rechen-Schicht zwischen der Input- und Outputschicht betrachtet werden, was als Modell zur Erklärung von schizophrenen Denkstörungen als Folge von Schädigung in bestimmten Hirnregionen schizophrener Patienten vorgeschlagen wurde (s. Reischies et al. 2001).

Die Informationsverarbeitung an jedem Knotenpunkt kann im Rechenmodell variiert werden. Damit wird eine biochemische Störung der synaptischen Informationsweitergabe, der Verbindungsstärke und des Rückmeldungslernens sowie die zellulären Mechanismen der Generierung des Aktionspotenzials (für den Output) modelliert. Natürlich handelt es sich bei den neuronalen Netzen um grobe Vereinfachungen der komplexen Verhältnisse einer Gruppe der vielen Millionen Nervenzellen des menschlichen Kortex. Aber bereits durch die Modellierung dieser wesentlichen Input- und Output-Charakteristika von wenigen Knotenelementen und ihre Vernetzung konnten wichtige Charakteristika der menschlichen Informationsverarbeitung erklärt werden.

Bei der Aufmerksamkeitslenkung ist ebenfalls bereits über ein kortikales Netz des Mesulam-Modells berichtet worden. Dies beinhaltet die kortikale Aktivierung eines Aufmerksamkeitsfeldes bei der Eingabe eines sensorisch erfassten Objekts.

Meist ist bei der kortikal-kortikalen Aktivierung nur von einer elementaren 1:1-Voraktivierung ausgegangen worden. Aber durch die Modelle der neuronalen Netzwerke wurde deutlich, dass bereits bei der kortikal-kortikalen Aktivierung komplexe Rechenvorgänge mit dem Erfolg einer umweltangepassten Selektion und Graduierung der Aktivierung vollzogen werden kann.

Störungen wirken sich aus auf:
a) Neuronale Netze: ein Ausbleiben der angemessenen Antwort, beispielsweise durch mangelhaftes Erarbeiten der Adressen, mit denen das Netzwerk assoziierte Inhalte aufrufen kann (in diesem Fall der Eingangsinformation, die zum Aufrufen der geeigneten Antwort führt),

b) eine fehlerhafte Selektion in neuronalen Netzen (führt zu falschen Aktivierungen, s. Hoffman 1987, Modelle schizophrenen Denkens),

c) fehlende Kontrolle, eine Disinhibition der Auswahlprozesse, die nicht gestoppt werden, z. B. in dem Fall, dass jedes Muster von Neuronenaktivität wieder zur Adresse einer neuen Assoziation wird, die dann weitere Assoziationen im Netz generiert. Dies kann zur Erklärung von Gedankendrängen bzw. Ideenflucht herangezogen werden.

Sukzessive Aktivierung von Denkinhalten

Ein Denkinhalt kombiniert mit einem zweiten Denkinhalt sowie mit dem Kontext des ersten Denkinhalts kann als Sequenz vorliegen. Treten Denkinhalte zeitlich versetzt auf, kann im Arbeitsgedächtnis dennoch für die Denkverarbeitung ein simultanes Muster bereitgestellt werden. Beispiele sind Zahlenreihen, die wir zwar sequenziell hören, aber doch als Gesamtzahl verarbeiten. Im Kortex werden die sequenziellen Eingänge geordnet repräsentiert und im Arbeitsgedächtnis gehalten, sodass sie jeweils als paralleler Eingang für die Prozessierung im Denkvorgang dienen können.

Es gibt auch spezielle zeitliche Sequenzen im Denken. So sind beispielsweise habituelle Denkabläufe bekannt – vergleichbar mit Arbeitsroutinen oder Alltagsroutinen von Personen als »Marotten« etc. Rituelle Sequenzen von Denkinhalten werden in Meditationen verwendet.

Davon zu unterscheiden sind kausal bedingte Abfolgen, also Sequenzen, die sich erst im Denkverlauf ergeben und die damit Situationsangepasst sein sollten. Das Denken prädiziert im Probehandeln, was passieren wird, beispielsweise wenn eine Handlung ausgeführt wird. Die neuronalen Netze können im Alltag auf die oben geschilderte Weise trainiert werden. Die kortikalen Netze sagen dabei die gewöhnlichen Ablaufsequenzen voraus und beim Erfolg werden die dafür notwendigen Verknüpfungen verstärkt. Aus der Erfahrung einer Abfolge von Gedanken, die erfolgreich war, kann der Abruf gewöhnlicher Alltagssequenzen ermöglicht werden.

Dieses Lernen von Sequenzen wird auch über die Imitation vollzogen. Die Rolle der Imitation nicht nur für die motorische, sondern auch für die kognitive Entwicklung wird hiermit erklärbar (Subiaul et al. 2004). Die Rolle von Spiegelneuronen für diesen Sequenz-Lern-Mechanismus ist anzunehmen. Spiegelneurone sind aktiv, sowohl wenn das Subjekt die Aktivität ausführt als auch wenn ein anderes Subjekt die Bewegung durchführt (s. Gottlieb 2002).

In den Sequenz-Modellen der neuronalen Netze wird der Ausgangszustand im ersten Durchgang wiederum der Eingangszustand zur Aktivierung des nächsten Folgezustands. Dafür ist wichtig, sich deutlich zu machen, dass ein komplexes neuronales Netz viele verschiedene Input-Output-Muster kodieren kann.

10.6.7 Frontal Loops

Die kortikale Funktionsweise beinhaltet die Sequenz von kortiko-subkortikalen Loops, die nacheinander eine Sequenz von Denkinhalten oder motorischen Aktionen bearbeiten kann, d. h. neben den rein kortikalen Netzwerkverbindungen müssen die subkortikalen Verbindungen, besonders die kortiko-subkortikalen Projektionsschleifen, die Frontal Loops, betrachtet werden (s. Kap Antrieb, Abb. 7.4). Jedes Neuron der Kortex-Regionen ist über die kortikal-subkortikalen Projektionsschleifen verbunden mit den subkortikalen Kernen und über den Thalamus zurück letztlich mit sich selbst - offenbar vor allem auch mit den Nachbarregionen.

Spezielle Sequenzen, die trainiert werden, besonders motorische Sequenzen, wie beispielsweise beim Spielen eines Musikinstruments, scheinen einerseits diese Loops, andererseits viele weitere Hirnareale zu beteiligen. Die Enkodierung von Sequenzen in den Basalganglien ist beschrieben worden (Houk 2001). Die zusätzliche Beteiligung des Zerebellums wird hier nicht näher behandelt.

Für die Psychopathologie ist entscheidend: Das sequenzielle Abrufen kann der Kontrolle entzogen sein. Beim Gedankendrängen und der Ideenflucht, aber auch bei der Gedankenkontrollstörung (s. u. Disinhibition des Abrufs von Denkinhalten) und z. T. auch der Inkohärenz können unkontrollierte Abrufvorgänge im Denken diagnostiziert werden.

10.6.8 Selektivität

Die Qualität des Denkens hat auch mit der Selektivität der im Arbeitsspeicher gehaltenen Information zu tun. Die Selektivität bezieht sich auf die Abgrenzung der semantischen Felder, die Spezifität dessen, was für ein Topik abgerufen wird. Hier spielt die Qualität des Trainings, der Bildung und das Intelligenzniveau eine Rolle. Wenn, als grobes Beispiel, wie oben angeführt, nicht »Taxi«, sondern ein allgemeineres Konzept wie »Auto« als Topik bearbeitet wird, kann es nicht zu fruchtbaren Ideen kommen.

10.6.9 Working Memory bei Denkprozessen

Ein Denkinhalt muss für die Dauer des Denkprozesses im Arbeitsspeicher aktiviert bleiben. 1) Das Denkziel im Arbeitsgedächtnis muss sukzessive mit den bearbeiteten Denkinhalten verglichen werden – jeweils mit der Frage, ob das Denkziel erreicht ist. 2) Wenn es um eine Optimierung geht (eine beste Lösung) muss das bislang beste Ergebnis ebenfalls im Arbeitsgedächtnis gehalten und nach und nach ggf. aktualisiert werden.

Die Ergebnisse eines Denkvorgangs müssen wieder im Arbeitsspeicher abgelegt werden (s. u.). Die Anforderungen an das Arbeitsgedächtnis sind also variabel komplex, je nach der Art der Denkaufgabe. Am Ende des Denkvorgangs oder beim Themenwechsel muss der Arbeitsspeicher gelöscht werden. Dies wird nun näher beschrieben.

Halten im Arbeitsspeicher

Ein Denkinhalt, im obigen Beispiel das Objekt »Taxi«, wird als eine semantische Einheit im Ensemblecode sensorisch, mit seiner Ortsinformation (parietal und dorsolateral präfrontal), als Working Memory (z. B. dorsolateral präfrontal) oder Bewertung (z. B. orbitofrontal) etc. kodiert.

Vorwiegend im dorsolateralen präfrontalen Kortex wird eine Aktivität, die diese Repräsentation aufrufen kann, im Arbeitsgedächtnis gehalten. Dies erfolgt (s. Houk 2001) möglicherweise a) durch die Aktivität, die in frontalen kortiko-subkortikalen Projektionsschleifen, den Frontal Loops, gehalten wird; dies könnte eine Fortsetzung der kortikalen Aktivierung bewirken, b) durch lokale kortikale Mechanismen (s. Gao et al. 2001; Gao und Goldman-Rakic 2003), c) ein für diese Funktionen wichtiger Befund der Neurowissenschaften war die Entdeckung der Sustained-activity-Neurone im präfrontalen Kortex (Fuster 1990). Unabhängig von der einlaufenden Information der Sinneskanäle kodieren diese Neurone überdauernde Prozesse. Wenn immer eine Information nicht von den jeweils folgenden Sinneseindrücken gelöscht werden sollte, damit durch sie eine spätere Aktion gesteuert werden kann, muss das Gehirn sie zwischenspeichern. Diese Zwischenspeicherung erfolgt durch überdauernde Aktivität von Neuronen. Die Sustained-activity-Neurone finden sich vorwiegend im dorsolateralen präfrontalen Kortex, vor der präzentralen Windung und oberhalb der Broca-Sprachregion auf der sprachdominanten Seite. Allerdings ist diese Arbeitsspeicher-Funktion nicht lateralisiert, sondern als bilaterale Funktion anzusehen.

Ein Modell dieser Speicherung geht davon aus, dass zunächst Frontal Loops notwendig sind, ein Working Memory aufzubauen, aber in der Folge der Automatisierung lokale kortikale Mechanismen die Funktion übernehmen. Viele Untersucher gehen zzt. von einer Unterstützung des Arbeitsgedächtnis durch die Frontal Loops aus (s. o.).

Die Störung des Working Memory drückt sich in besonderen Merkmalen der formalen Denkstörungen aus:

1. Beispielsweise verlieren die Patienten »den Faden«.
2. Eine Bewertung möglicher Optionen erfolgt erst nach dem Ablauf des Nachdenkens. Eine Störung des Arbeitsgedächtnisses wird sich demnach auch auf die Urteilsfähigkeit auswirken.

Spezifizierung der Suche nach mentalen Inhalten

Im Verlauf des Denkens kommen Informationen hinzu (wie die zunehmende Erarbeitung der Eigenschaften, die für die Problemlösung relevant sind), welche die weitere Suche präzisieren. Wenn ein Mensch eine andere Person in der Menge sucht und ihr aber erst mit der Zeit einfällt, dass die gesuchte Person ein rotes T-Shirt trägt, wird die Suche nach dem Einfall effizienter werden. Dies gilt auch für eine Suche im lexikalischen Speicher oder im Wissensspeicher. Die Suche wird nach der Spezifizierung (quasi eine genauere Adresse) präziser sein.

Eine Funktion der Frontal Loops wird als ein Gating Mechanismus, eine Torhüterfunktion charakterisiert, die vorwiegend am Thalamus wirkt, (Carlsson 2001; s. Houk 2001). Die vom Kortex aktivierte zweifache Hemmung aktiviert im Endeffekt den Thalamus, der sonst unter tonischer Hemmung durch Neurone des Pallidum steht. Der sehr spezifische, vom Kortex kontrollierte Prozess, das Tor des Thalamus für das Passieren-lassen von genau spezifizierter sensorischer oder anderer kortikaler Aktivität freizuschalten, kann als ein programmierbarer Filter angesehen werden.

Eine Vorstellung des Filters ist wiederum mit den neuronalen Netzen verbunden. Es ist danach für die frontalen »Loops« von einem neuronalen Netz auszugehen, das vom Kortex als Input adressiert wird. Es adressiert über die – im Verhältnis zu den Kortexneuronen wenigen – Neurone des Striatums den Output, und steuert derart den Thalamus. Der Thalamus wiederum kontrolliert den sensorischen Input des Kortex. Also neben

den kortikal-kortikalen Verbindungen, die nach dem Modell der neuronalen Netze beschrieben werden können, sind auch Funktionen der Frontal Loops in der Art neuronaler Netze zu charakterisieren (Reischies und Mentzel 2001). Wenn im Verlauf des Denkprozesses eine weitere Spezifizierung erreicht wurde, kann in dieser Weise der Filter neu, und zwar detaillierter programmiert werden.

Aktualisieren des Arbeitsspeichers – »updating«

Wenn sich durch einen Denkprozess eine Spezifizierung ergeben hat (s.o) können wir nun beschreiben, dass neuronal eine Präzisierung der neuen »Adresse« stattgefunden hat, die nun wiederum neue, angemessenere Inhalte aufrufen kann. Bei Intelligenzaufgaben kann auch eine Transformation oder eine Berechnung vorgenommen worden sein. Ein neues Denkergebnis muss im Arbeitsgedächtnis gehalten werden, was als »memory updating« beschrieben wird (Oberauer 2005).

In unserem obigen Beispiel vom Taxi tritt möglicherweise zu einem Denkinhalt eine sensorische Information. Es könnten verschiedene Taxis auf der Straße und einem Taxistand gesichtet worden sein. Andererseits könnte es sich beim Nachdenken erwiesen haben, dass die Person zu wenig Geld dabeihat, und ein Taxi nur benutzen kann, wenn es sich dieses mit anderen teilt.

10.6.10 Integration von verschiedenen Informationsquellen

Wie kommt es zu ausreichendem Bedenken eines Denkziels? Im Alltag werden Überlegungen gewöhnlich abgebrochen. Die Informationen, die für die Bewertung gesammelt wurden, werden in eine Bewertung integriert (Abschn. 10.1.1 Alltagsdenken; beispielsweise Suche nach Ort und Gelegenheit, Mittag zu essen). Die Erfahrung, an etwas gedacht haben zu müssen, wie beispielsweise Geld mitzunehmen, kann schon eine Reihe von Punkten trainieren, an die man denkt, wenn Alltägliches zu organisieren ist.

Wie bei der zentralen Motoriksteuerung beschrieben, nimmt man an, dass Neurone, die mit der Handlungsinitiierung zu tun haben, einen »random walk«, d. h. einen »zufälligen« Verlauf des Membranpotenzials aufweisen, d. h. ein Rauschen unspezifischer Information. Dieser »random walk« zeigt jedoch einen Drift seitens der Integration von spezifischer Information, welche bei ausreichendem Input und Integration zur Auslösung einer richtigen Entscheidung, einer Handlung führen kann (Kap. 7). Störungen kommen bei überhasteten Entscheidungen vor, die bei Manie zu beobachten sind. Andererseits können Ängste Grübeln, d. h. endlose Schleifen des Bedenkens, veranlassen, weil nicht sicher ist, ob alles Notwendige bedacht ist. Hier handelt es sich um Denkstörungen, wie sie von Zwangserkrankungen bekannt sind.

Zugang zu allen assoziierten Inhalten, Wissen, episodischer Erfahrung etc.

Fodor unterschied einerseits modulare und andererseits nichtmodulare Informationsverarbeitung (Fodor 1983). Die nichtmodulare Informationsverarbeitung hat, im Gegensatz zu der modularen Informationsverarbeitung, prinzipiell Zugang zu allen Inhalten, welche ein Gehirn repräsentiert. Dies ist nur im Prinzip richtig. Einschränkungen des freien Zugangs zu allen repräsentierten Inhalten sind im Alltagsdenken die Folge davon, dass der Abruf von Denkinhalten in neuronalen Netzen trainiert erfolgt und so für die einzelne Person trainierte Assoziationen aufgerufen werden, d. h. nur die gelernten Spezifikationen eines Denkziels. Meist ist davon auszugehen, dass die Denkweisen der Personen im Alltag nur in wenigen Ausnahmen über die trainierten Verbindungen hinausgehen (s. Übung des »brain storming«, um diese trainierten Denkwege zu überwinden).

Der Zugang zu bestimmten Wissens- oder Erfahrungskomponenten kann in bestimmten Fällen nicht funktionieren. Wernicke (1906) gebrauchte den Begriff Disjunktion um darzustellen, dass in psychiatrischen Erkrankungen bestimmte Zugänge nicht möglich sind. Es han-

delt sich um Diskonnektionsmodelle. In der Psychoanalyse wurden Verdrängungstheorien dargestellt. Das Auslassen von Erinnern an bestimmte Erlebnisse kann durch die mangelnde Auffrischung einen Verlust des automatischen Retrievals bewirken: An die Angelegenheit wird nicht erinnert und über den Verlauf der Zeit wird der Inhalt vergessen.

Andererseits kann aber auch die mit einer Emotion gekoppelte Erfahrung gerade besonders häufig erinnert werden und so überwältigend präsent sein (s. Trauma-Erinnerungen). Auch dies kann zu einer Verzerrung der Ausgewogenheit der Informationsverarbeitung, zu Denkschablonen führen. Sowohl eine trainierte Inaktivierung des Abrufs aus dem episodischen Gedächtnis kann also auftreten als auch eine konditionierter Mehrabruf z. B. wenn immer wieder an ein trauriges Ereignis gedacht wird und jedes Mal schmerzhafte Erinnerungen auftreten.

Im Denkstil histrionischer Persönlichkeiten prädominiert die emotionale Seite der Aktivierung von verschiedenen Aspekten einer Frage. Emotionale Aktivierungen dirigieren das Abrufen von Wissen, aber auch Informationen aus dem episodischen Gedächtnis. Die persönlichen Erfahrungen mit dem Topik gewinnen die Oberhand über die Aspekte, die durch das Umweltwissen gewissermaßen in Bahnen der Vernunft gehalten werden.

Widerspruchsfreiheit

Im philosophischen Denken wird auf die Widerspruchsfreiheit der höchste Wert gelegt. Dies ist im Alltagsdenken nicht der Fall. Nicht nur alle verschiedenen Aspekte eines Denkziels müssten gewürdigt werden (s. o.); sondern es müssten zusätzlich schließlich alle Gedanken zum Thema auf Widersprüche hin untersucht werden. In der alltäglichen Erfahrung der Psychopathologie wird deutlich, wie viele widersprüchliche Inhalte und Überzeugungen im Denken einer Person nebeneinander existieren. W. James wird die Äußerung zugeschrieben, das Denken sei meist nur eine Umgruppierung von Vorurteilen. Dabei stammen die widersprüchlichen Aussagen vielfach aus der Erfahrung verschiedener Lebenssituationen. Diese Gedanken werden später jedoch nicht miteinander in Zusammenhang gebracht und wenn dies doch einmal geschieht, wird ein falscher Schluss nicht etwa korrigiert. Dies ist für die Diskussion von inhaltlichen Denkstörungen wichtig (Kap. 13 Wahn).

Auch hier ergeben sich wiederum Interaktionen mit Persönlichkeitsmerkmalen. Der Denkstil der histrionischen Persönlichkeiten ist schon angesprochen worden. Eine Person mit zwanghafter Persönlichkeit weist einen besonderen Denkstil auf, meist eine von Angst, Aggression und Arbeitsgedächtnis-Störungen charakterisierte Bearbeitung von Denkzielen. Patienten mit Zwangssymptomen haben meist irrationale, in sich widersprüchliche Begründungen für ihre Zwangsphänomene.

Kontrolle

Personen können ihr Denken entweder auf bestimmte Themen lenken oder einen Gedankengang stoppen. Dies ist eine fundamentale Kapazität der menschlichen Denkfähigkeit. Die Person hat das Gefühl der Kontrolle. Diese Kontrolle kann gestört werden, sowohl für die Person unbemerkt als auch von der Person bemerkt. Ein Beispiel ist das Zwangsgrübeln. Es drängt sich der Person immer wieder von neuem ein Gedanke auf, dessen Verfolgung zu einem Gedankenkreis führt. Das Denken muss fortgesetzt werden, bringt aber keine Lösung („negative zirkuläre Gedanken"). Hierbei sind emotionale Gründe in den meisten Fällen für das Wiederauftreten der Gedanken führend. So denkt der Trauernde immer wieder an den Verlust, wenn er im Alltag an die verlorenen Partner erinnert wird.

Aufmerksamkeitsstörungen führen dazu, dass die Aufmerksamkeit nicht von einem semantischen Bereich auf einen anderen gelenkt werden kann (Kap. 4 Aufmerksamkeit). Ein Türhüter-Mechanismus, der oben besprochen wurde, das »Gating« wirkt sich offenbar im Thalamus aus. In Thalamuskernen können Neurone des frontalen Kortex einen Filter programmieren, wie oben geschildert. Dies wird offenbar für die Organisation von Denkvorgängen eingesetzt.

Einerseits wird eine Beschäftigung mit einem Thema abgebrochen, wenn die Aufmerksamkeit auf ein anderes Thema gelenkt wird. Dies kann normalerweise auch willkürlich herbeigeführt werden. Hierbei geschieht eine Aufmerksamkeitswendung. In einem Syndrom von Angst und Trauer besteht die Unfähigkeit, die Gedanken von dem speziellen Denkinhalt zu wenden, bzw. die Gedanken kehren sehr bald als automatische Gedanken zurück.

Andererseits ist die Denkkontrolle auch im Zusammenhang mit der Störung von Interrupt-Prozessen des Gehirns beeinträchtigt. Diese Interrupts können Abläufe wie beispielsweise motorische Reaktionen stoppen (Gauggel et al. 2004).

Das Wiederauftreten eines Gedanken könnte wie im Epilepsiemodell (s. Aura) mit einer fehlerhaften neuronalen Erregung zusammenhängen. Diese kann auch längere Zeit persistieren.

10.6.11 Rolle exekutiver Funktionen beim Denken

Exekutive Funktionen sind bereits für die Planung einer Denkaufgabe besprochen worden. Sie organisieren die gesamte Sequenz von Denkprozessen. In Schule und Ausbildung findet ein Training exekutiver Funktionen statt. Beispielsweise haben Personen trainierte Sequenzen »was, wer; wo, wann; warum, wozu« beim »Bedenken« und Diskutieren sowie Darstellen von Themen.

Bei trainierten Personen können mehrdimensional abzuarbeitende Denkprozesse beobachtet werden – wie in der Medizin: Erst Untersuchung, Befund und Diagnose, dann erst Indikationen von Therapie mit der Erwägung von Kontraindikationen (und Wechselwirkungen vor der Indikation eines Pharmakons oder Psychotherapeutischer Intervention).

Abschlussbemerkung: Einige weitere Arten von klinisch diagnostizierter Denkstörung werden hier nicht näher vorgestellt. Sie sind mit der Beeinträchtigung spezieller kognitiver Bereiche verknüpft, wie die Störung des abstrakten Denkens oder Konkretismus.

Die Veränderung der Schwelle des Abrufens von Gedanken kann zu formalen Denkstörungen führen, Einfallsarmut auf der einen Seite oder Gedankendrängen auf der anderen Seite. Auf spezielle Aspekte der Denkstörungen wird jeweils auch am Schluss der Darstellung der einzelnen Merkmale eingegangen.

10.7 Psychopathologische Merkmale des Denkens – formale Denkstörungen

Die Merkmale der formalen Denkstörungen sind variabel beschrieben und definiert worden; neben den Definitionen der AMDP-Gruppe (AMDP 11. Aufl. 2023) existiert eine psychopathologische Skala der Denkstörungen speziell auf die formalen Denkstörungen bei schizophrenen Psychosen ausgerichtet (Kircher et al. 2015).

Denken verlangsamt

Definition. Der Ablauf von Gedanken ist im Vergleich zu früher langsamer geworden.

Beispiel. Ein Pat. denkt bei Antworten auf einfache Fragen sehr lange, wobei jeweils keine anderen psychopathologischen Merkmale oder Motivationsprobleme eine Erklärung geben können (z.B. weder Sprachstörungen noch Amotivation oder Verweigerung), auch in seiner Argumentation ist die Abfolge der Argumente verlangsamt.

Stellung in der Psychopathologie. AMDP 16.

Psychopathologische Interaktionen. Allgemeine Verlangsamung, Motivationsprobleme (s. o.), der Patient hat in der Kommunikation den Kontakt aufgegeben, ist gehemmt, Regression.

Differenzialdiagnostische Abgrenzungen. Intendierte Verzögerung von Antworten, Misstrauen (Prüfen der Möglichkeit, dass eine Aussage gegen die eigene Person verwendet werden kann), Verweigerung, Denkhemmung s. u.

Selbst-/Fremdbeurteilung. Fremdbeurteilung, Fremdanamnese meist notwendig.

Interview für Rating: Verlauf des Interviews in den zeitlichen Aspekten beobachten.

Neuropsychologie/Objektivierung. z. B. Sprichwort-Erklären, Tests: Leistungs-Prüf-System-Untertests 3 und 4, Fluency vs. Gemeinsamkeiten finden ohne Zeitrestriktion.

Schweregrad. Grad der Behinderung der Exploration.

Pathognomonisch für: Demenz, Bewusstseinstrübung vom Somnolenz-Typ, M. Huntington.

Spezifikationen: 1) auf das Denken beschränkt: sonst keine allgemeine, auch motorische Verlangsamung, 2) allgemeine, auch motorische Verlangsamung.

Persönlichkeitseinflüsse. Gemütlich, umsichtig, »betuliche« Persönlichkeiten.

Neurowissenschaftliche/kognitiv neurowissenschaftliche Modellvorstellungen: Abrufstörung 1) Verstellen der Aktivierungschwelle von Neuronen – erschwerte Aktivierbarkeit, 2) erschwerte Routineaktivierung; a. Gestaltwandel, (beispielsweise »catastrophic interference« z. B. nach Schlaganfall, nach epileptischem Anfall, bei epileptischer Daueraktivität), Cave: med. Überdosierung, b) Haften – enechetischer Persönlichkeitswandel, c) mit allgemeiner Verlangsamung bei Eintrübung der Bewusstheit, 3) internes Ausformulieren eines Gedanken zu langsam, sodass nächste Assoziation verlangsamt erfolgt.

Denken gehemmt

Definition. Subjektives Merkmal der Wahrnehmung von Schwierigkeit beim Denken – Subjektiv ineffizientes Denken, weil Gedanken nicht wie üblich einfallen. Der Patient erlebt dies als Hemmung.

Introspektives Merkmal; Diskrepanz zum von der Person gewohnten Denkablauf.

Beispiel. Ein Patient kann seine Situation nicht bedenken; das Denken „gelingt nicht mehr, bzw. es kostet viel mehr Mühe als früher", ihm fallen wichtige Aspekte nicht ein, er verharrt in Ängstlichkeit bei Katastrophenthemen etc.

Stellung in der Psychopathologie. AMDP 15.

Psychopathologische Interaktionen:
- allgemeine Hemmung, deprimierte Stimmung, Insuffizienzerleben,
- Grübeln, sich nicht lösen von affektiv-kognitiven Komplexen (Kap. 11 Emotion und Affekt), behindert Denken,
- Blockierung durch Wahn, affektiv-kognitive Komplexe.

Differenzialdiagnostische Abgrenzungen:
Gedankenarmut ohne Denkantrieb, mentale Retardierung,

1. Demenzsyndrom: assoziationslos,
2. allgemeine Verlangsamung,
3. Interaktion: der Patient möchte sich nicht auf das Interview einlassen, möchte z. B. in Ruhe gelassen werden.

Weitere Charakterisierung:
Als subjektive Seite des verlangsamten Denkens aufzufassen. Früher der Person unbekannte subjektive Behinderung, sich auf prompt erfolgende Einfälle für klare Gedanken verlassen zu können; die Person muss sich, im Gegensatz zu früher um den Gedankenabruf und die Organisation der Gedanken bemühen, wobei die Person dies als frustran erlebt. Differenz zwischen Denkantrieb und -effizienz.

Hemmungsgefühl in der Domäne des Denkens bei ausreichendem Denkantrieb.

Selbst-/Fremdbeurteilung. Selbstbeurteilung.

Interview für Rating. »Denken subjektiv gegen Widerstand?« »Zu mühsam?«

Schweregrad. Von subjektiver Denkverzögerung und Planungsstörung bis Übergang in Stupor, subjektiv als quälend empfunden.

Pathognomonisch für: Depression.

Spezifikationen:
1. allgemein bei allen Inhalten,
2. situativ oder inhaltsbezogen.

Neurowissenschaftliche/kognitiv neurowissenschaftliche Modellvorstellungen

1. Abrufstörung über das Denken gestört im Sinne von gestörter Initiation (s. u. bei Antrieb) – z. B. gestörter semantischen Abruf (s. z. B. verbale Fluency),
2. Ineffizienz des eigenen Antriebs im Denken (Kap. 7),
3. Mühegefühl wie bei mentalem »Effort«,
4. Hemmung durch »Querantriebe«, wenn Idee zu Motivation und Handlungsbereitschaft reift, stört beispielsweise ein Alarmgedanke mit einem Angstgefühl.

Gedankendrängen

Definition. Eine Person erlebt eine Vielzahl von Einfällen. Sie erweckt den Eindruck, mit der Fülle der Einfälle zu spielenen; die Gedankenfülle drängt sich ihr auf. Die Konzentration auf ein einzelnes Denkziel ist deswegen gestört.

Beispiel. Eine Person sprüht vor Ideen, die ihr laufend neu einfallen. Sie kommt dadurch leicht von einer geordneten Gesprächsführung ab. Wenn sie über etwas nachdenken soll, wirkt der Andrang ablenkender Ideen vielfach als problematisch oder lästig.

Stellung in der Psychopathologie. AMDP 21.

Psychopathologische Interaktionen: Konzentrationsstörung, Ambivalenz und Ambitendenz wegen der Vielzahl der Ideen, Störung im Antriebsbereich z. B. Anfangen und Liegenlassen - bei Manie, verworrener Manie, Disinhibition, Konfabulation; im Manischen Syndrom: Überheblichkeit, eine Sache nur andenken zu müssen.

Differenzialdiagnostische Abgrenzungen. Störung des Denkens durch einen einzigen Gedanken, der sich rasch wiederholt, wie beim Grübeln.

Weitere Charakterisierung. Gewissermaßen die subjektive Seite des Gedankenjagens bei gesteigertem Antrieb – die Erscheinungsform der Antriebssteigerung im Bereich des Denkens. Engagement für jede neue Idee, Anspringen des Interesses verläuft rasch.

Selbst-/Fremdbeurteilung. Selbstbeurteilung.

Interview: Jeweils Nachfragen nach subjektiver Seite einer Abfolge von Gedanken (wie kommen Sie jetzt auf dieses Argument, wie bezieht sich dies auf den Gedanken, den Sie gerade geäußert haben?).

Neuropsychologie/Objektivierung. Beobachtung des Gesprächsverlaufs: Anzahl der wenig themenbezogenen oder unzusammenhängenden Einfälle.

Schweregrad. Im Interview leicht ohne Auswirkung bis schwer je nach der Beeinträchtigung des Interviews, bzw. der Alltagsaktivitäten.

Spezifikationen: 1) allgemein bei allen Inhalten, 2) situativ oder inhaltsbezogen (s. Registerziehen bei Wahnthema).

Begriffliche Probleme des Merkmals: Beziehung zum manischen Syndrom und Ab-

grenzung zur Gedankenkontrollstörung, die auch ohne gesteigerten Antrieb beobachtet wird.

Neurowissenschaftliche/kognitiv neurowissenschaftliche Modellvorstellungen: 1) Denkantrieb ist hoch, 2) Kontrolle über das Denken ist vermindert (bei der Fülle der Einfälle quasi überfordert), 3) Motivationsfluktuation führt immer wieder zu neuer Intention, die sich nicht in den Fluss eines Gedankengangs bringen lässt, rasches Engagement des Interesses führt zu neuen Einfällen, 4) Schwelle des Bewusstwerdens eines Inhalts erniedrigt, sodass es Thema der weiteren bewussten Verarbeitung wird.

Ideenflüchtig

Definition. Das Denken der Person wird in der Fülle der Ideen, durch die Vielfalt der Einfälle unterbrochen.

Objektives Gedankendrängen bei gesteigertem Antrieb (im Gegensatz zur Gedankenkontrollstörung, die auch ohne Antriebsveränderung auftritt). Falls die Person es bemerkt, leidet sie in vielen Fällen aber nicht darunter.

Beispiel. Ein Patent springt im Gedankengang immer wieder von einer Idee zur nächsten, wobei die Argumente noch einen lockeren Zusammenhang erkennen lassen; er wirkt dabei jeweils von einem weiteren Einfall getrieben, der ihm interessant erscheint.

Stellung in der Psychopathologie. AMDP 22.

Psychopathologische Interaktionen. In den meisten Fällen gesteigerter allgemeiner Antrieb; fraglich selektiv gesteigerter Denkantrieb.

Differenzialdiagnostische Abgrenzungen. a) Störung des Denkens durch einen einzigen Gedanken, der sich wiederholt, wie beim Grübeln, b) Zerfahrenheit, c) assoziative Lockerung – Verminderung des logischen Zusammenhangs, in dem die aufeinander folgenden Gedanken stehen.

Weitere Charakterisierung. Das Einfallen wird vom Untersucher miterlebt, weil der Patient die Einfälle erläutert und auch seine Gedankenkette kommentieren kann.

Selbst-/Fremdbeurteilung. Vorwiegend Fremdbeurteilung.

Neuropsychologie/Objektivierung. Beobachtung des Gesprächsverlaufs Merkmal: Anzahl der Einfälle – mehr oder weniger themenbezogenen oder unzusammenhängend.

Schweregrad. Gespräch unbehindert bis: Gespräch nicht möglich.

Pathognomonisch für: Manie.

Neurowissenschaftliche/kognitiv neurowissenschaftliche Modellvorstellungen
S. auch oben Gedankendrängen, Hoffman et al. 1986.

1. Spezifikationen, die für ein Topik abgerufen wurden, werden wieder Adresse für den nächsten Abruf, was aber nicht durch eine Kontrolle des Denkziels gesteuert wird – Disinhibition,
2. Working Memory gestört: Behalten der Denkintention in Sequenzen fällt schwer, ist aber noch möglich.
3. Motivationsfluktuation (fluktuierendes Interesse – vermutlich deswegen auch nicht als Störung bemerkt),
4. Antrieb gesteigert, evtl. speziell im Denkbereich.

Gedankenkontrollstörung

Definition. Die Person erlebt ihre Gedanken als der subjektiven Kontrolle entzogen, d. h. die Gedanken laufen weiter, obwohl die Person keine Denkintention für sie hat, sie nicht denken will.

Die Person möchte nicht nachdenken, beispielsweise, weil sie zur Ruhe kommen will. Gedanken laufen zum Teil in eine Richtung, die die Person nicht beabsichtigt. Im Gegensatz zum Gedankendrängen muss keine Vermehrung der Einfälle vorliegen.

Beispiele:
- Eine Person kann nicht zur Ruhe kommen, da viele verschiedene Gedanken von ihr unbeeinflussbar durch den Kopf gehen – beispielsweise Gedanken über Tagesereignisse, wobei es sich nicht um Tage mit besonders emotionalen Erlebnissen handeln muss.
- Eine Person mit einem beginnenden Psychose-Rezidiv berichtet, sie könne gar nicht mehr selbst denken, sie habe keinen Einfluss auf ihre Gedanken. Es sei wie immer in der Psychose: Die Gedanken hätten sich selbständig gemacht und sie sehe passiv dabei zu, wie die Einfälle im Kopf vorbeilaufen.

Stellung in der Psychopathologie. Im AMDP nicht definiert.

Verwandte Begriffe. Exekutive Störung im Bereich der Gedanken.

Psychopathologische Interaktionen. Zwangsgrübeln, Schlafstörung. Ichstörungen; fremde Gedanken, Gedankenbeeinflussung, Gedankeneingebung. Keine Akustische Qualität.

Differenzialdiagnostische Abgrenzungen:
- Ich-Störung – Qualität des von außen gemachten bei Ich-Störung ist hier nicht gemeint,
- bei Zwangsgrübeln Wiederholung der gleichen Gedanken,
- automatische Gedanken, einzeln, der Person meist gut bekannt, beispielsweise Katastrophengedanken – meist mit affektiver Betonung.

Weitere Charakterisierung. Meist als unangenehm empfunden, je nach Inhalt der ablaufenden Gedanken.

Selbst-/Fremdbeurteilung. Selbstbeurteilung.

Interview für Rating. Auf Frage nach sich selbstständig-machenden Gedanken; ggf. klagen die Patienten über das Durchlaufen (»Durchrattern«) der Gedanken ohne willkürliche Einflussmöglichkeit.

Schweregrad. Schwer, wenn Person nicht mehr ausreichend Raum für eigene Gedanken aufrechterhalten, nicht mehr planend denken kann.

Begriffliche Probleme des Merkmals. Offenbar charakteristisch für das Erleben des Denkens bei schizophrenen Störungen, Beziehung zu Ich-Störungen, Passivität der denkenden Person.

Neurowissenschaftliche/kognitiv neurowissenschaftliche Modellvorstellungen
1. Von Benson (1994) allgemeiner gefasst: »disorder in control of thought« für Schizophrenie, Desintegration des willkürlichen Denkapparats mit Verlust der Kontrolle über die Denkmotivation, die Lenkung der assoziativen und exekutiven Aufmerksamkeit,
2. Störung der Empfindung, Aktor zu sein, d. h. willkürlich einen Gedanken oder eine Handlung auszuführen (s. Ichstörungen). Es wurde auch von einer Störung des Meinigkeits-Empfindens gesprochen.
3. Inhibitionssystem gestört, dadurch Aneinanderreihung vieler nicht zusammenhängender Gedanken, dadurch auch Störung eines einzelnen willkürlichen Gedankengangs,
4. Beziehung zum passiven Anhören von verbalen akustischen Halluzinationen, Stimmenhören; Generation der Gedanken im ZNS, die dann gehört werden – ohne akustische Qualität - für die Person als Gedankenkontrollstörung erlebt.

Denken eingeengt

Definition. Das Denken verharrt bei einem Thema, die Person kann nur schwer/nicht davon abgebracht werden, bzw. wird nach kurzer Zeit wieder auf das eine Thema zurückkommen.

Beispiel. Ein Pat. ist von seinen Sorgen vollkommen eingenommen, er denkt nur noch darüber nach und lässt sich im Gespräch auch nur darüber aus. Beim Versuch, ihn auf ein anderes Thema abzulenken, sagt er, das sei doch nun unwichtig geworden oder er kehrt nach 1 oder 2 Sätzen zu seinem Thema wieder zurück.

Stellung in der Psychopathologie. AMDP 18.

Psychopathologische Interaktionen. Grübeln, Wahn, Situativ, Zwangsgrübeln, Gedankenarmut,

Differenzialdiagnostische Abgrenzungen:
- automatische Gedanken, isoliert, beispielsweise Katastrophengedanken – meist mit affektiver Betonung
- intendiertes Beharren auf einem für die Person wichtigen Thema,
- Perseveration,
- Denkverarmung, IQ niedrig, Verlangsamung,
- Bewusstseinseinengung: dabei zusätzlich Unfähigkeit, die Aufmerksamkeit auf etwas Neues zu wenden – bei akuter Belastungsreaktion.

Selbst-/Fremdbeurteilung. Fremdbeurteilung.

Gesprächsverlauf Merkmal: bei Wechsel der **Interviewthemen:** schwer/nicht von Thema abzubringen.

Schweregrad:
- Grad der Interviewbehinderung,
- Inhalt: worauf eingeengt? Gedanke, Erinnerung, Sorge, Gefühl.

Pathognomonisch für: Wahn, z. B. depressivem Wahn, aber auch bei akuter Belastungsreaktion, Fanatismus.

Spezifikationen. Epileptische Wesensänderung, Haften.

Neurowissenschaftliche/kognitiv neurowissenschaftliche Modellvorstellungen

1. Aufmerksamkeitsmanagement gestört mit Defizit des Lösens der Aufmerksamkeit (fehlende Flexibilität in der Kontrolle der fokussierten Aufmerksamkeit).
2. affektiv-kognitiver Komplex setzt sich gegen die Aufmerksamkeitswendung zu neuen Inhalten (Thema/Ziel) durch

Perseverierend

Definition. Unmittelbare Wiederholung von Wörtern (oder kurzen Sätzen); nicht zum Zweck der besonderen Betonung – die Äußerung hat zunächst zur Situation gepasst, wird aber durch die Wiederholungen pathologisch.

Beispiel. Ein Pat. mit einer frontotemporalen Demenz (FTD) wiederholt immer wieder »Du bist ein alberner Mensch«, was erst in einer Erregung als Fluch aufzufassen sein könnte, aber nach vielen Wiederholungen, in vielen Erregungszuständen als perseverierend zu charakterisieren ist.

Stellung in der Psychopathologie. AMDP 19.

Verwandte Begriffe. Logoklonie.

Psychopathologische Interaktionen. Wortfindungsstörung, Gedankenarmut, Disinhibition.

Differenzialdiagnostische Abgrenzungen:
- Denkeinengung,
- übliche redewendungsartige Wiederholungen »ach Gott, ach Gott«,
- Emphase, als rhetorische Figur,
- Palilalie – die Äußerung hat nicht zur Situation gepasst,
- Echolalie, starre Wiederholung aller vom Interviewer geäußerten Wörter,
- Logoklonie – motorisches Wiederholen eines Wortes oder Wortteils, z. B. bei extrapyramidalen Störungen.

Weitere Charakterisierung. Wiederholung von Sprachelementen, Wörtern oder Phrasen.

Selbst-/Fremdbeurteilung. Fremdbeurteilung.

Neuropsychologie/Objektivierung. Beobachtung des Gesprächsverlaufs Merkmal: unmittelbare Wiederholung, Fehlerzählen.

Schweregrad: vereinzelt – bis Störung der Kommunikation durch Perseverationen.

Pathognomonisch für: Aphasie-Formen, Frontotemporale Demenz.

Spezifikationen: a) Worte, b) Phrasen, Sätze.

Neurowissenschaftliche/kognitiv neurowissenschaftliche Modellvorstellungen: Noch unklar, offenbar kommen mehrere Einflüsse zusammen

1. Fazilitation der letzten Aktion, welche noch voraktiviert ist, führt bei fehlenden Handlungsalternativen zur wiederholten Auslösung,
2. ein sprachliches Ausdrucksschema ist bevorzugt aktiviert.

Grübeln

Definition. Unablässig wiederholendes, in den gleichen Gedankenkreisen ablaufendes Denken eines meist emotional belastenden/subjektiv wichtigen Themas, das zu keinem Ergebnis führt – zirkuläre negative Gedanken.

Beispiel. Ein Pat. denkt immer wieder denselben Gedanken über seine mögliche Schuld an dem Scheitern der Ehe, er wehrt sich nicht energisch dagegen, weil er das Thema für wichtig hält, immer darüber nachzudenken. Er kommt aus den quälenden, kreisenden Gedanken nicht heraus – erlebt das Denken als Lösungsversuch, ohne dass eine Lösung erreichbar ist.

Stellung in der Psychopathologie. AMDP 20.

Verwandte Begriffe. Gedankenkreisen.

Psychopathologische Interaktion: Wahn, Komplexe, Grübeln kann als quälend empfunden werden, d. h. der Pat. kann es nicht vollständig kontrollieren, d. h. „abschalten", Überlappung mit »eingeengt« auf ein Denkziel.

Differenzialdiagnostische Abgrenzungen:
- Zwangsgedanken, Zwangsgrübeln - das Grübeln trotz Bemühung nicht beenden können.
- Gedankendrängen mit meist positiv getönten Inhalten beim Manischen Syndrom.

Weitere Charakterisierung. Einem affektiv bedeutenden Gedankenkreis verhaftet sein.

Selbst-/Fremdbeurteilung. Selbst- und Fremdbeurteilung.

Interview für Rating. Subjektiv – Frage nach Anteil an freier Zeit, die mit Grübeln verbracht wird.

Schweregrad. Ausmaß der subjektiven Unterbrechbarkeit der Gedankenkreise, Beeinträchtigung in Alltagstätigkeiten durch Grübeln.

Pathognomonisch für: Depression.

Spezifikationen: Spektrum von:

a) Meinen, über etwas nachdenken zu müssen bis
b) wissen, dass es sinnlos ist, weiter über etwas zu grübeln, es aber dennoch tun.
c) Selbstbestrafungstendenz, wieder und wieder in den belastenden Gedanken stecken.

Neurowissenschaftliche/kognitiv neurowissenschaftliche Modellvorstellungen
1. Komplex von emotionalem und kognitivem Stressor – affektiv-kognitiver Komplex (s.u.),
2. Sogwirkung des besorgt-machenden Themas hinsichtlich der Aufmerksamkeit – dadurch Versagen der Aufmerksamkeitssteuerung im Denkbereich,

3. Person erlebt eine Erleichterung, wenn sie das Thema bedenkt, wie Bußrituale (Ungeschehenmachen),
4. Wiederholung als Versuch, mit der Angelegenheit zurechtkommen zu können (zu habituieren, etwas aushalten zu lernen).

Denken umständlich

Definition. Abweichen des Gedankengangs vom zielführenden Weg, ohne dass dies aus irgendeinem Grund von der Person intendiert ist und ohne dass die Person das Ziel vergessen hat.

Wenn keine Frage mit einem Denkziel gestellt ist, dann ist das Abweichen auf Nebensächliches in Bezug auf das gerade vorherrschende Gesprächsthema zu beurteilen.

Beispiel. Eine Person wird gebeten zu schildern, wie sie zu der Untersuchung kam. Sie beginnt, zuerst aufgetretene Verhaltensprobleme zu schildern, weicht dann aber aus auf Erklärungen biographischer und soziologischer Entwicklungsstationen ihrer Jugend, später auf die Probleme, die Nachbarn untereinander haben etc.

Stellung in der Psychopathologie. AMDP 17.

Psychopathologische Interaktionen. Störung in den Bereichen: Working Memory (Zielvorstellungen und Monitoring der Zwischenziele), exekutive Störung (Sequenz des Denkens und damit des Berichts zu organisieren).

Differenzialdiagnostische Abgrenzungen:
- manische Ideenflucht (die Abweichung ist jeweils intendiert, der Maniker möchte dieses und jenes auch noch unbedingt anführen),
- amnestisch – Vergessen des Denkziels nicht nur aus dem Arbeitsgedächtnis - sondern auch, wenn nachgefragt wird, was die Aufgabe war, kann die Person sich nicht erinnern,
- Auffassungsstörung, nicht verstehen, was Ziel oder Thema ist,
- prämorbid bestehende intellektuelle Leistungsminderung mit der Folge einer

Schwierigkeit, Wichtiges von Unwichtigem zu unterscheiden,

- prämorbid sthenische bzw. gemütliche Einstellung, auch Nebensächlichkeiten (in aller Breite) zu erzählen – auch bei zwanghaften Patienten,
- habituell: autobiographische, übertrainierte Reihung von Berichten bei älteren Pat.

Weitere Charakterisierung. Person lässt sich im Gedankengang verleiten, Inhalte zu aktivieren, die nicht zum zielgerichteten Denken gehören, bzw. Nebensächlichkeiten darstellen. „Umwege im Gedankenverlauf" ohne dass die Person das Ziel vergessen hat.

Selbst-/Fremdbeurteilung. Fremdbeurteilung.

Interview für Rating. Nachfrage, ob die Person die Frage noch weiß. Fremdanamnese des prämorbiden Gesprächsverhaltens.

Neuropsychologie/Objektivierung. Keine formalen Tests, Gesprächsbeurteilung: Merkmal des Abweichens vom Darstellungsziel (Ausschluss der Differenzialdiagnosen).

Schweregrad. Ausmaß der Verzögerung im Gesprächsverlauf, besonders in biographischem Interview, nicht störend bis schwere Behinderung der Gesprächsführung.

Pathognomonisch für: Psychiatrische Hirnschädigungssyndrome, Frontalhirnsymptomatik.

Neurowissenschaftliche/kognitiv neurowissenschaftliche Modellvorstellungen

1. Working Memory gestört
   - das Denkziel wird im Arbeitsgedächtnis gelöscht, oder kann aus dem Arbeitsgedächtnis hinaus den Gedankenverlauf nicht organisieren (s. u. exekutive Störung).
   - durch Funktionen des episodischen Gedächtnisses ist die Frage des Interviewers wieder abrufbar (im gegenwärtigen Denken stehen andere, »weit hergeholte« Denkinhalte im Zentrum),

- mit Fehlern im Monitoring der Abschnitte, die sequenziell abgearbeitet werden müssen und Updating, was als nächster Schritt bedacht oder dargestellt werden sollte.
2. Exekutive Störung: Wissen des Ziels führt nicht zur Selektion für das Ziel wesentlicher Gedanken.
3. Aufmerksamkeit nicht auf Topik fokussiert.

Gesperrt/Gedankenabreißen

Definition. Eine Person verliert unvermittelt den Faden beim Denken. Sie hat das Gefühl, nicht weiterführen zu können, was sie denken oder sagen wollte.

Eine Person sagt, ihr Gedankenfluss sei abgebrochen. Der Kopf sei plötzlich wie leer. Es sei nicht durch eine Störung aus der Umgebung verursacht.

Beispiel:
- Ein Pat. denkt an einen Wunsch, den er ansprechen und verwirklichen möchte, den er aber mit seiner Umgebung abstimmen muss. Plötzlich erlebt er, es sei alles aus seinem Kopf verschwunden, er habe die Angelegenheit vergessen, er weiß nur, dass er sich vorgenommen hatte, etwas Wichtiges zu besprechen.
- Ein Pat. liest ein Buch und denkt sich in die erzählte Situation ein. Unvermittelt, nach dem Lesen einiger Seiten, weiß er plötzlich nicht mehr, wovon das Buch handelt, und legt es weg.

Stellung in der Psychopathologie. AMDP 24.

Psychopathologische Interaktionen. Gedankenentzug – Erleben, dass Gedanken von außen entzogen werden. Dies kann eine Deutung der Person sein, eine Projektion des Verlusts des Gedankens auf die (feindliche) Umwelt; ablenkende Halluzination, Wahneinfall, Gedankenkontrollstörung, Hemmung.

Bei schwerwiegender Aufmerksamkeitsstörung kann ebenfalls der „Spannungsbogen" nicht gehalten werden, beispielsweise in einem Gespräch.

Differenzialdiagnostische Abgrenzungen. Gedanken werden bei einer amnestischen Störung nach einer Ablenkung vergessen. Epileptisches Ereignis.

Weitere Charakterisierung. Für den Patienten wiederholt unerklärliches Verlieren des Fadens, das durch kein mentales Ereignis provoziert wurde.

Personen mit schizophrener Psychose können beim Lesen eines Buchs die Entfaltung eines Themas nicht behalten.

Selbst-/Fremdbeurteilung. Selbstbeurteilung, auch wenn Abbrechen der Gedanken beobachtet wird, kann dies erst als gesperrt beurteilt werden, wenn Pat. die Introspektion dazu äußert.

Interview für Rating. Nachfragen bei Unaufmerksamkeit, ob so etwas vorgekommen ist.

Schweregrad. Vereinzelt bis zu Behinderung des Interviews,

Spezifikationen. Untersuchung auf fokalneurologische Zeichen, Hinweisen auf epileptische Phänomene in der Vorgeschichte.

Neurowissenschaftliche/kognitiv-neurowissenschaftliche Modellvorstellungen
1. Funktion der frontalen Sustained-activity-Neurone als Träger des Working Memory sind gestört bei Schizophrenie – »mental set« kann nicht gehalten werden,
2. Anfälligkeit des Working Memory: bei kleinster Ablenkung oder zu langer Dauer eines Segments erlöscht die Spur des vorherrschenden Gedankens.

Inkohärent, zerfahren

Definition. Der Gedankengang weist Sprünge auf, die vom Untersucher nicht nachzuvollziehen sind. Der innere Zusammenhang der Gedanken ist vermindert. Dadurch wird die Kommunikation behindert.

Beispiel. Das Denken eines Patienten springt von einem Satz über einen Gegenstand unvermittelt auf ein völlig anderes Thema, dann nach einem weiteren Halbsatz springt das Denken erneut auf einen abgelegenen dritten Bereich, bzw. der Pat. erklärt nicht, warum seiner Ansicht nach die Themen in Verbindung stehen.

Stellung in der Psychopathologie. AMDP 25.

Verwandte Begriffe. Assoziative Lockerung, Kontamination als Vermengung eines dargestellten Sachverhalts durch Aspekte eines anderen, verschrobenen Denkens – als Aussprechen ideosynkratischer, oft wahnhafter Gedankenverbindungen, die dem Gesprächspartner nicht erklärt werden. Tangentiales Denken als langsameres Abdriften vom Denkziel. Siehe auch Abb. 10.1.

Psychopathologische Interaktionen. Disinhibition, Gedankendrängen, Klangassoziationen als Veranlassung eines Gedankensprungs, autistisch fehlende Rücksicht auf kommunikative Ineffizienz sowie Störung der Theory of mind, Ich-Störung: Gedankenlesen; der Pat. meint, das Gegenüber wisse ja, was er denke. Gedankenkontrollstörung.

Differenzialdiagnostische Abgrenzungen:
- Jargonaphasie (semantischer Jargon), semantische Paraphasien,
- Unkooperativität,
- manische Denkstörung mit Beschleunigung: Dabei von der Person intendierte Sprünge (wird deutlich beim Nachfragen, warum das Thema gewechselt wurde), Für die Abgrenzung zur manischen oder schizomanischen Symptomatik ist bei Inkohärenz der Schizophrenie typisch: Der Gedankengang springt ohne Getriebenheit der Gedanken durch die Fülle der Intentionen.
- Gedankenabreißen
- logische Fehler.

Weitere Charakterisierung:
Die Sprünge können im Einzelfall mit ungewöhnlichem Wortgebrauch bei verständlicher

Assoziation oder mit unverständlicher Assoziation zusammenhängen.

Das Problem, dass bei guter Kenntnis des Patienten einige der Sprünge aus biographischen Gründen verständlicher werden, tritt selten auf.

Selbst-/Fremdbeurteilung. Fremdbeurteilung.

Interview für Rating: Beachten der Nachvollziehbarkeit des sprachlichen Äußerung – Beurteilung des Gedankenflusses, evtl. Nachfragen bei weiten Gedankensprüngen, wie die Person das gemeint hat – Merkmal: unlogischer oder nicht ausgeführter Übergang von einem Gedanken auf den nächsten.

Schweregrad. Vereinzelte ungewöhnliche Sprünge bis zur Unverständlichkeit der sprachlichen Äußerungen.

Pathognomonisch für: Schizophrene und schizomanische Psychosen.

Spezifikationen:
- assoziative Lockerung: nicht in den Gedankengang passende Gedanken werden geäußert, die noch nachvollziehbar sind, Abgrenzung von Umständlichkeit,
- manische assoziative Lockerung: kommunikativ, weniger Abbrüche,
- schizophrene assoziative Lockerung: weniger Kommunikationsintention,
- Klangassoziationen: Die Wörter des Gedankengangs weisen Klangassoziationen auf, der Patient scheint durch Klangassoziationen in der Fortsetzung des Gedankengangs geleitet zu werden. Neurowissenschaftliche Modellvorstellungen: intakte phonematische Verarbeitung mit gesteigertem Antrieb zu denken, intaktes Nachsprechen, aber gestörte inhaltliche Verarbeitung. Dies kann bei gesteigertem Denkantrieb zu Klangassoziationen führen, bzw. Stabreime zu bilden und zu äußern.
- tangentiale Bedeutung: Wörter werden in ungewöhnlichen Bedeutungen verwandt.

Neurowissenschaftliche/kognitiv neurowissenschaftliche Modellvorstellungen
a) Falsche, semantisch nicht oder nur gering verwandte Assoziation:
  1. Störung des semantischen Netzwerks (Abschn. 10.6.6),
  2. assoziative Lockerung – Disinhibition drückt sich in der Aktivierung ferner liegender Assoziationen aus,
    – geringere Kontextwirkung auf die Präzisierung der Adressierung eines Abrufs,
    – schon Klangassoziationen werden in der Gedankenweiterentwicklung wirksam (s.o),
  3. Theory of mind gestört, Pat. kann sich nicht vorstellen, dass das Gegenüber den Text nicht versteht
b) Störung des Working Memory: ein Denkziel wird vergessen und deshalb kommen andere Denkinhalte und Kommunikationsmotive zur Geltung.

Vorbeireden

Definition. Abweichen vom Thema – trotz Verstehens einer Frage werden abweichende Sachverhalte/Gedanken als Antwort gegeben.

Beispiel. Auf eine Frage nach dem Grund der Streitigkeiten in der Familie, antwortet der Pat. mit Ausführungen zu einem religiösen Thema, ohne damit auf die Frage einzugehen. Auf Nachfrage sagt er, er wisse, dass er den Grund der Streitigkeiten in der Familie darstellen solle; er habe die Frage beantwortet.

Stellung in der Psychopathologie. AMDP 23.

Psychopathologische Interaktionen. Gedankendrängen, Inkohärenz, Gedankenkontrollstörung, sich nicht thematisch einengen lassen in der Manie.

Differenzialdiagnostische Abgrenzungen:
- Für die Person gibt es einen Zusammenhang, jedoch sie führt stur ihre Gedanken weiter,

während der Untersucher versucht, seine Fragen beantwortet zu bekommen.

- Als Widerstand, in Abwehr und Verachtung hinsichtlich der Situation oder die Untersuchenden.

Weitere Charakterisierung. Fehlende Rücksicht darauf, dass der Patient die zwischen Frage und Antwort bei ihm ablaufenden Assoziationsketten nicht effizient kommuniziert – oder annimmt, dass diese per Gedankenausbreitung dem Gesprächspartner bekannt werden.

Selbst-/Fremdbeurteilung. Fremdbeurteilung.

Interview für Rating: klären ob absichtlich Abweichendes geäußert wurde, ohne Rücksicht auf die Frage des Interviewers. Klären, ob Person die Frage noch angeben kann; ob sie annimmt, mit der Äußerung die Frage beantwortet zu haben.

Interview für Rating: Bei Bemerken einer im Gesprächsverlauf nicht beantwortete Frage nachfragen und klären, inwieweit die Untersucher-Frage, bzw. die Interviewsituation verstanden wurde.

Schweregrad. Vereinzelt bis zur Unmöglichkeit, eine geordnete Exploration durchzuführen.

Spezifikationen:
- intendiert ablehnendes Verhalten mit Nichteingehen auf die Fragen des Untersuchers – Beziehung zu Incompliance,
- Unfähigkeit oder Desinteresse, auf die Fragen des Interviewers einzugehen – Verletzung kommunikativer Regeln,
  a) dabei auch Folge von Autismus zu erwägen,
  b) Folge von Überheblichkeit bei Größenwahn.

Persönlichkeitseinflüsse. Schizotyp, schizoid, narzisstisch etc.

Begriffliche Probleme des Merkmals. Problem der Krankheitsuneinsichtigkeit und Incompliance schizophrener Patienten, mit der Folge des Unwillens und der Weigerung, im diagnostischen Gespräch zu kooperieren. Vielfach folgt daraus das eigenwillige und nicht auf den Gesprächspartner eingehende Ansprechen von Themen, die nicht die Antwort auf eine Frage darstellen. Diagnostisch in einigen Fällen nicht sicher abzugrenzen. Auch können beide Varianten bei einem Patienten gleichzeitig bestehen.

Neurowissenschaftliche/kognitiv neurowissenschaftliche Modellvorstellungen

Nach dem Verstehen der Frage bewirkt die Inkohärenz im Gedankengang, dass die Person zum Zeitpunkt der Antwort bereits bei einer fernliegenden Assoziation angelangt war. Das Denkziel, das durch die Frage gesetzt wurde, kann die Person nicht nutzen. Die Person verliert den gedanklichen Kontext, das Gesprächsziel (oder -Gesprächs-Teilziel) aus dem Auge – Working Memory Defizit, Beziehung zum Gedankenabreißen.

Verletzung kommunikativer Gesetze – »rule breaking behavior«,

Neologismen

Definition. Wortneuschöpfung.

Beispiel. Ein Pat. spricht und schreibt ein Wort »Ruhliebe« (Abb. 10.1), sinniert über das Wort und gibt an, dieses Wort und das Wort »Extase« beschrieben seine Lebensprinzipien.

Stellung in der Psychopathologie. AMDP 26.

Psychopathologische Interaktionen:
- Disinhibition,
- Autismus bzw. kommunikatives Desinteresse,

Differenzialdiagnostische Abgrenzungen:
- Aphasiologischer Begriff, phonematische Paraphasien machen das Wort unkenntlich.

- Schizophasie mit Glossolalie, spielerisch wirkende kreative sprachliche Schöpfungen

Weitere Charakterisierung. Oft als Kompositum (z.B. Abb 10.1 Ruhliebe).

Interview für Rating. Fremdanamnese, Briefe etc.

Spezifikationen: a) im Kontext einer aphasischen Sprachstörung, b) keine Aphasie.

Neurowissenschaftliche/kognitiv neurowissenschaftliche Modellvorstellungen
Kombination von Effekten:

1. ungewöhnliche Erfahrung wird versucht auszudrücken, wobei aber kommunikativ rücksichtslos vorgegangen wird, d. h. der Pat. nimmt in Kauf, nicht verstanden zu werden,
2. Störung der Theory of mind: Person weiß nicht, was Gegenüber verstehen würde,
3. autistisch: Rücksichtslosigkeit hinsichtlich der Verständlichkeit durch einen Sozialpartner.

Seltene Merkmale

- Tangentialität: Eine Antwort trifft das angesprochene Thema nur »tangential«, s. Vorbeireden.
- Illogizität: Verlust einer logischen Abfolge der geäußerten Denkinhalte, s. Inkohärenz. Paralogie
- Übergeneralisierung: Eigenschaft von Lernen in gestörten neuronalen Netzwerken; Anwenden einer Regel aus einem Zusammenhang auf einen anderen, bei dem jedoch die Regel nicht passt.
- gestelzte Sprache: s. Manieriertheit.
- Spracharmut: s. Antriebsstörung.
- inhaltsleere Sprache: Kap. 9 Sprache – oder im Zusammenhang mit stärkster Inkohärenz
- Echolalie: Wiederholen der Wörter des Gesprächspartners.

Literatur

AMDP-System (2023) Manual zur Dokumentation des psychischen Befundes in Psychiatrie Psychotherapie und Psychosomatik, 11. Aufl. Hogrefe, Göttingen

Benson FD (1994) The Neurology of thinking. Oxford Univ Press, New York

Brown RG, Marsden CD (1988) Internal versus external cues and the control of attention in Parkinson's disease. Brain 111:323–345

Carlsson A (2001) A paradigm shift in brain research. Science 294:1021–1024

Deco G, Rolls ET (2005) Attention, short-term memory, and action selection: a unifying theory. Prog Neurobiol 76:236–256

Fodor JA (1975) The language of thought. Crowell, New York

Fodor JA (1983) The modularity of mind. MIT Press, Cambridge

Fuster J (1990) Inferotemporal units in selective visual attention and short-term memory. J Neurophysiol 64:681–697

Gao WJ, Goldman-Rakic PS (2003) Selective modulation of excitatory and inhibitory microcircuits by dopamine. Proc Natl Acad Sci U S A 100:2836–2841

Gao WJ, Krimer LS, Goldman-Rakic PS (2001) Presynaptic regulation of recurrent excitation by D1 receptors in prefrontal circuits. Proc Natl Acad Sci U S A 98:295–300

Gauggel S, Rieger M, Feghoff TA (2004) Inhibition of ongoing responses in patients with Parkinson's disease. J Neurol Neurosur Psychiatry 75:539–544

Gottlieb J (2002) Parietal mechanisms of target representation. Curr Opin Neurobiol 12:134–140

Hoffman RE (1987) Computer simulations of neural information processing and the schizophrenia-mania dichotomy. Arch Gen Psychiatry 44:178–188

Houk J (2001) Neurophysiology of frontal-subcortical loops. In: Lichter DG, Cummings JL (Hrsg) Frontal-subcortical circuits in psychiatric and neurological disorders. Guilford Press, New York, S 92–113

Kircher T, Krug A, Stratmann M, Ghazi S, Schales C, Frauenheim M, Turner L, Fährmann P, Hornig T, Katzev M, Grosvald M, Müller-Isberner P, Nagels A (2014) A rating scale for the assessment of objective and subjective formal Thought and Language Disorder (TALD). Schizophr Res 160:216–221

Kraepelin (1903) Die Erscheinungen des Irreseins. In: Psychiatrie, 7. Aufl. Barth, Leipzig

Lott PR, Guggenbühl S, Schneeberger A (2002) Linguistic analysis of the speech output of schizophrenic, bipolar, and depressive patients. Psychopathology 35:220–227

LeCun Y, Bengio Y, Hinton G (2015) Deep Learning. Nature 521:436–444

McClelland JL, Rogers TT (2003) The parallel distributed processing approach to semantic cognition. Nat Rev Neurosci 4(4):310–322

McClelland JL, Patterson K (2002) Rules or connections in past-tense inflections: what does the evidence rule out? Trends Cogn Sci 6:465–472

Oberauer K (2005) Control of the contents of working memory – a comparison of two paradigms and two age groups. J Exp Psychol Learn Mem Cogn 31:714–728

Pick A (1931) Aphasie. In: Handbuch der normalen und pathologischen Physiologie, Bd 15. Springer, Berlin, S 1416–1524

Reischies FM, Mentzel A (2001) Neuropsychological deficits in acute schizophrenic psychosis without neuroleptic medication. Z Neuropsychologie 12:42–48

Reischies FM, Neu P (2000) Comorbidity of mild cognitive disorder and depression – a neuropsychological analysis. Eur Arch Psychiatry Clin Neurosci 250:186–193

Rummelhart DE, McClelland JL (1986) Parallel distributed processing. MIT Press, Cambridge

Sims A (2003) Symptoms in the mind, 3. Aufl. Saunders – Elsevier, Amsterdam

Singer JL (1993) Experimental studies of ongoing conscious experience. Ciba Found Symp 174:100–116

Spitzer M (1996) Der Geist im Netz. Spektrum, Heidelberg

Subiaul F, Cantlon JF, Holloway RL, Terrace HS (2004) Cognitive imitation in Rhesus macaques. Sience 305:407–410

Ungerleider LG, Mishkin M (1982) Two cortical visual systems. In: Ingle DJ, Goodale MA, Mansfield RJW (eds) Analysis of visual behaviour. MIT Press, Cambridge

Wernicke C (1906) Grundriss der Psychiatrie in klinischen Vorlesungen, 2. Aufl. Thieme, Leipzig

Inhaltsverzeichnis

11.1 Einführung

Emotionen betreffen einen großen Anteil der psychiatrischen Krankheitsbilder und sind in praktisch alle psychopathologischen Symptome und Syndrome involviert. Leider sind viele der Fragen zu den Emotionen nicht zu beantworten bzw. heftig umstritten; dies betrifft die verschiedenen Forschungsrichtungen: Es wird darüber in der Affective Neuroscience, der

Psychiatrie, der Psychologie und auch in den Geisteswissenschaften geforscht, wobei die dort vertretenen Positionen unvereinbar oder weit voneinander entfernt zu sein scheinen.

An der Angst kann dies deutlich gemacht werden, denn einige Untersucher meinen, Angst sei immer pathologisch, andere hingegen, Angst gehöre zum menschlichen Dasein, sei also normal. Eine Grundlage des Unterschieds dieser Positionen ist, dass dabei von verschiedenen Arten der Angst ausgegangen wird. Gibt es überhaupt emotionale Phänomene, die primär pathologisch sind, d. h., immer wenn sie auftreten, muss von einer psychopathologischen Situation ausgegangen werden? Ist es immer die Quantität, ein zu viel oder zu wenig der Emotionen, die die Störung ausmacht, oder die situative Passung? Mit anderen Worten, ist beispielsweise ein wenig Angst normal, ein Panikanfall jedoch nicht? Dazu kommt ein grundsätzliches Dilemma: Wir könnten nicht sicher erfahren, ob jemand eine primär pathologische emotionale Empfindungsart erlebt. Denn einen direkten Vergleich, einen Abgleich mit der Art des Empfindens anderer Menschen gibt es nicht.

Eine weitere Frage, die beispielsweise an den Anfang gestellt werden soll, lautet: Ist das bewusste Erleben der Emotionen das Entscheidende an ihnen, also die Erfahrung der emotionalen Gestimmtheit oder die unbewussten Wirkungen der Emotionalität oder könnten es auch die körperlichen und mentalen Veränderungen sein, die mit ihnen verbunden sind?

Wovon können wir gesichert ausgehen, wenn wir versuchen, die Störung der Emotionen zu erklären? Die Emotionspsychologie hat eine Fülle von Erkenntnissen erbracht und viele neurophysiologische und psychopharmakologische Untersuchungen sind durchgeführt worden. Durch die Vielzahl der Untersuchungsansätze und Studien sind die Kenntnisse, Modelle und Theorien über den Bereich der Emotionen bzw. der Affekte fast unüberschaubar.

In diesem Rahmen werden nur die Aspekte emotionaler/affektiver Störung bei psychischen Erkrankungen beschrieben. Einige Unterscheidungen, allgemeine Aspekte der Psychopathologie der Emotion und Einteilungen des Bereichs der affektiven Störungen sind für die Psychopathologie der Emotionen wichtig, sodass sie zu Beginn dargestellt werden:

1. Emotion, Stimmungslage und Affekt,
2. Welche Empfindungen werden zu den Emotionen gezählt?
3. Subjektive und objektive Aspekte der Emotionen,
4. Psychopathologische Faktoren im Gegensatz zu normaler Emotionalität,
5. Auslösung, Erleben und Ausdruck,
6. Affektkontrolle,
7. Primäre, sekundäre und instrumentelle Emotionen bzw. Affekte,
8. Stellung in der Psychopathologie,
9. Unvollständigkeit der Evidenzen.

11.1.1 Emotion, Stimmungslage, Affekt und Valenz

Emotionen fassen wir als eine eigene Klasse von Empfindungen auf, die wir offenbar mit höher entwickelten Tieren gemeinsam haben. Emotionale Phänomene, die in der Psychopathologie beschrieben werden, kann man unterscheiden in 1) eine Emotion als Einzelempfindung, 2) eine Stimmungslage, eine emotionale Befindlichkeit, die länger anhält, und 3) einen Affekt, der als meist kürzerer und heftigerer emotionaler Ausdruck charakterisiert ist. Ein weiteres Phänomen 4), das in letzter Zeit wieder verstärkt in den Vordergrund gerückt wurde, ist das Valenzempfinden. Es scheint ein basales Empfinden in der Dimension positiv versus negativ zu sein, das im Tierreich allgemein verbreitet ist. Die Bemühung der Research Domain Criteria (RDoC) Initiative hat beispielsweise die positive und negative Valenz als eine der fundamentalen Domains definiert. Dies hat die neurowissenschaftliche Forschung angeregt (Morris et al. 2022).

Affekte sind in der Regel für die Beobachter erkennbar; sie zeigen im Verhalten oder in vegetativen Zeichen, wie Erröten etc. Eine Person gerät in Rage und bekommt dies von anderen Menschen mitgeteilt, wie beispielsweise:

»reg dich doch nicht so auf!« – wobei die Person diesen Umstand gar nicht bewusst registriert hatte. Emotionen, Stimmungslagen und Affekte können demnach bewusst und unbewusst ablaufen. Eine Emotion und Stimmungslage kann eine Person schildern, aber diese wird nicht mit Sicherheit von den anderen Menschen bemerkt werden – außer vielleicht von sehr eng vertrauten Personen und Partnern, die aus der Reaktionsweise über längere Zeit verlässlicher auf eine leichtere Befindlichkeitsveränderung schließen können. Die Stimmungslage kann beispielsweise auch überspielt werden: Die Person möchte eine bestimmte affektive Befindlichkeit nach außen darstellen, unabhängig von der tatsächlichen Stimmungslage.

Quantitative Aspekte

Die Intensität des Erlebens einer Emotion kann die Störung ausmachen: Bei einer Störung in quantitativer Hinsicht überschreitet die Stärke der Emotion bzw. des Affekts die normale/gesunde Spielbreite – Beispiele sind extreme Aggression oder Trauer. Wichtig ist, dass die Emotion dabei zunächst ein physiologisches Phänomen darstellt, kein pathologisches. Nur die Ausprägung ist im Vergleich zur Norm zu hoch. Was aber ist die Norm emotionalen Erlebens (Reischies 1990)? Dies ist eine prinzipiell nicht exakt beantwortbare Frage.

Neben den abnorm starken Emotionen kommt es vor allem auch zu abnorm starken Affekten, die zu Fehlhandlungen führen. Dies gehört zum Bereich der Affektkontrolle bzw. der Regulation der Emotionen. In diesem Bereich finden sich einige Störungen wie das zu leichte Anspringen von Emotionen bei der Affektlabilität.

Weiterhin ist hervorzuheben, dass die Psychopathologie sich traditionell mit den stark ausgeprägten psychischen Phänomenen beschäftigt – also nicht mit den geringfügigen, möglicherweise aber doch subjektiv wichtigen emotionalen Störungen.

Qualitative Aspekte

Weiterhin könnte die Emotion in qualitativer Hinsicht außerhalb des Spektrums »normaler« Emotionsvielfalt liegen. Aber eine qualitative Störung der Empfindung von Emotionen ist ebenfalls nicht einfach festzustellen. Wie wollte man z. B. nachweisen, dass eine Person Angst anders empfindet als eine andere Person? Patienten, die unter Psychosen leiden, schildern manchmal nicht einfühlbare Affekte oder Stimmungslagen. Eine Abnormität im Affektausdruck kann der Untersucher am Beispiel der Parathymie (s. u.) beobachten, wobei der Patient eine Stimmung ausdrückt, die aber nicht zu seiner Lage und zu dem, was er sprachlich ausdrückt, passt. Allerdings ist nicht mit Sicherheit zu sagen, wie abnorm das Gefühlserleben des Kranken ist.

11.1.2 Welche Empfindungen werden zu den Emotionen gezählt

Ein langer und unfruchtbarer Streit über den Kanon an Emotionen geht vor sich, also über die Frage, welche emotionalen Phänomene als 1.) eine der Grundemotion zu werten ist oder als 2.) ein komplexes emotionales Phänomen unter ein anderes subsumiert oder 3.) nicht als Emotion, sondern als vegetatives Empfinden gewertet werden sollte. Beispielsweise wie ist Ekel zu bewerten, wie ist das positive Selbstbewusstsein einzuordnen? Ist das positive Selbstbewusstsein eine grundlegende Emotion? Oder ist es einfach unter die positive Emotionalität, zur positiven Valenz zugehörig zu zählen? Geht es in Varianten des Stolzes auf? Positives Selbstbewusstsein hat mit Narzissmus als Persönlichkeitseigenschaft zu tun. Der Streit darüber wird hier nicht behandelt. Die Darstellung orientiert sich an den psychopathologischen Störungen im Bereich der wichtigen bzw. Grundemotionen, über die sich die meisten Forscher einigen können (s. u.).

Grundsätzlich schließen wir primäre Sinnesempfindungen, wie die der Helligkeit, nicht in das Spektrum der Gefühle ein, auch nicht die der Farbe, obwohl hier schon enge Beziehungen zu Emotionen bestehen, oder Gerüche, bei denen noch engere Emotionsrelationen bekannt sind. Weiterhin werden vegetative Empfindungen ausgeschlossen, wie die der Appetenz. Auch körperliche Empfindungen wie Frieren, Luftnot oder Schmerzen zählen wir hier nicht zu den Emotionen. Schmerzen stehen häufig im Zentrum von Somatisierungsstörungen und sind somit psychiatrisch zu beachten. Sie bestimmen einen wichtigen Teil der Empfindungen, die zum negativen Bereich der Valenz gehören.

Der Kanon von zentralen, psychopathologisch relevanten Emotionen umfasst Angst, Aggression, Freude und Traurigkeit/Bedrücktheit. Überraschung und Ekel kommen dazu; sie sind mimisch und subjektiv sicherlich als unverwechselbare Emotionen zu charakterisieren, aber sie werden von vielen als zu kurzdauernd und einfach angesehen, als dass sie zu den wichtigsten Emotionen gezählt werden könnten. Psychopathologisch spielen diese beiden Emotionen auch eine untergeordnete Rolle. Das Bindungsgefühl zählen viele Forscher zu den grundlegenden Emotionen. Zu der Liste kommt das Gefühl von Interesse, Wunsch nach Annäherung bzw. Neugier, die im Zusammenhang mit Antrieb und Motivation besprochen wurden.

Viele der vier oben genannten psychopathologisch grundlegenden Emotionen werden weiter unterteilt und ausdifferenziert, z. B. 1.) die Angst in konkrete Furcht und diffuse Ängstlichkeit, 2.) die Aggression in rivalisierende Aggression und Beutefangverhalten, 3.) Freude in Stolz, Zufriedenheit, Lust, Befriedigung etc.

Zu den basalen Emotionen sind nach einigen Autoren mehr Empfindungen zu rechnen: Glück, Ärger, Verachtung, Zufriedenheit, Verlegenheit, Aufgeregtheit, Furcht, Schuldgefühl, Stolz, Erleichterung, Trauer, Befriedigung, Sinneslust und Scham (Ekman 1999). Hierbei ist ein weiterer Aspekt zu beachten. Manche Emotionen werden als komplexe emotionale Empfindungen bezeichnet. Einige Untersucher zählen Schuldgefühle und Scham dazu. Neben den basalen oder fundamentalen Emotionen gibt es komplexere emotionale Phänomene, wie romantische Gefühle, Verliebtsein, Selbstzufriedenheit etc.

Die basalen oder fundamentalen Emotionen werden auf verschiedenen Ebenen konsistent identifiziert:

1. durch vergleichende Studien in der Tierwelt, phylogenetisch und evolutionär,
2. durch Untersuchungen der Verhaltensforschung bei Tieren,
3. durch psychologische und introspektive Studien sowie
4. aufgrund von sprachlichen Analysen.

Wundt hat bei seiner Begründung der experimentellen Psychologie (Wundt 1874) eine elementarere Einteilung vorgeschlagen: die in positive und negative Gefühle. Dementsprechend fassen einige Untersucher Glück/Freude, Zufriedenheit, Stolz, Erleichterung und Befriedigung als positive Emotionalität zusammen. Zugrunde liegt dieser Einteilung die Valenz, eine begleitende positive oder negative Empfindung. Wundt schlug vor, dass wir von einem zu Wahrnehmungen und Emotionen parallel geschehenden Valenzempfinden ausgehen müssen.

Diese Einteilung scheint allerdings zu einfach zu sein, da sich physiologische Systeme für Aggression, Angst und Traurigkeit abgrenzen lassen und damit eine Subdifferenzierung der negativen Emotionalität begründen.

Schwierig und nicht zufriedenstellend ist die Abgrenzung von sexueller Emotionalität. Hier sollen sexuelle Empfindungen als vegetative Empfindungen ausgeschlossen sein, obwohl in diesem Bereich psychopathologische Symptomatik zu beobachten ist.

11.1.3 Subjektive und objektive Aspekte der Emotionen

Stimmungslagen verlaufen vorwiegend subjektiv, Affekte mehr objektiv, d. h. sie haben Auswirkungen im Verhalten. Der subjektiven Seite der Emotionen, dem emotionalen Erleben, steht die objektive Seite, der Emotionsausdruck und die kommunizierte Emotion gegenüber. Die Sprache hat den Doppelaspekt: 1. der Prosodie der Sprachmelodie, die Emotion ausdrückt und 2. des Inhalts, in dem emotionales Erleben mitgeteilt wird. Dazu kommt, dass die Sprache auch das Vehikel ist, durch das Sprechakte verhaltensrelevant ausgedrückt werden.

Wie können wir, außer von unserer eigenen Erfahrung ausgehend, wissen, dass es die subjektive Qualität der Emotionen gibt?

Das Konstrukt der Emotion ist anerkannt, wegen 1.) subjektiver Evidenz, 2.) evolutionärer Daten, 3.) objektiver Verhaltensweisen (z. B. Mimik), 4.) Handlungsrelevanz (Emotion als Handlungsbereitschaft, Prognose von durch Emotion fazilitierter Handlungen), 5.) kognitiver, 6.) intersubjektiver Evidenzen etc.

Neurophysiologisch sind sehr unterschiedliche Mechanismen involviert, die zusammen eine Emotion ausmachen (Abschn. 11.4 Neurowissenschaft).

1. Beginnen wir mit den basalen Mechanismen: Einerseits hat man das Emotional-Motor-System (Holstege et al. 1996) charakterisiert, das im Hirnstamm Motor-Schemata für den Ausdruck von Emotion im Verhalten, besonders in Mimik, Gestik und Prosodie beisteuert.
2. Die physiologischen Mechanismen der Emotion bestehen auch aus einer Reihe mehr oder weniger spezifischer subkortikaler Funktionszentren (Affective Neuroscience, Panksepp 1998). Sie springen an, wenn die Auslösebedingungen der Emotion erfüllt sind. Sie aktivieren das Emotional-Motor-System und vegetative Begleiterscheinungen der Emotion.
3. Zuletzt muss über kortikale Mechanismen gesprochen werden: Sie dienen vielfältigen Funktionen; die Frage ist, inwieweit sie in die Emotions-Prozesse involviert sind. Sicherlich gibt es kortikale Emotionsfunktionen bei der Kontrolle des Affektausdrucks und beim bewussten Erleben (speziell beim sprachlichen Ausdruck der Emotion). Die kognitive Verarbeitung ist für die Auslösung der Emotionen im Alltag essenziell – beispielsweise

Emotionen, die in Gesprächen oder die beim Lesen von Gedichten aufkommen. Es gibt semantische Auslöser von Emotionen, die sicherlich kortikal verarbeitet werden.

Die 3 Ebenen zusammen bestimmen die emotionalen Symptome psychischer Krankheiten. Dabei sind Einzelheiten jedoch vielfach noch unbekannt, d. h. welche Einflüsse bei welchen Symptomen wirksam werden (Abb. 11.1).

11.1.4 Psychopathologische Faktoren im Gegensatz zu normaler Emotionalität

Die Psychopathologie der emotionalen Phänomene muss abgegrenzt werden von der Emotionspsychologie der sogenannten »normalen« Funktionsvarianz. Die Kenntnisse über die normale Auslösung und Kontrolle von Emotionen sind zwar wichtig, aber nicht zugleich ausreichend, die pathologischen Phänomene zu erklären. Es können sich auch bei psychisch kranken Personen gesunde physiologische Einflüsse auswirken, welche dann den »gesunden Anteilen« der psychisch kranken Person zugerechnet wird. Aber bei den emotionalen psychopathologischen Merkmalen ist v. a. auch mit qualitativ anderen Faktoren zu rechnen als bei der Erklärung emotionaler Alltagsphänomene. Die Forschungsaufgabe ist, dafür die neuronalen Mechanismen zu identifizieren – in der Hoffnung auf eine bessere Therapie. Die Neurophysiologie der Emotion steckt zwar noch in den Anfängen, hat aber bereits Hirnfunktionssysteme auf elektrophysiologischer, bildgebender und biochemischer Seite beschreiben können, die für bestimmte Emotionen essenziell sind.

Die oben angesprochenen psychopathologisch zentralen Emotionen stellen charakteristische Komplexe dar von den Bereichen:

1. Erleben,
2. vegetativer Auswirkungen,
3. emotionaler Ausdrucksweisen,
4. spezieller Handlungsbereitschaft, und
5. seitens der Kognition/Denkinhalte/Sprache.

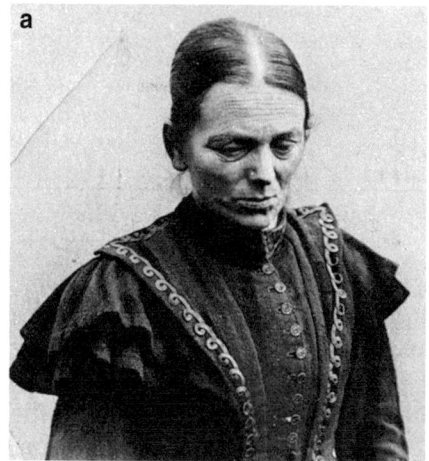

Emotionaler Ausdruck
bei schwerer Depression
(aus Bleuler)

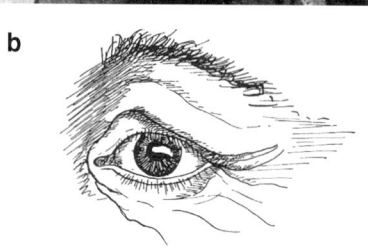

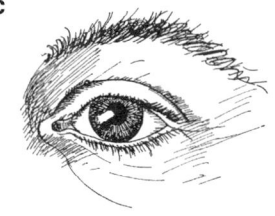

Abb. 11.1 Beispiele für psychomotorische Symptomatik bei Depression (Bleuler 1979). **a** Der Kopf und
Blick ist kontinuierlich gesenkt, die Schultern und

Extremitäten hängen mit geringem Tonus; der Händedruck ist schlaff, **b** Veraguthsche Falte des Oberlides bei
Depression, **c** normale Oberlidfalte

Diese psychopathologisch zentralen Emotionen
können auch hinsichtlich ihrer Konsistenz beurteilt werden (s. u. »Mini-Syndrome«). Das hat
weitreichende Folgen: Wenn eine Person sagt,
sie leide unter Trauer, dann erwarten wir in der
psychopathologischen Diagnostik auf allen diesen Ebenen konsistente Zeichen eben dieser
Emotion und beurteilen dann, ob und inwieweit
die Person unter Trauer leidet.

11.1.5 Auslösung, Erleben und
Ausdruck

Bei einer Emotion kann zunächst zwischen 1.)
der Auslösung mit Auslösebedingungen und
Mechanismen, 2.) dem Erleben und 3.) dem
Ausdruck in Motorik, Kognition sowie 4.) vegetativen Phänomenen unterschieden werden.

Auslösung von Emotionen
Hinsichtlich der Auslösung von Emotionen bestehen erhebliche Unterschiede in den grund-

legenden theoretischen Positionen: Die Er-
regungs-Kognitions-Erklärung von Emotion und
die nativistische Position (s. u.).

In der kognitivistischen Emotionspsychologie
werden 2 Aspekte betont:

a) Erregung-Arousal und
b) kognitive Determination, welche Emotion erlebt wird.

Erregung – Arousal
Die Erregung provoziert eine emotionale Reaktion: Es wird eine Sequenz beschrieben: 1. Situativer Anlass – 2. Erregung – 3. kognitive Analyse – 4. Qualität der Emotion.

Auch wenn Modelle der Erregungs-
Kognitions-Erklärung von Emotionen einige experimentelle Evidenzen für sich verbuchen können, kann z. B. die evolutionär entwickelte Vielfalt der spezifischen Emotionen und viele weitere
Aspekte der Emotionen nicht darüber erklärt
werden. Ein weiterer Einwand bezieht sich auf
die Reihenfolge der Ereignisse bei der Emotions-

auslösung: Natürlich erfolgt meist während der Emotionsentwicklung eine Erregung und unfokussierte Aufmerksamkeitssteigerung im Sinne von Arousal. Aber sie ist nicht zwingend erforderlich. Jeder kennt emotionale Stimmungen, die nicht mit einem Arousal eingeleitet werden.

Eine leichtere Form der Alexithymie, der Unfähigkeit, Emotionen bewusst zu erleben, gilt für viele emotionale Regungen – d. h. die Personen bemerken zwar das Arousal, können aber die emotionale Qualität zumindest sprachlich nicht ausdrücken.

Kognitive Informationsverarbeitung zur Emotionsauslösung

Ein kognitives Emotionsmodell wurde vorgestellt, das eine Kaskade von kognitiven Entscheidungen enthält, die für die Auslösung von Emotionen gelten, wie Neuigkeit, Gefährlichkeit etc. (Scherer 2003, 2004). Dabei wird folgende Sequenz betrachtet: Anlass – kognitive Analyse – Auslösebedingung für eine Emotion – Arousal und spezifische Komponenten des Affekts werden gleichzeitig ausgelöst. Diese Modelle können Leitlinen für die Erforschung der Emotionsauslösung sein. Aber für die Emotionsauslösung könnten, wie für Angst gezeigt (LeDoux 1996), zwei Wege bestehen, ein phylogenetisch primitiver Weg und ein Weg der komplexeren kognitiven Verarbeitung im Kortex.

Nativistische Position

Den kognitiven und Erregungstheorien steht die nativistische Position gegenüber: Sie geht von fundamentalen Emotionen aus, die sich evolutionär entwickelt haben, damit also angeboren sind. Die meisten Emotionen teilen wir offenbar mit den höher entwickelten Tieren. Diesen archaischen fundamentalen Emotionen entsprechen die verschiedenen physiologischen Mechanismen mit jeweils spezifischen Auslösebedingungen. Diese können für jede der Emotionen anders gesteuert sein.

Als Beispiel für die Elaboration von Auslösebedingungen soll die Aggression dienen (»Disengaging in moral agency«, Bandura 1999). Bei Personen, die aggressive Handlungen durchführten, wurde eine Sequenz der Entwicklung als charakteristisch beschrieben:

1. Ein Handlungszweck wird rationalisiert, religiös oder anderweitig motiviert.
2. Die Folgen der Handlung werden verharmlost.
3. Die Opfer der Handlung werden dehumanisiert, zu unwerten Menschen oder Tieren erklärt.
4. Die Verantwortung wird in einer diffusen Entscheidungsstruktur scheinbar dem Einzelnen genommen, die Entscheidung wird anonymisiert.
5. Entscheidung und unmoralische Handlung werden räumlich/zeitlich getrennt.

Diese Faktoren spielen bei der politischen und kriminellen Variante aggressiver Aktionen eine Rolle. Sie beschreiben die Neutralisierung der Aggressionskontrolle. Psychopathologisch interessiert uns die Störbarkeit der Aggressionskontrolle. Bei frontotemporalen Demenzen wird diese Aggressionskontrolle geschwächt, wodurch es zu ungehemmt aggressiven Verhaltensweisen kommen kann (s. u.). Auch in der Demenz kann es zu impulsartigen Aggressionshandlungen kommen. Diese verlaufen offenbar ohne die oben genannten Sequenzen der Neutralisierung der Aggressionskontrolle.

Erleben und Ausdruck – emotionales Mini-Syndrom

Die Emotionen und Affekte zeigen sich in mehreren Dimensionen: Man kann von Mini-Syndromen sprechen (wobei der Begriff »Syndrom« von störungsspezifischen Symptomkomplexen auf Emotion bzw. Affekt übertragen wird): Affekt als

a) emotionale Empfindung, sowohl bewusst als auch unbewusst (aber der Aufmerksamkeit zugänglich)
b) kognitive Prozesse (Denkinhalte, Denkweisen, automatische Gedanken, möglicherweise auch dysfunktionale »Kognitionen«),

c) emotional-motorische Handlungsbereitschaft, also ein Zustand der Voraktivierung bestimmter Verhaltensweisen (Frijda 1986),

d) vegetative Charakteristika.

Nach Frijda haben Affekte mit Handlungsbereitschaft zu tun. Sie könnten derart auch evolutionär begründbar sein, in dem Sinne, dass sie primitive, bei Tieren bereits beobachtbare Schalter für Gruppen von Handlungsschemata sind. Emotionen lösen danach also einen Affekt aus und zweitens eine kognitive Einstellung, die zu bestimmten Denkweisen und vor allem zu einer Handlungsbereitschaft führt.

Einige der Emotionen treten häufig bei der Antizipation von Ereignissen auf (Abb. 11.2), Angst vor einem bald eintretenden schädigenden Ereignis, oder Vorfreude über einen bald überreichten Preis. Andere Emotionen sind eher als emotionale Reaktionen auf eingetretene Ereignisse aufzufassen. Es ist klar, dass die kognitive Informationsverarbeitung für diese Arten von Emotionen unterschiedlich sein muss.

Das Konzept eines Emotions-Mini-Syndroms hilft bei der psychopathologischen Diagnose. Denn die Frage, was das primäre Merkmal der Emotion darstellt, die Kognition, das subjektive Erleben, die Handlungsbereitschaft oder das Arousal, ist vielleicht unerheblich, wenn man das Mini-Syndrom der Emotion betrachtet: Erst die Gesamtheit dieser Merkmale ergibt die fundamentale Emotion.

Affektkontrolle

Wie passiv ist die Person, die in eine emotionale Bewegung gerät? Sind Personen passiv Erlebende der Emotionen und Affekte? Es gibt eine Reihe von Untersuchungen, die die aktive Rolle der kognitiven Einstellung, der Art der kognitiven Verarbeitung beschreiben. Dazu kommt die Frage, inwieweit nicht die emotionsauslösende Erfahrung geradezu aufgesucht wurde, das Erleben eines Affekts sogar provoziert wurde. Diese Ebenen der Emotionalität sind ein Feld der forensischen Beurteilung und psychotherapeutischen Bearbeitung von emotionalen Krankheitsbildern.

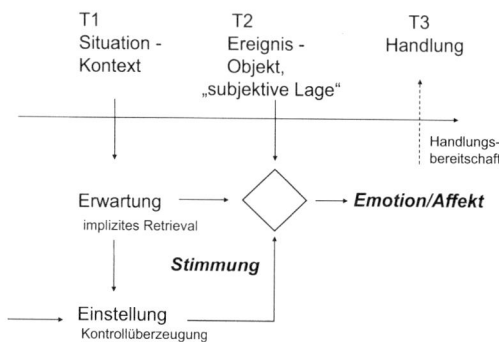

Abb. 11.2 Auslösung von Emotionen/Affekten und Stimmungen: Eine Ausgangssituation (T1) beinhaltet eine Erwartung an die zukünftige Situation (T2), beispielsweise die Belohnungserwartung, die sich positiv auf die Grundstimmung auswirkt – im Sinne von positiver Valenz. Die Person stellt dem nächsten erwarteten Ereignis Einstellungen, Vorurteile, Erinnerungen und Kontrollüberzeugungen gegenüber. Eine emotionale Reaktion kann nach dem Eintreten des nächsten Ereignisses als Folge emotionaler Bewertung entstehen – beispielsweise ängstliche Anspannung oder Enttäuschung. Emotionen können auch vor Eintreffen des Ereignisses, beispielsweise als Erwartungsangst, auftreten. Die emotionale Reaktion steht in enger Verbindung mit einer entsprechenden Handlungserwartung (z. B. T3, freudiges Verhalten, Flucht oder Angriff)

Besonders im Bereich der Aggression ist die Affektkontrolle zu veranschaulichen (s. o.). Die Kontrolle von Aggressivität fällt gewöhnlich im Alltag eines gesunden Menschen nicht auf, scheint eine untergeordnete Rolle zu spielen. Allerdings ist sie in der Persönlichkeitsentwicklung wichtig, was hier jedoch nicht beschrieben werden kann. Bei einer Störung der Kontrollfunktionen – z. B. nach Hirnschädigungen - wird ihr Fehlen deutlich. Dann tritt beispielsweise eine aggressive Impulsivität auf.

Affekte können an Intensität zunehmen, sodass die gelernte Affektkontrolle versagt. Dies ist bei der Manie zu beobachten. Die Kontrolle von Affekten gewinnt in der Psychopathologie an Bedeutung, wenn sich Auslösebedingungen von Emotionen verändern, beispielsweise Emotionen leichter ausgelöst werden. Besonders dann ist kritisch, inwieweit die Person die Affekte kontrollieren kann.

In einer Situation, in der eine Emotion ausgelöst ist, wird entschieden, ob dem Ausdruck eines Affekts freier Lauf gelassen wird oder ob dieser (wie Gähnen in einer Abendgesellschaft) unterdrückt wird. Die Affektkontrolle ist im Lauf der Kindheit und Jugend gelernt und macht einen Teil der Erziehung eines Menschen aus. Die Mechanismen dieser Entwicklung können gestört sein oder sich bei Krankheiten des Gehirns verlieren. Ein Überblick des Modells findet sich in Abb. 11.3.

Primäre, sekundäre und instrumentelle Emotionen bzw. Affekte

Eine weitere klinisch hilfreiche Unterteilung der emotionalen Phänomene soll hier kurz erwähnt werden:

a) Primäre Affekte sind unmittelbar ausgelöst, z. B. Angst vor einem Kampfhund oder Freude über einen Gewinn. Sie sind ausgelöst durch ein Ereignis oder die Nachricht eines unmittelbar bevorstehenden Ereignisses.

b) Sekundäre Affekte sind emotionale Einstellungen auf Veränderungen oder auf Reaktionen der Person, beispielsweise die »Angst vor der Angst«, d. h. eine Person weiß, sie wird Angst entwickeln, wovor sie sich wiederum fürchtet.

c) Instrumentelle Emotionen werden eingesetzt, um einen Zweck zu erfüllen. Sie können manipulativ eingesetzt werden. Eine Person gibt sich beispielsweise einer Bedrücktheit, Zärtlichkeit oder Aggression hin, um von einem Partner etwas zu erreichen. Die Affekt-

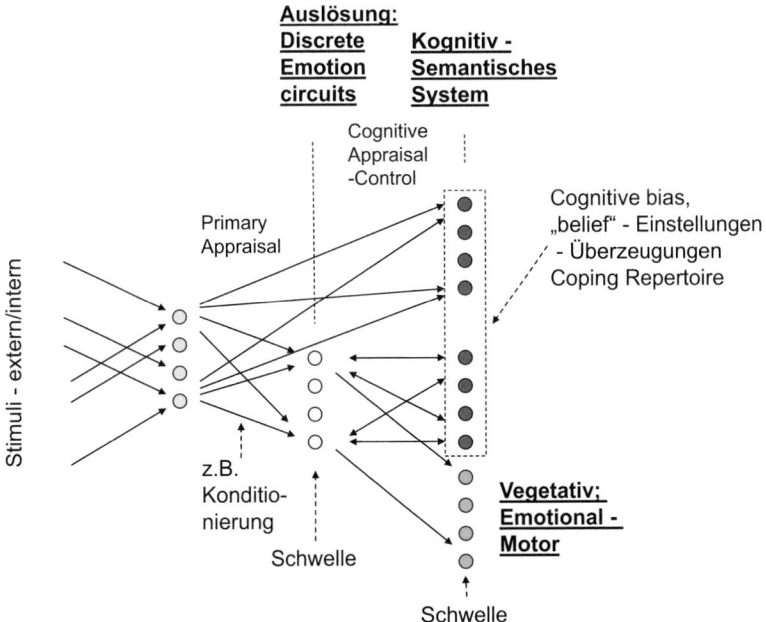

Abb. 11.3 Emotionale Informationsverarbeitung im Gehirn. Externe oder interne Stimuli werden 1. primär beispielsweise als Angstobjekt bewertet (primary Appraisal). Hierdurch kommt es zu unwillkürlicher Aktivierung der emotionalen Systeme für Angst, Aggression, Freude etc. (»discrete emotional circuits«). Diese können konditioniert werden. 2. Weiterhin erfolgt eine komplexe kognitiv-emotionale Informationsverarbeitung als »cognitive appraisal«, in das Einstellungen, Kontrollüberzeugungen etc. eingehen. Diese Informationsverarbeitung kann einerseits ebenfalls die »discrete emotional circuits« aktivieren, beispielsweise, wenn eine Bedingung für eine spezielle emotionale Bewertung, beispielsweise Kränkung, erreicht ist. Das »cognitive appraisal« kann andererseits auch zur Kontrolle der emotionalen Reaktion beitragen. 3. Der Ausdruck emotionaler Aktivierung erfolgt weitgehend automatisiert gesteuert durch das Emotional Motor System des Hirnstamms. Metabolische Prozesse können die synaptischen Verbindungen zwischen den Gruppen von Neuronen und speziell die Schwellen der Aktivierung von emotionalen Reaktionen verändern

kontrolle spielt hierbei eine herausragende Rolle.

Die Psychopathologie der Emotionen betrachtet nicht nur primäre Emotionen, sondern auch sekundäre und besonders auch instrumentelle Emotionen und Affekte. Hinweise auf instrumentelle Emotionen können sich im Verlauf der Behandlung ergeben, wobei z.B. der Untersucher oder Therapeut Ziel wird. Deswegen ist die Analyse der Emotion in jedem Fall auch darauf auszurichten, primäre von sekundären und instrumentellen Emotionen zu unterscheiden.

11.1.6 Stellung in der Psychopathologie

Emotionale Störungen sind in der Psychiatrie zentral. Einige Untersucher meinen, dass ganz allgemein psychiatrische Krankheiten entstehen, wenn die Emotonalität gestört ist, d. h. Emotionen vermindert sind oder zu stark werden (Panksepp 1998). Das ist zwar für die Demenz unzutreffend, aber selbst im rein kognitiven Bereich der Psychopathologie, beispielsweise im Bereich des Wahns und der Zwangsgedanken, sind emotionale Faktoren vielfach entscheidend. Der Wahn ist kein emotionales Symptom, sondern wird als inhaltliche Denkstörung klassifiziert. Dennoch treten zu den verschiedenen Wahninhalten meist charakteristische Emotionen, wie zum Größen-, zum Verfolgungs- oder Versündigungswahn. Ein weiteres Beispiel sind Antriebsstörungen. Das Interesse ist als ein emotionales Merkmal für die Antriebsstörungen zentral. In vielen Bereichen der Psychopathologie spielt eine emotionale Symptomatik eine Rolle, sei es als Hauptmerkmal eines Syndroms, als Einzelsymptom oder als begleitendes Charakteristikum von psychopathologischen Symptomen.

Auch wenn unzweifelhaft ist, dass Emotionen neuronal gesteuert sind, wird nicht argumentiert, dass eine Störung der Emotionalität eine neurologische Störung ist, sondern dass im Gehirn bestimmte Funktionssysteme den psychischen Störungen zuzuordnen sind – »psychiatrisches Gehirn«.

11.1.7 Emotionales Erleben – ein Epiphänomen?

Gegen die Bedeutung der Emotionen wird von einigen Theoretikern eingewandt, dass Stimmungen Epiphänomene darstellen, evolutionär früh entstandene archaische Funktionssysteme, die ihre Bedeutung eingebüßt haben. Die subjektive Qualität der Emotionen sei nicht erheblich, entscheidend sei nur das Verhalten, auf das sich die subjektive Qualität der Emotionen nur selten auswirke. Nur das Verhalten einer Person in der Umwelt sei für psychische Erkrankungen wichtig. Ist Emotion ein Epiphänomen von Verhaltensweisen einer Person? Pathologisches Lachen oder Weinen kann die Trennung von emotionalem Verhalten und emotionalem Erleben deutlich machen. Ein Patient weint plötzlich und berichtet nach dem Abklingen des Zustands, dass das Weinen automatisch gekommen sei, er gar nicht traurig sei. Die Frage ist demnach, ob auch die emotionale Erlebensqualität der Emotionen oder nur die physiologischen und Verhaltensreaktionen die pathologische Charakteristik psychiatrischer Krankheitsbilder ausmacht.

Dagegen können Beispiele der entscheidenden Bedeutung des emotionalen Erlebens für die psychopathologische Symptomatik angeführt werden: Ein Angstpatient erlebt subjektiv eine Situation völlig anders als ein Mitmensch. Das ist nicht nur dann erheblich, wenn er in Zukunft ähnliche Angst machende Situationen meidet. Ein anderes Beispiel ist die Sucht. Des angenehmen Gefühls wegen wird die Substanz erneut genommen, obwohl die Person weiß, dass das Suchtverhalten negative Folgen haben wird. Dazu kommt das Erleben von Leid in der schweren Depression, das zu suizidalen Handlungen führen kann (Reischies 2021).

11.1.8 Unvollständigkeit der klinischen Evidenz

Probleme ergeben sich in der Diagnostik emotionaler Störungen. Eine angemessene Erfassung der Emotionalität einer Person ist aufwendig. Sie erfordert eine Gesamtbeurteilung der Person, der Persönlichkeit und der sozialen Lage der Person. Emotionales Erleben beim Schmerz und die Ambivalenzphase des suizidalen Menschen sind Beispiele für die Komplexität dieses Gebiets.

Emotionale Symptome psychischer Krankheitsbilder werden klinisch in vielen Fällen nicht ausreichend untersucht. Das gilt zwar nicht für Affekte; sie enthalten unter anderem Verhaltensweisen, die von der Umwelt beobachtbar sind bzw. auch erlitten werden. Sie werden meist angemessen beschrieben. Leichtere emotionale Empfindungen und Stimmungslagen aber können ganz im Erleben des Patienten bleiben, rein subjektiv. Sie müssen nicht ausgedrückt, noch nicht einmal kommuniziert werden, wenn jemand danach fragt. Dazu kommen emotionale Zustände, die der betroffenen Person selbst nicht bewusst sind.

Wir müssen feststellen, der psychopathologische Befund kann nicht vollständig und objektiv untersucht werden, Teile sind dem Untersucher prinzipiell verschlossen. Einerseits sollen die psychoanalytischen Modelle des Unbewussten erwähnt werden. Im klinischen Alltag wird dieses Problem beispielsweise deutlich bei der Angabe von Depression und Angst im Rentenbegehren. Weiterhin können viele Patienten das emotionale Erleben nicht kommunizieren – aus psychopathologischen Gründen heraus wie Stupor, Mutismus, Krankheitsuneinsichtigkeit oder aufgrund von allgemeinen Widerstandsphänomenen aus dem Bereich der zwischenmenschlichen Interaktion mit den Untersuchenden; sie drücken mehr oder weniger bewusst die Stimmungen, unter denen sie leiden, nicht oder nicht angemessen aus.

Damit bleibt das Dilemma bestehen, dass die differenzierte psychopathologische Untersuchung der Emotion ein Kernstück der Psychopathologie ist, aber der vollständigen und objektivierbaren Untersuchung vielfach verschlossen bleibt. Unter anderem deswegen hat man die Hoffnung darein gesetzt, dass feinere Untersuchungen des Gehirns möglicherweise objektive Korrelate für die Stimmungen und emotionalen Empfindungen finden werden.

11.2 Klinik

11.2.1 Störung der Emotionen, Affekte

In der Psychopathologie werden vor allem Störungen im Erleben von Emotionen, in der Art der Auslösung von Emotionen, im Ausdruck von Emotionen und Affekten und der Affektkontrolle betrachtet:

a) Störung im Erleben von Emotionen:
   – zu wenig Emotionen werden erlebt: z.B. Defizite in den Auslösemechanismen – die Wahrnehmung der Auslöser oder der kognitiven Bewertungsvorgänge. Auch ist zu unterscheiden, ob eine Emotion in den entsprechenden Situationen nicht wahrgenommen, nicht zugelassen, nicht ausgedrückt werden oder nur nicht verbal beschrieben werden kann.
   – zu stark, z.B. normale emotionale Reaktion - aber übersteigert im Erleben etc. – dies wird hinsichtlich situativer Auslöser betrachtet und kann sich natürlich auch auf der Ebene des Ausdrucks und der Handlungskonsequenzen zeigen,
   – veränderte oder nicht dem normalen Erlebensbereich zugehörige Erlebensweise.

b) Auslösung:
   – zu rasches Anspringen von Affekten,
   – abnorm geringes Ansprechen, jeweils in Relation zur Auslösesituation, Beispiele sind einerseits abnorm geringes Ansprechen der Emotion oder andererseits Fehlen emotionaler Reaktion bei Anlässen, die andere Personen regelhaft in bestimmte Emotionen bringt (z. B. gestörte Auslösemechanismen).

c) Ausdruck:
   – zu gering,
   – zu starker Affektausdruck hinsichtlich erstens der Intensität, zweitens der Dauer
   – spezielle pathologische Ausdrucksform ist sozial nicht akzeptierbar.

d) kognitive Aspekte:
   – übersteigert fixierte inhaltliche Kopplung an Typen von Situationen, semantische In-

halte etc. In diesem Sinne sind affektiv-kognitive Komplexe zu beachten (s. u.), beispielsweise bei Phobien Kopplung an spezifische Situationen,

- dysfunktionale Kognitionen, Überzeugungen und handlungsrelevante Gedanken. Diese dysfunktionalen Kognitionen, die in der Verhaltenstherapie besonders beachtet werden, liegen auf der Grenze zwischen emotionalen Phänomenen und Denkstörungen.

e) Affektkontrolle:
- verminderte Affektkontrolle, Affekte, die normalerweise unterdrückt werden können, werden ausgedrückt, wie z. B. Wut. Es handelt sich einerseits um pathologische Impulsivität oder Hemm-Mechanismen im affektiven Bereich, andererseits beispielsweise auch »sich gehen lassen«,
- Unterdrückung von Emotionen. Die Unterdrückung z.B. überstarker Emotionen und Affekte bindet ggf. psychische Energie mit negativen Konsequenzen für die Persönlichkeitsentwicklung

f) Störungen der vegetativen Komponenten von Affekten:
- übersteigerte vegetative Reaktionen, wie Erröten, Ohnmacht etc. Diese Störungen werden besonders in der Psychosomatik beachtet.

Diese Störungsdimensionen können jeweils global, d. h. für alle Emotionen gelten oder auf eine Emotion beschränkt sein. So können diese Dimensionen nur hinsichtlich der Aggression gestört sein, nicht aber bei einer traurigen Stimmung.

Emotionale Ausnahmezustände

Neben psychopathologischen Stimmungslagen, die auch sehr leicht ausgeprägt sein können, sind einige emotional-affektive Ausnahmezustände beschrieben, die in der Regel mit heftigem Affektausdruck einhergehen:

a) Angst:
- Angstanfall, Panik.

b) Aggression:
- Rage, Erregungszustand mit aggressiver emotionaler Tönung – im Gegensatz zur Agitiertheit, bei der Arousal im Vordergrund steht und auch ängstliche emotionale Tönung vorherrschen kann.

c) negative Affektivität, »Verzweifelt«, selbstunsicher, depressiv:
- akuter Rückzug, Emotionsstupor
- Suizidale Zuspitzung mit Selbstentwertung, zu selbstverletzenden Handlungen führend (präsuizidales Syndrom).

Aggressive Fehlhandlungen

In der psychiatrischen Klinik stellen Fehlhandlungen mit der Gefahr der Körperverletzung von Mitpatienten und Pflegepersonal leider ein fortwährendes Problem dar. Dies gilt vor allem, wenn ein plötzlicher Angriff einer vorher ruhigen wahnkranken oder dementen Person stattfindet. Dies erfolgt beispielsweise unvermittelt aufgrund von Halluzinationen oder Wahneinfällen, oder kann im Detail nicht aufgeklärt werden. Die Frage ist wichtig, ob diese Fehlhandlungen mit dem Erleben von Aggression, in einer aggressiven Stimmung auftreten. Wenn ein Patient im Rahmen seines Wahnsystems einen Auftrag ausführt, könnte zumindest eine aggressive Stimmung oder gar Wut ausgeblieben sein. Dies kann auch für eine demente Person gelten beim Impuls, zu schlagen.

Man hat versucht, die Aggressionshandlung als Überbegriff für diese Verhaltensweisen zu verwenden und die emotionalen Erlebensweisen, die dem Aggressionsausbruch zugrunde liegen können oder die sie begleiten, davon abzutrennen. Es ist schon die Unterscheidung von einerseits Beutefangverhalten und andererseits aggressivem Erleben bei Rivalität angesprochen worden. Der Löwe wird, allen Befunden der Verhaltensforschung zufolge, beim Erlegen eines Opfertieres, eines Lamms keine Aggression empfinden (s. z. B. Panksepp 1998).

Frustration keimt in Situationen auf, in denen ein Ziel nicht erreicht wird. Dann kann es zu aggressiven Handlungen kommen. Aber die aggressive Durchsetzung von Zielen selbst erfolgt nicht unbedingt mit Ärger. Manische Patienten sind z. T. gereizt. Sie streiten sich um alles und drohen. Dabei muss genau unterschieden werden zwischen eher spielerischem Streben und Durchsetzungsverhalten auf der einen Seite und auf der anderen Seite enthemmter Wut.

Ärger und Frustration sind eher Emotionen, die man im Sprachgebrauch als »aggressiv« bezeichnet. Ein Mensch kann bei einem Freiheitsentzug ärgerlich aggressiv reagieren, beispielsweise wenn er festgehalten wird. Verlust der Autonomie löst Ärger, Wut und reflexhafte Befreiungsaktionen aus. Wut über eine Kränkung kann zu aggressiven Revenge–Handlungen, zu »Rachefeldzügen«, führen. Zurücksetzung, ohne dass eine Niederlage in einem Rivalenkampf geschehen ist, geht mit Ärger und Wut einher.

Ärger und Wut wirken sich im Stationsalltag der psychiatrischen Klinik vielfach subtiler aus. So sind Spaltungsversuch der Patienten und des Teams, Verleumdungen, Intrigen, offene Beleidigungen und Zurücksetzungen zu beachten.

Hass wiederum, als längerfristige Einstellung und Disposition, die einem Objekt zugeordnet ist, hat eine Sonderstellung. Es handelt sich um eine affektiv-kognitive Kopplung, vergleichbar mit der Kopplung von Angst an ein Objekt in der Phobie. Psychopathologisch wird Hass vor allem bei Wahn mit seinen kognitiven Distorsionen wichtig. Bei vielen Fällen von Fanatismus können zumindest überwertige Ideen gefunden werden (Kap. 13 Wahn – inhaltliche Denkstörungen). Jedoch scheint der Fanatismus als Phänomen noch nicht ausreichend erforscht.

> **Fazit**
> Psychopathologisch muss im Bereich der aggressiven Verhaltensweisen ausdifferenziert werden, was zu Verhaltensschablonen und was an den begleitenden Emotionen als Ärger und Wut zu bezeichnen ist.

11.3 Diagnostik

Die Untersuchung und Beurteilung von Störungen im emotionalen, affektiven Bereich stellen höchste Ansprüche an die untersuchende Person. Gründe dafür sind:

a) dass es keine Vergleichsmöglichkeit, keinen „Goldstandard" gibt, d. h. es ist meist unmöglich, zu vergleichen mit dem, was »normal« ist.

b) Der situative Kontext, der zu berücksichtigen ist, erfordert umfangreiche anamnestische Bemühung – es muss geklärt werden: Handelt es sich bei einer Verstimmung z. B. um die Reaktion auf familiäre oder berufliche Konflikte, auf die aktuelle psychiatrische Vorstellung selbst oder um ein pathologisches Niveau emotionaler Reagibilität?

c) Die aktuelle emotionale Interaktion mit der untersuchenden Person z. B. in der Aufnahmesituation ist bei der Beobachtung der Stimmungslage wichtig: Welche Rolle spielt der Aufbau einer therapeutischen Beziehung zu der untersuchenden Person, gelingt er oder bestehen Widerstände?

Probleme mit der Kommunikation einzelner individueller normaler und pathologischer Emotionen

Diagnostische Probleme bestehen weiterhin wegen der Unvergleichbarkeit von Emotionen zwischen Menschen. Zweifel an der angemessenen Kommunizierbarkeit von Emotionen über die Sprache sind angebracht, so sind die Worte für erlebte Emotionen möglicherweise idiosynkratisch, d. h. ein Patient versteht unter »Angst« etwas anderes als der Untersucher.

Der Grund dafür ist, dass Worte für emotionales Erleben nicht durch Zeigen auf etwas wie bei Objekten abgeglichen werden können, z. B. »ich verstehe unter ›xyz‹ dieses …«. In diesem Sprachspiel können Begriffe durch den Verweis auf etwas Konkretes geklärt werden. Das gelingt aber für die emotionale Erlebensqualität nicht.

Wenn es schon schwierig ist, beispielsweise für Farben zu kommunizieren, was eine Person mit einer konkreten Farbe empfindet, so ist es unmöglich, erlebte Qualität für Farbfehlsichtige nachzuvollziehen. Es ist demnach in keinem Fall sicher, welche Qualitäten, die der Untersucher kennt, von einer Person gemeint sind oder sogar etwas ihm Fremdes, was er nie erleben konnte (wie die Farbempfindung eines Farbfehlsichtigen). In diesem Rahmen können nicht alle Probleme der alltagspsychologischen Beschreibung von psychopathologischen Sachverhalten und die kritischen Diskussionen in der Philosophie des Geistes dargestellt werden.

Wenn auch prinzipielle Probleme der sprachlichen Verständigung über emotionales Erleben bestehen, so sollten doch die klärbaren Kommunikationshindernisse weggeräumt werden.

▶ Die Frage bei psychopathologischen Untersuchungen ist immer: Hat die untersuchende Person die emotionale Situation des Patienten angemessen verstanden? Was meinte der Patient? Wie ist die angemessene Beschreibung des subjektiven und objektiven emotionalen Status des Patienten?

Dabei spielen einige Faktoren eine Rolle:
- emotionale Erfahrung des Untersuchers,
- empathische Qualität.
- Das Interview zur Emotionalität sollte einige besondere Qualitäten aufweisen:
- Es sollte mit offenen Fragen gearbeitet werden,
- wenn ein Vorschlag zur Beschreibung gemacht wird, wie »ist es so etwas wie Angst?«, dann muss später zusammenfassend nachgefragt werden, ob es so gemeint war, wie der Untersucher es versteht. Die Gefahr besteht sonst, dass der Untersucher etwas »in den Patienten hineinfragt«, besonders, wenn Suggestibilität etc. vorliegt.

Problem der Beurteilung der Angemessenheit einer emotionalen Reaktion
Emotionale Reaktionen sind nicht immer einfühlbar, es gibt Grenzen der Empathie. So werden Mütter und z. T. auch Väter bestätigen, dass die von dem eigenen Baby ausgelösten heftigen

Emotionen überraschend waren. Sie hatten diese Gefühle nicht voraussagen können. Ebenso kann erwartet werden, dass eine Person, die derartige Emotionen nicht kennt, sie in der Angemessenheit auch nicht diagnostisch einschätzen kann. In gewissem Sinne gilt dies ja auch für das Verliebtsein, das von vorpubertären jungen Menschen nicht vorstellbar ist. Wie ist es bei der Aggression: Schon in der Antike hat man einen Aggressionszustand als einen Zustand „temporären Wahnsinns" bezeichnet.

Sind depressive Patienten realistischer in ihren pessimistischen Beurteilungen der weiteren Entwicklung? Dies ist in psychologischen Studien untersucht worden (Haaga und Beck 1995; Hancock 1996). In der Psychopathologie muss die Frage interessieren, ob es im Normalfall eine systematische Fehleinschätzung gibt, einen positiven emotionalen Tonus, der dafür sorgt, dass Situationen nicht als angsteinflößend, die Zukunft als rosig gesehen wird etc.

Nicht gelöst ist die Frage, wie es zu dem positiven emotionalen Tonus kommt. Zweifellos ist die Auswirkung evolutionär von Vorteil. So könnte man an einen angeborenen Mechanismus denken. Alternativ oder komplementär ist ein Entwicklungsmechanismus zu berücksichtigen. Das Kind erfährt besonders dann die volle positive Rückkopplung von den Eltern, wenn es strahlt, lacht und ohne zu zögern alles Mögliche ausprobiert.

Zu dem systematischen leichten Überwiegen positiver Emotionalität, zu der auch die in allen Umfragen geäußerte Zufriedenheit mit der eigenen Situation zählt, kommen einige nichtemotionale Komponenten hinzu: Die Vernachlässigung von Informationen, Erfahrungen und Wissen, in all dem, was das Bild trüben könnte. Emotionen haben eine wichtige Eigenschaft in der Lenkung der Aufmerksamkeit auf ein Objekt, sei es die geliebte Person, auf die Entdeckung eines gefürchteten Tiers oder z. B. auf ein gefürchtetes Krankheitssymptom des Körpers. Dieser Umstand der Beeinflussung von Aufmerksamkeit, kognitiver Verarbeitung und rationaler Urteilsbildung durch Emotionen wird in dem Abschnitt über inhaltliche Denkstörungen weiter behandelt.

Der positive emotionale Bias, also eine positive »Schieflage«, die eine positive Erinnerung, ein positives Selbstbild, eine positive Zukunftsaussicht etc. produziert, ist in der Psychopathologie besonders wichtig, weil der zugrunde liegende Mechanismus auch störbar sein kann. Bei der Depression scheint dies der Fall zu sein.

Überprüfung von emotionalen Symptomen im Interview bzw. in der Untersuchungssituation

Wenn emotionale psychopathologische Merkmale vorliegen könnten, sollte jedes Merkmal abgeprüft werden:

a) wie wird es sprachlich beschrieben, speziell die subjektiv bewusste Seite des Merkmals,
b) wie ist das Ausdrucksverhalten (Beobachtung im Interview, auf der Station oder auch aus Berichten von Angehörigen),
   – als wie intensiv wird die Störung beschrieben: ungewöhnlich, stark ausgeprägt, Normvariante,
   – Dauer ungewöhnlich lang anhaltend,
   – verminderte affektiv/emotionale Handlungsbereitschaft,
   – affektive Gesamtlage: wechselseitige Hemmung von Affekten.

Sind einzelne Affekte gestört oder handelt es sich um eine weitreichende Veränderung der Emotionalität? Dazu wird die Übereinstimmung mit dem Emotionskonzept als »emotionales Mini-Syndrom« geprüft:

- kognitiv: was denkt die Person bei der Emotion,
- Handlungsvorbereitung: worauf bereitet sie sich vor, worauf ist sie eingestellt,
- vegetative Merkmale,
- motorische Zeichen: z. B. Zittern, unruhiges Umhergehen etc.

In der Erwartung von Ereignissen: In welcher Stimmung befindet sich die Person 1) z. B. ängstlich, bedrückt, freudig, 2) in wieweit situationsbezogen 3) Auslösung von Emotion: Situationsbedingung der Auslösung unangemessen, 4) Schwelle zu niedrig/hoch.

Die Übereinstimmung der kommunizierten und ausgedrückten Emotion mit der Verhaltensbeobachtung muss vorliegen (Konsistenz des Befunds). Dies ist wichtig für die möglichen Zweifel bezüglich der Aussagen über Emotionen, beispielsweise beim Verdacht auf Aggravation, wenn ein Rentenbegehren deutlich wird, bei Verdacht auf Simulation oder manipulatives Verhalten.

Weitere Objektivierung. Verhaltensbeobachtung und Beobachtung des Gedankenablaufs bei der Auseinandersetzung mit z. B. Auslösern, gefährdenden Situationen oder Sachverhalten, auf die emotional reagiert wurde. Es sollte mit dem Patienten durch das Anbieten alternativer Sichtweisen geklärt werden, inwieweit das Symptom vom Patienten genauso gemeint ist, wie es initial ausgedrückt wurde.

Aspekte der Beziehungsaufnahme in der Untersuchungs-/Therapiesituation

Ein wichtiger Aspekt ist die Untersuchungssituation selbst. Für psychopathologische Diagnostik im Allgemeinen, besonders aber für die Diagnostik emotionaler Symptome ist die Tragfähigkeit der Beziehung zwischen der untersuchenden und der betroffenen Person von höchster Bedeutung.

Kommt es seitens der betroffenen Person zur Übertragung von Emotionen auf die untersuchende Person

- Erwartungen, Gefühle der Attraktion
- histrionische Kontaktaufnahme, theatralisch, unecht wirkend
- Scheu, emotionale Regungen vor Fremden zu zeigen (kulturelle, religiöse Einstellungen),
- Hilfesuchverhalten,
- Manipulation (auch unbewusst), emotionales Verhalten mit »Emotionsakt«-Charakter, z. B. Tränen werden provoziert, ein Aggressionsausbruch wird inszeniert,
- Konsistenz

Hier kann nicht auf die speziellen psychodynamischen Positionen eingegangen werden, beispielsweise, dass eine Emotion schon auf eine Abwehrformation bei einem Konflikt hinweisen könnte oder die projektive Identifikation mit dem unbewussten Versuch, eine bestimmte Emotion und Reaktion der untersuchenden Person zu erreichen.

Affektkontrolle

Bei einer Störung der Affekte besteht häufig, vor allem bei psychischen Erkrankungen eine Situationsunangemessenheit, an der eine Kontrollstörung deutlich werden kann. Die Ausprägung kann z. B. am Ausmaß der Situationsunangemessenheit eingeschätzt werden.

Wie ausgeprägt sind affektiv-kognitive Komplexe (z. B. Kopplung von phobischer Angst an eine bestimmte Situation, wie das Fahren in einem Fahrstuhl), mit welcher Stärke wird emotional reagiert.

Die Affektkontrolle ist vielfach erst in der Fremdanamnese beispielsweise von Angehörigen angemessen einzuschätzen: Bisherige Affektkontrolle, Lerngeschichte (z. B. Kompensationsbemühung), Veränderung, kritische Situationen, Trigger, Extremsituationen etc.

Situative Kontrolle:

- Ist die affektive Reaktion in der Situation der Auslösung noch steuerbar
- gelingt die Kontrolle zukünftiger Auslösungssituationen – Vermeidung
- Reaktion der Person auf den Affektausbruch:
- Scham etc.,
- Versuch der Wiedergutmachung, des Ungeschehenmachens.
- Störung der Emotionalität auf der Bewusstseinsebene:
- Reduzierung oder Erhöhung der Aufmerksamkeit auf Emotionen oder Auslöser (z. B. Steuerung der Aufmerksamkeit bei Spinnenphobie)

Aufgrund der sozialen Kompetenz und des frühkindlichen Lernens emotionaler Sachverhalte berücksichtigen psychiatrische Untersucher die oben genannten diagnostischen Merkmale meist implizit im Interviewverlauf. Eine explizite Würdigung der obigen diagnostischen Merk-

male ist für problematische Fälle und schwierige Differenzialdiagnosen notwendig.

Hier muss ein diffiziler Umstand angesprochen werden. Es gibt eine Abhängigkeit der klinischen Psychopathologie von den Eigenschaften des Untersuchers. Wenn beim Untersucher emotionale bzw. persönlichkeitsbezogene Beeinträchtigungen vorliegen, kann die emotionale psychopathologische Beurteilung verzerrt sein. Die Aufgabe jeder untersuchenden Person ist es, die persönlichen psychischen Besonderheiten zu kennen. Dies muss in der Ausbildung ernst genommen werden.

11.3.1 Reaktion der Person auf das Erleben der Emotion

Psychopathologisch wichtig ist die Reaktion der Person auf einen Angstanfall, auf einen Wutausbruch. Hier ist nicht der Ort, Reaktionsformen, speziell Abwehr, Vermeidung oder Persönlichkeitseigenschaften sowie die Genese der Persönlichkeit in der Erfahrung der Emotionalität darzustellen (s. Lehrbücher der Psychotherapie). Aber Hemmung von Aggression und Meidung von Angst sowie die kognitiven Manöver der Person zur Abwehr von Angst und Kränkung liegen vielen psychopathologischen Merkmalen und Krankheitsbildern zugrunde. Insbesondere die Mühe der Kontrolle, Korrektur und Kompensation bzw. Überkompensation der an sich selbst erfahrenen emotionalen Probleme führt wiederum zu psychischen Symptomen.

In der Diagnose des Coping-Repertoires, der Abwehrmechanismen und allgemeiner der Persönlichkeitseigenschaften nimmt der Umgang mit der Emotionalität einen zentralen Platz ein. Die psychiatrische Diagnostik geht auf die Erfahrung einer Person mit ihrer Angst, ihrem Stolz, einer starken Schamangst und Trauer, Frustration und Ärger sowie Wut ein, es wird mit dem Patienten versucht, seine Anpassung an die individuelle Emotionalität nachzuzeichnen. Wie viel Vermeidung von Angst und Kränkung spielt im Verhalten der Person eine Rolle? Wie werden das Selbstbewusstsein und die Zufriedenheit mit sich selbst aufrechterhalten?

Welche Überzeugungen und kognitiven Konstrukte treten dabei zu Tage? Wie versucht die Person, Verluste antizipatorisch zu bewältigen? Wie vermeidet die Person offen aggressive Verhaltensweisen und wie wehrt sie sich gegen überwältigende Wut und täglichen Ärger?

11.4 Neurowissenschaft

11.4.1 Einleitung

Die Emotionen können noch nicht neurowissenschaftlich in allen Facetten ihres Erscheinens ausreichend erklärt werden, dies gilt vor allem für das bewusste Erleben der Emotion. Es gibt eine Reihe von heftig umstrittenen Positionen. Viele Untersucher betrachten ihren Zugangsweg als einzig gültigen. Die neurowissenschaftlichen Erklärungen hängen damit von dem Emotionsmodell ab: Sind Emotionen physiologische Prozesse und deren mehr oder weniger bewusstes Erleben; oder sind Emotionen Wahrnehmungsweisen, adaptive Dispositionen den Situationen gegenüber; sind sie Arten von Bewertungsurteilen oder evolutionäre Interaktionsweisen unseres sozialen Gehirns?

Wie der einzelne Patient in dem speziellen Moment beispielsweise Angst empfindet, ist keiner reduktionistischen Wissenschaft zugänglich. Der berechtigte Ansatz der Neurowissenschaft ist es zumindest, die Informationsverarbeitung für die Erlebensweise von basalen, fundamentalen Emotionen zu erklären (Übersicht z. B. Borod 2000; Dolan 2002; Dalgleish 2004). Panksepp (1998) hat eine Reihe von Merkmalen der Emotionsphysiologie in 6 Punkten zusammengefasst (s. nachfolgende Übersicht).

Charakteristika von Emotionen nach Panksepp
1. Die neuronale Verarbeitung der Emotionen ist genetisch determiniert, angeboren vorbereitet für den Zugang von unkonditionierten Reizen – beispielsweise spricht das emotionale System unmittelbar auf Gefahren wie Luftnot, auf den Tod eines geliebten Menschen etc. an

2. Emotionen beinhalten adaptive Reaktionen auf Gefahren oder andere bedeutende Situationen des Lebewesensen. Emotionale Reaktionsweisen beziehen mit ein
   a) Verhalten, d. h. Einflüsse auf die Aktivierung und Hemmung motorischer Systeme.
   b) Veränderungen des autonomen Nervensystems und
   c) hormonale Effekte
3. Effekte auf sensorische Systeme – z. B. bestimmt die Emotionalität die Selektion von Reizen
4. Reizüberdauernd – nach dem auslösenden Reiz wirken Emotionen unterschiedlich lange nach
5. Konditionierbar, d. h. die emotionalen Reaktionen können unter die Kontrolle von konditionierten Stimuli geraten. Es gibt ein emotionales Gedächtnissystem
6. Reziproke Interaktionen mit den physiologischen Systemen für kognitive Entscheidungen und Bewusstheit

Physiologische Emotionsspezifität
Existieren spezifische neuronale Systeme für alle fundamentalen Emotionen, oder gibt es sie nur für einzelne der phylogenetisch wichtigen Emotionen wie Angst und Belohnung, d. h. für negative und positive Emotionalität? Die Neurowissenschaft der Emotion geht gegenwärtig im Wesentlichen von einem nativistischen Ansatz aus: Sie nimmt eine Gruppe von physiologischen, evolutionär entstandenen, basalen Emotionen an.

Vieles spricht für physiologische Emotionsspezifität. Die Neurowissenschaftler suchen nach spezifischen Systemen des emotionalen Gehirns; bzw. haben Neuronengruppen identifiziert, die zumindest mit Aspekten der Emotion in Zusammenhang stehen (bildgebende funktionelle Hirndiagnostik, s. Überblick: Dolan 2002).

Für keinen Bereich der Psychopathologie sind mehr hormonelle und pharmakologische Beeinflussungen bekannt als für den emotionalen Bereich. Die Menschheit hat in einer langen Erfahrungsgeschichte gelernt, welche Kräuter und welche Substanzen die Emotionalität von Personen verändern können. Die Fülle der emotional wirksamen Hormone und Pharmaka beweist aber nicht, dass es für die Emotionalität diffuse biochemisch-neuronale Mechanismen gäbe. Im Gegenteil weist es darauf hin, dass spezifische Systeme für die verschiedenen Emotionen im ZNS angelegt sind, die mit verschiedenen Transmittern bzw. Rezeptoren arbeiten. Weiterhin weist der Befund darauf hin, dass die Physiologie der Emotionen spezifisch hormonell gesteuert wird. Diese Systeme sind pharmakologisch mehr oder weniger beeinflussbar.

Die Auslösung einiger der Emotionen ist erforscht worden, so die Auslösung von Aggression im Hypothalamus oder von Angst in der Amygdala und dem basalen Vorderhirn. Dabei bewirkt eine Stimulation in den Tierversuchen dasjenige Ausdrucksverhalten, das für die Emotion charakteristisch ist; ob auch die subjektive emotionale Qualität erreicht wird, muss ungeklärt bleiben. Wie die neuronale Auslösung in diesen Kerngebieten funktioniert, ist jedoch noch weitgehend unbekannt. Bildgebende Befunde weisen darauf hin, dass bei vorgestellter ungehemmter Aggressionsausübung der mediale orbitofrontale Kortex gehemmt wird (Pietrini et al. 2000). Dies steht in Übereinstimmung mit dem Modell, dass der mediale präfrontale Kortex normalerweise eine hemmende Kontrolle ausübt und bei der spezifischen Deaktivierung von Neuronen dieses Kortexanteils emotionale Verhaltensweisen oder auch emotionales Erleben ermöglicht werden.

Viel ist inzwischen über die Emotionsmotorik und Ausdrucksweisen und Folgen der Emotionen bekannt. In den letzten Jahren wurden Mechanismen der Affektkontrolle bekannt, so Einflüsse des medialen präfrontalen Kortex auf den Hypothalamus und das periaquäduktale Grau.

11.4.2　Verschiedene Ebenen der Emotionen

Sicherlich sind Emotionen nicht gleichzusetzen allein mit der Informationsverarbeitung der kognitiven Kriterien, die sie auslösen, dem »Appraisal«. Die Entdeckung beispielsweise, dass eine Äußerung eines Kollegen eine Frechheit darstellt, löst die Emotion Ärger aus – aber in den kognitiven Prozessen der Kriteriumsbearbeitung erschöpft sich die Emotion nicht. Für die Psychotherapie von emotionalen Störungen ist die Bearbeitung der kognitiven Kriterien der Emotionen sehr wertvoll. Emotion umfasst mehr als die kognitive Auslösung. Die erfüllten Kriterien der Emotion führen zur Aktivierung der subkortikalen Zentren der spezifischen Emotion. Eine Handlungsbereitschaft wird ausgelöst. Man denke an einen evolutionär alten, archaischen Schalter. Zu einer motorischen Handlungsbereitschaft treten mehr oder weniger spezifische Denkweisen (»Kognitionen«). Zuletzt wird in den Hirnstammzentren die emotionsausdrückende Motorik aktiviert, sei es die Gestik, Mimik, oder auch nur Verspannung. Dazu kommen möglicherweise vegetative Symptome des Affekts. Für jede der Ebenen der Emotionalität gibt es neurowissenschaftliche Mechanismen, die allerdings in vielen Details noch immer unbekannt sind. Ekman (1999) hat die Auffassung von den Emotionen als Affektprogramme vorgeschlagen. Danach bezieht sich die Emotion auf ein komplexes »Programm«, das nach der Auslösung und während des Bestehens der Emotion abläuft. Bei einer Emotion werden die spezifischen Elemente der verschiedenen Ebenen zusammen aktiv und ergeben so das schillernde Bild der emotionalen Erlebens- und Verhaltensweisen. Unterschiede zwischen dem emotionalen und dem kognitiven System, die beide als adaptive Systeme verstanden werden, beschreibt beispielsweise Gainotti (2000). Unterschiede finden sich auf den verschiedenen Ebenen, wozu auch unterschiedliche Lern- bzw. Gedächtnissysteme gehören. Denn für die Emotionen sind mehr als für das kognitive System die unten zu beschreibenden Konditionierungsvorgänge wichtig (Buechel und Dolan 2000).

Spezifität der emotionalen Informationsverarbeitung auf verschiedenen Ebenen

Tab. 11.1 gibt einen Überblick über die verschiedenen Ebenen am Beispiel von 4 Emotionen

Tab. 11.1 Verschiedene Ebenen von vier Emotionen

	Angst	Traurigkeit Bedrücktheit	Aggression	Freude
Auslösung: Informationsverarbeitung „Appraisal"	Gefahr	z. B. Verlust	z. B. Rivale	Überraschende Belohnung
Subkortikal:	Amygdala	z. B. anteriores Cingulum, Hypothalamus, Hemmung des Belohnungszentrums, Neuronale Strukturen für die Verarbeitung der negativen Valenz	Hypothalamus	Ventrale Tegmentale Area, Nucl. Accumbens
Handlungsbereitschaft	Flucht	z. B. Rückzug, Hemmung	Angriff	z. B. Geselligkeit, Spiel
Effektor: emotional motor System	Hirnstamm	Hirnstamm	Hirnstamm	Hirnstamm, Kortex

Anhand von Beispielen werden wir nachfolgend die Spezifität der Zentren für emotionale Informationsverarbeitung im Gehirn betrachten.

Emotional-motor-System (Holstege et al. 1996)

Die Emotionsmotorik wird speziell im Emotional-motor System gesteuert. Beispielsweise bei einer zentralen Parese der Gesichtsmuskulatur einer Seite bleibt das unwillkürliche, spontane Lächeln erhalten, während die willkürliche Bewegung, den Mund wie beim Lächeln zu verziehen, gelähmt ist. Dieses Beispiel schon beweist die unterschiedliche zentrale Innervation von emotionalen und willkürlichen Bewegungen. Das Phänomen ist auch vom Unterschied zwischen willkürlichem Lächeln bei einem Fototermin und dem natürlichen Lächeln bekannt. Die emotionalen Ausdrucksbewegungen werden in einem Hirnstammsystem gesteuert, das Emotional motor System genannt wurde (Holstege et al. 1996; s Abb. 11.4). Es handelt sich um ein Kerngebiet, dass in einem über viele Ebenen des Hirnstamms reichenden Abschnitt der retikulären Formation zu finden ist.

Pathologisches Lachen oder Weinen kann die Trennung von emotionalem Verhalten und emotionalem Erleben verdeutlichen. Wie oben dargestellt, wird hierbei emotionales Ausdrucksverhalten ohne emotionales Erleben beobachtet; es kommt bei Hirnstörungen vor, dass ein Patient weint, aber bei Befragen angibt, dass er keine traurige Emotion verspürt hat. Ein Patient kann beispielsweise berichten, „es lacht mich", d. h. er empfindet keinen Humor oder Freude beim Lachen, das den Mitmenschen dementsprechend displaziert vorkommen kann (Wild et al. 2003).

Zentrale Kerngebiete der Emotionen im Hirnstamm

Neben den motorischen Gebieten für emotionalen Ausdruck gibt es Kerngebiete, die aktiviert werden, wenn die kognitive Verarbeitung eine Emotion auslöst. Viele liegen im Hypothalamus, und die für Angst vermutlich in der Amygdala (siehe unten). Für die Amygdala ist sogar ein rascher Zugangsweg beschrieben worden, der direkt vom Thalamus aus dieses Kerngebiet erreicht. Damit ist es einem Lebewesen möglich, bei Gefährdung, unabhängig von der langsamen exakten kognitiven Verarbeitung im Kortex, bereits frühzeitig Fluchtbewegungen vorzubereiten (LeDoux 1996).

Es ist weiterhin von Hirnregionen der zentralen emotionalen Verarbeitung auszugehen. Diese werden im Folgenden dargestellt. Panksepp (1998) geht von unterschiedlichen Ebenen und subkortikale Zentren der emotionalen Informationsverarbeitung aus. Er stellt jedoch ein Modell eines neuronalen Netzes vor, das Bereiche von Input-Neuronen hat, weiterhin mehrere Ebenen der zentralen Informationsverarbeitung und einen Bereich von Output-Neuronen, die für motorische Effekte verantwortlich sind (s. u., Abb. 11.3). Es ist nicht

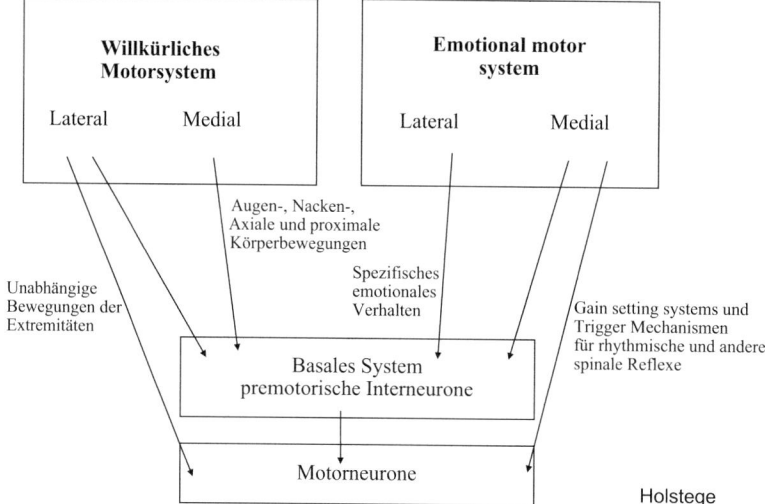

Abb. 11.4 Ein Emotional-Motor-System steuert die Motorik der emotionalen Verhaltensweiwsen (Holstege et al. 1996). Es ist z.B. für natürliches Lächeln zuständig, das der willkürlichen Kontrolle der meisten Menschen unzugänglich ist. Emotionale Ausdrucksbewegungen werden also getrennt von willkürlichen Bewegungen motorisch gesteuert

nur von einer unidirektionalen Informationsverarbeitung auszugehen, d. h. vom Input zum Output, sondern auch von einer Interaktion zwischen den Ebenen. Mit anderen Worten, zentrale Neurone im Hirnstamm können das Erleben und auch die Kognition beeinflussen – somit existiert offenbar eine Verschränkung der Funktionsebenen: Kognitive Prozesse waren bei der Auslösung der Emotion entscheidend beteiligt, und werden durch das dadurch ausgelöste „Emotions-Programm" wiederum selbst beeinflusst.

Die Phänomene der Alexithymie und der Abspaltung von Emotionen zeigen zudem, dass emotionales Ausdrucksverhalten und vegetative emotionale Erscheinungen ohne emotionales Erleben ablaufen können, wobei die Mechanismen dieser klinischen Phänomene noch nicht näher aufgeklärt sind (Taylor und Bagby 2004). Deutlich wird dies auch anhand der affektiven Prosodie, die den Gesprächspartnern vielfach mehr Hinweise auf emotionale Verarbeitung des Sprechers geben, als dieser selbst bewusst erlebt, ausdrücken kann oder ausdrücken will. Die Funktionsstörungen der verschiedenen Ebenen emotionaler Informationsverarbeitung können dissoziiert sein. Die bewussten Erlebensweisen von Emotionen und Affekten sind von der zentralen und motorischen Affektverarbeitung zu trennen.

Bewusstes Erleben von Emotionen

Wo im Gehirn entsteht die emotionale Qualität, die das Erleben der Emotion ausmacht? EEG-Untersuchungen in verschiedenen Zuständen haben Unterschiede gezeigt, die auf kortikothalamische Spezialisierungen hinweisen könnten und Brain-imaging-Untersuchungen haben die Involviertheit verschiedener Hirnregionen bei verschiedenen Emotionen nahegelegt (Phan et al. 2002). Wegen des phylogenetisch frühen Auftretens von Emotionen in der Evolution und in der Kindesentwicklung ist jedoch auch anzunehmen, dass nicht der Kortex in seiner ganzen Ausdehnung beim Menschen für das Emotionserleben notwendig ist. Im Gegensatz dazu könnten die früh entwickelten, sog. limbischen Areale eine Funktion im emotionalen Erleben haben, oder das Erleben hängt selbst in noch unbekannter Weise mit der Funktion der Hirnstammkerne zusammen. Die bewusste emotionale Erlebensweise und die Ebene der sprachlichen Verarbeitung emotionalen Erlebens sind wiederum zu trennen. Die Möglichkeit musikalisch emotionalen Erlebens zeigt diese Dissoziation. Sprachlich sind für viele Menschen die vielfältigen emotionalen Tönungen von Musik nicht ausdrückbar.

Ein Hinweis auf limbische Informationsverarbeitung, die mit dem emotionalen Erleben in Verbindung steht, kann in den bildgebenden Befunden über das Schmerzerleben gesucht werden. Befunde über die Aktivierung von speziellen Regionen des anterioren Cingulums bei Schmerzempfindung geben einen Hinweis auf eine Rolle dieser Region beim Erleben von Schmerz (Price 2000). Bei bildgebenden Befunden sind zwar Zweifel an der Art der Rolle der aktivierten Region in der Informationsverarbeitung des untersuchten Effekts berechtigt, aber eine »Involviertheit« in die untersuchte Funktion scheint belegbar zu sein. Ob weitere Regionen nicht vielleicht viel spezifischer dazu beitragen, kann allerdings mit diesen Befunden nicht sicher ausgeschlossen werden. Eine anterior von der beschriebenen Region gelegene Area des anterioren Cingulum ist in Läsionsuntersuchungen am Menschen mit dem emotionalen System in Verbindung gebracht worden (Bush et al. 2000; Hornak et al. 2003) und noch weiter anterior, unterhalb des »Knies« des anterioren Cingulum ist die Region, die in bildgebenden Untersuchungen als kritisch für Depression gefunden wurde (Drevets 2003; s. a. Übersicht Phan et al. 2002).

Am Beispiel des Schmerzerlebens kann eine mögliche Rolle der Formatio Retikularis im Hirnstamm für eine frühe Form von Erleben wahrscheinlich gemacht werden. Es könnte eine Brücke bilden zu dem offenbar bei schon weniger hoch entwickelten Tieren anzunehmenden Erleben von Schmerz (und allgemeiner von negativer Valenz und Leid, Reischies 2021).

Der Prozess der Auslösung der Emotion – unbewusste und bewusste Emotion

Das Auslösen einer Emotion ist ein komplexer Prozess. Wie kann man dies untersuchen? Man muss annehmen, dass bei einer Person oder bei einem Tier die Emotion ausgelöst ist, wenn die Verhaltensmerkmale und vegetativen Zeichen des emotionalen Syndroms vorliegen. Wenn ein Patient nicht über das emotionale Erleben Auskunft geben kann oder will, können wir mit einer gewissen Sicherheit annehmen, dass er eine Emotion empfindet? Wir gehen im Alltag davon aus, dass die Person die Emotion empfinden dürfte, wenn wir deren »Emotions-Mini-Syndrom« (d. h. die spezifischen Zeichen in Mimik, Gestik, im Verhalten, in der Kognition und im Vegetativum) als Beobachter erkennen können. Die Situation erinnert an einen kleinen Jungen, der eine Wunde hat und sagt, „ein Indianer kennt keinen Schmerz", aber die Umgebung weiß es aufgrund der Beobachtungen besser.

Aber in diesem Schluss auf das Erleben einer Person können wir uns irren: Bei Patienten mit Störung der Eigenwahrnehmung, die nicht erkennen können, dass sie beispielsweise ärgerlich reagieren, muss man von einer objektiven Auslösung des Ärgers sprechen, wenn die Umgebung eindeutige Zeichen des Ärgers registriert. Die Emotion Ärger ist ausgelöst, ohne dass die Person dies selbst erlebt (s. Alexithymie).

Besonders eindrücklich ist dies für die Angst gezeigt worden, wobei, wie oben angedeutet, ein spezieller Verarbeitungsweg schneller Informationsverarbeitung vom Thalamus zur Amydala aufgezeigt werden konnte (LeDoux 1996). Der Prozess der Emotionsauslösung ist in weiteren Untersuchungen am Menschen näher beschrieben worden. Bereits wenn eine Person das weit aufgerissene Auge einer anderen Person sieht (was ein Zeichen von Angst sein kann) löst dies eine Aktivierung der Amygdalaneurone aus (Whalen et al. 1998, 2004). Dabei bleibt die Aktivität jedoch im Wesentlichen auf die Amygdala beschränkt. Die vegetativen Zeichen der Emotion lassen sich nicht nachweisen und die Person zeigt nicht die Charakteristika einer empathisch ausgelösten negativen emotionalen Regung. Im weiteren Prozess der Emotionsauslösung müssen offenbar weitere Hirnareale aktiviert werden. Bei einer beidseitgen Schädigung der Amygdala ist die Wahrnehmung von Angst im Gesichtsausdruck von Mitmenschen gestört (Adolphs et al. 2005).

Auslösung der Emotion durch kognitive Informationsverarbeitung

Viele Forscher haben sich den kognitiven Mechanismen gewidmet, die bei der Auslösung von Emotionen wirksam werden. Wenn eine Person erkennt, dass ein bestimmter kritischer Sachverhalt der Fall ist, wird die spezifische Emotion ausgelöst (Scherer 2004). In der Regel ist dies der Hauptmechanismus der Auslösung von Emotionen. Die Evaluation von Situationen jedoch besteht nicht nur in der Überprüfung von objektiven kognitiven Kriterien. In das Würdigen von Äußerungen von Mitmenschen gehen vielerlei Erfahrungen und Erinnerungen ein, alte Rechnungen, die zu begleichen sind, etc. Dazu kommt die emotionale Grundstimmung der Person, die eine Äußerung eines Mitmenschen bewertet. Jeder kennt wohl die Situation, dass eine freche Äußerung in einer übermütigen Stimmung mit einer »Spitze« pariert wird, oder humorvoll neutralisiert wird; in einer deprimierten Grundstimmung jedoch kann dies als Hinweis auf eine Verachtung durch die Mitmenschen dysfunktional verarbeitet werden.

Wie werden die Grundstimmungen ausgelöst? Dies ist eine ungeklärte Frage. Einerseits könnte es 1) länger persistente, aber nur partielle Aktivierung der Emotionszentren sein, die eine entsprechende Stimmungslage bewirken: Eine Irritabilität, eine ängstliche oder freudige Grundstimmung. Andererseits kann man 2) eine Form von Integration der positiven und negativen Ereignisse der letzten Zeit annehmen – mit dem Resultat einer persistenten positiv oder negativ ausgeprägten Valenz. Diese wirkt auf die positive oder negative Grundbefindlichkeit. 3) Die psychiatrische Krankheitslehre kennt eine Fülle von »endogenen« Schwankungen der Grundbefindlichkeit, die z. T. genetisch bedingt sind (s. z. B. Zyklothymie). Diese »endogenen Faktoren« können zwar Interaktionen mit der Umwelt aufweisen, jedoch auch ohne ein äußeres Ereignis oder kognitive Evaluation eine emotionale Grundbefindlichkeit auslösen.

Zusammenfassung

Nach der Auslösung von Emotionen durch die kognitive Informationsverarbeitung werden sowohl subkortikal als auch kortikal Effektoren aktiviert und auch die neuronalen Strukturen, die mit dem emotionalen Erleben beschäftigt sind, die wir jedoch noch nicht kennen. Zudem müssen psychopathologisch die Kontrollfunktionen des affektiven Ausdrucks noch weiter aufgeklärt werden. Im Folgenden werden zu diesen Fragen neuropsychiatrische Untersuchungsergebnisse dargestellt.

11.4.3 Neuropsychiatrische Befunde

Die Neuropsychiatrie hat sich seit langem mit der Störbarkeit des emotionalen Verhaltens bzw. Erlebens durch Hirnläsionen oder degenerative Hirnerkrankungen gewidmet. Dabei sind einige Syndrome charakterisiert worden, die hier jedoch nicht im Detail dargestellt werden können. Nur der Hinweis auf neurophysiologische Mechanismen, die durch die Syndrome aufgezeigt werden konnten, ist für die Psychopathologie von Interesse.

Frontalhirnsymptomatik auf emotionalem Gebiet (Benson 1994; Hornak et al. 2003)
- Pseudodepression (Antriebsstörung, Abulie)
  - Aprosodie (Ross 1981)
- Pseudopsychopathisches Syndrom
  - Disinhibition: Witzelsucht
  - Euphorie (Reischies et al. 1988)

Temporalhirnläsionen mit emotionaler Symptomatik
- Klüver-Bucy-Syndrom (unter anderem: angstfrei, hypersexuelles Syndrom)

Zwischenhirnläsionen. Lachen und Rage-Zustände auslösbar.

Hirnstammläsionen; Emotional-Motor-System (Holstege et al. 1996)
- pseudobulbärer Affekt
- pathologisches Lachen (Wild et al. 2003)
- emotionale Mimik bei Parese der Willkürmotorik erhalten, »Lach-Apraxie« s. o.
- Depressions-Psychomotorik: Augen, Haltung etc.

11.4.4 Neurowissenschaftliche Modelle spezieller Emotionen

Neurowissenschaft negativer Emotionalität: Schreckreaktion

Das plötzliche Erschrecken im Angesicht von etwas Unerwartetem führt zu einer typischen Reaktion, zur Schreckreaktion, die emotionale Anteile hat.

Bei einer unerwarteten Ankündigung eines negativen Ereignisses gibt es, mit gewisser Spezifität, motorische Reaktionen wie Augenschluss oder Augenaufreißen, Aufrichten, und Muskelanspannung (Fluchtvorbereitung). Vegetative Merkmale sind Herzfrequenzerhöhung und Blutdruckanstieg. Der Teil der Reaktion, der sich auf die Aufmerksamkeit und das Arousal bezieht, wurde bereits angesprochen. Der emotionale Anteil hat mit Angst zu tun, der Erwartung negativer Ereignisse. Es kann auch überraschend etwas geschehen, das mit Freude (freudige Überraschung) zu tun hat.

Die Schreckreaktion ist ein evolutionär erfolgreicher Vorgang, der ein Lebewesen erst einmal unspezifisch auf bevorstehende Handlungen vorbereitet, ein allgemeines Arousal auslöst. Die spezifische Handlungsbereitschaft wird durch die Art der Emotion bestimmt. Die Informationsverarbeitung muss dabei schnellstens die Entscheidung über Angriff oder Flucht treffen. Der Schalter »Flucht« ist mit Angst verbunden, der Schalter »Angriff« mit Aggression. In Bruchteilen einer Sekunde wird über Gewinn oder Verlust und damit Freude oder Trauer entschieden.

Der Schreck entspricht dem Schema, das besagt, dass zunächst die Erregung hochgefahren wird und dann erst die Qualität der Emotion erscheint. Die resultierende Emotion kann erst durch die Informationsverarbeitung der Situationswahrnehmung spezifiziert werden.

Der Schreck leistet eine erste unspezifische Handlungsvorbereitung für Angriff oder Flucht. Es scheint eine phylogenetisch früh entwickelte Reaktionsweise zu sein. Sie ist wegen der Eindeutigkeit der Auslösebedingungen und Reaktionsbefunde gut untersuchbar (Koch 1999). Die Information über ein lautes Geräusch, das den Schreck auslöst, wird bei der Ratte von den Kochlearkernen zu den Riesenneuronen im kaudalen pontinen Retikulum, einem Teil der retikulären Formation geleitet. Von dort werden die motorischen, vegetativen und kognitiven Reaktionen ausgelöst. Die Physiologie der Schreckreaktion beim Menschen weist Besonderheiten auf; aber die grundlegende Struktur des physiologischen Systems, das die Reaktion vermittelt, ist offenbar derjenigen bei Tieren sehr ähnlich (Koch 1999). Bei Patienten mit Angsterkrankungen ist das Niveau der Startle-Reaktion erhöht (Grillon 2002). Die Erregung der Startle-Reaktion in einer Angstsituation ist mit einer Aktivierung der Amygdala und des anterioren Cingulum verknüpft (Pissiota et al. 2003).

Die Modulation der Schreckreaktion ist aus vielen Untersuchungen bekannt. So habituiert die Schreckreaktion rasch. Das sich nach der Habituation einstellende Niveau der Schreckreaktion ist von vielen Einflüssen abhängig. Neben der Habituation und Verminderung der Schreckreaktion durch positive Emotionalität gibt es eine Sensitisierung und Erhöhung des Reaktionsniveaus durch einerseits Schmerzreize und andererseits konditionierte Angstreaktionen (Koch 1999). Aus diesem Grund ist die Schreckreaktion zu einem Vehikel der Angstforschung geworden.

Angst

Schreck kann, wie wir gesehen haben, der Einstieg in die Angst sein, die durch ein Ereignis ausgelöst wird. Angst hat jedoch viele weitere Aspekte. Die Arbeiten von LeDoux (1996) und (Davis et al. 1997) haben dazu beigetragen, die Physiologie der Angst besser zu verstehen. Die Angstreaktion auf ein Ereignis, das eingetreten ist oder erwartet wird, besteht beispielsweise in Erstarrung mit Muskelanspannung und Zittern oder motorischer Unruhe und vegetativ in Blutdruckerhöhung und Pulsanstieg. Bei länger anhaltender Ängstlichkeit können auch Blasen- und Darmsymptome dazukommen. Das Arousal-Niveau ist erhöht. Diese Effekte werden offenbar durch den zentralen Kern der Amygdala vermittelt. Von diesem Zentrum werden alle entscheidenden Hirnstammkerne aktiviert (Davis et al. 1997; Abb. 11.5).

Auslösung der Angst-Symptomatik

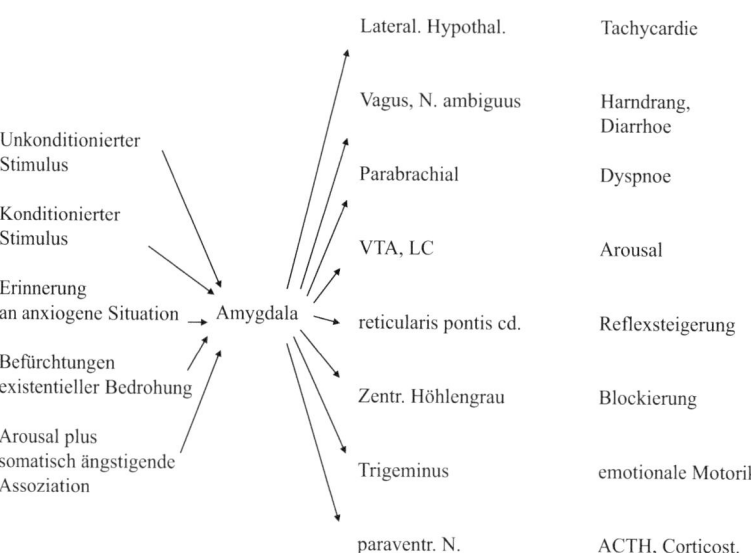

Abb. 11.5 Die neurobiologische Forschung versucht, die ZNS-Zentren der »discrete emotional circuits« zu finden und zu charakterisieren. Für die zentrale Verschaltung im Zusammenhang mit der Emotion Angst ist die Amygdala identifiziert worden. Die Neurone der Amygdala werden durch verschiedene Stimuli aktiviert, einerseits unmittelbar nach dem Anblick eines Angst-objekts, andererseits vermittelt über kognitive Verarbeitung (beispielsweise fällt der Hausfrau bei der Abrechnung auf, dass Geld für eine ausstehende Rechnung nicht vorhanden ist). Von der Amygdala aus wird eine Reihe von subkortikalen bzw. Hirnstammregionen aktiviert, die die vegetativen und motorischen Formen der Angstreaktion vermitteln (sogenannte Angstäquivalente)

Wie wird die Information verarbeitet, die zur Angstreaktion führt? Es wird angenommen, dass einige unmittelbar angsterzeugende Stimuli z. B. ein sehr lauter Knall oder schlangenartige Bewegungen auf dem Waldboden bereits in den Hirnstammkernen oder im Thalamus verarbeitet werden und direkt zur Amygdala geleitet werden. Dort kann eine rasche Reaktion aktiviert werden (LeDoux 1996). Der Umweg mit der Objekterkennung im »What-Pathway« dauert länger, ist aber für die Angsterzeugung beim Menschen der wichtigere Weg. Erst wenn die Objektidentifikation inferotemporal geleistet ist, wird die Information an die Amygdala und den Hippokampus weitergeleitet. Vom Hippokampus können episodische Informationen, also Erinnerung an eine Gefährdungssituation, regeneriert und dann an die Amygdala vermittelt werden (Paton et al. 2006). In der Amygdala wird die Information im basolateralen Kern verarbeitet und zum zentralen Kern weitergeleitet (LeDoux 1996).

Der Bed-Nucleus der Stria terminalis, der ebenfalls die Verbindungen zu den Hirnstammkernen besitzt, ist als Zentrum für Ängstlichkeit diskutiert worden. Es wird angenommen, dass er ohne direkte Stimuluseinwirkung auf die neuroendokrine Substanz CRH (Corticotropin releasing hormone) reagieren kann und Ängstlichkeit vermittelt (Davis et al. 1997). Im Zusammenhang mit diesen beiden Kerngebieten ist über eine Differenzierung von stimulusabhängiger Furcht und nicht-stimulusgebundener, diffuser Angst spekuliert worden. Sicherlich weisen die psychischen Krankheitsbilder der Phobie mit stimulusabhängiger Furcht und Panikanfällen ohne auslösende Stimuli Unterschiede auf. Ob diese jedoch ausreichend mit der Involvierung der eng verschalteten Kerngebiete der Amygdala und des Bed-Nukleus der Stria terminalis zu erklären sind, muss noch geklärt werden.

Mit der Aktivierung des zentralen Kerns der Amygdala und neuroendokrinen Effekten kann erklärt werden, wie Angstobjekte oder Angstsituationen mit der spezifischen Handlungsvorbereitung (der Flucht) und der Emotion beantwortet werden können. Denn sowohl vom zentralen Kern der Amygdala als auch von dem Bed-Nucleus der Stria terminalis sind die Hirnstammkerne aktivierbar, die die Angstäquivalente bewirken, wie Schwitzen und Erhöhung der Herzfrequenz etc. (LeDoux 1996; Davis et al. 1997).

Lernphänomene
Das Angstsystem lernt üblicherweise schnell. Eine Angstkonditionierung tritt ein, wenn ein unkonditionierter Angststimulus mit einem neutralen Stimulus gepaart auftritt. Vom System wird der zunächst neutrale Stimulus nach der Konditionierung als ein zum situativen Kontext des Angststimulus gehöriger Stimulus mit einer Angstreaktion beantwortet. In der Zukunft wird die Angst schon beim Erscheinen des ehemals neutralen und nun konditionierten Stimulus ausgelöst.

Ein wichtiger Befund ist die Persistenz der gelernten Stimulus-Reaktions-Assoziation. Wenn Tiere mit Tönen gewisser Frequenz zu einer Angstreaktion gebracht werden, finden sich Neurone in der Amygdala, die persistent auf diese bestimmte Frequenz reagieren (LeDoux 1996). Diese Neurone bleiben auch aktiv, wenn die Angst nicht mehr auftritt, weil das Tier gelernt hat, dass vom vormals neutralen Reiz doch keine Gefahr ausgeht. Ein Nachlassen der Angstreaktion, wenn in der Extinktionsphase der bestimmte Ton nicht mehr mit Gefährdungssituation auftritt, wird offenbar also nicht durch Nachlassen der Aktivität der Amygdalaneurone sondern durch eine externe Kontrolle der Amygdalaaktivität erreicht.

In den letzten Jahren ist dargestellt worden, wie Neurone des Frontalhirns die Amygdalaaktivität kontrollieren. Milad und Quirk (2002) haben die Hemmung des Amygdala-Outputs nach einem verlernten Angststimulus gezeigt. Bei dieser Informationsverarbeitung erhielten Frontalhirnneurone die Information über den Angststimulus. Diese Neurone sandten der Amygdala in spezifischer Weise Aktivität zurück, die den Ausgang der Amygdala unterdrückte. Speziell werden Neurone gehemmt, die nach der Auslösung von Angst die Information an die Hirnstammkerne weiterleiten. Damit ist es gelungen, einen Mechanismus der kortikalen Kontrolle über die emotionale Informationsverarbeitung in den ZNS-Kernen zu zeigen (Deng et al. 2017). In diese Richtung deuten auch Untersuchungen mittels funktioneller Kernspintomographie, die beim Nachlassen von Angst eine Erniedrigung der Amygdalaaktivierung und parallel dazu eine Erhöhung der frontalen Aktivierung zeigen (Hariri et al. 2003). Dies wäre damit vereinbar, dass bestimmte frontale Hirnareale eine wichtige Rolle in der Unterdrückung von Angstreaktionen haben.

Die Daten können erklären, warum so häufig im hohen Alter und bei degenerativen Hirnerkrankungen mit Schädigungen des Frontalhirns Angstsymptomatik aus traumatischen Lebensereignissen erneut unkontrolliert in den Vordergrund tritt, wohingegen sie im jüngeren Erwachsenenalter unter Kontrolle war. Eventuell wird es möglich sein, noch mehr dieser Mechanismen auch für die emotionale Informationsverarbeitung in anderen Kerngebieten zu finden.

Negative Emotionalität
Zu den negativen Empfindungen gehören u. a. Trauer und der Schmerz. Bildgebende Untersuchungen fanden in der Trauerphase beim Betrachten der Fotos des Verstorbenen medial präfrontale Aktivierung in der funktionellen Bildgebung, einer Area, die auch in die Pathophysiologie der Depression involviert ist (Gündel et al. 2003). Die Involviertheit des anterioren Cingulum, des dorsomedialen Thalamus, des periaquäduktalen Grau und der Insel für menschliche Trauer bzw. Depression ist diskutiert worden – insbesondere hinsichtlich der Aktivierung vergleichbarer Regionen bei einem Tier, das eine Belastung durch eine Trennungssituation erlebt (Panksepp 2003).

Das Schmerzsystem ist in der letzten Zeit gut untersucht worden. Zwar gehört der Schmerz, als primär somatisches Empfinden, eher in die Innere Medizin und Neurologie, aber psychopathologisch kommt abnormer Schmerz vor – z. B. als Kopfdruck bei Depression, bei der die Schmerzschwelle allgemein erniedrigt ist. Auch als Coenästhesie bei Schizophrenie wird ein Schmerz berichtet, beispielsweise quälende Schmerzen in den Genitalien, die Patienten als von Mitmenschen gemacht erleben (s. Ichstörungen).

Die Empfindung der mentalen Anstrengung, der ausgeprägten Mühe, kann gespürt werden, wenn Aufgaben erfüllt werden, die maximale Konzentration erfordern. Dies ist gesteigert in der Depression und erniedrigt in der Manie. In vielen Untersuchungen wurde Aktivität im anterioren Cingulum bei anstrengenden Aufgaben wie dem Stroop Test berichtet (Kap. 4 Aufmerksamkeit). Läsionen in dieser Region führen zu einer Störung der Emotionalität mit Verminderung der Aufmerksamkeit (Bush et al. 2000). Das anteriore Cingulum hat offenbar viele weitere Funktionen, wobei die Vermittlung der Anstrengung eine von ihnen zu sein scheint.

Negative Valenz

In der Neurowissenschaft wurden aversive Reaktionen von Tieren nach Stimulation von Hirnarealen untersucht. Es besteht noch Ungewissheit, wie negative Valenz im Gehirn verarbeitet wird, einerseits auf basaler Ebene bei weniger entwickelten Lebewesen und andererseits beim Menschen. Verschiedenartige sensorische Reize, wie z. B. Schmerzreize, Hungerreize, sensorische Reaktionen auf Luftnot aber auch das Krankheitsgefühl mit Übelkeit und Mattigkeit müssen in noch unbekannter Weise zur Empfindung „negative Valenz" integriert werden. Dazu kommen beim Menschen negative kognitive Einschätzungen der Lage des Subjekts etc. Ein Model einer basalen Integration der negativen Stimuli zur negativen Valenz und zum Leid, das als extrem negative Valenz aufgefasst werden kann, sieht negative Valenz als evolutionär frühes Signal für die Verhaltensanpassung (s. Reischies (2021).

Neurowissenschaft positiver Emotionalität

In der Psychopathologie wird als Zeichen des depressiven Syndroms der Verlust von Freude, bzw. der Verlust der positiven Grundstimmung diagnostiziert. Die junge Neurowissenschaft der Emotionen hat eines zumindest klarstellen können: Die Informationsverarbeitung für positive Emotionalität ist anders als die der negativen Emotionalität organisiert. Dies mag damit zu tun haben, dass sie mit anderen physiologischen Systemen interagiert. Geht es in der negativen Emotionalität mehr um rasche Reaktion, um Flucht oder Angriff, so geht es bei positiver Emotionalität eher um Motivation und Auswahl der erfolgversprechenden Aktivitäten. In Rückkopplung mit dem orbitofrontalen Kortex wird die Belohnungserwartung für jede Aktivität abgeschätzt. Aus diesem Grund ist ein zentraler Nukleus für die positive Emotion, der Nuc. Accumbens im basalen Vorderhirn zu finden.

Klassische und instrumentelle Konditionierung

Die klassische Konditionierung ist neurowissenschaftlich intensiv untersucht worden (s. o.). Ein Ereignis löst eine Emotion aus und der Organismus lernt, die Emotion zu prädizieren. Auch vegetative Reaktionen und kognitive Ereignisse können mit Konditionierungsprozessen in Zusammenhang gebracht werden. Jedoch ist eine der Hauptdomänen der Konditionierung das Lernen im affektiven Bereich.

Diese basale physiologische Reaktion bei der konditionierten Angstreaktion spielt in der Steuerung der Emotionen eine bedeutende Rolle; So treten Ängste bei Ereignissen auf, die die Person in Assoziation zu negativen Ereignissen erlebt hatte – dieser Auslöse-Vorgang kann unbewusst, vor allem von der Person unkontrolliert ablaufen.

Im Gegensatz dazu beinhaltet die instrumentelle Konditionierung eine Aktion des Organismus, die zu einer Rückmeldung aus der Umgebung führt. Diese Rückmeldung geht, im Fall einer Belohnung mit positiver Emotionalität einher und bei Bestrafung mit negativer. Darüber lernt der Organismus die Anpassung seiner Aktionen an die Konditionen der Umwelt. Die positive und negative Valenz wird in enger Kopplung mit dieser Rückmeldung (positiv oder negativ) gesteuert. Das Belohnungssystem ist eng mit der instrumentellen Konditionierung gekoppelt und spielt in der Neurowissenschaft der Sucht, der Depression und Schizophrenie eine Rolle.

Die Amygdala hat offenbar nicht nur eine Rolle in der Angstverarbeitung. Die frühe Verarbeitung von emotionalen Stimuli erfolgt in der Amygdala, sowohl für die negative als auch für die positive Valenz (LaBar et al. 1998; Büchel u. Dolan 2000; Paton et al. 2006). Auch für Konditionierungen ist die Amydala eine wichtige Station, sowohl für positive als auch negative Stimulusassoziationen (s. Rolls 1999). Nur für die flexible Verarbeitung von Rückmeldungsstimuli, seien es Belohnungen oder Bestrafungen, d. h. von motivierenden und demotivierenden Stimuli ist offenbar der orbitofrontale Kortex notwendig.

Orbitofrontaler Kortex

Neurone im orbitofrontalen Kortex werden aktiviert bei Objekten, welche für den Organismus einen Wert darstellen – meist einen positiven, zum kleineren Teil auch einen negativen Wert. Man nimmt an, dass es sich bei diesen orbitofrontalen Neuronen um eine ZNS-Repräsentation eines Wertesystems handelt (Rolls 1999).

Die Information über ein Objekt wird zunächst im lateralen orbitofrontalen Kortex verarbeitet. Die visuelle Objektinformation kommt über den Fasciculus uncinatus aus dem inferotemporalen Kortex (dem »What«-System). Gegebenenfalls werden über ein spezielles Objekt zusätzliche Inputs aus der Amygdala weitergegeben, die bereits die Valenz eines Stimulus kodiert hat, nämlich inwieweit es sich um ein angstbesetztes Objekt handelt.

Was ist die Besonderheit der orbitofrontalen Neurone? Aus verschiedenen Quellen der neurowissenschaftlichen Analyse wie Läsionsstudien, aus der elektrophysiologischen Charakteristik der Informationsverarbeitung durch die individuellen Neurone und bildgebenden Untersuchungsverfahren ist klargestellt worden, dass die rasche Umbewertung in einer Wertehierarchie offenbar im orbitofrontalen Kortex, in Zusammenarbeit mit den subkortikalen Kernen (s. o.) vorgenommen wird.

Ein Beispiel für die alltägliche Bedeutung der flexiblen Wertzuordnung ist die Essensauswahl, so etwa beim Buffet. Wenn beim ersten Gang ein Salat nicht gut schmeckt, der sonst zu den persönlichen Lieblingsgerichten gehört, wählt die Person beim zweiten Teller diesen nicht mehr. Rolls fand heraus (1999), dass Affen viele verschiedene Nahrungsquellen am Tag haben. Sie müssen diese nach der jeweiligen aktuellen Qualität bewerten, beispielsweise nach der Reife von Früchten. Gewisse Aspekte der negativen Rückmeldung nach Aktionen des Individuums werden offenbar auch im orbitofrontalen Kortex verarbeitet. Dabei sind die negativen Aspekte eben nicht die der Bestrafung, sondern beispielsweise die der Entwertung, die zum flexiblen Verändern von Präferenzentscheidungen benötigt werden (Reischies 1999a, b).

▶ Der orbitofrontale Kortex ist nicht spezifisch notwendig für die Angstreaktion, sondern für das Verlernen einer Handlung, wenn – nichr erwartet – negative Konsequenzen eingetroffen sind. Eine Störung dieser rückmeldungsabhängigen Flexibilität des Entscheidungsverhaltens bei orbitofrontalen Läsionen ist dadurch zu erklären (Rolls 1999).

Auch der relative Belohnungswert von mehreren Objekten scheint im orbitofrontalen Kortex differenziell repräsentiert zu werden (Tremblay und Schultz 1999). Deswegen ist vermutet worden, dass dort Informationsverarbeitung für die Motivationsregulation stattfindet.

Die orbitofrontalen Neurone werden von Objekten aktiviert, die Valenzen in beide Richtungen beinhalten, positive wie negative, aber die positive Bewertung überwiegt. Lange Zeit war unklar, wie im Gehirn die Verarbeitung von negativer und positiver Information aufgeteilt ist. Man nimmt an, dass die spezielle Informationsverarbeitung der negativen Bewertung in Richtung Angst über die Amygdala verläuft. Die Amygdala erhält zwar auch Information über Objekte, die positiv bewertet werden (Paton et al. 2006). Ein Tier kann auch Reaktionen auf positive Stimuli lernen, wenn der orbitofrontale Kortex geschädigt ist (s. Rolls 1999). Nur die

Flexibilität der Zuordnung von Werten zu Objekten wird im orbitofrontalen Kortex geleistet.

Der orbitofrontale Kortex wird untergliedert einerseits in einen lateralen Anteil, der enger mit der einlaufenden Information über Reize verschiedener Modalitäten zu tun hat und andererseits einen medialen Anteil, der enge Beziehungen zu subkortikalen Hirnarealen unterhält und für die Emotionalität und vegetative Regulation besonders wichtig zu sein scheint. Die geschilderte Informationsverarbeitung umfasst eine komplexe Repräsentation und Aktualisierung der Repräsentationen der Werte von Objekten im Kortex.

Wo wird das Freudeverhalten generiert? Ist der orbitofrontale Kortex der kritische Ort und hat die geschilderte Informationsverarbeitung mit dem Erleben von Freude zu tun?

Orbitofrontale kortikal-subkortikale Projektionsschleifen (Frontal Loops)

Die subkortikalen Hirnareale, mit denen der orbitofrontale Kortex eng zusammenarbeitet, sind der Ncl. accumbens, der ventrale Anteil des Kaudatum und die ventrale tegmentale Area. Von der ventralen tegmentalen Area aus inneviert eine bedeutende Gruppe von dopaminergen Neuronen den Ncl. accumbens.

Die orbitofrontalen kortikal-subkortikalen Projektionsschleifen (orbitofrontale Frontal Loops) haben folgende Stationen: Vom orbitofrontalen Kortex 1. zum ventralen Striatum, dem Ncl. accumbens und zum ventralen Anteil des Kaudatums. Von dort wird 2. das ventrale Pallidum erreicht. Die Neurone des Pallidums haben eine hohe Spontanaktivität und hemmen tonisch die 3. Station, den mediodorsalen Thalamus, welcher wieder zurück zum präfrontalen Kortex projiziert (Middleton und Strick 2000; West und Grace 2000).

Der mediodorsale Thalamus und auch Anteile des anterioren Thalamus werden in die orbitofrontalen kortikal-subkortikalen Projektionsschleifen involviert. Die allgemeine Physiologie der Projektionsschleifen beinhaltet eine spezifische Disinhibition der thalamischen Aktivierung des Kortex, da das Striatum über gabaerge Neurone die spontan aktiven Neurone des Pallidum hemmt. Diese wiederum hemmen, erneut gabaerg, die Thalamusneurone. Über diese zweifache Hemmung wird nur spezifische thalamische Aktivität, die der Kortex kontrolliert, aktiviert gelassen, also nicht herausgefiltert. Der Kortex kontrolliert damit seine eigene Aktivierung (Carlsson 2001). Neben der Filterung von Informationen, die der Thalamus passieren lassen soll, haben die Frontal Loops offenbar noch eine andere Funktion. Die Frontal Loops, die in unzähligen parallelen Kanälen vom Kortex zurück zum Kortex organisiert sind, stellen eine rekurrente Information für den Kortex dar, die möglicherweise für die Aufrechterhaltung von tonischer, überdauernder Aktivität erforderlich ist – im Sinne des Working Memory notwendig (s. Gao et al. 2001; Gao und Goldman-Rakic 2003; Houk 2001), dazu kommt eine mögliche Rolle in der Selektion der weiteren kortiko-kortikalen neuronalen Netzwerke (Kap. 10 Denken).

Das mesolimbische dopaminerge System

Im Belohnungssystem des ZNS spielt das Dopamin eine wichtige Rolle (Wise und Rompe 1989). Das dopaminerge Neuron des mesolimbischen Systems, das in der ventralen tegmentalen Area zu finden ist, ist in vielen Aspekten seiner Anatomie und seiner physiologischen Eigenschaften bekannt. Es moduliert in komplexer Weise die Informationsverarbeitung in den Frontal Loops.

Ein dopaminerges Neuron der ventralen tegmentalen Area ist dann aktiv, wenn eine Belohnung gegeben wird, bzw. zu erwarten ist (Schultz 1998). Es integriert dafür offenbar eine Fülle von Informationen. Die Aktivität wird zum N. accumbens weitergegeben. Dort ist Aktivität auch beim Menschen in Situationen von erwarteter Belohnung gemessen worden (Marschner et al. 2005).

Neben einer phasischen Aktivität der dopaminergen Neurone wird auch eine tonische extrazelluläre Erhöhung der Dopaminkonzentration im Ncl. accumbens festgestellt, vermutlich durch Dopamin, welches nicht synaptisch ausgeschüttet wird (West und Grace 2000).

Die Wirkung der Aktivität dieses dopaminergen Neurons hat eine zentrale Stellung in der Psychopharmakologie. Zum einen bewirken Pharmaka und illegale Drogen, die die Dopaminkonzentration erhöhen, eine Steigerung der positiven Emotionalität, zusätzlich auch des Antriebs und der kognitiven Funktionen. Andererseits verursachen Neuroleptika, welche die Dopaminwirkung und die Aktivität der dopaminergen Neurone, beispielsweise durch einen Depolarisationsblock (West und Grace 2000) hemmen, negative Emotionalität.

Es gibt eine Fülle von Informationen über die Wirkung von Neuroleptika, welche sich negativ auf die Signalverarbeitung des Dopamins auswirken. Die Aktivität des dopaminergen Neurons der ventralen tegmentalen Area wird verändert, die Wirkung am Rezeptor und die synaptische Effizienz. Im Ncl. accumbens wird dies durch D2-, D3- oder D1-Rezeptoren erreicht; im frontalen Kortex sind vorwiegend andere Rezeptoren beteiligt, z. B. D4- oder D1-Rezeptoren (Bronstein und Cummings 2001). Die Pharmakologie dieses für die Psychiatrie wichtigen Neurons ist in Lehrbüchern der Psychopharmakologie genauer geschildert. Mit der Enthemmung des indirekten Loops des dorsalen Striatums durch die D2-Blockade wird die M. Parkinson-ähnliche unerwünschte Neuroleptikawirkung erklärt.

Hier soll vor allem die Anhedonie, die Unfähigkeit, Freude zu empfinden, als Nebenwirkung der Neuroleptika mit primärer Wirkung auf den D2-Rezeptor betrachtet werden. Diese ist unter anderem dafür verantwortlich, dass Patienten, die von Neuroleptika profitieren wie Patienten mit Schizophrenie, ihre Medikation lieber absetzen. Nach dem Absetzen der Neuroleptika berichten sie über ein Aufleben ihrer positiven Emotionalität. Der Ncl. accumbens erhält Afferenzen nicht nur aus dem Kortex, vor allem aus dem medialen orbitofrontalen Kortex (Middleton et al. 2001), sondern auch von der Amygdala und dem Hippokampus. Die Axone der dopaminergen Neurone setzen z. T. präsynaptisch hemmend an Afferenzen aus anderen Regionen an. Sie können die Konnektivität in den Frontal Loops verändern. Ein sog. indirekter Weg der Frontal Loops, wie im motorischen System, ist für den medialen orbitofrontalen Loop nicht bekannt.

Wo die Informationsverarbeitung für die positive Emotionalität, Freude, Glück etc. stattfindet, ist aus den bisherigen neurowissenschaftlichen Untersuchungen noch nicht zu sagen. Bisher wissen wir nur, dass positive Emotionalität mit der Aktivität der dopaminergen Neurone assoziiert ist. Die Kopplung von positiver Emotionalität und Initiierung von Motorik im Striatum bestätigt das Konzept, dass Emotionen mit Handlungseinstellungen bzw. Handlungstendenzen gekoppelt sind (Frijda 1986).

Das geschilderte System der orbitofrontalen Loops, Abb. 11.6, ist auch für die Motivation und den Antrieb zentral, und wird dort hinsichtlich der Bewertung von Handlungsinitiativen beschrieben. Für das Denken und weitere kognitive Funktionen ist ebenfalls die Physiologie der Frontal Loops wichtig (Houk 2001) und auf die dafür entscheidenden Aspekte wird dort (Kap. 10 Denken) eingegangen.

Opioidsystem

Ein weiteres System ist mit dem Erleben positiver Emotion verknüpft, das Opioidsystem (Panksepp 1998). Es umfasst Neurone, die Endorphine ausschütten und Rezeptoren, die beispielsweise auf Morphin reagieren. Opioidrezeptoren µ, delta und kappa, haben verschiedene Funktionen und sind im Gehirn verschieden verteilt. Die Opiatdrogen sind µ – Agonisten. Wie wirkt sich die Bindung von Opioiden an den entsprechenden Rezeptoren auf die positive Emotionalität aus? Aus der Erforschung der Süchte sind Erkenntnisse über den Mechanismus bekannt geworden. Man geht davon aus, dass das opioide System letztlich doch auch das dopaminerge Belohnungssystem aktiviert. Die Opiatdrogen nutzen offenbar die Enkephalinaktivierung der VTA-Neurone (ventrale tegmentale Area) des Belohnungssystems. Dies geschieht durch Hemmung der gabaergen, inhibitorisch wirkenden Interneurone der VTA. Die Neurone also, welche beispielsweise im Ncl. accumbens Dopamin ausschütten, werden disinhibiert.

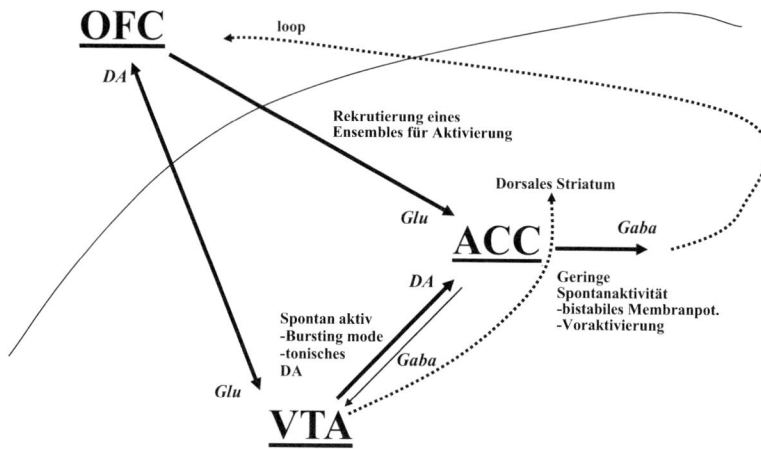

Abb. 11.6 Die Neurone der ventralen tegmentalen Area haben Axone, die den Ncl. accumbens (im ventralen Striatum) und auch das darübergelegene Striatum, den Ncl. caudatus und das Globus pallidum innervieren. Ein weiterer Anteil an Axonen zieht zum präfrontalen Kortex. Speziell der orbitofrontale Kortex aktiviert wiederum den Ncl. accumbens. Es ist der Beginn der kortiko-subkortikalen Projektionsschleife des orbitofrontalen Kortex, die weiter zum ventralen Pallidum und mediodorsalen Thalamus führt. Der orbitofrontale Kortex organisiert vermutlich die Informationsverarbeitung für die Motivation. Er enthält Neurone, die die Präferenz für bestimmte Reize kodieren und weiterhin Neurone, die die flexible Relation des aktuellen »Wertes« von Rückmeldungen, bzw. Belohnungen für das Individuum signalisieren. Die dopaminerge Innervation (DA) wirkt aktivierend einerseits hinsichtlich mentaler, andererseits motorischer Aktivität und unterstützt das motorische Lernen sowie die Flexibilität kortikaler Werte-Repräsentation. Dazu kommt eine Rolle im Belohnungssystem, das mit süchtigem Verhalten zu tun hat

Die Aktivierung des endogenen opioiden Systems wäre demnach so etwas wie die Informationsverarbeitung eines primären Verstärkers, wie Nahrung für ein hungerndes Labortier. Das opioide System scheint auch in der Entwicklung eines Kindes zunächst für die Erwartung positiver Rückmeldung von der Mutter und später von sozialen Partnern verantwortlich zu sein (Panksepp 1998; Moles et al. 2004). Es geht demnach um die Gefühle, die mit emotionaler interindividueller Bindung verknüpft sind.

Ausdrucksverhalten positiver Emotionalität
Über pathologisches Lachen wurde bereits berichtet. Hier ist die Enthemmung der emotionalen Motorik Ursache für das Verhalten. Lachanfälle sind in der Epileptologie bekannt. Hierbei kommt es vermutlich besonders bei epileptischer Aktivität im Hypothalamus zur Auslösung von Lachverhalten. Im lateralen Hypothalamus finden sich Neurone, die mit dem orbitofrontalen System der Repräsentation von Werten – vorwiegend von positiven Werten – zu tun haben (Rolls 1999). Zusätzlich andere Hirnareale scheinen involviert zu sein, wobei zwischen emotional und willkürlich initiiertem Lachen unterschieden wird und für die beiden Verhaltensweisen differente Hirnregionen als verantwortlich gefunden werden konnten (s. Wild et al. 2003).

Fazit
Aus dem Dargestellten ergibt sich ein erster Umriss eines Systems der positiven Valenz, bzw. der Emotionen, die mit positiver Valenz einhergehen. Es umfasst zunächst das Erkennen und relationale Bearbeitung von Objekten hinsichtlich ihres Werts für die Person. Die subkortikalen Kerne und Hirnregionen wie der Ncl. accumbens, die ventrale tegmentale Area und vermutlich der ventrale Hypothalamus, haben eine zentrale Stellung in der Auslösung des Verhaltens. Zur Zeit kann

man nur vermuten, dass diese Regionen dabei auch das Erleben positiver Valenz bzw. der freudigen Ereignisse evozieren. Die Neurone des Emotional-Motor-System (s. o.) wiederum steuern die Motorik des speziellen Freudeverhaltens, wie Lachen, Lächeln etc.

Aggression

Die Aggression hat eine Sonderstellung unter den Affekten. Sie ist nicht einfach in positive und negative Emotionalität einzugliedern. An dieser Stelle erweist sich der Vorteil einer zusätzlichen unabhängigen Instanz der Valenz, die variabel bei einer Empfindung, wie auch einer Emotion die positive oder negative Richtung der Wertung für das Subjekt darstellt (dies gilt z. B. ebeno für andere Emotionen und den Schmerz, der auch einmal eine positive Wertung erhalten kann).

Weiterhin gibt es viele verschiedene Ausdruckswege, bzw. Möglichkeiten, Aggressivität im Verhalten zu zeigen. Der heftige Affekt der Aggression stört die kognitive Verarbeitung, man spricht mit Recht von blinder Wut. Damit ist er der Prototyp der Emotionen, die eine Interaktion mit dem kognitiven System aufweisen.

- Schweregrad: leicht (aggressive Gesprächsführung) – schwer (z. B. Totschlag).
- Direktheit: direkt (körperlicher Angriff) – indirekt (Falle, Intrige).
- Körpereinsatz, physisch: mit (z. B. Fußtritt) – ohne (Kränkung).
- Auf den Körper gezielt: ja (Messerstich) – nein (um sich schlagen).
- Mittäter: nein (allein) – ja (in Gruppe, Manipulation von Teams, Intrigen).
- Vorbereitung: impulsiv (Verteidigung, Affekt) – geplant (Intrige gegen Rivalen, Bandenkämpfe).
- Auslösung: situativ (Bande findet ein Opfer) – nicht-situativ (alter Feind geplant ausgeschaltet).
- Reaktivität: reaktiv (Verteidigung, provoziert) – proaktiv, spontan (Rivalenkampf).

Zwischen den verschiedenen Formen aggressiven Verhaltens – einerseits indirekt verbaler Aggression, beispielsweise einer Verleumdung oder Kränkung, einer Vergiftung und andererseits einem impulsiven Schlag ins Gesicht bestehen schwerwiegende Unterschiede. Dennoch liegt in den meisten Fällen die Emotion Aggression vor.

Man muss zur Erklärung der Varianz aggressiver Verhaltensweisen zwischen längerdauerndem Hass und einem kurzfristigen Ausnahmezustand wie Rage oder Impulsen unterschieden. Hass hat nicht nur mit emotionalen Stimmungen, sondern auch mit kognitiven Überzeugungen und Dispositionen zu tun, »wenn der noch einmal damit kommt und das sagt, dann schlage ich zurück«.

Es sollte zwischen spontan aggressiven Handlungen und Reaktionen bzw. Verteidigung differenziert werden. Denn bei psychopathologischen Beurteilungen wird die spontane Aggressivität mehr gewertet als die reaktive, bei der eine Person provoziert wurde.

Der wichtigste Aspekt bei der Aggression ist jedoch, dass praktisch keine der typisch aggressiven Handlungen eineindeutig und in jedem Fall als Aggression zu werten ist. Denn es ist bekannt, dass Patienten mit Persönlichkeitsstörungen, vor allem narzisstisch antisozialer Charakteristik, vielfach bei aggressiven Akten keine Aggression empfinden – quasi ein Äquivalent vom Beutefangverhalten zeigen. Mit anderen Worten, wenn sie einen Menschen angreifen, dann geschieht dies nicht aus Wut, sondern praktisch meistens nur aus Berechnung, mit der Einstellung, »das steht mir zu« – gewissermaßen wie dem Löwen das Lamm als Nahrung „zusteht". Einige Patienten mit einer gereizten Manie können in ihrem Verhalten ebenso eingestuft werden. Dies hat für die Psychopathologie gewichtige Konsequenzen. Die Diagnostik der Aggressivität als psychopathologisches Merkmal der Emotionen kann nur im Gesamtzusammenhang der Diagnostik gewertet werden. Dies ist für viele andere Emotionen auch, aber in eingeschränktem Umfang gültig.

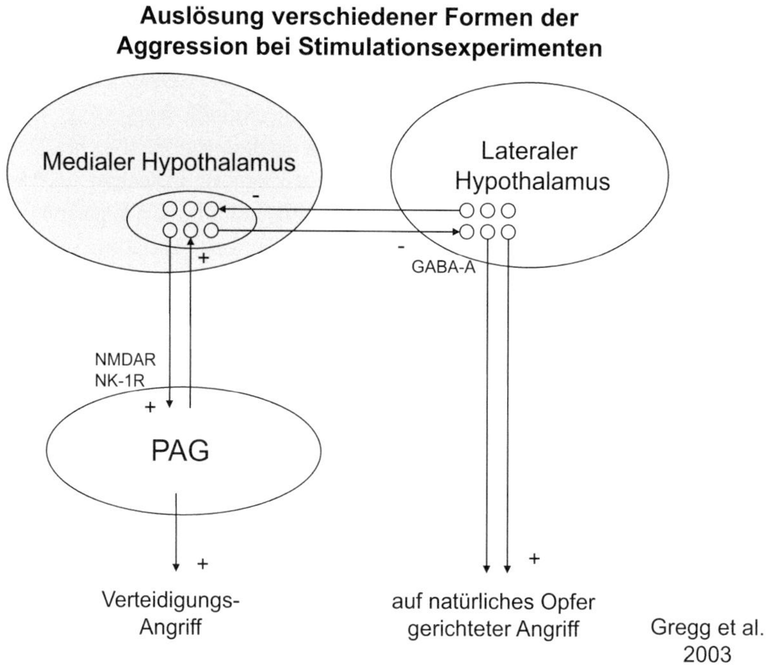

**Auslösung verschiedener Formen der
Aggression bei Stimulationsexperimenten**

Abb. 11.7 Zellgruppen im Hypothalamus kontrollie-ren aggressive Verhaltensweisen im Tierversuch. Für den Angriff zur Verteidigung sind Zellen im medialen Hypo-thalamus verantwortlich, die über das periaquäduktale Grau (PAG) die Aggressionsmotorik auslösen. Für die Aggressivität, die auf natürliche Beutetiere gerichtet ist, sind Zellgruppen im lateralen Hypothalamus gefunden worden, die mit den genannten im medialen Hypothala-mus in wechselseitiger Hemmung stehen (Mod. nach Gregg et al. 2003)

Neurowissenschaftliche Untersuchungen zur Aggression

Die Neurowissenschaft der Aggression ist nur z. T. aufgeklärt. Die verschiedenen Aggressions-arten sind nach den Ergebnissen der Verhaltens-forschung unterschiedlich organisiert. Das Beutefangverhalten wird offenbar im latera-len Hypothalamus ausgelöst (Siegel et al. 1999; Abb. 11.7). Wie oben dargestellt, wird von vie-len Untersuchern das Beutefangverhalten nicht als eine Aggression aufgefasst, die dem ent-spricht, was im alltäglichen Leben als mensch-liche Aggression bezeichnet wird.

Die Verteidigungsaggression wird im me-dialen Hypothalamus ausgelöst (Gregg et al. 2003). Sie hat engere Beziehungen zum Angst-affekt. An dieser Stelle wirkt sich die Fight-Flight Dimension aus (Kap. 7 Antrieb). Aktivi-tät von Neuronengruppen, die durch Ver-teidigungsaggression involviert werden, führen zur Aktivierung von Neuronen im periaquä-

duktalen Grau. Sie stehen in enger Beziehung zur Fluchtreaktion. Es existiert offenbar eine wechselseitige Hemmung dieser Neurone mit den Neuronen des lateralen Hypothalamus, die Beutefangaggression vermitteln, wobei diese Hemmung über GABA-Rezeptoren aus-geübt wird. Die Verhaltensweise des Beute-fangs ist mit dem Pol des Angriffs auf der Fight-Flight Dimension vergesellschaftet. Andere Untersucher haben die Aggression bei Rivalen-kämpfen untersucht. Dabei wird ein Nagetier in den Käfig eines anderen gegeben und es werden die aggressiven Kampfhandlungen, die sich da-durch ergeben, untersucht. Allerdings sind dabei Stressreaktionen und nach dem Kampf Unter-schiede zwischen Siegern und Verlierern eher störende Variable, wenn es um die genauere Be-stimmung der Neurobiologie der Aggression geht.

Die hypothalamischen Regionen für Aggres-sion dürften als subkortikale Zentren für das

Aggressionsprogramm angesehen werden. Die Information wird von den genannten Neuronen zu anderen Hirnstammzentren weitergeleitet, die für Pupillenerweiterung, Erhöhung der Herzfrequenz und des Blutdrucks, Piloerektion und die Generation von affektbegleitenden Lauten zuständig sind. Mimik, Gestik und Körperhaltung des Affekts Aggression wird vermutlich auch über Neurone des Emotional-Motor-Systems organisiert (s. o.).

Inwieweit die Ergebnisse der Aggressionsforschung auf die Psychopathologie des Menschen übertragbar sind, ist natürlich infrage zu stellen. Allerdings dürften die Regulationsvorgänge, die beim Tier untersucht werden können, auch beim Menschen angelegt sein, wenn auch beim Menschen weitere Kontrollmechanismen, beispielsweise die kortikale Kontrolle der Aggressionsauslösung dazugekommen sein dürften (s. o. Pietrini et al. 2000).

11.4.5 Neurowissenschaft der Affektkontrolle

Eine Person kann nicht nur ihre motorischen Aktionen kontrollieren und verfügt über eine mehr oder weniger perfekte Kontrolle der Impulsivität, sondern sie verfügt auch über eine gewisse Kontrolle über ihre Emotionen und Affekte. Zwei Bereiche der Kontrolle sind zu unterscheiden:

1. Die kognitive Beeinflussung der Emotions-Auslösung. Diese kann in Lehrbüchern der Psychotherapie, beispielsweise der kognitiven Verhaltenstherapie, gefunden werden.
2. Eine Person hat Kontrolle über den Ausdruck von Affekten. Sie kann Lachen unterdrücken, Freude heimlich ablaufen lassen, Aggression stoppen etc.

Diese zweite emotionale Kontrolle funktioniert mehr oder weniger gut. So gelingt es zwar nicht immer, unangemessenes Lachen, Weinen und Aggressivität zu unterdrücken; den meisten Menschen gelingt die Kontrolle zumindest in den wichtigsten Situationen. Einerseits wird der Affektausdruck verhindert oder zumindest vermindert bzw. abgekürzt. Der Versuch, eine angeborene Motorik zu verhindern, führt zuweilen zu merkwürdigen Ergebnissen wie beim Unterdrücken des Gähnens.

Der sehr unglückliche alte Begriff »Affektinkontinenz« beschreibt vorwiegend ein Defizit im Bereich des Affektausdrucks: eine Störung der Kontrolle des Affektausdrucks – Patienten können einen heftigen Affekt nicht unterdrücken bzw. das Ausmaß des Affektausdrucks nicht mehr beschränken. Wie oben bereits angesprochen, weist die Störung des pathologischen Lachens und Weinens auf die Störbarkeit einer Fähigkeit zur Kontrolle des Affektausdrucks hin. Die Pseudobulbärparalyse mit erheblichen Schäden in den Verbindungen vom Kortex zu allen subkortikalen Emotionszentren ist vor allem von vaskulären Schädigungen des Gehirns gut bekannt. Bei diesem Krankheitsbild kommt es zur Affektlabilität mit ungewöhnlich schnell anspringenden Affekten und zur Affektkontrollstörung.

Während unbestreitbar eine Kontrolle des Ausdrucks von Emotionen existiert, ist andererseits eine Kontrolle über das Erleben von Emotion problematischer. Es wurden bereits frontal kortikale Mechanismen der Angstkontrolle dargestellt (s. o.). Klinisch fällt auf, dass eine PTSD (post traumatic stress disorder) im Alter wieder aktiviert wird, die im Erwachsenenalter in den Hintergrund getreten, d. h. kontrolliert war. Bei der Darstellung der Kontrolle von erworbenen Angstreaktionen (s. o.) wurde bereits ein Mechanismus angesprochen. Dieser beinhaltet eine hemmende Kontrolle der Amygdala bei verlernten Angstreaktionen durch eine Rückmeldung von frontalen Neuronen, die die Information über das Eintreffen des Angstreizes von der Amygdala erhalten (Milad und Quirk 2002; Abb. 11.8).

Der diskutierte Mechanismus der Unterdrückung von Angstreaktionen geht von einer Interaktion frontaler Kontrollmechanismen mit der Amygdala aus. Ganz allgemein scheint im medialen frontalen Kortex ein »Interface« zwischen der kortikalen Informationsverarbeitung und den Hirnstammarealen bzw. dem Hypo-

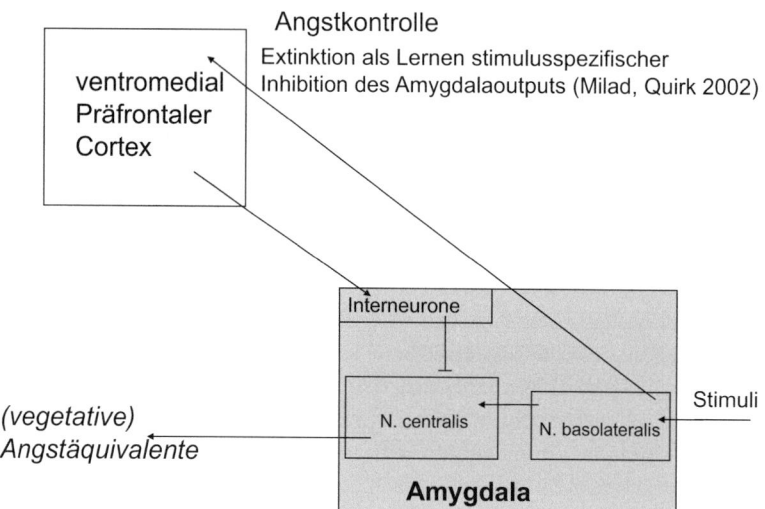

Abb. 11.8 Hemmung von Amygdala-Aktivität (Mod. nach Milad und Quirk 2002). Die Neurone der Amygdala reagieren zunächst unvermittelt auf ein Angstobjekt, nachdem die Angstreaktion konditioniert wurde; jedoch kann der präfrontale Kortex die Amygdala-Aktivität hemmen. Dies ist vor allem für den medialen präfrontalen Kortex gezeigt worden. Wenn eine Extinktion des konditionierten Angstobjekts vorgenommen wurde, reagieren Neurone auf die Aktivität des basolateralen »Eingangskerns« der Amygdala und können ihrerseits über Interneurone den zentralen Kern der Amygdala hemmen – und damit den Ausgang des Kerns. Damit ist die Aktivierung der in Abb. 11.5 gezeigten Outputs zu den Kernen, die die Angstreaktionen vermitteln, blockiert. Konditionierte Angst scheint demnach über aktive Hemmung verlernt werden zu können

thalamus zu bestehen (Price 1999). Die Einflussnahme kann unterschiedliche Mechanismen beinhalten. Eine Einflussmöglichkeit dieser Neurone auf emotionale, triebhafte und vegetative Mechanismen ist anzunehmen. Der Verlust der Kontrolle von Affektausdruck, von vegetativen Reaktionen bei emotionalen Reaktionen oder evtl. auch beim Erleben von Emotionen dürfte mit einer Schädigung dieser Hirnregion in Verbindung zu bringen sein. Bei Schädigungen in dieser für Emotionen kritischen Region, die bilateral angelegt ist, also die entsprechenden Hirnareale beider Hirnhälften betrifft, werden emotionale Veränderungen beobachtet (Bush et al. 2000; Hornak et al. 2003). Bei frontotemporalen Demenzen, die speziell das Frontalhirn betreffen und einer Pick-Erkrankung, die den Frontallappen befallen hat, sind Enthemmungen des Affektausdrucks, aber auch des Affekterlebens zu beobachten (Reischies 2005). Speziell die mediofrontalen Hirnareale werden offenbar bei der frontotemporalen Demenz geschädigt. Inwieweit frontale Informationsverarbeitung ganz allgemein oder speziell frontale

Kontrollmechanismen der Emotionalität mit serotonerger Innervation zusammenhängen (New et al. 2002), ist noch nicht geklärt. Gewisse therapeutische Verbesserungen nach Serotonin-Wiederaufnahme- Hemmern bei der frontotemporalen Demenz erlauben noch keine weiterreichenden Schlüsse. Ebenso partiell wirksam ist die Valproinsäure, die nicht nur eine allgemeine Sedierung erreicht, sondern besonders die bessere Kontrolle aggressiver Impulse ermöglicht. Dies wird in der Manietherapie und in der Therapie der frontotemporalen Demenz eingesetzt.

Störung der Kontrolle der sich selbst zugeführten angenehmen Reize

Wenn von Affektkontrolle bzw. emotionaler Regulation gesprochen wird, dann meist in den oben beschriebenen Bereichen. Aber noch ein weiteres Feld der Beeinflussung der Emotionen besteht im Bereich der positiven Valenz. Personen können ihre positiven Emotionen fördern. Der Begriff Selbstverwöhnung erscheint besser geeignet als der der Selbstbelohnung. Denn es handelt sich um keine Belohnung im engeren Sinn, wofür belohnte sich denn der Mensch, der sich ein Eis, eine Praline oder eine Zigarre gönnt? Meist handelt es sich um etwas, was in der Umgangssprache eher als Disziplinlosigkeit oder „sich gehen lassen" beschrieben wird.

Wenn eine Person sich etwas Angenehmes zu Essen oder Trinken zuführt, z. B. sein Lieblingsessen, ein Glas Wein, ein warmes Vollbad oder aber ein Glückserlebnis im Spiel, kann sie ihr eigenes Glücksgefühl zunächst fördern (Kap. 7; Lehrbücher der Verhaltenstherapie). Sie führt sich direkte, primäre Verstärker zu, wie beispielsweise Zucker, aber auch indirekte Verstärker wie Geld, Anerkennung und Applaus. Im Allgemeinen gilt, dass mit der »Dosis« des Zugeführten das positive Gefühl steigt. Jedoch wird die Freude getrübt durch die Erwartung negativer Konsequenzen, z. B. bei Kaufrausch das Erwachen mit leerer Kasse. Man kann von einem Maximum der positiven Wirkung selbst zugeführter Verstärker ausgehen. Dies kommt aufgrund der Reduktion durch negative Konsequenzen im oberen »Dosisbereich« zustande. Es ergibt sich also aus der Balance der Erwartung der positiven Emotionen und negativer Konsequenzen.

Zur Abhängigkeit gehören meist auch die Toleranzentwicklung und Entzugserscheinungen. Damit ist der somatische Faktor gemeint, d. h. der Faktor der Adaptation physiologischer Prozesse an die Drogenwirkung. Eine Wirkung der Droge ist es, im Verlauf der Suchtentwicklung, dass sie selbst zur Vermeidung von Entzugserscheinungen zugeführt werden muss. Das reicht zur Erklärung der Suchtentwicklung jedoch in den meisten Fällen nicht aus.

Dazu kommt eine Tendenz der „Dossissteigerung", als Antwort auf eine Minderung der positiven Wirkung auf das Belohnungssystem (das besonders auf überraschend hohe Belohnung reagiert). Ein Modell der Verschiebung des ausreichenden Ausmaßes zu immer höheren Dosen, die zugeführt werden müssen, ist aufgestellt worden. Dies beinhaltet eine Erhöhung der Dosis der Droge oder die Höhe des Gewinns im Glücksspiel, im Verhältnis zu der, die bei gesunden Menschen für die Auslösung eines Glücksgefühls notwendig ist. Im Beispiel

des süchtigen Spielers im Vergleich zum nichtsüchtigen Spieler führen niedrige Gewinne zu geringer positiver Emotion, die Freude steigt mit steigenden Einsätzen und Gewinnen. Beim nichtsüchtigen Spieler gibt es ein Maximum des Einsatzes und damit der Gewinnerwartung, nach dem, bei zu hohen Einsätzen, die Erwartung negativer Konsequenzen überwiegt und die Gesamtsituation einberechnet, das Spiel um diese hohen Einsätze abgelehnt wird. In funktionell bildgebenden Verfahren beim Kartenspiel süchtiger und nichtsüchtiger Spieler konte gezeigt werden, dass »normale«, kleinere Gewinne bei süchtigen Spielern nur eine geringere Aktivität im ventralen Striatum auslösen konnten, im Vergleich zu nichtsüchtigen Spielern, die eine ausgeprägtere Aktivierung zeigten. Dieser Befund ist auch für Drogenabhängige zu erheben.

Das Wertesystem scheint sich demnach in der Suchtentwicklung umzugestalten, wobei das Maximum der erwarteten Freude in der Weise verschoben ist, dass nur noch Freude empfunden werden kann, wenn relativ zu hohe Risiken eingegangen werden müssen. Dies geht nur, wenn die Person die Erwartung negativer Konsequenzen geringer bewertet als eine gesunde Person. Wenn man an das Zigarettenrauchen denkt, wird deutlich, wie umschrieben die Umgestaltung des Wertesystems sein kann. Zwar gestaltet der Raucher den Tag nach diesem Suchtbedürfnis und trägt schwerwiegende Konsequenzen, aber in allen anderen Bereichen kann er normal funktionieren. Dies ist auch für die Mehrzahl der Heroinabhängigen in Methadon-Substitutionsprogrammen der Fall.

Eine Erklärung für die Verschiebung des Maximums selbstverwöhnender Stimulation könnte sein, dass durch das Erleben überstarker angenehmer Stimulation, beispielsweise von ekstatischen Überspitzungen oder von großen Glücksgefühlen das Belohnungssystem verstellt wird, wobei zwei Erklärungen diskutiert werden: Einerseits eine Veränderung im Belohnungssystem durch das Lernen von relativen Belohnungsreizen und andererseits eine metabolische Verstellung des Triggerpunkts im Belohnungssystem, speziell im Ncl. accumbens oder in den afferenten Neuronen des ventralen Tegmentums. Gibt es also eine besondere Drogenwirkung des Heroins bei der Verstellung des Belohnungssystems? Dies erfolgt

a) wegen übernatürlich hohen Belohnungswerten, welche erfahren wurden, oder
b) wegen der spezifischen Drogenwirkung, die direkt das Belohnungssystem verstellt und in der verstellten Situation fixiert.

Der Begriff »Selbstverwöhnung« ist unglücklich, weil aus der Selbstverwöhnung im pathologischen Fall in der Abhängigkeit eine Selbstvernachlässigung wird, vielleicht wäre der Begriff »Autohedonie« angemessener. Die Zuführung von autohedonen Stimuli unterliegt ebenfalls einer Kontrolle: Wie wird verhindert, dass alle Menschen pausenlos damit beschäftigt sind, sich Opium, Zucker, Gewinne etc. zu organisieren und zu konsumieren? Normalerweise kann eine Person die Zuführung von angenehmen Stimuli steuern. Dies geschieht einerseits in einer exekutiven Planung, bei der die angenehmen Dinge mit den notwendigen Alltagspflichten vereinbart werden. Vermieden werden dadurch die üblen Folgen des Genusses der angenehmen Dinge, Drogen etc. Die Planung gelingt deswegen auch durch die Antizipation der negativen Stimuli, der Konsequenzen der Übersteigerung der zugeführten positiven Stimuli.

11.4.6 Zusammenfassung der neurowissenschaftlichen Aspekte der Emotion

Erste Ergebnisse der Forschung zeigen eine subkortikale Verarbeitung des jeweiligen Emotionsprogramms. Spezifische Zentren vermitteln die Auslösung für die Emotion spezieller vegetativer Reaktionen, motorischer Bereitschaft, angeborener Bewegungsprogramme sowie dem motorischen Ausdrucksverhalten. Zum Teil wissen wir, wo Neuronengruppen zu finden sind, die mit dieser Aufgabe betraut sind. Die spezielle psychopharmakologische Beeinflussbarkeit legt die Involvierung von verschiedenen Neuronensystemen nahe.

Für den Neurologen Damasio (1994) involvieren die Emotionen die Fähigkeit des Gehirns, die Körperreaktionen auf vergangene und zukünftig zu erwartende Reaktionen einzuschätzen, sowohl im autonomen Nervensystem als auch im willkürlich kontrollierten System. Er spricht von somatischen Markern.

Das emotionale System ist weiterhin als archaisches System zu erklären, welches 1) sich nach dem Valenzsystem weiter ausdifferenziert hat und 2) das Verhalten aus den Rückmeldungen von Körperzuständen zu den vorauslaufenden Erfahrungen (negative oder positive Valenz) anpassen kann – insbesondere nach den eigenen Aktionen (Reischies 2021). Dieser Erklärungsansatz ist zunächst sehr abstrakt. Für die Evolution des emotionalen Systems ist von einem derartigen Selbstkontrollsystem auszugehen. Es wurde in der Entwicklung zum Menschen jedoch noch deutlich differenzierter, sowohl in der Auslösung der Emotionen als auch in Aspekten der Affektkontrolle. Beim Menschen spielen kognitive und intentionale Aspekte bei der Affektauslösung eine große Rolle und kortikale Effekte der Emotionsregulation und Affektkontrolle gewinnen einen gewissen Einfluss auf die Affektexpression. Diese Mechanismen sind speziell störbar.

11.5 Psychopathologische Merkmale der Emotion und Affekte

Vorbemerkung
Die Gliederung der Emotions-Merkmale folgt der Valenz – d.h. mit negativer und positiver Valenz – zunächst werden Merkmale geschildert, die zum depressiven Syndrom, dann diejenigen die zum manischen Syndrom zu zählen sind. Negative Valenz wird nicht als eigenständiges emotionales Merkmal vorgestellt, es geht im Wesentlichen in dem Merkmal deprimiert auf. Denn das Symptom deprimiert/bedrückt hat keine für das erlebende Subjekt spezifische Qualität, verglichen mit Ärger oder Trauer. Es ist uncharakteristisch negativ, von leichter negativer Verstimmung, die vielfach von der Person

selbst nicht erkannt wird, bis zum qualvollen Leiden – der extrem negativen Valenz.

Wie bereits angedeutet, ist die Valenz als unabhängige emotionale Dimension konzipiert, die parallel zu Emotionen, Wahrnehmungen oder Aktivitäten abläuft und diesen eine positive oder negative Empfindung mitgibt. Dies ermöglicht, zu erklären, dass ein Angriff mit aggressivem Gefühl als negativ oder als positiv empfunden werden kann, ein Schmerz ebenso als vernichtend negativ oder auch – im Lustzusammenhang – positiv empfunden werden kann.

a) Negative Valenz
   Anhedonie, Deprimiert, Schuldgefühle, Schamgefühle, Klagsam, Insuffizienzgefühle, innerlich unruhig, ängstlich, phobische Angst, hypochondrisch, Somatisierung, Störung der Vitalgefühle, Misstrauen
b) Positive Valenz
   Euphorisch, Ekstase/Verzückung, gesteigertes Selbstwertgefühl
c) Weitere zur Emotion gehörige Merkmale:
   Dysphorisch, Gereizt, aggressives Verhalten, gesteigerte Erregung, Steigerung des Ekelgefühls,
d) Dann folgen Merkmale der emotionalen Ansprechbarkeit und Affektkontrolle und zum Schluss
e) Zwangssymptomatik

11.5.1 Negative Valenz – Depressives Syndrom

Anhedonie

Definition. Verminderung positiver Emotion in der Anzahl freudiger Reaktionen als auch in der subjektiven und objektiv beobachtbaren Qualität der freudigen Reaktion (Ausmaß und Dauer – jeweils im Vergleich zu früher), Verminderung der freudebezogenen Handlungsbereitschaft.

Beispiel:
- Eine Person kann nicht mehr Freude empfinden, wenn sie einen Anruf von ihren Kindern erhält oder Besuch kommt und ihr etwas mitbringt, obwohl sie angibt, dass sie sich in der gleichen Situation früher sehr gefreut hätte.
- Eine Person in einer schweren Trauerreaktion kann keine Freude empfinden,
- Eine Person, die von einem Verfolgungswahn distanziert ist, wirkt antriebslos und zeigt keine Initiative und steht nur noch zum Essen und für die Toilette auf. Auf Befragen sagt sie, dass ihr nichts mehr Freude bereite, sie sich durch nichts motivieren könne.

Stellung in der Psychopathologie. Nicht im AMDP, aber in den Definitionen der Negativsymptomatik bei Schizophrenie und der Depression vieler Syndrombeschreibungen bzw. Klassifikationssysteme,

- Störung in einer der fundamentalen Emotionen.

Verwandte Begriffe. Freudlosigkeit, s. auch Interesseverlust.

Psychopathologische Interaktionen:
- Gefühl der Gefühllosigkeit oft als Freudlosigkeit gemeint, wobei Angst noch empfunden werden kann (s. u.).
- Anhedonie tritt z. B. als Teil des depressiven Syndroms auf, mit Gefühl der Gefühllosigkeit, keine Liebe mehr zu empfinden, keinen Appetit zu empfinden, vermindertem Appetenzverhalten,
- Angst.

Differenzialdiagnostische Abgrenzungen. Gefühl der Gefühllosigkeit auch für negative Emotionen, wie Trauer bei Gefühl der Gefühllosigkeit.

Selbst-/Fremdbeurteilung. In leichter Ausprägung vorwiegend Selbstbeurteilung, aber in längerer Beobachtung validierbare Fremdbeurteilung (durch Fremdanamnese - von Verhaltensbeobachtung unterstützt).

Interview für Rating. Frage nach freudigen Erlebnissen, Verhaltensbeobachtung, Fremdanamnese.

Neuropsychologie/Objektivierung:

- Verhaltensbeobachtung des emotionalen »Mini-Syndroms«,
- Auslösen von reaktiver Freude, von Heiterkeit versuchen.

Schweregrad. Bewertung der Ausprägung und Situationsunangemessenheit, verminderte Fähigkeit, sich zu freuen bis zur vollständigen Unfähigkeit, sich auch bei üblicherweise sehr positiv bewerteten Situationen zu freuen.

Persönlichkeitseinflüsse. Personen, die Emotionen nicht zeigen, oder Affektarme Persönlichkeit.

Begriffliche Probleme des Merkmals. Das Phänomen ist kennzeichnend für das depressive Syndrom und zugleich unspezifischer – kann helfen, schizophrene Patienten und solche mit neuropsychiatrischen Syndromen besser zu beschreiben. Anhedonie bezeichnet das Extrem völligen Verlusts von Freude.

Neurowissenschaftliche/kognitiv-neurowissenschaftliche Modellvorstellungen

1. Störung des Belohnungssystems - Verminderung der belohungsbezogenen Hirnaktivität im basalen Vorderhirn, orbitalen Frontalhirn und z. T. auch der Amygdala,
2. unklar, wieweit Angst und affektiv-kognitive Komplexe positive Emotionalität hemmenen können,
3. neuronale gegabelte Verbindung von Amygdala a) zu Neuronen des orbitofrontalen Kortex und b) des Ncl. Accumbens –Blockierung des Belohnungszentrums durch Neurone in der Habenula des Thalamus (Matsumoto und Hikosaka 2007; Hikosaka 2010).

Deprimiert

Definition. Stimmung mit vorherrschender Empfindung negativer Valenz, herabgestimmt, bedrückt -mit Vermehrung von negativen Emotionen und dem Gefühl verminderter Handlungsbereitschaft.

Beispiel:

- Eine Person fühlt sich von der Stimmung her schlecht, sagt, Alles sei eine Qual, sie fühlt sich körperlich ermattet nicht bereit hinsichtlich der Anforderungen, die sie auf sich zukommen sieht. Sie blickt zusammengesunken mit vermindertem Muskeltonus und stumm vor sich hin – die Augen starren unbeirrt auf einen Punkt vor ihr auf dem Boden. Sie spricht, wenn angesprochen, mit matter gepresster Stimme (s. Abb. 11.1).
- Ein Patient ist herabgestimmt, im Kontrast zu seiner sonstigen vorwiegend heiteren Laune. Er hat sich sozial zurückgezogen. Er zeigt eine ernste Mimik, die Augen sind oft gesenkt und der Blickkontakt flüchtig. Die Sprachmelodie ist monotoner als sonst.

Stellung in der Psychopathologie. AMDP 63.

Verwandte Begriffe. Bedrückt, niedergeschlagen, depressiv, sich unwohl fühlen, unbehaglich.

Psychopathologische Interaktionen. Gemeinsames Auftreten mit vielen Merkmalen des depressiven Syndroms mit möglichen Interaktionen: Trauer, verzweifelt über ein Ereignis und Sorgen, Anhedonie und Interessenverlust, Angst und Hoffnungs- und Hilflosigkeit.

Differenzialdiagnostische Abgrenzungen. Das Merkmal »deprimiert« ist häufig Teil des depressiven Syndroms und deswegen nicht einfach abgrenzbar von gleichzeitig auftretenden weiteren Dimensionen des depressiven Syndroms:

- Anhedonie, Antriebsstörung, Pseudo-depression bei Frontalhirnstörung,
- Angst mit Handlungsbereitschaft zur Flucht/ sozialem Rückzug.

Weitere Charakterisierung. Negative Valenz, das Deprimiert sein hat keine eigene Gefühlsqualität (im Vergleich zu Trauer oder Ekel), es wird deswegen meist mit den vergesellschafteten, anhaltend negativen Gefühlen beschrieben, ohne dass die Angst vorherrschend ist (nur z. B. Angstdimension der Zukunftssorgen – beispielsweise wegen fehlender Handlungsbereitschaft, wahnhafter oder dysfunktionaler Zukunftssorgen).

Selbst-/Fremdbeurteilung. Mehr Gewicht auf der Selbstbeurteilung (wenn sie verlässlich erscheint – sonst Hauptgewicht auf Fremdbeurteilung des emotionalen »Mini-Syndroms«).

Interview für Rating. Subjektiv introspektiv herabgestimmt, bedrückt, Konsistenz.

Neuropsychologie/Objektivierung:
Konsistenz von subjektiver Seite und Verhaltensbeobachtung: objektive Zeichen in Haltung, Tonus, reflexiver Beweglichteit, Gestik, Mimik, Prosodie und Stimmklang, Sorgen-Falten, z. T. Weinen,

- Reaktion bei Provokation von negativer Emotion (Trauer, Schuld etc.).

Schweregrad. Bewertung der Ausprägung und Situationsunangemessenheit, rein subjektiv bis offensichtlich objektiv – Personen geben an, sich in einem Zustand des Leides, der unaushaltbaren Qual zu befinden.

Spezifikationen. Selbst geäußert oder nur auf Befragen.

Begriffliche Probleme des Merkmals. Sollte durch Verhaltensbeobachtung gestützt sein.

Neurowissenschaftliche/kognitiv-neurowissenschaftliche Modellvorstellungen

1. Überwiegen der negativen Valenz
2. Angst-verursacht: amgydaläre furchtbezogenen Aktivität, a) primär oder b) Störung der frontalen Hemmung der Amygdala,
2. zerebrales Hemmungssystem überaktiv (Beziehung zu Fight-flight-System),
3. Emotional-Motor-System weist ein Überwiegen der trauerbezogenen affektiven Motorik auf,
4. affektiv-kognitive Komplexe haben sich ausgebildet, mit der Folge der Hemmung positiver Assoziationen.

Hoffnungslos/pessimistisch

Definition. Gedanken an die unmittelbare, vor der Person liegende Zeit und die fernere Zukunft werden durch verstärkte Sorgen bestimmt, wobei die Möglichkeiten negativen Ausgangs der gegenwärtigen Entwicklungen in den Vordergrund rücken. Die Erwartungen sind affektiv negativ getönt.

Beispiel. Ein Patient mit einer Depression zweifelt daran, ob er gesund werden kann, ob seine Familie in gutem Auskommen weiterleben kann und vor allem, ob die Krankenhausbehandlung bezahlt werden kann, obwohl er weiß, dass er versichert und ausreichend finanziell abgesichert ist.

Stellung in der Psychopathologie. AMDP 64.

Verwandte Begriffe. Schwarzsehen, Zukunftsangst.

Psychopathologische Interaktionen. Interaktionen im depressiven Syndrom mit Anhedonie, Herabgestimmtheit, depressiven Wahnthemen, Hilflosigkeit, Suizidalität (umgekehrt ist Hoffnungslosigkeit auch Voraussetzung für Suizidalität), Grübeln.

Differenzialdiagnostische Abgrenzungen:

- angemessene Reaktion auf realen akuten Ressourcenverlust mit realistischen Zukunftssorgen,
- Hilfesuchverhalten,

Weitere Charakterisierung: Ein mehr kognitives Merkmal des Depressionssyndroms,

- kognitive Selektion und Fokussierung auf das zukünftig Negative - dysfunktionale Kognition.

Interview für Rating. Fragen nach der Zukunft mit Nachfragen, ob Sorgen berechtigt sein könnten, Fremdanamnese.

Neuropsychologie/Objektivierung. Beobachtung der Auseinandersetzung mit hoffnungsvollen Zukunftsaussichten.

Schweregrad. Bewertung der Ausprägung und Situationsunangemessenheit, von Normvarianz der realistischen pessimistischen Bewertung bis zur Entwertung aller persönlichen Präferenzen wegen nur möglicher, aber als sicher angenommenen Verluste und Misserfolge.

Pathognomonisch für: Depressives Syndrom, pessimistische Grundeinstellung bei Persönlichkeitseigenschaft.

Spezifikationen. Spontan geäußert oder nur auf Nachfrage.

Persönlichkeitseinflüsse. »Pessimist« als Persönlichkeitsvariante.

Begriffliche Probleme des Merkmals. Rein subjektives Merkmal, das durch Sprechakt geäußert wird. Dieser drückt möglicherweise Hilfesuchverhalten aus.

Neurowissenschaftliche/ kognitiv neurowissenschaftliche Modellvorstellungen
1. Affektiv-kognitiver Komplex auf dem Gebiet der Erwartungen mit wechselseitiger Verstärkung von a) Selektion negativer Assoziationen und Potenzialitäten und b) affektiver Bewertung negativer Entwicklungen.
2. Antizipatorische Angst mit Handlungsbereitschaft; die Person sieht sich in der Erwartung negativer Entwicklung der Ereignisse (z. B. deprimierte Sicht eigener Ressourcen für die Steuerung und Bewältigung zukünftiger Entwicklungen).
3. Blockierung und Entwertung positiver Entwicklungspotenzen a) durch Angst und b) Grübeln mit drängenden negativen Gedanken, die das Bedenken positiver Entwicklungen hemmen.
4. Beurteilungsbias – dysfunktionales Denken mit Akzeptanz negativer Beurteilung und Verwerfen positiver Entwicklungsbewertung,
5. die offenbar physiologisch vorhandene (und anthropologisch funktionale) positivere Einstellung relativ zu den objektiven Sachverhalten hinsichtlich der eigenen Chancen wird gestört.

Schuldgefühle

Definition. Negative Beurteilung einer eigenen Aktion – die Sichtweise ist rückwärts gerichtet mit Erinnern an eigene Fehler oder moralisches Versagen – sowie negative Umdeutung positiver Leistungen,

- vorwiegend kognitives Merkmal des depressiven Syndroms.

Beispiel. Eine Frau wirft sich vor, eingewilligt zu haben, ein Haus zu bauen, denn bei dem Hausbau ist der Ehemann am Herzinfarkt verstorben. Sie hat starke Schuldgefühle, ihren Ehemann „in den Tod getrieben" zu haben.

Stellung in der Psychopathologie. AMDP 73.

Verwandte Begriffe. Selbstvorwürfe, Selbstabwertung.

Psychopathologische Interaktion. Grübeln, überwertige Idee, andere dysfunktionale Kognitionen, Wahn.

Differenzialdiagnostische Abgrenzungen. Öffentliche Beschämung, Schamgefühle, depressiver Wahn. Habituell gesellschaftlich demütiger Auftritt.

Weitere Charakterisierung. Meist dysfunktionale Kognitionen, Negative Selektion der Erinnerung, Umwertung von Erinnerungen in Richtung eigener Schuld. Relative höhere Gewichtung des vermeintlichen Fehlers (bzw. der eigenen Fehlleistung) in Relation zu den Erwartungen bzw. Standards der Person.

Interview für Rating. Frage, ob die Person sich etwas vorzuwerfen habe, z. B. darüber grüble, Fremdanamnese.

Neuropsychologie/Objektivierung. Beobachtung der Auseinandersetzung mit alternativen Beurteilungen der Situationen, die zu Schuldgefühlen geführt haben.

Schweregrad. Bewertung der Ausprägung und Situationsunangemessenheit, Selektion negativer Ereignisse bis Wahn-nahe Umdeutung eindeutig positiver Leistungen in Versagen und Verschulden.

Spezifikationen. Spontan oder nur auf Nachfrage geäußert.

Persönlichkeitseinflüsse. Gewissenhaftigkeit.

Begriffliche Probleme des Merkmals. Rein subjektives Merkmal, das durch Sprechakt geäußert wird. Fragliche Unabhängigkeit vom Spektrum: Wahn – dysfunktionale Denkweise.

Neurowissenschaftliche/kognitiv neurowissenschaftliche Modellvorstellungen
1. Affektiv-kognitiver Komplex mit wechselseitiger Verstärkung von Selektion negativer Erinnerung und affektiver Bewertung negativer vergangener Entwicklungen.

2. Gedächtnis – Selektiver Abruf aus dem episodischen und autobiographischen Gedächtnis,
3. Beurteilungsbias mit Akzeptanz negativer Beurteilung und Verwerfen positiver Bewertung vergangener Entwicklungen.

Schamgefühle

Definition. Gefühl der Bloßstellung gegenüber den Mitmenschen von (vermeintlichen) Fehlern und Mängeln. Dabei sieht die Person moralische Erwartungen oder Leistungserwartungen der Umgebung enttäuscht. Auch die Erwartung an die physische Erscheinungsform kann verletzt erscheinen, beispielsweise hinsichtlich subjektiv unakzeptabler physischer Merkmale (des Körpers bzw. des Aussehens), die plötzlich sichtbar werden.

Beispiele:
- Patient schweigt in der Untersuchungssituation, die ihm extrem unangenehm ist, da Themen angesprochen werden, von denen er meint, dass sie ihn bloßstellen.
- Ein Patient meint, sich nicht mehr im Kollegen- und Freundeskreis sehen lassen zu können, nachdem eine Verhaltensstörung aufgetreten ist.
- Eine Person fürchtet, sich Freunden zu zeigen, nachdem sich seine hochfliegenden Karrierepläne vereitelt haben.

Stellung in der Psychopathologie. Neu AMDP als Zusatzitem ZP9.

Verwandte Begriffe. Schamhaftigkeit.

Psychopathologische Interaktionen. Gewissenhaftigkeit, soziale Angst.

Differenzialdiagnostische Abgrenzungen. 1) Schuldgefühle – mehr bei rückwärtiger Betrachtung hinsichtlich externer Normen versus 2) Scham mehr beim gegenwärtigen oder unmittelbar drohenden Offenlegen der Diskrepanzen zur Erwartung, der Bloßstellung; Dysmorphophobie; soziale Angst.

Weitere Charakterisierung. 1.) Hohe Erwartungen an die eigene Person werden 2.) vermeintlich nicht erreicht.

Interview für Rating. Fragen nach Schamerleben und Schamangst, Fremdanamnese.

Neuropsychologie/Objektivierung: Vegetative Zeichen (Erröten in Beschämungssituationen)

• Beobachten der Auseinandersetzung mit einer schamverursachenden Situation.

Schweregrad. Bewertung der Ausprägung und Situationsunangemessenheit, a) Intensität und Häufigkeit, welche die Dysfunktionalität begründen, b) Ausmaß der Reaktionen auf Beschämung sollten geschildert werden. Auswirkungen von Schamangst, Bemühung Scham zu vermeiden.
Spezifikationen:
• konkrete Scham in der Situation,
• Erwartung einer beschämenden Offenlegung, Schamangst
• Verarbeitung beschämender Situation – der Reaktionen auf Beschämungen, Entwicklung von Vermeidung und Veränderung von Einstellungen.

Persönlichkeitseinflüsse. Bei bestimmten Personen und in der Jugend häufiger (oder fraglich Stil in der Beziehungsaufnahme).

Begriffliche Probleme des Merkmals. Vielfach nicht ausreichend von Schuldgefühlen getrennt.

Neurowissenschaftliche/kognitiv neurowissenschaftliche Modellvorstellungen
1. Lerngeschichte mit Modell-Lernen der Übernahme von Erwartungen, Identifikationen, z. T. religiös, moralische Entwicklung und Entwicklung der Anforderungen an das eigene Handeln und die eigene Erscheinung

und Akzeptanz von internen aber auch von externen Bewertungsinstanzen,
2. bezüglich Leistungs- und Moralansprüchen sowie ästhetischen Standards,
3. Reaktionen und bewusste Maßnahmen der Person nach einer Beschämung, Vermeidung, Kompensationsbemühung
4. Erwartungsangst vor einer beschämenden Offenlegung.

Klagsam

Definition. Eine Person drückt Leiden kulturell unangemessen stark aus, mit ausgeprägtem Hilfesuchverhalten. Sie nimmt dabei Belästigung Anderer in Kauf (auch wenn sich dies als dysfunktional erweist); das Klageverhalten ist repetetiv.
Klagen können moros/dysphorisch (mürrisch) oder voller Vorwürfe vorgetragen werden.

Beispiel. Ein Patient läuft stöhnend und um Aufmerksamkeit werbend auf dem Gang auf und ab, klopft immer wieder an die Tür beim Klinikpersonal und ist anklammernd im direkten Kontakt. Er ruft immer wieder bei den Kindern an, sie sollten noch weitere Hilfe für ihn organisieren etc.

Stellung in der Psychopathologie. AMDP 70.

Psychopathologische Interaktionen. Angst, innere Unruhe, ausgeprägte Unzufriedenheit mit sich und seiner Lage.

Differenzialdiagnostische Abgrenzungen:
• Manipulatives Verhalten,
• Antriebssteigerung, zuweilen schwierig von manisch depressivem Mischzustand zu unterscheiden (bei Manie Steigerung des gezielten Antriebs).

Weitere Charakterisierung. Demonstratives Hilfesuchverhalten durch Betonen des eigenen Leides.

Selbst-/Fremdrating. Fremdrating.

Interview für Rating. Interview mit Introspektion, Fremdanamnese.

Neuropsychologie/Objektivierung. Verhaltensbeobachtung – spontanes Alltagsverhalten, Kommunikationsverhalten, Ausdrucksverhalten (kulturelle Besonderheiten berücksichtigen) – Reaktion auf Zuwendung der Aufmerksamkeit.

Schweregrad. Bewertung der Ausprägung und Situationsunangemessenheit, auffällig starkes Hilfesuchverhalten bis stereotyp vorgetragene Klagen, welche die Kommunikation behindern.

Pathognomonisch für: Meist Element des depressiven Syndroms (agitierte Depression, „Jammerdepression"), aber auch bei Somatisierungs- bzw. hypochondrischen Beschwerden etc.

Spezifikationen. Vorwiegendes Hilfesuchverhalten versus Affektkontrollstörung bezüglich des Ausdrucks des eigenen Leidens.

Persönlichkeitseinflüsse. Histrionische Persönlichkeit.

Begriffliche Probleme des Merkmals:
- Sprachakte, die Merkmale des depressiven Syndroms ausdrücken,
- Verhaltensvariante des depressiven Syndroms (häufiger ist sozialer Rückzug).

Neurowissenschaftliche/kognitiv neurowissenschaftliche Modellvorstellungen
1. Deprimiertes Leiden führt zu innerer Unruhe, die der Patient ausagiert.
2. Lerngeschichte: z. B. antrainiert in Pflegeheimen, wenn Pflegende nur auf lautes Wehklagen reagieren, – die Person kann negative Zustände besonders schlecht aushalten.

Insuffizienzgefühle

Definition. Das Vertrauen in die eigene Kraft und Geschicklichkeit, die Zukunft zu meistern, ist vermindert bis erloschen. Die konkrete Erwartung an die eigene Leistungsfähigkeit in der gegenwärtigen Situation ist unangemessen stark erniedrigt.

Beispiel. Ein Patient mit hervorragenden Leistungen als junger Mediziner fühlt sich plötzlich überfordert und minderwertig und stellt sich damit als derart unfähig dar, dass bei den Gesprächspartnern der Eindruck entsteht, er habe den falschen Beruf ergriffen.

Stellung in der Psychopathologie. AMDP 71.

Verwandte Begriffe. Verlust des Selbstvertrauens, des Selbstbewusstseins.

Psychopathologische Interaktionen. Wenn die Person leistungsorientiert ist, treten leichter Einschätzungen von Wertlosigkeit auf; depressive dysfunktionale Kognition, z. B. die Generalisierung von zufälligen Fehlleistungen etc.

Differenzialdiagnostische Abgrenzungen. Die Einschätzung einer Schwächung, Ungeschicklichkeit oder kognitiver Beeinträchtigung muss unangemessen, übertrieben sein, oder Thema eines depressiven Wahns.

Selbst-/Fremdbeurteilung. Fremdbeurteilung.

Interview für Rating. Fragen nach dem Gefühl der Leistungsfähigkeit, den Aufgaben gewachsen zu sein, Fremdanamnese.

Neuropsychologie/Objektivierung. Im Interview Beobachtung der Auseinandersetzung mit positiven Aspekten der Ressourcen der eigenen Person bzw. der eigenen Leistungsfähigkeit.

Schweregrad. Vermindertes Selbstvertrauen bis global erloschen mit Umdeutung früherer hoher Leistungen und Grenze des Insuffizienzwahns – Situationsunangemessenheit

Spezifikationen:
- überhöhte unrealistische Leistungserwartung,
- mit oder ohne prämorbide Leistungsorientiertheit

- domänenspezifisch oder generalisiert.

Persönlichkeitseinflüsse. Prämorbid hohe Leistungsorientiertheit.

Begriffliche Probleme des Merkmals. Beurteilung der Angemessenheit kann bei Fällen leichter Insuffizienzgefühle schwierig sein.

Neurowissenschaftliche/kognitiv neurowissenschaftliche Modellvorstellungen Affektivkognitiver Komplex mit wechselseitiger Verstärkung. Selektion von Themen über aktuelle Leistungsunfähigkeit bzw. Kraftlosigkeit und Antriebshemmung und Erinnerung an Fehler und Versagenserlebnisse. Affektive Bewertung negativer Leistungen – gegenwärtiger und vergangener.

Innerlich unruhig

Definition. Empfindung einer unerklärlichen Ruhelosigkeit, die im Leib oder im Kopf wahrgenommen und als negativ, bzw. quälend erlebt wird
- häufig als von der Brust aus aufsteigend berichtet

Beispiel:

- Ein Patient mit schwerer Depression gibt an, wegen eines Gefühls in der Brust, das unaushaltbar quälend ist und der wie eine Unruhe beschreibbar ist, so nicht weiterleben zu können.

Stellung in der Psychopathologie. AMDP 69.

Psychopathologische Interaktionen. Negative Valenz, depressives Syndrom, Insuffizienzgefühl, Schuldgefühl, Angst, depressiver Wahn

Differenzialdiagnostische Abgrenzungen:
- Im Unterschied zur motorischen Unruhe besteht kein Bewegungsdrang
- Gedankendrängen,

- Restless legs,
- Akathisie – Unruhe vorwiegend in den Beinen, motorisch.

Weitere Charakterisierung. Unbegründetes Arousal, das zu nichts führt, aber Ruhelosigkeit bewirkt.

Selbst-/Fremdbeurteilung. Die Angabe der Person ist notwendig und Fremdbeurteilung.

Interview für Rating. Auf die Frage, ob Unruhe gespürt wird, Nachfrage bei Beobachtungen, Fremdanamnese.

Neuropsychologie/Objektivierung. Beobachtung in Entspannungssituation.

Schweregrad. Bewertung der Ausprägung (Interferenz mit dem Interview) und Situationsunangemessenheit: Leichte Minderung der möglichen Ruhe bis unerträgliche Unruhe.

Spezifikationen:
- Unfähigkeit zu entspannen – mit/ohne körperliche Verspannung,
- erlebte Unruhe – psychisch, somatisch.

Begriffliche Probleme des Merkmals. Zuweilen wird das Merkmal von der Person als Angst beschrieben.

Neurowissenschaftliche/kognitiv-neurowissenschaftliche Modellvorstellungen
1. starke negative Valenz im Leib als quälend wahrgenommen
2. Arousal, Angstäquivalent, Erregung im somatosensorischen System,

Ängstlich

Definition. Die Person nimmt den emotionalen Zustand als stark negativ und begleitend in der Regel eine vegetative Reaktion und Anspannung wahr. Dies bezieht sich antizipatorisch auf eine Bedrohungssituation oder Erwartung einer in Kürze eintretenden Gefahr oder Beeinträchtigung.

- Die Person identifiziert das Gefühl als „Angst" oder negatives Befinden.
- Panik, Erwartungsangst oder ängstliches Vermeidungsverhalten

Beispiel. Ein Patient beginnt unvermittelt zu schwitzen und zu zittern. Er sagt, er wisse gar nicht, was mit ihm los sei, aber er habe Angst, gleich zu sterben oder irgendwie durchzudrehen, verrückt zu werden. Er greift sich an die Brust und kontrolliert den Puls, der ansteigend tachykard ist. Er hyperventiliert. Auf Befragen gibt er an, dass er sich extrem unwohl fühle.

Stellung in der Psychopathologie. AMDP 65.

Verwandte Begriffe. Furcht als Angst in konkreter Bedrohungslage bezeichnet, Allgemeine Angst, Panikanfall, Schreckhaftigkeit (oft verbunden mit mangelndem Selbstvertrauen, Mutlosigkeit). Ein akuter Angstzustand, wird als „state anxiety" und ein überdauernder Zustand von Ängstlichkeit »trait anxiety« bezeichnet.

Psychopathologische Interaktionen. Mangelndes Selbstbewusstsein und Unterschätzung der eigenen Kraft – auf der Fight-Flight Dimension.

Differenzialdiagnostische Abgrenzungen:
- phobische Angst, situations-gebundene Angst
- angemessene emotionale Reaktion auf gefährliche Situationen bzw. Vorsicht und Vermeidungsverhalten,
- Aggravation, Simulation, wenn Angstzustand nur berichtet wird, ohne dass irgendein objektives Zeichen oder eine Reaktion auf die Angst zu finden wäre.

Weitere Charakterisierung. Unmittelbares Erleben spezifischer Bedrohtheits-Gefühle oder ihrer Äquivalente in konkreter Beeinträchtigung und antizipatorisch vor negativen Ereignissen oder Erlebnissen, seien sie real oder nur vorgestellt. Leid-Erwartung; es gibt für die Angst offenbar keine spezifische Empfindung, sondern vorwiegend somatische Charakteristika des emotionalen Erlebens.

Selbst-/Fremdbeurteilung. Emotionales Mini-Syndrom, das subjektive und objektive Merkmale aufweist.

Interview für Rating. Bei leichter Ängstlichkeit ohne äußere Anzeichen Aufforderung introspektiv über mögliches Angstgefühl auszusagen, Fremdanamnese.

Neuropsychologie/Objektivierung. Das Verhalten und Auseinandersetzung mit der als bedrohlich erlebten Situation wird beobachtet.

Schweregrad. Ausprägung und Situationsunangemessenheit werden bewertet,

a) welche Angst-Reaktionen, Angstmerkmale – die Relation von negativen Ereignissen zum Ausmaß der Ängstlichkeit,
b) Ausmaß der vegetativen, motorischen Reaktion.

Spezifikationen:
- Psychotische Angst (diffuse Form von Ängstlichkeit, die mit einem Bedrohtheitsgefühl im Rahmen einer paranoiden Schizophrenie einzuordnen ist)
- Schreckhaftigkeit,
- übrige Ängstlichkeit;
- Im Syndrom - ein Überwiegen des emotionalen kognitiven, vegetativen oder motorischen Symptombereichs.
- Situationsunangemessenheit, reale vs. imaginierte Bedrohungssituation, akute oder zukünftige Bedrohung
- erwarteter emotionaler Zustand
- Ausmaß der Bemühungen, die Ängstlichkeit zu überwinden

Neurowissenschaftliche/kognitiv neurowissenschaftliche Modellvorstellungen
Angst wird als Symptom der unmittelbaren Erwartung eines leidvollen Ereignisses erklärt.

1. Dysfunktionale Amygdala-Aktivität die zu unbegründetem Angstsignal führt,
2. konkrete motorisch-vegetative Angstreaktion – Aktivierung des Fight-flight-Systems mit Überwiegen der Flight-Komponente, d. h. Überwiegen der Aktivität des Fluchtsystems und der diesbezüglichen Wahrnehmungsaktivität,
   - in Lerngeschichte evtl. Folge von Prägung durch schwere Unterlegenheits-/Opfersituationen,
3. antizipatorische Angst mit Evaluation von Reaktionsmöglichkeiten,
4. Emotional-Motor-System, Angstmotorik aktiviert,
5. mangelnde Extinktion bzw. Hemmung von Amygdala-Neuronen durch medialen ventralen präfrontalen Kortex (Milad und Quirk 2002)
5. Angstreaktion hat offenbar ihre zentrale Informationsverarbeitung in der Amygdala (LeDoux 1996), neuronale Verbindung der Angstreaktion – Verbindung: Thalamus, lateraler Ncl. amygd., zentraler Ncl. amygd., Hirnstamm.
   - Stimulation der Amygdala: Angst, allgemein negative Emotionen, selten positive Emotionen (s. Gloor 1997) funktionelle Aktivierung durch emotional negative Stimuli; Syndrom von Angstfreiheit bei beidseitiger Läsion der Amygdala.

Phobische Angst

Definition. Unbegründete Furcht in einer bestimmten Situation mit einer vorgestellten Bedrohung – geht in der Regel mit Vermeidungsverhalten einher.

Beispiel. Ein Patient kann nicht über eine Brücke gehen. Wenn er sich der Brücke nähert, beginnen ängstlich unruhige Empfindungen mit Zittern, Schweißausbrüchen und Tachykardie, verbunden mit den Gedanken, die Brücke sei unsicher, besonders hinsichtlich des Geländers, das bei einem Windstoß versagen könnte (dies ist objektiv nicht der Fall); oder er stürze dabei über das Geländer in die Tiefe. Er bleibt stehen und sucht nach einem Ausweg aus der Lage, d. h. wie er an sein Ziel gelangen könnte, ohne die Brücke zu überqueren.

Stellung in der Psychopathologie. AMDP 29.

Psychopathologische Interaktionen. Gelernte, konditionierte aversive Reaktion.

Differenzialdiagnostische Abgrenzungen: Ängstlichkeit ohne klaren Auslöser.

Selbst-/Fremdbeurteilung. Kombiniert.

Interview für Rating. Frage nach dem Angstgefühl und nach der situativen Bindung, Verhaltensbeobachtung und Fremdanamnese.

Neuropsychologie/Objektivierung. Verhalten und Auseinandersetzung mit der als bedrohlich erlebten Situation wird beobachtet - Angst bei Vorstellung der Annäherung an die Brücke?

Schweregrad:
- Bewertung der Ausprägung und Situationsunangemessenheit,
- Ausmaß der psychischen, kognitiven und vegetativ motorischen Angstreaktion.

Spezifikationen:
- viele Namen für Angstobjekte – unterschieden wird die konkrete Furcht vor Objekten/Tieren oder speziellen Situationen wie Höhe oder Enge und
- die soziale Angst – beispielsweise vor dem Angesehenwerden in der Öffentlichkeit.
- Psychotische Angst vor einer Person, die wahnhaft als Feind angesehen wird (Erstsituation beschreiben lassen),
- Ausmaß der Bemühungen, die phobische Angst zu überwinden, um normales soziales Funktionsniveau zu erreichen vs. sich dem Vermeidungsverhalten hingeben.

Persönlichkeitseinflüsse. Mangelndes Selbstbewusstsein, Selbstunsicherheit, problematische Auseinandersetzung mit dem Sterben

Neurowissenschaftliche/kognitiv neurowissenschaftliche Modellvorstellungen

1. Prototyp der affektiv-kognitiven Komplexe, ein Stimulus wird zum Affekt konditioniert, Angstreaktion mit Fluchttendenz (im Fight-flight-System) mit nachfolgender Erhöhung des Vermeidungsverhaltens,
2. Konditionierung/Tuning der Amygdalaneurone persistent auf Eigenschaften des Angstobjekts (wenn nicht gehemmt durch frontale Neurone – d. h. versagende Kontrolle der Angstauslösung der Amygdala durch medial ventral präfrontale Aktivität),
3. Stabilisierung des Vermeidungsverhaltens – aufgrund der Belohnung jeweils durch Vermeiden der negativen Emotionalität (Verhaltenstherapeutischer Ansatz),
4. durch Vermeidungsverhalten Verhinderung der Extinktion (mittels Labilisierung der Erinnerungsspur im postulierten Rekonsolidierungsprozess).

Definition. Erwartung negativer Einstellung oder feindseliger Aktionen gegen sich – Achten auf Anzeichen feindlicher Einstellung oder drohender Angriffe/Anfeindungen.

Beispiel. Ein älterer Mann nimmt an, die Angehörigen seien nur noch auf sein Geld aus, deutet jeden Besuch und jede Freundlichkeit als Bemühen, sich einzuschmeicheln oder bei Verwandten als Erbschleicherei bzw. als Versuche, zu stehlen oder zu betrügen.

- Eine Frau achtet bei einer Taxifahrt überängstlich, ob der Fahrer einen Umweg nimmt, oder ob er beim Bezahlen die Geldbörse oder ihren Koffer an sich reißt und wegfährt.

Stellung in der Psychopathologie. AMDP 29.

Verwandte Begriffe. Unterstellung von Feindseligkeit, aversive Beziehungsannahme

Psychopathologische Interaktionen. Hyperarousal, inhaltliche Denkstörungen (Verfolgungswahn), Angst, Aggressivität.

Differenzialdiagnostische Abgrenzungen. Angstsymptomatik, Realistische Anfeindung (z. B. in Auswanderungs-, Entwurzelungssituationen), Wahn.

Interview für Rating. Frage nach Vertrauen Fremden gegenüber, Fremdanamnese (z. B. Klinik-, Praxispersonal).

Neuropsychologie/Objektivierung. Beobachtung in der Konfrontation mit neuen Personen

Schweregrad. Bewertung der Ausprägung und Situationsunangemessenheit bis hin zur Unfähigkeit, einem Mitmenschen zu trauen und schweren Beeinträchtigung (weil alle in der Umwelt böse Absichten hätten).

Spezifikationen:

1 mit Wahn,
  Ohne Wahn,
    – allgemeine Verunsicherung und misstrauische Suche nach Gefährdungen,
    – Misstrauen gegenüber speziellen Personen oder Institutionen.
2 Bereichsspezifisch: z. B. pathologische Eifersucht

Neurowissenschaftliche/kognitiv neurowissenschaftliche Modellvorstellungen. Affektiv-kognitiver Komplex –Gefährdung wird in Situationen wahrgenommen, in denen andere Personen diese Befürchtung für unangemessen halten würden.

1. Angst, Aggression – Verschiebung auf der Fight-flight-Achse,
2. Projektionsmechanismus: eigene Aggressivität wird nicht wahrgenommen, a) aggres-

sive Reaktionen der Umwelt jedoch vorher-
gesehen und b) die Atmosphäre durch affektiven Ausdruck verändert und dadurch Zeichen
der Gespanntheit bei den Mitmenschen selbst
provoziert,

3. Lerngeschichte der Reduktion von inneren
Spannungen, wenn die Aufmerksamkeit auf
eine äußere Gefahr gewendet wird

Ratlos

Definition. Die Person empfindet sich einer Situation ausgesetzt, die sie nicht versteht. Sie ist
perplex, staunig, verwundert – bemerkt den
Ausfall der eigenen Ressourcen, sich zu helfen
oder sich Hilfe zu verschaffen.

Beispiel:

- Ein Patient weiß unmittelbar nach einem Unfall nicht, was passiert ist, was mit ihm „los
ist". Er wirkt, aus einer Bewusstlosigkeit heraus aufwachend, verwundert, was mit ihm
geschieht.
- Prototyp: Ratlosigkeit beim Erwachen aus
einem Koma.

Stellung in der Psychopathologie. AMDP 59.

Verwandte Begriffe. Staunig, hilflos.

**Psychopathologische   Inter-
aktionen.** Orientierungsstörung, speziell situative Orientierung mit Beziehung zur Störung
der Bewusstheit der Umgebung, Merkfähigkeitsstörung, Gedächtnisstörung, Konzentrationsstörung.

Differenzialdiagnostische Abgrenzungen. Dissoziative Zustände

Weitere Charakterisierung. Subjektive Seite bei
Hirnschädigungssyndromen mit Orientierungsstörung, Gefühl des »nicht mehr weiter Wissens«.

Interview für Rating. Frage, wie sich die Person in der Situation fühle

Neuropsychologie/Objektivierung. Klärung
der Orientierung und amnestischer Symptome,
Verhaltensbeobachtung, Auseinandersetzung mit
der Meisterung der Situation.

Neurowissenschaftliche/kognitiv neurowissen-
schaftliche Modellvorstellungen

Die Person versteht die Situation noch nicht,
beispielsweise in der Reorientierung nach einem
Ereignis.

Somatische Empfindungen und deren Störun-
gen

Die nächsten Merkmale beziehen sich auf den
Leib, das Leibempfinden, bzw. die Aufmerksamkeit auf die möglichen leiblichen Symptome
von Krankheiten. Die Unterscheidung zwischen
dem Körper der Person, den wir Mitmenschen
wahrnehmen können und dem Leib, den die Person an sich selbst erfährt, ist dabei hilfreich. Der
Perspektiv-Unterschied bringt bei der Leib-Kör-
per Symptomatik nützliche Klärungen.

Es wird hypochondrische und Somatisierungs
– Symptomatik dargestellt. Zentral ist die auf
den Leib bezogene ängstliche Aufmerksamkeit.
Probleme ergeben sich mit psychosomatischen
Merkmalen z. B. Schmerzsymptomatik bei psy-
chischen Erkrankungen, Alexithymie und ein
Gefühl der körperlichen Frische oder Mattigkeit,
wie in der Vitalsymptomatik der Depression.

Tab. 11.2 gibt einen Überblick über verschiedene Begriffe in diesem Bereich.

Hypochondrische Angst

Definition. Ängstliche Gedanken bzw. Überzeugung, an einer gefährlichen Krankheit zu leiden, für die es aber keinen Befund gibt, oder die
Angst, an einer diagnostizierten Krankheit in
Kürze zu sterben, die aber nach der medizinischen Diagnose harmlos ist.

Beispiel:

- Ein Patient hat Angst, an AIDS erkrankt zu
sein bzw. zu erkranken. Er denkt unablässig
über Möglichkeiten der Ansteckung nach und

Tab. 11.2. Differenzierung verschiedener Begriffe im somatischen Bereich - am Beispiel des Schmerzes

Benennung	Stimulus	Schmerz	Äußerung	Kommentar
Somatisierung	kein	ja	ja	Aufmerksamkeit auf Symptom
Hypochondrie	kein oder kein ausreichender	ja	variabel	Krankheitskonzept falsch
Leibhalluzination	kein	ja	frgl	z. T. bizarr
Simulation	kein	kein	ja	bewusste Symptomverfälschung

zweifelt an allen entlastenden medizinischen Befunden.

- Ein Patient denkt immer wieder, schwer herzkrank zu sein und auch an einem Herztod zu sterben. Untersuchungen werden angestellt, aber er traut dem negativen Befund nicht, meint, die nächste, noch spezifischere Untersuchung bzw. ein noch fähigerer Spezialist werde zeigen, dass er mit seiner Annahme, herzkrank zu sein, Recht hat.

Stellung in der Psychopathologie. AMDP 28.

Verwandte Begriffe. Nosophobie.

Psychopathologische Interaktionen.
– Depression
– Somatisierung (Aufmerksamkeit auf Symptomatik, nicht auf eine Krankheit, wie bei der Hypochondrie. Bei der Somatisierung leidet der Patient unter dem Symptom, beispielsweise Schmerz; bei der Hypochondrie betrifft die Angst die hinter einem harmlosen Symptom stehende Krankheit, wobei Verlaufsfantasien den Tod mit einschließen),
– Herzangst (es treten sowohl Panikanfälle mit Tachykardie auf als auch die Angst, an der Herzfunktionsstörung sofort zu sterben, speziell die Angst, die aktuelle Episode nicht zu überleben),

Differenzialdiagnostische Abgrenzungen. Hypochondrischer Wahn ist abzugrenzen (Kap. 13 Wahn – inhaltliche Denkstörungen).

Weitere Charakterisierung. Die Person ist überzeugt, falsch diagnostiziert worden zu sein und reagiert übererregt, wenn sie in den Medien Berichte über die vermeintliche Krankheit liest.

Sie vernachlässigt andere Aspekte der Lebensführung.

Interview für Rating. Frage nach dem Krankheitskonzept, ob eine somatische Erkrankung für das Leiden der Person verantwortlich ist, Fremdanamnese.

Neuropsychologie/Objektivierung. Verhalten und Auseinandersetzung mit der als bedrohlich erlebten körperlichen Gefährdung wird beobachtet, Auseinandersetzung mit negativen Befunden.

Schweregrad:
Bewertung der Ausprägung und Situationsunangemessenheit

a) Eingenommenheit in Stärke und Zeitauslastung durch die Beschäftigung mit der Krankheitsangst,
b) Ausmaß der aus der Symptomatik folgenden Aktion wie Arztkonsultationen, Krankenhauseinweisungen.

Neurowissenschaftliche/kognitiv neurowissenschaftliche Modellvorstellungen.
1. Spezielles Angstthema, affektiv-kognitiver Komplex mit dem Inhalt Krankheit,
2. Lerngeschichte – Erfahrung, dass innere Spannungen und Ambivalenzen erleichtert werden, wenn die Person sich auf Krankheitsangst fokussiert, Modelllernen in der Familie
3. regressive Funktionsstörung, der Patient gibt seine Selbstkontrolle und aktuellen Ziele auf und es tritt die Phantasie auf, dass sein Leben in Gefahr ist

Somatisierung

Definition. Fixierung der Aufmerksamkeit auf körperliche Krankheitszeichen oder das Leiden unter diagnostisch unspezifischen Symptomen wie Schmerzen; durch leibliche Fehlwahrnehmungen bzw. Fehlbeurteilungen schwierig zu beurteilen.

Für die vorgebrachten Symptome kann kein pathophysiologisches Korrelat gefunden werden, bzw. kein ausreichendes, welche das Ausmaß der geschilderten Beschwerden erklären könnte.

In vielen Fällen soll die Umwelt auf das Leiden des Patienten aufmerksam gemacht werden.

Beispiel:
- Ein Mann achtet nur noch auf den Schmerz, den er im Rücken verspürt. Bei Untersuchungen fand sich kein pathologischer Befund. Der Pat. schont sich, obwohl ihm erklärt wird, dass er besser Rückentraining zur Kräftigung der Muskulatur beginnen solle.
- Eine ältere Frau ist die meiste Zeit des Tages mit dem Stuhlgang beschäftigt, wobei sie überängstlich auf jede Darmregung und die Stuhlgangszeiten achtet.

Stellung in der Psychopathologie. In AMDP nicht aufgeführt, aber für z. B. Somatisierungsstörung konstitutiv und von Hypochondrie abzugrenzen.

Verwandte Begriffe. auf körperliche Beschwerden fixiert

Differenzialdiagnostische Abgrenzungen:
- ohne Überzeugung, an einer speziellen Krankheit zu leiden (Hypochondrie),
- Coenästhesie, Leibhalluzinationen,
- Simulation („Krankheitsgewinn", theatralische Darstellung, Tendenz der Antwortverzerrung, deswegen Fremdanamnese, längere Beobachtungszeiten – auch klinisch),
- Depersonalisation.

Interview für Rating: Fragen nach Beschwerden, subjektive Einschätzung auf Skala, Differenziertheit und Variabilität der Schilderung; valide Fremdanamnese,

- Ausschluss Simulation, die aber schwierig nachzuweisen ist.

Neuropsychologie/Objektivierung:
- Verhalten und Auseinandersetzung mit der als bedrohlich erlebten körperlichen Symptomatik wird beobachtet.
- Schmerz: Beobachten der Auseinandersetzung mit Schmerz; Was nennen Sie »Schmerz« in der Haut, als Beispiel mit Nadel und Kneifen/Druck?

Schweregrad. Bewertung der Ausprägung und Situationsunangemessenheit, Leiden an vereinzelten Somatisierungs-Phänomenen bis zu völliger Eingenommenheit und mangelnder Abwendung von den Symptomen.

Spezifikationen:
- mit vs. ohne Angst (»belle indifference« Typ).
- Aufmerksamkeitsfixierung auf ein somatisches Symptom, das durch somatische Befunde erklärt ist, und das durch die Aufmerksamkeitsfixierung verstärkt wird (psychosomatischer Typ),
- Angstäquivalente: Brustschmerz, trockener Mund, nervöse Blase etc., die verstärkt auftreten,
- Dissoziative und Konversionsstörung:
- Es bestehen Klagen über eine Wahrnehmungsstörung, z. B. Sehstörung, Bewusstseinsveränderungen etc., Dissoziativer Typ
- Es finden sich Symptome der Störung der quergestreiften Muskulatur, z. B. Lähmung, Konversionstyp

Persönlichkeitseinflüsse. Histrionische Persönlichkeit.

Neurowissenschaftliche/kognitiv neurowissenschaftliche Modellvorstellungen
- Hinwendung auf Symptomwahrnehmungen, die medizinisch nicht erklärlich sind mit der Folge der Verstärkung dysfunktionaler Leibwahrnehmungen (mit der einschränkenden

Bedingung, dass diese Hinwendung nicht bewusst ist, bzw. eine Simulation vorliegt), Aufmerksamkeitsabhängige Symptomatik des Körpers (s. z. B. Ramachandran 2004), Lerngeschichte: leichtere somatische Störungsmerkmale (Herzstolpern, realistische Schmerzen etc.) werden angstvoll aufgegriffen, die Aufmerksamkeit darauf fokussiert und Symptomatik damit provoziert,

- Abwendung der Aufmerksamkeit beispielsweise bei der Dysfunktion einer Extremität: Ein Pat. ist merkwürdig unbeteiligt bei der Untersuchung einer Gangstörung, die auf die Kraftminderung einer Extremität zu beruhen scheint, für die aber kein pathologischer Befund nachgewiesen werden kann.

- Angstäquivalente aufgrund der Verbindung der Amgydala mit Hirnstammkernen (Davis et al. 1997),

- Lerngeschichte mit Modell-Lernen oder innere Spannungen führen in der Person zur Aufmerksamkeitswendung auf den Körper - mit Folge der Verminderung der Spannungen – evt. Symbolik der Symptomatik hinsichtlich der Problemlage bei der speziellen Person, wobei die individuelle Problemlage zu einer Auswahl der Symptomatik beigetragen hat.

Dysmorphophobische Ängste

Eine Person erlebt einen Makel im Aussehen, der Körper sei missgestaltet, weswegen sie Scham im Kontakt mit Mitmenschen empfindet.

Meist handelt es sich eine Körperschemastörung, die sich in der Wahrnehmung des eigenen Leibs zeigt. Beispielsweise vor dem Spiegel sieht die Person besorgt an dem, wie die Mitmenschen ihren Körper wahrnehmen würden, den Makel. Einflüsse eigener und sozial kommunizierter Idealvorstellungen wirken sich aus. Abgrenzung zum Wahn.

Störung der Vitalgefühle

Definition. Ein gestörtes Leibgefühl mit Kraftlosigkeit, Mattigkeit und Verlust der körperlichen Frische. Im Kontrast zum Erleben, dass der Leib

sonst selbstverständlich funktionierte. Das Gefühl von somatischem Wohlbefinden ist gestört.

Beispiel:
- Ein Patient erlebt schwere Glieder, die jede Bewegung zu einer Arbeit werden lassen, alles wird mühsam. Er ist durch den Verlust der körperlichen Lebendigkeit beeinträchtigt.
- Ein Patient erlebt eine Kraftlosigkeit von Bewegungen der Beine, die auch mit einer merkwürdigen Schmerzhaftigkeit der Muskeln und Sehnen einhergeht.

Stellung in der Psychopathologie. AMDP 62.

Psychopathologische Interaktionen: Bei einem Morgentief achtet die Person nach dem Aufwachen mit einer gewissen Sorge und Angst auf das Leibgefühl.

Differenzialdiagnostische Abgrenzungen:
- Krankheitsgefühl, das bei schwerer Infektion oder Herzinsuffizienz erlebt wird, somatische Schmerzen, Muskelerkrankungen etc., welche die Wahrnehmung körperlichen Unwohlseins erklären können,
- Insuffizienzgefühle,
- depressive Hemmung mit einem Gefühl des Gebremstwerdens bei Bewegungen
- Coenästhetische Beschwerden, Leibhalluzinationen

Selbst-/Fremdbeurteilung. Selbstbeurteilung.

Interview für Rating. Frage nach der körperlichen Frische: Introspektion.

Neuropsychologie/Objektivierung. Verhaltensbeobachtung im Alltag, bei der Bewältigung von Alltagsaufgaben.

Schweregrad. Leichter Mangel an körperlicher Frische und Spannkraft bis zu vollständigem subjektivem Versagen der Bewegungen wegen der sie verursachenden Qual.

Pathognomonisch für: Depressives Syndrom.

Spezifikationen. Treten spezielle somatische Krankheitszeichen auf, so sind diese als Spezifikationen zu dokumentieren.

Begriffliche Probleme des Merkmals. Problematische Verwendung des Begriffs „larvierte Depression", bei der mehr somatisierende Beschwerden, die im Vordergrund des depressiven Syndroms stehen, gemeint sind als die Störung der Vitalgefühle.

Neurowissenschaftliche/kognitiv neurowissenschaftliche Modellvorstellungen

Noch keine überzeugenden Modelle – eventuell pathophysiologische Interaktion mit der körperlichen Hemmung bei Depression

1. negative Valenz im Leibbereich manifestiert
2. somatische Repräsentation im ZNS gestört,
3. Effort-System gestört, Wahrnehmung der Mühe dadurch prädominant,
4. negative somatische Befindlichkeit und latente Schmerzen, die sonst im Alltag schnell vergessen sind, werden bewusst.
5. bei Depressionskrankheiten evt. muskulär verursacht (Modell mitochondrialer Störung)

11.5.2 Positive Valenz

Euphorisch

Definition. Situationsunangemessen gut gestimmt bzw. heiter, mit entsprechender Mimik und Gestik; mit Handlungsbereitschaft zu ggf. unangemessenen Aktionen.

Meist mit hohem Selbstwertgefühl, dem Gefühl körperlich und psychisch hoch leistungsfähig zu sein,

Beispiele:
- Eine junge Frau fühlt sich plötzlich blendend, nimmt zu allen Menschen Kontakt auf und strahlt dabei Freude aus; meint, gute Zu-

kunftsaussichten zu haben. Sie ist zu Scherzen aufgelegt und lacht viel.
- Sie beschenkt Freunde und Bekannte mit kleinen Geschenken, die jedoch ihre finanziellen Möglichkeiten deutlich übersteigen, da sie von Sozialhilfe lebt.
- Ein im Verlauf der Erkrankung bettlägerig gewordener Patient mit multipler Sklerose wirkt heiter. Auf die Frage, ob er sich zeitweilig bedrückt fühlt, gibt er an, dies sei früher einmal der Fall gewesen, die Zeit sei aber nun vorbei, er sei gut gelaunt.

Stellung in der Psychopathologie. AMDP 66.

Verwandte Begriffe. Glückseligkeit, unangemessen vermehrte Freude.

Psychopathologische Interaktionen. Gesteigertes Selbstwertgefühl als Merkmal des manischen Syndroms, Urteilsstörung, Größenwahn.

Differenzialdiagnostische Abgrenzungen:
- alberne Stimmung, in sozialer Gruppe mit guter Laune, Freude als angemessener Affekt, plötzlich entängstigt durch positive situative Veränderung,
- Witzelsucht (Frontalhirnsyndrom),
- Antriebssteigerung, Unruhe jeweils ohne durchgehende positive Emotionalität,
- einfache Urteilsstörung ohne konsistente positive Fehlbeurteilung der eigenen Situation.

Weitere Charakterisierung. Bei realistischer Bewertung der individuellen Lage der Person nicht erklärbare positive Emotionalität.

Selbst-/Fremdbeurteilung. Fremdbeurteilung der Stimmungslage, der Unangemessenheit.

Interview für Rating. Frage nach möglichen Gründen für die offensichtlich gute Laune, nach Plänen und Fremdanamnese.

Neuropsychologie/Objektivierung. Verhaltensbeobachtung und Beobachtung der Auseinandersetzung mit negativen Aspekten der gegenwärtigen Lage der eigenen Person.

Schweregrad. Bewertung der Ausprägung und Situationsunangemessenheit, rein subjektiv bis schwere Verhaltensstörung mit sozial inadäquaten Handlungen.

Pathognomonisch für: Manie, Wesensänderung bei Hirnschädigungssyndromen.

Spezifikationen: Situationsunangemessenheit
* heitere Stimmung ohne Getriebenheit und Antriebstörung,
* deutlicher Handlungsdrang.

Persönlichkeitseinflüsse. Heitere, stets überaktive Persönlichkeit.

Begriffliche Probleme des Merkmals. Die emotionale Seite sollte unabhängig von Interaktionen anderer psychopathologischer Merkmale beschrieben werden, d. h. Euphorie sollte bei Größenwahn gesondert beschrieben werden.

Neurowissenschaftliche/kognitiv neurowissenschaftliche Modellvorstellungen
1. System der Positiven Valenz ist überaktiviert, damit Aktivierungsschwelle positiver Emotionalität und Affekte gesenkt, Involviert sind Neuronale Systeme, die mit Belohnung und positiver Emotionalität zu tun haben (s. o.),
2. Urteilsstörung, Anosognosie (z. B. MS-Patienten, Reischies et al. 1988),
   - Erwartung von positivem Reinforcement falsch hoch,
3. Enthemmung,
4. Verminderung des Amygdala-Tonus mit Entängstigung (nach Läsion: Klüver-Bucy-Syndrom).

Ekstase, Verzückung

Emotionaler Ausnahmezustand meist mit überstarker freudiger Erregung, veränderter Wahrnehmung und Bewusstseinsveränderungen.

Kann sich z. B. in expressiver Gestik, bisweilen bizarr anmutend, und hyperaktiver Psychomotorik ausdrücken.

Die Aufmerksamkeit ist auf das freudige Erleben eingeengt

* Beziehung zu Bewusstseinsverschiebung.

Gesteigertes Selbstwertgefühl

Definition. Unangemessen positive Beurteilung der eigenen Leistungsfähigkeit bzw. des eigenen Wertes, des sozialen Rangs oder Ansehens, der eigenen Aktionen, Gedanken oder der moralischen Qualität.

Positive Umdeutung von neutralen oder gar moralisch verwerflichen Verhaltensweisen bzw. Fehlern.

Beispiel. Eine Frau meint, ohne Mühe einen Job zu finden, da sie Arbeitgebern überzeugend als hoch leistungsfähig erscheine. Sie sei ja eigentlich genial und könne erwarten, in Kürze reich zu sein – auch weil sie kreativ sei und Erfindungen machen werde. Schon auf der Station helfe sie den Mitpatienten als Ko-therapeutin, gesund zu werden.

Stellung in der Psychopathologie. AMDP 72.

Verwandte Begriffe. Größenideen.

Psychopathologische Interaktionen. Gedankendrängen, Euphorie, Antriebssteigerung

Differenzialdiagnostische Abgrenzungen:
* Größenwahn im Rahmen von Schizophrenie oder Manie,
* Narzisstische Persönlichkeitsstörung

Selbst-/Fremdbeurteilung. Fremdbeurteilung.

Interview für Rating. Interview fokussiert auf das Selbstbild, Pläne für die Zukunft, Fremdanamnese.

Neuropsychologie/Objektivierung. Verhaltensbeobachtung und Beobachtung der Auseinandersetzung mit negativen Aspekten der gegenwärtigen Lage der eigenen Person, Begrenzung der Ressourcen etc.

Schweregrad. Bewertung der Ausprägung und Situationsunangemessenheit: Über ein normales Maß an Zutrauen zu sich selbst hinausgehende übermäßig positive Selbsteinschätzung bis zu massiver Verkennung des angemessenen Selbstbildes und Umdeutung von Fehlern – Grenze zu Größenwahn.

Persönlichkeitseinflüsse. Narzisstische Persönlichkeit.

Begriffliche Probleme des Merkmals. Prototyp eines Merkmals, das vom Selbstkonzept der sozialen Person – mit impliziter Rangeinschätzung abhängt – kognitiv-emotionales Merkmal des manischen Syndroms.

Neurowissenschaftliche/kognitiv-neurowissenschaftliche Modellvorstellungen
1. Positive Emotionalität gesteigert (s. o.).
2. Affektiv-kognitiver Komplex mit wechselseitiger Verstärkung von Selektion positiver Erinnerung und positiver affektiver Bewertung vergangener und gegenwärtiger Entwicklungen,
   – selektiver Abruf positiver Erinnerungen, Gedächtnis-Abrufbias,
   – Beurteilungsbias mit Akzeptanz positiver Beurteilung und Verwerfen negativer Bewertung vergangener und zukünftiger Entwicklungen,
   – relativ zu positive Einschätzung der Belohnungserwartung sowohl bei Betrachtung der Zukunft als auch der Vergangenheit,
   – evtl. gekoppelt mit Urteilsschwäche.

11.5.3 Aggression

Eine quantitative Abstufung zwischen dysphorisch, gereizt und aggressiven Verhaltensweisen erscheint klinisch notwendig.

Dysphorisch

Definition. Aggressiv unzufriedene, missmutige bzw. ärgerliche Stimmung. Die morose Gestimmtheit zeigt sich verbal (z. B. nörgelnd) und im emotionalen Ausdrucksverhalten z. B. mimisch/gestisch, ohne unmittelbar drohend zu werden.

Beispiel. Ein Patient ist erkennbar schlecht gelaunt, vorwürflich. Seine Frau habe ein Problem, nicht er. Sie hätte in Behandlung gemusst. Er sieht nicht, dass gerade seine veränderte Stimmungslage mit zur Aufnahme beigetragen hat. Er nimmt jede Gelegenheit zum Anlass, sich zu beschweren.

Stellung in der Psychopathologie. AMDP 67.

Verwandte Begriffe. Missmut, schlecht gelaunt, verstimmt, moros, quengelnd, meckernd, frustriert.

Psychopathologische Interaktionen. Erregung, Angespannt sein, Antriebssteigerung, negative Valenz, Überheblichkeit.

Differenzialdiagnostische Abgrenzungen. gereizt (s. u.).

Weitere Charakterisierung. Verdeckt aggressive Einstellung, die nicht unmittelbar zu offen verbal oder physisch aggressiven Verhaltensweisen führt.

Selbst-/Fremdbeurteilung. Fremdbeurteilung.

Interview für Rating. Fragen nach Ärger, aggressiven Gefühlen, Intentionen und Impulsen, Verlauf und situative Einbettung; Fremdanamnese.

Neuropsychologie/Objektivierung. Verhaltensbeobachtung in Alltagssituationen und Beobachtung der Auseinandersetzung mit konkreten Sachverhalten, die zu ärgerlichen Reaktionen führen – Konfrontation mit dem Eindruck der Interviewenden.

Schweregrad. Bewertung der Ausprägung und Situationsunangemessenheit, rein subjektiv bis zu sozialen Konsequenzen wegen der dysphorischen Verhaltensweisen.

Spezifikationen. Querulatorische Persönlichkeitsmerkmale.

Neurowissenschaftliche/kognitiv neurowissenschaftliche Modellvorstellungen
1. Aggression – Steigerung und dysfunktionale neuronale Aktivität in den Bereichen: dienzephale Mechanismen, Emotional-Motor-System, Fight-Flight-Dimension,
2. situative Auslösung von Aggression bei aktiver Kontrolle.

Gereizt

Definition. Ärgerlich-aggressive Reaktionsweise mit erniedrigter Schwelle zu offen aggressiven Verhaltensweisen. Dabei herrscht eine erkennbar gespannte Affektivität vor, mit fluktuierenden Affektausbrüchen. Es zeigt sich aggressives Auftreten nach nur geringfügiger Provokation.

Beispiel. Aus nichtigem Anlass stellt sich ein Patient, der sich bislang unauffällig verhalten hat, drohend vor einen Mitpatienten.

Stellung in der Psychopathologie. AMDP 68.

Verwandte Begriffe. Aggressiv, aggressive Dynamik, Reizbarkeit, Irritabilität.

Psychopathologische Interaktionen. Antriebssteigerung, Größenwahn, bei gereizter Manie kann das Verhalten aus Ungeduld erwachsen, wenn die Person sich in ihren Größenideen aufgehalten fühlt.

Differenzialdiagnostische Abgrenzungen. Dysphorisch als entsprechende Grundstimmung.

Weitere Charakterisierung. Affekt mit Bereitschaft zu physischer Aggression. Die untersuchende Person begibt sich unwillkürlich in eine Verteidigungshaltung.

Selbst-/Fremdbeurteilung. Fremdbeurteilung.

Interview für Rating. Fragen nach Ärger, Vorerfahrung mit Aggressions-Ausbrüchen; Fremdanamnese besonders wichtig.

Neuropsychologie/Objektivierung. Verhaltensbeobachtung in Alltagssituationen, Ausdrucksverhalten, Arousal, aggressive Äußerungen.

Schweregrad. Gelegentlich gespannte Ruhe mit Eruptionswahrscheinlichkeit bis zu andauernder aggressiver
Reagibilität mit Androhung oder Ausführung körperlicher Aggression, die das Zusammenleben unmöglich macht.

Persönlichkeitseinflüsse. Impulsivität der Person, Narzissmus: Patienten meinen, dass ihnen das Verhalten zusteht; antisoziale Persönlichkeit – verminderte Empathie

Neurowissenschaftliche/kognitiv neurowissenschaftliche Modellvorstellungen: Enthemmung oder Überwindung von Hemmungen durch das Ausmaß der Aggression.

Aggressives Verhalten

Definition. Manifest – bzw. konkret angedrohtes – aggressives, fremdschädigendes Verhalten

Beispiel:
- Ein angespannter Patient schlägt bereits bei Annäherungsversuchen um sich, ohne dass

Kontakt aufgenommen wurde oder ohne irgendeinen Anlass.
- Ein Patient sucht aktiv den Streit und die körperliche Auseinandersetzung.
- Ein Mann ist angespannt und stark erregt – er schimpft, schreit und droht dabei einer Person mit schwerer Gewalt.

Stellung in der Psychopathologie. AMDP 94.

Psychopathologische Interaktionen. Enthemmung, dysphorische Stimmungslage und gereizte aggressive Reagibilität, Anspannung, Antriebssteigerung, gereizte Manie. Größenwahn

Differenzialdiagnostische Abgrenzungen. Kriminelles schädigendes Verhalten im Rahmen antisozialer Akte, die in bewusster Entscheidung gegen soziale und juristische Normen ausgeführt wurden.

Weitere Charakterisierung. Fremdschädigung oder unmittelbare Gefahr von Fremdschädigung.

Selbst-/Fremdbeurteilung. Fremdbeurteilung.

Interview für Rating. Frage nach bisherigen Aggressionsausbrüchen; Fremdanamnese.

Neuropsychologie/Objektivierung:
- Verhaltensbeobachtung in Alltagssituationen hinsichtlich unmittelbarer Gewaltandrohung und Ausführung fremdaggressiven Verhaltens, bzw.
- Ausmaß der Notwendigkeit des Selbstschutzes der Untersuchenden.

Schweregrad. Bewertung der Ausprägung und Situationsunangemessenheit, vereinzelte Drohung bis Notwendigkeit sozialer Konsequenzen wegen fremdaggressiven Verhaltens (z. B. zu fixieren).

Spezifikationen:
- Objekte: Gewalt gegen Sachen – Gewalt gegen Menschen;
- Art: verbal – körperlich;

- Auslösung: spontan – veranlasst, durch Streit etc., Wahngedanken
- Reaktion auf den Aggressionsausbruch: erkennbare deutliche Einsicht in Fehlverhalten – keine Einsicht.

Persönlichkeitseinflüsse. Antisoziale Persönlichkeit.

Begriffliche Probleme des Merkmals:
- Gefahr der fremdschädigenden Aktionen (mit körperlicher Schädigung des Opfers oder Tötung) ist das psychopathologisch und klinisch interessierende Merkmal; dabei ist die Reaktivität einer aggressiven Handlung, also die Aggression als Reaktion oder als Provokation etc., in einigen Fällen schwierig zu objektivieren.
- Trennung von aggressiven Verhaltensweisen vom Affekt des Ärgers oder der Wut.

Neurowissenschaftliche/kognitiv neurowissenschaftliche Modellvorstellungen
S. o.; Aggressives Verhalten dienzephal gesteuert:
- Beutefangaggression bei Raubtieren,
- Rage – Blutrausch von Mardern etc.,
- Flucht gegen Widerstand, Notwehraggression,
- Rivalitätskampfaggression.

Frustrationsintoleranz
Situationen, in denen die Person verharren muss, werden als unaushaltbar erlebt, mit Gefühlen, die der Person sehr unangenehm sind

Beispielsweise eine Situation in der die Person durch negative Rückmeldungen unangenehm konfrontiert wird, ihre Pläne durchkreuzt werden, oder sie lange auf eine erwartete Belohnung warten muss.

Die Person möchte die Situation beenden, aus der Situation fliehen, kann es aber nicht.

Die Person reagiert mit Anspannung, Erregung, bzw. mit motorischer Unruhe, dysphorisch bis gereizt.

Interview für Rating. Erfahrung mit Aufschieben von Gratifikationen, Fremdanamnese.

Neuropsychologie/Objektivierung. Verhaltensbeobachtung über längere Zeit.

11.5.4 Weitere Emotionen

Erregung – angespannt

Definition. Eine Person ist in einem Zustand von starker Aufregung und innerer Anspannung, ohne dass sich beispielsweise Angst oder Aggression entwickelt, mit gesteigerter motorischer Reagibilität und Spontanmotorik sowie erhöhter Vigilanz.

Aus dem Zustand heraus kann sich Aggression, Panik oder seltener Freude entwickeln.

Beispiel. Ein Patient in der Notaufnahme des Krankenhauses hat eine erhöhte Anspannung, erhöhten Muskeltonus und zittert leicht. Er blickt unruhig im Raum herum – reagiert auf alles prompt – wie aus der Pistole geschossen; er zeigt rasche Extremitätenbewegungen und Haltungsänderungen. Zustand von Aufgeregtheit, in der er jeden Moment »zu explodieren« droht (hinsichtlich körperlicher Gewalt gegen andere oder sich selbst).

Stellung in der Psychopathologie. In AMDP nicht vorhanden. Merkmal aus der Notfallpsychiatrie.

Verwandte Begriffe. Hohes Arousal, ungerichtete Aufmerksamkeit.

Psychopathologische Interaktionen. Antriebssteigerung, Zustand überhöhter Motivation, Arousal, motorische Anspannung.

Differenzialdiagnostische Abgrenzungen. Gereiztheit bezeichnet eine affektive Haltung, die bereits eine aggressive emotionale Tönung besitzt, innere Unruhe

Selbst-/Fremdbeurteilung. Selbst- und vorwiegend Fremdbeurteilung.

Interview für Rating. Frage nach Gründen für die erkennbare Erregung, Fremdanamnese (prämorbides Niveau etc.).

Neuropsychologie/Objektivierung. Beobachtung der Dynamik des Verhaltens und Beurteilung des Muskeltonus bei Körperhaltungen, Prüfung der Muskelanspannung (z. B. Anhaltspunkt bei Händegeben in Begrüßungssituation).

Schweregrad. Leicht erhöhtes Arousalniveau bis zu äußerster Anspannung

Neurowissenschaftliche/kognitiv neurowissenschaftliche Modellvorstellungen
1. situatives Hyperarousal, ungerichtete Aufmerksamkeit stark gesteigert - durch Affekte, durch Chance eines großen Gewinns, oder Verlusts (oder Gefahr),
2. motorische Anspannung: Koaktivierung von Agonisten und Antagonisten bei motorischer Voraktivierung in der Bereitschaft zu Bewegungen.

Steigerung des Ekelgefühls

Definition. Sehr leicht auslösbares bzw. intensiveres Ekelgefühl – verbunden mit Widerwillen und Ablehnung.

Beispiel. Eine Frau mit schizophrener Psychose fühlt sich von vielen Dingen (wie sie sagt) „angeekelt" vor allem auf der Straße, sexuell angeekelt von Frauen, möglicherweise mit ausgelöst durch sexuelle Leibhalluzinationen.

Verwandte Begriffe. Aversion

Psychopathologische Interaktionen. Unwohlsein, Anorexie, Wahn, coenästhetische Halluzinationen (besonders sexuelle); vegetativ: Übelkeit.

Interview für Rating. Frage nach Aversionserleben, Fremdanamnese.

Neuropsychologie/Objektivierung. Verhaltensbeobachtung in Alltagssituationen.

Schweregrad. Geringer ausgeprägt, aber subjektiv unangenehm bis zu subjektiv unaushaltbar, jeden Kontakt störend.

Begriffliche Probleme des Merkmals. Wenig untersuchtes psychopathologisches Item mit Störung einer der fundamentalen Emotionen.

Neurowissenschaftliche/kognitiv neurowissenschaftliche Modellvorstellungen
1. Verstärkung des Ekels durch Voraktivierung, bzw. niedrigere Auslösungsschwelle des dafür spezifischen neuronalen Systems
2. die Person erlebt eine Spannungsreduktion, wenn sie sich in Ekelgefühle hineinsteigert. (s. Phillips et al. 1997).

11.5.5 Emotionale Ansprechbarkeit und Affektkontrolle

Affektarm

Definition. Verminderung der Anzahl verschiedener Affekte im Alltag.

Beispiel:
- Ein Pat. ist im Interview ohne affektive Mimik, Gestik und Prosodie und verlebt den Tag auf der Station ohne erkennbare oder berichtete emotionale Regung.
- Eine Person berichtet äußerlich ohne Affektausdruck über die schreckliche Zukunftsaussicht, die sich aus ihrem depressiven Wahn ergibt.

Stellung in der Psychopathologie. AMDP 61.

Differenzialdiagnostische Abgrenzungen:
- Gefühl der Gefühllosigkeit betont die subjektive Seite, besonders der positiven Emotionen
- affektstarr beinhaltet die Schwingungsfähigkeit und Reagibilität
- Alexithymie betont die Selbstwahrnehmungs-Störung und Störung des sprachlichen Ausdrucks bei durchaus potenziell normalem Affekt.

Weitere Charakterisierung:
- Verminderung der spontanen affektiven Regung in den Dimensionen der verschiedenen Affekte,

Selbst-/Fremdbeurteilung. Fremdbeurteilung.

Interview für Rating. Frage nach dem Erleben der verschiedenen Emotionen; Versuch Emotionen auszulösen.

Neuropsychologie/Objektivierung. Verhaltensbeobachtung in Alltagssituationen (z. B. wie viele Affekte werden im Interview gezeigt), affektiver Ausdruck in Relation zu möglichen auslösenden Situationen.

Schweregrad. Einzelne Affekte gezeigt bis zum vollständigen Ausbleiben von Affektausdruck.

Persönlichkeitseinflüsse. Unfähigkeit, Affekte zu zeigen mit Soziopathie assoziiert (Begriff affektlose Psychopathie) – heute eher mit Empathielosigkeit in Verbindung gebracht.

Neurowissenschaftliche/kognitiv neurowissenschaftliche Modellvorstellungen
1. Emotional-Motor-System inaktiviert, blockiert – kein Ausdrucksverhalten,
2. Fraglich, ob ein übertrieben rationalisierender Verhaltensstil zu einer Affektarmut führen kann.

Gefühl der Gefühllosigkeit

Definition. Eine Person erlebt das Nachlassen oder keine emotionale Reaktion auf Umweltereignisse oder mentale Vorgänge, verglichen mit der emotionalen Reaktionsweise, die sie früher kannte; mit charakteristischem Muster deutlicherer Verminderung positiver Gefühle und der Trauer, während negative Befindlichkeit, bzw. Angst nur bei starker Ausprägung des Merkmals nicht empfunden werden kann.

Beispiel. Ein Patient mit schwerer unipolarer Depression sagt, er fühle nichts mehr, das Essen schmecke wie Pappe. Er könne nicht einmal mehr traurig sein und weinen, was er sich zum Vorwurf macht wegen einer Trauerfeier in den letzten Wochen. Wenn er etwas auf einem Spaziergang sehe, dann springen seine Gedanken und Gefühle nicht mehr an, wie früher.

Ein Patient berichtet, dass er beim Beten nichts mehr von dem reichem Emotionserleben fühle, das er früher dabei hatte.

Stellung in der Psychopathologie. AMDP 60.

Psychopathologische Interaktionen. Angst, depressiver Wahn, Anhedonie

Differenzialdiagnostische Abgrenzungen:

- in einem Angstzustand gibt der Patient als Gefühl Angst an. Die Person mit Gefühl der Gefühllosigkeit leidet nicht unmittelbar unter Angst, aber häufig ist die negative Befindlichkeit gesteigert.

Selbst-/Fremdbeurteilung. Selbstbeurteilung.

Interview für Rating. Frage z. B. nach dem vielfältigen Emotionsempfinden beim Betrachten eines Films

Schweregrad. Verminderung bis zum Verlust der Gefühlsreaktionen.

Pathognomonisch für: Depressive Episode.

Begriffliche Probleme des Merkmals. Ein Muster aus Verlusten von emotionalen Empfindungen.

Neurowissenschaftliche/kognitiv neurowissenschaftliche Modellvorstellungen

1. Auslösung der neuronalen Aktivität im Belohnungs-Motivations-System ist gestört sowie in anderen affektiven Systemen, speziell auch dem Emotional-Motor-System,
2. Amygdala-Überaktivität, neuronale Verbindung zum ventralen Striatum und orbitofrontalen Kortex (mögliche funktionelle Auswirkung: Angst blockiert das Belohnungssystem),

Alexithym

Definition. Verminderte Fähigkeit oder Unfähigkeit, bewussten Zugang zu emotionalen Vorgängen zu haben und darüber zu sprechen.

Beispiel. Ein Pat. ist unfähig zu sehen, dass er emotional aversiv reagiert. Er nimmt an, rational zu reagieren.

Stellung in der Psychopathologie. Nicht in AMDP.

Verwandte Begriffe. Beziehung zu Abgespaltenheit von Emotionen.

Psychopathologische Interaktionen:
Anosognosie,
- Erziehung zur Verleugnung von Emotionalität,
- Abspaltung von emotionalen Aspekten und Affekten,
- sprachliches Unvermögen, differenziert emotionale Erlebensweisen zu beschreiben.

Differenzialdiagnostische Abgrenzungen:
- affektarm und Gefühl der Gefühllosigkeit,
- Folge der Ablehnung psychologischer Aspekte der eigenen Situation wie beispielsweise bei Somatisierung bzw. sog. psychosomatischen Beschwerden.

Selbst-/Fremdbeurteilung. Fremdbeurteilung.

Interview für Rating. Frage nach der Beschreibung der subjektiven Seite des Leides der Person (z. B. psychosomatische Krankheit)

Neuropsychologie/Objektivierung: Verhaltensbeobachtung in Alltagssituationen, bei der Exploration und im Verhalten bei Gruppensitzungen Dabei scheinen emotionale Aspekte der Person für außenstehende wahrnehmbar, bleiben aber der Person nicht zugänglich.

Schweregrad: Schwierigkeit bis hin zur völligen Unfähigkeit, Gefühle zu erleben.

Neurowissenschaftliche/kognitiv neurowissenschaftliche Modellvorstellungen
1. Auf der Ebene des bewussten Erlebens (mit der Möglichkeit darüber zu kommunizieren) ist dem Patienten eine emotionale Regung nicht verfügbar,
2. Selbstwahrnehmung defizitär
3. Lerngeschichte mit Spannungsreduktion beim sich Ablenken von Emotionen, die die Bewusstseinsebene erreichten, und Ablenken mit rationaler Beschäftigung z. B. beim Abtrainieren von Angst,
4. rationalisierender Kognitionsstil,
5. Unansprechbarkeit emotionalen Erlebens aufgrund der Störung kritischer Hirnregionen (Hornak et al. 2003).

Gefühl der Leere
Die Person fühlt sich unangenehm verlassen von Gefühlen, Intentionen, Einfällen und Gedanken. Die Stimmungslage ist dabei negativ getönt.
Beziehung zu Ausgebranntsein, Antriebslosigkeit, Verlust des Interesses und Langeweile.

Affektstarr

Definition. Verminderung der emotionalen Schwingungsfähigkeit, d. h. beim Anspringen einer Emotion ist die Ausprägung des Affekts reduziert.

Beispiel. Ein Patient mit einer schweren Depression zeigt kaum emotionale Bewegtheit, auch im Gespräch über seinen Zustand mit den Angehörigen – wenn er ein Gefühl zu haben scheint, bleibt es offenbar gering ausgeprägt. Er verharrt die ganze Zeit in seiner bedrückten Grundstimmung.

Stellung in der Psychopathologie. AMDP 79.

Psychopathologische Interaktionen: Affektarmut, Anhedonie; »Apathisch«, wobei die Affektauslösung erschwert ist – vielfach unklar verwendeter Begriff.

Differenzialdiagnostische Abgrenzungen. Affektarm betont v. a. die Menge unterschiedlicher Emotionen.

Weitere Charakterisierung. Affektstarr bezeichnet die Reduktion der emotionalen Dynamik im alltäglichen Kontakt.

Selbst-/Fremdbeurteilung. Fremdbeurteilung.

Interview für Rating. Frage ob auch heftige Emotionen in letzter Zeit vorkamen, Fremdanamnese.

Neuropsychologie/Objektivierung:
- Im Interview müssen verschiedene affektive Dimensionen angeregt werden – Verhaltensbeobachtung (Mitschwingen in der Gesprächsinteraktion),
- sowohl spontane als auch extern angeregte affektive Schwingung ist zu beurteilen.

Schweregrad. Leichte Reduktion bis zu völliger Aufhebung jeglicher emotionaler/affektiver Bewegung.

Pathognomonisch für: Zwar häufig in einer Depression, aber auch das Verharren in witzelnd euphorischer Stimmungslage ist als affektstarr zu bezeichnen.

Neurowissenschaftliche/kognitiv-neurowissenschaftliche Modellvorstellungen

1. noch unklare Aktivierung (a) einer Stimmung möglich, aber (b) nicht der Vielfalt der variabel ausgeprägten Emotionen und Affektausdrucksweisen
2. Emotional-Motor-System Afferenz, Efferenz oder »Zentrum« gestört, mit begleitender Verminderung des Erlebens der Emotion.

Affektlabil

Definition. Affekte springen schneller als gewöhnlich an, sowohl spontan als auch extern angeregt und bei geringeren Anlässen als gewöhnlich; dies ist sowohl bei der Auslösung eines Affekts als auch im Wechsel zwischen Affekten zu beobachten.

Beispiel:

- Ein Patient weint bei unpassenden Gelegenheiten unvermittelt los – beispielsweise bei der Erwähnung eines Ereignisses, das nicht unbedingt traurig sein muss. Wenn er auf freudige Dinge abgelenkt wird, kann er lachen – noch mit den Tränen in den Augen.

Stellung in der Psychopathologie. AMDP 77.

Verwandte Begriffe. Umgangssprachlich für das depressive Syndrom: „nah am Wasser gebaut"; hinsichtlich aggressiver Emotionalität: Irritabilität (s. u.); reizbare Schwäche.

Weitere Charakterisierung. Die Dynamik der Emotionalität betrifft bei der Affektlabilität das rasche Ansprechen, nicht die Höhe des Ausschlags des Affekts.

Selbst-/Fremdbeurteilung. Fremdbeurteilung, geringere Bedeutung der Selbstbeurteilung.

Interview für Rating. Frage nach Veränderung im Ansprechen der Emotionen, Fremdanamnese.

Neuropsychologie/Objektivierung. Versuch, emotionale Themen anzusprechen mit Verhaltensbeobachtung.

Schweregrad. Von leicht rascherem Anspringen bis zu Behinderung der Kommunikation durch häufiges Ansprechen der Affekte.

Spezifikationen: 1) Ansprechen von Affekten negativer oder positiver Valenz 2) Ansprechen von gereizt-aggressivem Affekt (s. Merkmal Gereizt)

Begriffliche Probleme des Merkmals. Der Begriff »irritabel« hat in den Klassifikationskriterien die Bedeutung von »schnell oder bei geringfügigen Anlässen ängstlich oder aggressiv reagieren«, was hier aufgetrennt wird.

Neurowissenschaftliche/kognitiv neurowissenschaftliche Modellvorstellungen

1. Enthemmung mit Schwellenerniedrigung hinsichtlich der Aktivierung des Emotional-Motor-Systems; Modell des pathologischen Lachens oder Weinens, ohne Freude oder Trauer zu empfinden,
   - entsprechend der Affektstarrheit ist fraglich, ob eine zentrale Funktion mehrerer Emotionssysteme existiert, das mit der allgemeinen Auslösbarkeit der Emotionen zu tun hat,
   - Pseudobulbärparalyse bei ausgedehnten Schäden im Marklager der Hirnhemisphären.
2. Voraktivierung in einem emotionalen Hirnsystem, mit entsprechender Schwellenerniedrigung der Emotionsauslösung.
3. Kontrollerziehung: geringere Kontrolle bestimmter Emotionen kann zwischen Kulturen variieren.

Affektverflachung

Definition. Affekte werden gezeigt, aber sie weisen nicht das Ausmaß der Beteiligung der Person auf wie früher, sind flüchtiger und haben weniger Auswirkungen als früher.

Beispiel:

- Ein Pat. lacht albern, nachdem er seine Bezugsperson gegrüßt hat, so als habe er einen Scherz über sie gemacht, zeigt jedoch keine überdauernde humorvolle Stimmung.
- Ein Patient scheint keine emotionale Regung zu verspüren, reagiert aber doch zeitweilig mit einem kurzen Affekt, die Angehörigen meinen, der emotionale „Tiefgang" scheine nicht mehr wie früher zu sein.

Stellung in der Psychopathologie. Nicht im AMDP Psychopathologische Interaktionen.

Parathymie, Affektlabilität.

Differenzialdiagnostische Abgrenzungen: Affektlabilität meint die Dynamik des Ansprechens von Affekten, während die Affektverflachung auf die Diskrepanz zwischen ausgedrückter und erlebter Emotionalität abzielt,

- Heiterkeit als gelernte Abwehr,

Weitere Charakterisierung. Emotionaler Zugang zur Person scheint weniger möglich.

Selbst-/Fremdbeurteilung. Fremdbeurteilung – am besten auch Verlaufsbeobachtung.

Interview für Rating. Nachfrage, wie intensiv die gezeigte Emotion erlebt wurde (Beispiel: wenn der Pat. plötzlich und kurz weint, fragen, wie intensiv die traurige Regung war).

Neuropsychologie/Objektivierung: Mehrere emotionale Anregungen im Interview sollten gegeben werden (Themen aus verschiedenen emotionalen Bereichen, auch scherzhafte Bemerkungen).

Schweregrad: Leicht: Emotionen wenig intensiv und flüchtig – kein emotionaler Kontakt mehr möglich.

Pathognomonisch für: Schizophrene Defektzustände – „hebephrenes Lachen"

Neurowissenschaftliche/kognitiv neurowissenschaftliche Modellvorstellungen

- s. o. Modell des pathologischen Weinens,
- evtl. auch eine Erschwerung des Zugangs zum emotionalen Erleben möglich.

Parathymie

Definition. Emotionen werden ausgedrückt, die nicht zu den in den jeweiligen Situationen erwartbaren Emotionen passen. Der Emotionsausdruck tritt spontan auf, aber auch situativ als emotionalen Reaktion.

Beispiel. Eine Person lachtwährend der Besprechung schwerwiegender Zukunftsproblemebei traurigen Ereignissen.

Stellung in der Psychopathologie. AMDP 76.

Verwandte Begriffe. Inadäquatheit der Affekte.

Psychopathologische Interaktionen. Paramimie, fehlerhafte Mimik, Grimmassieren, fehlgesteuerte affektive Gestik.

Differenzialdiagnostische Abgrenzungen: Beeinflussung durch kognitive Phänomene, mit emotionaler Reaktion auf Phoneme oder Fokussiertsein auf wahnhafte Umdeutungen der Situation,

- „Lachtränen", normalpsychologisches Phänomen, bei affektiver Anspannung leicht auch kurz in Tränen auszubrechen.

Weitere Charakterisierung. Emotionale Fehlaktivierung, fragliche Entsprechung im emotionalen Erleben der Person.

Selbst-/Fremdbeurteilung. Fremdbeurteilung.

Interview für Rating. Jeweils bei unpassendem Affektausdruck nachfragen im Versuch, das emotionale Erleben zu eruieren, und zu klären ob evt. Reaktion auf Halluzinationen.

Neuropsychologie/Objektivierung: Verhaltensbeobachtung im Interview.

Schweregrad. Vereinzelt bis zur emotionalen Unzugänglichkeit wegen unablässig parathymen Ausdrucksverhaltens.

Pathognomonisch für: Schizophrenie.

Spezifikationen. Grimassieren als eine Extremform gestörter affektiver Mimik.

Begriffliche Probleme des Merkmals. Konzeptuell wichtig, ob die gezeigten Affekte möglicherweise passend zu abnormen Assoziationen oder halluzinatorischen Erlebensweisen sind (dies scheint in vielen Fällen vorzuliegen);

Neurowissenschaftliche/kognitiv neurowissenschaftliche Modellvorstellungen
1. Ein affektiver Ausdruck ist aktiviert, ohne dass die situative Auslösung dazu geführt hätte.
2. Fehlaktivierung des Emotional-Motor-Systems – Neugeborene zeigen mimische Unruhe mit vielen kommunikativ bedeutungstragenden Elementen.

Affektkontrollstörung.

Definition. Verstärkung des Affektausdrucks in Ausmaß und Dauer bzw. die Schwächung der situativen Kontrolle; der Affektausdruck ist dabei meist unangemessen stark.

Beispiel. Eine Person kann über längere Zeit Ärger und die Wut nicht beherrschen, tobt, schreit, droht, ohne dass Angehörige oder Polizei, die auf ihn einwirken wollen, eine Mäßigung der Aggression erreichen könnten.

Stellung in der Psychopathologie. Affektinkontinenz AMDP 78.

Verwandte Begriffe. Alter Begriff: Affektinkontinenz, Überschießende Affekte.

Psychopathologische Interaktionen. Disinhibition.

Differenzialdiagnostische Abgrenzungen. Intendierter, gespielter Kontrollverlust, um ein Ziel zu erreichen.

Selbst-/Femdbeurteilung. Fremdbeurteilung.

Interview für Rating. Frage nach dem Erleben der Affektkontrolle (Versuch der Kontrolle), Anamnese, Fremdanamnese.

Neuropsychologie/Objektivierung. Verhaltensbeobachtung.

Schweregrad. Leichtes Überschießen bis zum ungebremsten »Ausrasten« in einem der Affekte.

Persönlichkeitseinflüsse: Narzisstische Wut

Spezifikationen:
a) alle Affekte sind betroffen, b) vorwiegend ein Affekt ist betroffen
a) für die Möglichkeiten der Affektkontrolle der Person zu intensive Emotion, b) Beteiligung einer Komponente des „sich gehen Lassens"

Begriffliche Probleme des Merkmals. Der alte Begriff Affektinkontinenz ist sehr unglücklich gewählt.

Neurowissenschaftliche/kognitiv neurowissenschaftliche Modellvorstellungen
1. Enthemmung eines affektiven Hirnsystems (im Emotional Motor System), z. B. epileptische Aktivität,
   - Pseudobulbärparalyse bei ausgedehnten Schäden im Marklager der Hirnhemisphären,
2. allgemeine Disinhibition und Verhaltenskontrollstörung bei Frontalhirnläsionen und manischen Syndromen,
3. Lerngeschichte, Erziehung der Kontrollfähigkeiten bestimmter Affekte.

Selbstkontrollstörung bei Suchtmitteln

Definition. Angenehme Reize, wie beispielsweise illegale Drogen, werden auch auf die Gefahr unangemessen hoher negativer Konsequenzen angestrebt, gesucht und konsumiert.

Substanzgebunden durch Zuführung einer Droge oder nicht substanzgebunden, etwa durch pathologisches Glückspiel.

Beispiel:

• Eine Person schädigt sich selbst durch die Einnahme von Alkohol und Drogen, obwohl sie weiß, dass dies ihrem Wohlbefinden schaden wird und auf längere Sicht lebensgefährlich ist.

Stellung in der Psychopathologie. Nicht in AMDP – zentral für noch willkürlich veränderbares Suchtverhalten

Verwandte Begriffe. Disziplinlosigkeit beim Abwehren von Suchtmitteln, Selbstverwöhnung, Süchtiges Verhalten, Willensschwäche.

Psychopathologische Interaktionen. Depressive Stimmung und Ängstlichkeit können zur Einnahme von Substanzen führen, die beruhigende Primärwirkungen haben (Kummerspeck).

Weitere Charakterisierung: Störung der Kontrolle im Selbstverhältnis, d. h. die Funktionen, sich zu begrenzen, sind geschwächt. – im Gegensatz zu einem zu strengen Selbstverhältnis

Differenzialdiagnostische Abgrenzungen: Sozial angepasste Zufuhr von Verstärkern ist abzugrenzen, dekompensierende Kontrolle der sich selbst zugeführten positiven Verstärker kann gewertet werden.

Interview. Fragen nach der Beschreibung der subjektiven Seite der Einnahme von Suchtsubstanzen. Fremdanamnese

Neuropsychologie/Objektivierung. Ggf. Verhaltensbeobachtung im Abstinenzversuch.

Schweregrad. Schwierigkeit, sich bei an sich harmlosen Vergnügungen zu beschränken, die jedoch zu alltagsrelevanten Beeinträchtigungen führen können, bis zur völligen Unfähigkeit, auch hoch riskante Zuführung von positiven Stimuli wegzulassen.

Pathognomonisch für: Abhängigkeit.

Persönlichkeitseinflüsse. Antisoziale Persönlichkeit mit mangelnder Evaluation negativer Rückwirkungen, Impulsivität.

Neurowissenschaftliche/kognitiv neurowissenschaftliche Modellvorstellungen.
1. Selbststimulationsexperimente bei Tieren in Regionen mit angenehmer Valenz-Auswirkung führten zu ungebremster Selbststimulation und Vernachlässigung von sonstigen Aktivitäten
2. Verminderung der Verarbeitung der Information über negative Konsequenzen (beispielsweise in der Amygdala) oder gestörte Elaboration der Repräsentation negativer Konsequenzen und deren Verarbeitung in der exekutiven Planung.

Selbstschädigendes Verhalten

Definition. Handlungen sind gegen die eigene Person, die körperliche oder soziale Person gerichtet; sie haben jedoch nicht das Sterben als Ziel.

Beispiel:
• Eine Person reißt sich die Haare aus,
• Eine Person schlägt mit dem Kopf gegen die Wand,
• Hautschnitte in Erregungszuständen bei Borderline Persönlichkeitsstörung, bei dissoziativen Zuständen
• Kündigung der Wohnung und des Arbeitsplatzes in deprimierter Verzweiflung.

Stellung in der Psychopathologie. AMDP 96.

Verwandte Begriffe. Selbstbeschädigung.

Psychopathologische Interaktionen. Verzweifelte Erregung, Aggressivität, gelerntes Hilfesuchverhalten

Differenzialdiagnostische Abgrenzungen. Suizidalität mit auf den Tod ausgerichteter Handlungsintention.

Weitere Charakterisierung. Klassifikation von Verhaltensweisen, die aus verschiedenen psychopathologischen Kausalzusammenhängen heraus vorgenommen werden, mit der Intention, sich einen Schaden zuzufügen – im Gegensatz zu süchtigem Verhalten.

Selbst-/Fremdbeurteilung. Fremdbeurteilung.

Interview für Rating. Fragen über die Entwicklung der Handlungsintention, Intentionen, Somatische Untersuchung, Beobachtung, Narben.

Neuropsychologie/Objektivierung. Auseinandersetzung mit der Situation, die zu selbstschädigendem Verhalten geführt hat.

Schweregrad. Vereinzelt geringfügige Schädigung bis zu potenziell lebensgefährlichen Aktionen.

Spezifikationen:
a) körperliche, nicht-körperliche Selbstschädigung,
b) Einflussfaktoren:
   – in Erregungszustand (auch z. B. sexueller Erregungszustand),
   – im dissoziativen Zustand,
   – Fehlhandlung bei produktiv psychotischer Symptomatik (cave imperative Stimmen).

Neurowissenschaftliche/kognitiv neurowissenschaftliche Modellvorstellungen

- Lerngeschichte: Erfahrung einer Spannungsreduktion in der Situation akuter körperlicher Beeinträchtigung, bei Verletzung oder bei der Selbstverletzung.

Suizidalität

Definition. Auf den eigenen Tod ausgerichtete Intentionen, Handlungstendenzen und Handlungen.

Beispiel:
- Ein Patient in einer schweren Depression steigt bei der Klinikaufnahme unvermittelt auf das Fensterbrett des Untersuchungszimmers und ist dabei, aus dem Fenster zu springen.
- Ein Pat. bricht das Interview ab und rennt aus dem Untersuchungsraum, sagt noch, es hätte alles doch keinen Sinn mehr. Nachdem er aufgehalten wird, gibt er an, beabsichtigt zu haben, sich vor ein fahrendes Auto zu stürzen.

Stellung in der Psychopathologie. AMDP 95.

Verwandte Begriffe. Konkrete, akute Selbsttötungsgefahr, (problematischer Begriff Selbstmord).

Psychopathologische Interaktionen. Verzweiflung, Verlust der Freude, Hoffnungslosigkeit, Aggression.

Differenzialdiagnostische Abgrenzungen:
- parasuizidale Handlung als psychotische Fehlhandlung mit nur potenzieller oder aktueller Lebensgefahr, keine klare Intention zu sterben
- selbstschädigendes Verhalten (s. o.) nicht auf Tod ausgerichtet.

Selbst-/Fremdbeurteilung. Vorwiegend Fremdbeurteilung.

Interview für Rating: Frage nach Gedanken an das Sterben, nach einem Wunsch zu sterben und der Entwicklung der Handlungsintention,
- Fragen nach der Zukunftsorientiertheit
- hinsichtlich des Präsuizidalen Syndroms (Ringel 1953):

Disengagement mit Verlust der Zukunftsorientiertheit, Todeswunsch, und Todesphantasien mit Einengung, Glorifizierung des Sterbens, Entwertung der früher geschätzten Personen, Aktivitäten, sozialen Instanzen, und allgemein Entwertung bisheriger Werte, Konkretheit der Todespläne, Wendung der Aggressivität gegen sich.

Neuropsychologie/Objektivierung: Zzt. nicht möglich,
- Versuch der Beobachtung der Auseinandersetzung mit der Frage, warum die Person weiterleben möchte,
- ist die Person offen in der Kommunikation? etc.

Schweregrad. Gedanken an den Tod, unspezifische Aussage, nicht mehr leben zu wollen bis zu aktueller unmittelbarer Suizidgefahr.

Spezifikationen: Typus:

1. depressive Suizidalität,
2. Kurzschlussreaktion bei Verzweiflung, z. B. aktueller schwerer Beschämungssituation,
3. Beendigung von objektivem Leiden in somatischer oder sozialer Notsituation.

Persönlichkeitseinflüsse. Gefahr ist bei aktiv zupackenden Persönlichkeiten größer

- ebenso bei Impulsivität

Begriffliche Probleme des Merkmals:
- wegen der Bedeutung des Suizides ist bereits die Tendenz hoch zu bewerten, und hat legale Konsequenzen, ist aber schwierig zu erfassen

- deshalb werden die Suizidtendenzen mit in das Konstrukt hereingenommen.
- Die Person entscheidet (außer in Kurzschlusshandlungen und bei impulsiven Handlungen) über das Ende der Person
- nicht ohne Rückgriff auf die Untersuchung aller Aspekte der Person zu diagnostizieren.

11.5.6 Zwangsgedanken und -handlungen

Zwangsgedanken, Zwangsimpulse und -handlungen haben eine enge Beziehung zu Emotionen. Diese Beziehung wird im Folgenden näher erläutert. Im englischen Sprachraum wird von »obsessions« hinsichtlich der Gedanken (»von einem Gedanken besessen sein«) und »compulsions« hinsichtlich der Handlungen gesprochen (»sich gezwungen fühlen, eine Handlung auszuführen«). Die Trennung von Zwangsgedanken und Zwangshandlungen ist besonders auch wegen der unterschiedlichen Therapiezugänge wichtig (s. Lehrbücher der Verhaltenstherapie). Die Zwangshandlungen werden bewusst ausgeführt; im Gegensatz dazu kommen die Zwangsgedanken meist ungesteuert und unkontrollierbar. Hier besteht eine Verbindung zu den sogenannten Automatischen Gedanken (s. Denkstörungen). Zwangshandlungen und -gedanken unterscheiden sich hinsichtlich der Interventionsmöglichkeiten der Person: Bei den Zwangshandlungen kann die Person versuchen, die Handlung auszulassen, bei Zwangsgedanken kann die Person jedoch das Auftreten des Gedankens nicht unterdrücken.

Zwangsphänomenen betreffen bestimmte Bereiche wie Sauberkeit/Kontamination, Kontrolle, Aggression/Schuld, Ordnung und Sammeln. Dazu kommen beispielsweise noch sexuelle und religiöse Themen. Sicherlich sind Zwangskrankheiten eine heterogene Gruppe von psychischen Störungsbildern.

Die Person muss zu den Handlungen, vor allem aber zu den Gedanken Auskunft geben, zu den Begleitumständen und vor allem auch dazu, wie sie sich zu den Phänomenen stellt, beispielsweise wie sie versucht, die Gedanken oder Impulse zu unterdrücken (Purdon 1999; Bürgy 2005).

Eine Ich-Dystonie ist in der deutschen psychopathologischen Tradition gefordert worden, d. h. die Person müsse eine Distanz zu den Zwangsphänomenen haben, z. B. die Handlung nicht wollen, sondern sich zu ihr gezwungen fühlen. Betrachten wir die Ordnungsliebe. Es gibt sicherlich zwangartig ordnungsliebende Personen, die angeben, sie wollten sich derart verhalten, es entspreche ihren Erwartungen an sich selbst. Ein Zwangspatient jedoch müsste sich zu ordnenden Handlungen gezwungen sehen, Handlungen, die er nicht ausführen will, und die er ausführt, weil er sonst Angst erleben würde. An diesem Beispiel ist erklärlich, dass in letzter Zeit die Ich-Dystonie als Diagnosekriterium aufgegeben wurde, d. h. auch Zwangshandlungen, zu denen der Patient nicht distanziert ist, können als solche diagnostiziert werden.

Warum kann die Person die Aktion nicht auslassen?

a) Sie wird z. B. durchgeführt, weil in der Vorstellung der Person sonst ein Unheil eintrete. Dabei bestehen Beziehungen zu überwertigen Ideen bzw. zum Wahn. Viele der Zwangspatienten haben ein Gefühl der Verantwortlichkeit, ein Unheil zu verhindern; sie meinen, verantwortlich zu sein, die eigene Familie vor schädigenden Einflüssen durch die Zwangshandlungen zu bewahren.
b) Sie wird zur Spannungsreduktion durchgeführt bzw. zur Angstabwehr.

Für die Entstehung von Zwangsphänomenen zur Spannungsreduktion sind Modelle entwickelt worden.

1. Ein Gedanke, ein Impuls bekommt – aus noch unbekannten Gründen – eine Aufdringlichkeit, die abnorm ist (Reinecker 2005)
2. Mit dem Denken des Gedankens, dem Ausführen eines Ritus oder einer Handlung ergibt sich eine Angstreduktion, die zwar in-

komplett bleibt, aber doch eine Erleichterung bedeutet. Diese Erleichterung konditioniert das affektive System.

Die Pathophysiologie der Zwangssymptomatik ist noch ungeklärt. In vielen, jedoch nicht allen Studien über den Ruhemetabolismus im präfrontalen Kortex, speziell des orbitofrontalen Kortex von Zwangspatienten, wurde eine pathologische Erhöhung der Aktivität gefunden (Baxter et al. 1987). Die gegenwärtig bevorzugte Deutung der bildgebenden Befunde bei Zwangssymptomatik (Übersicht Kordon et al. 2005) geht von einer Enthemmung der thalamischen Kortexaktivierung aus.

Die Neuropsychologie hat zeigen können, dass Zwangspatienten zwar abstrakte Sortieraufgaben wie beim Wisconsin Card Sorting können, jedoch haben sie offenbar Probleme bei Entscheidungen unter Risiko (Cavedini et al. 2002).

Rituelle Handlungen sind von der ätiologischen Zuordnung her unspezifisch; so werden sie bei Zuständen nach Hirnschädigungen häufig beobachtet (Grados 2003). Sie scheinen nach Hirnschädigungen eine eher verhaltensordnende Funktion zu übernehmen (»das innere Chaos zu ordnen«).

Der Aspekt der Ablenkung von Themen, die für die Person unaushaltbare Sachverhalte darstellen, ist vielfach akzeptiert. Mit anderen Worten, die inhaltliche Fixierung auf den ablenkenden Inhalt und Beschäftigung damit verhindert die Zuwendung zu bestimmten kritischen, subjektiv nicht aushaltbaren Themen („sich zur Ablenkung in die Arbeit stürzen"). Dieses Modell der Ablenkungsbeschäftigung könnte als Disposition in Angesicht recht hoher genetischer Transmission von Zwangsphänomenen gesehen werden.

Weitere Aspekte bei Zwangssymptomen betreffen zunächst die Impulsivität. Viele Zwangsphänomene haben mit Impulskontrolle zu tun (Kap. 7 Antrieb). Die Patienten sind z. T. mit der Abwehr von aggressiven Akten bzw. Ideen beschäftigt.

Zwangsgedanken

Definition:

a) Bestimmte Gedanken, Einfälle oder Erinnerungen, drängen sich wiederholt auf und stören den Fortgang der von der Person intendierten (mentalen) Aktivität. Sie können dadurch beispielsweise die Arbeitsfähigkeit behindern. Die Person vermag es nicht oder unterlässt es, den Gedanken sofort wegzudrängen. Die Gedanken werden in vielen Fällen von den Patienten für unsinnig erachtet.

b) Der unaushaltbare Gedanke führte zu Angst und die Angst tritt wieder auf, wenn das rituelle Denken unterlassen oder abgebrochen wird.

Beispiele:

- Eine Person muss immer wieder über den Tod nachdenken, der ihr spontan einfällt, bzw. der ausgehend von Wörtern wie »Krankenwagen etc.«, die sie liest, assoziiert wird. Sie hat die Phantasie, dass in ihrer Familie eine schwere Krankheit ausbricht, wenn sie diese Gedanken nicht rituell zu Ende denkt.
- Eine Person muss immer wieder daran denken zu beichten, wobei nichtige „unreine" Intentionen als zum Beichten notwendig bewertet werden. Sie ist dadurch arbeitsunfähig und verliert die Arbeitsstelle.

Stellung in der Psychopathologie. AMDP 30.

Verwandte Begriffe. Zwangsdenken, Zwangsvorstellungen, Zwangsbefürchtungen, Zwangsgrübeln.

Psychopathologische Interaktionen. Andere Zwangsphänomene, Angst, überstarke Sorgen und strenges Selbstverhältnis mit Selbstverpflichtung. Angst z. B. bei Zwangsbefürchtungen

Differenzialdiagnostische Abgrenzungen:

- nachdenkliches Grübeln mit für die Person intendierten Gedanken, die als notwendiges Bedenken eines Problems angesehen werden,

- Ich-Störung mit Gedankeneingebung, bei der eine Instanz verdächtigt wird, die Gedanken zu übertragen.

Weitere Charakterisierung. Nicht unterdrückbare Einfälle (Gedanken, Vorstellungen, Erinnerungen) führen zu einem sehr unangenehmen Gefühlszustand.

Selbst-/Fremdbeurteilung. Introspektive Aussagen stehen im Zentrum.

Interview für Rating: Fragen nach dem Verlauf der Entstehung der Zwangsgedanken bei der Person, mit dem Versuch, die Bedeutung der Gedanken für diese Person kennen zu lernen; vor was hat die Person Angst.

Neuropsychologie/Objektivierung. Verhaltensbeobachtung, unerklärliche Verzögerungen im Handeln oder in der Alltagsarbeit geben Anlass zum Nachfragen; bzw. Klären der Charakteristik von Zwangsgedanken nach der Schilderung wiederholter störender Gedanken durch den Patienten.

Schweregrad. Von seltenen, klar identifizierbaren Zwangsgedanken bis zur vollständigen Auslastung durch die Gedanken, die jede sinnvolle Betätigung unterdrückt.

Persönlichkeitseinflüsse. Gewissenhafte Personen, Perfektionismus, aggressives Potenzial in der Persönlichkeit, strenger Umgang mit sich selbst.

Begriffliche Probleme des Merkmals: Übergänge zu sogenannten automatischen Gedanken, die einer Person einfallen, Gedankeneingebung und Grübeln.

Neurowissenschaftliche/kognitiv neurowissenschaftliche Modellvorstellungen

1. prinzipiell unmöglich, sich anzustrengen, an etwas nicht zu denken, da dieses Etwas bereits ein Gedanke ist, ein Inhalt, der mental voraktiviert ist. Dies ist hier umso mehr der Fall, wenn Affekte daran gekoppelt sind,

2. emotional beladener Inhalt (affektiv-kogniti-ver Komplex) setzt sich gegen normale mentale Tätigkeit durch – beispielsweise in Ruhephasen oder bei Meditation – „es denkt mich" bei Automatischen Gedanken.
3. Person erlebte früher Spannungsreduktion, wenn bestimmte Gedanken gedacht werden, dadurch Verstärkung (auch Ablenkung von noch spannungsreicheren Gedankenbereichen),

Zwangsimpulse

Definition. Bestimmte Handlungsintentionen, die sich der Person wiederholt aufdrängen und die Alltagsaktivität stören. Sie können von der Person nicht weggedrängt werden oder kommen unvermittelt wieder. Sie können die Arbeitsfähigkeit behindern. Das Auftreten und die möglichen Konsequenzen der Ausführung der Intention führen oder führten zu Angst.

Beispiele:
- Ein Patient hat immer wieder den Einfall und spürt den Drang, eine Person vor die U-Bahn zu schubsen und erschrickt davor. Er vermeidet deswegen, U-Bahn zu fahren.
- Eine Person spürt die Intention, einen Fluch, eine schreckliche und unverzeihliche Lästerung auszurufen.
- Eine Person kann kein Messer sehen, ohne die Intention zu spüren, jemanden damit zu verletzen.

Stellung in der Psychopathologie. AMDP 31.

Verwandte Begriffe. Zwangsgedanken.

Psychopathologische Interaktionen. Andere Zwangsphänomene.

Differenzialdiagnostische Abgrenzungen:
- imperative Phoneme,
- Wahngedanken – insbesondere solche mit Handlungskonsequenz,

s. auch Zwangsgedanken.

Weitere Charakterisierung. Unkontrolliert auftretende, subjektiv nicht sicher unterdrückbare Handlungsimpulse – obwohl die Person sich eigentlich sicher sein kann, dass sie die Intention nicht ausführt, wenn sie es nicht will.

Selbst-/Fremdbeurteilung. Aussage der Person notwendig.

Interview für Rating. Fragen nach der Entwicklung von Angst im Zusammenhang mit den Impulsen.

Neuropsychologie/Objektivierung. Verhaltensbeobachtung, Merkmal: unerklärliche Verzögerung im Handeln, in der Alltagsarbeit, geben Anlass zum Nachfragen.

Schweregrad. Von klar identifizierbaren vereinzelten Zwangsimpulsen bis zur jede sinnvolle Betätigung unterdrückende Eingenommenheit durch das Symptom.

Persönlichkeitseinflüsse. Gewissenhafte Personen.

Begriffliche Probleme des Merkmals. Sprachakt in der Kommunikation: »ich fühle mich von der Intention bedrängt«, »ich habe Angst, xyz tun zu müssen«.

Neurowissenschaftliche/kognitiv neurowissenschaftliche Modellvorstellungen
1. Zwangsgedanken s. o. – mit einer betonten Handlungskomponente,
2. Mangelndes Zutrauen in die exekutive Kontrolle
3. Impulskontrolle ist effizient

Zwangshandlungen

Definition: Bestimmte Handlungen drängen sich der Person wiederholt auf, müssen ausgeführt werden, stören den Fortgang der von der Person vorher beabsichtigten Aktivität und können nicht unterdrückt werden ohne dass die Person Angst oder starkes Unwohlsein erlebt; sie behindern die Arbeitsfähigkeit bzw. die Aktivitäten des täglichen Lebens.

Beispiele: Ein Patient muss sich stundenlang duschen, weil er nie sicher ist, ob er wirklich allen Dreck vom Körper entfernt hat – er duscht deswegen so selten, dass er eine Geruchsbelästigung für Mitmenschen darstellt.

- Eine Person muss viele Male (z.B. deutlich über 10 mal) nachsehen, ob sie den Laden, den sie führt, am Abend verschlossen hat. Sie meint jedes Mal beim Schließen doch nicht aufmerksam genug aufgepasst zu haben und ist beim nächsten Versuch jeweils sehr erregt.
- Eine Patientin muss einen bizarren Ritus an Handbewegungen immer wieder ausführen. Sie erklärt, dies tun zu müssen, damit ihren Angehörigen nicht ein von ihr gefürchtetes Unglück passiert.

Stellung in der Psychopathologie. AMDP 32.

Verwandte Begriffe. Rückversicherungsbegehren tritt oft gemeinsam mit Zwangshandlungen auf.

Psychopathologische Interaktionen. Andere Zwangsphänomene, Komorbidität mit Schizophrenie.

Differenzialdiagnostische Abgrenzungen:

- Handlungen aufgrund von imperativen Phonemen oder Wahngedanken,
- Hyperkinesen, Tics – Tourette-Syndrom, Manierismen (können beispielsweise zeitweilig unterdrückt werden), keine Angst bei Unterdrückung
- Perseverationen von Handlungen,
- bewusst intendierte Wiederholungen (von Handlungen, deren Auslassung zu realen unangenehmen Konsequenzen führen müsste) und Riten (z. B. religiös),
- Utilisationsverhalten bei Frontalhirnstörung (s. Reischies 2005),
- Ordentlichkeit (oft als Zwanghaftigkeit umgangssprachlich beschrieben, aber nicht psychopathologisch zu werten), erst als pathologisch zu werten, wenn durch die damit verbrachte Zeit eine Einschränkung der Alltagsfunktionen zu bemerken ist und/oder die Person eine Distanz dazu hat, z. B. die Handlungen unterdrücken würde, wenn sie könnte,

- normales Kontrollverhalten: Personen sagen, sie kontrollieren noch einmal, ob sie beispielsweise abgeschlossen haben aber »einmal genügt«,
- Impulskontrollstörung.

Weitere Charakterisierung. Wiederholte störende Aktionen – nach Ausschluss der Differenzialdiagnosen. Auch Riten, die sich nach einer Hirnschädigung einstellen, da sie Ordnung in ein Chaos von internen Zuständen bringen.

Interview für Rating. Frage nach der Symptomentwicklung, welche Konsequenz der Auslassung gefürchtet wird, Fremdanamnese.

Neuropsychologie/Objektivierung. Verhaltensbeobachtung, Reaktion auf den Versuch der Verhinderung der Zwangshandlung.

Schweregrad. Von klar identifizierbaren vereinzelten Zwangshandlungen bis zu jede sinnvolle Betätigung verhinderndes Beschäftigtsein mit den Zwangshandlungen (Zeitverlust in Stunden pro Tag).

Spezifikationen. Art der Zwangshandlungen, Unterschiede zwischen Kontrollzwängen und Zwangshandlungen mit Sauberkeitsaspekt.

1. Inhalte
   - Sauberkeit,
   - Sicherheit,
   - andere Inhalte,
2. Rückversicherungsverhalten

Persönlichkeitseinflüsse. Gewissenhaftigkeit und Aggressionspotenzial in der Persönlichkeit.

Begriffliche Probleme des Merkmals: Distanz der Person von der Zwangshandlung notwendig?

Neurowissenschaftliche/kognitiv neurowissenschaftliche Modellvorstellungen

1. Kontrollzwang: Versagen der exekutiven Kontrolle und des Monitorings über die bereits abgeleistete Kontrollhandlung,
   - Abschluss von Handlungen im ZNS nicht richtig prozessiert, Efferenzkopien nicht gelöscht etc.
2. Basalganglien: orbitofrontale Interaktion gestört (orbitofrontale Überaktivität, in den Basalganglien eine Unteraktivität postuliert).
3. wie Zwangsgedanken aber mit Handlungsebene – Spannungsreduktion durch Kontrollhandlung erlebt,
4. es wird die Wiederholung eines Impulskontrollversagens, beispielsweise eines Aggressionsausbruchs, gefürchtet und dies soll durch massive Kontrollmanöver, die aber insuffizient sind, unterdrückt werden,
5. in einzelnen Fällen beschränkt auf ein Handlungsskript – innerhalb einer Routine müssen bestimmte Aktionen wiederholt werden, um Angst und einen Zustand negativer Valenz zu vermeiden.
6. Die Person fühlt sich verpflichtet, symbolische Handlungen auszuführen, die negative Entwicklungen oder Ereignisse abzuwenden versprechen,
7. Geringe Impulskontrolle muss kompensiert werden.

Literatur

Adolphs R, Gosselin F, Buchanan TW et al (2005) A mechanism for impaired fear recognition after amygdala damage. Nature 433:68–72

Anderson MC, Ochsner KN, Kuhl B et al (2004) Neural systems underlying the suppression of unwanted memories. Science 303:232–235

Bandura, (1999) Moral disengagement in the perpetration of inhumanities. Pers Soc Psychol Rev 3:193–209

Baxter LR Jr, Phelps ME, Mazziotta JC (1987) Local cerebral glucose metabolic rates in obsessive-compulsive disorder. Arch Gen Psychiatry 44:211–218

Benson DF (1994) The neurology of thinking. Oxford Univ Press, Oxford

Bleuler E (1979) Lehrbuch der Psychiatrie, 14. Aufl. Springer, Berlin

Borod JC (2000) The neuropsychology of emotion. Oxford Univ Press, Oxford

Bronstein CJL (2001) Neuropharmacology of frontal-subcortical circuits. In: Lichter DG, Cummings JL (Hrsg) Frontal-subcortical circuits in psychiatric and neurological disorders. Guilford Press, New York, S 92–113

Buechel C, Dolan R (2000) Classical fear conditioning in functional neuroimaging. Curr Opin Neurobiol 10(2):219–223

Bürgy M (2005) Psychopathology of obsessive-compulsive disorder: a phenomenological approach. Psychopathology 38:291–300

Bush G, Luu P, Posner MI (2000) Cognitive and emotional influences in anterior cingulate cortex. Trends Cogn Sci 4:215–222

Carlsson A (2001) A paradigm shift in brain research. Science 294:1021–1024

Cavedini P, Riboldi G, D'Annucci A et al (2002) Decision making heterogeneity in obsessive-compulsive disorder: ventromedial pre frontla cortex function predicts different treatment outcomes. Neuropsychologia 40: 205–211

Dalgleish T (2004) The emotional brain. Nat Rev Neurosci 5:583–589

Damasio A (1994) Descarte`s error. Putnam, New York (deutsch 1995, List Verlag, München)

Davis M, Walker D, Lee Y (1997) Amygdala and bed nucleus of the stria terminalis: differential roles in fear and anxiety measured with the acoustic startle reflex. Phil Trans R Soc London B 352:1675–1687

Deng W, Rolls ET, Ji X, Robbins TW, Banaschewski T, Bokde ALW, Bromberg U, Buechel C, DesriviÃ¨res S, Conrod P, Flor H, Frouin V, Gallinat J, Garavan H, Gowland P, Heinz A, Ittermann B, Martinot JL, Lemaitre H, Nees F, Papadopoulos Orfanos D, Poustka L, Smolka MN, Walter H, Whelan R, Schumann G, Feng J (2017). Separate neural systems for behavioral change and for emotional responses to failure during behavioral inhibition. Hum Brain Mapp. 38:3527–3537.

Dolan RJ (2002) Emotion, cognition, and behavior. Science 298:1191–1194

Drevets WC (2003) Neuroimaging abnormalities in the amygdala in mood disorders. Ann N Y Acad Sci 985:420–444

Ekman P (1999) Basic emotions. In: Dagleish T, Power MJ (Hrsg) Handbook of cognition and emition. Wiley, Chichester, S 45–60

Frijda NH (1986) The emotions. Cambridge Univ Press, Cambridge

Gainotti G (2000) Neuropsychological theories of emotion. In: Borod JC (Hrsg) The neuropsychology of emotion. Oxford Univ Press, Oxford, S 214–236

Gao WJ, Krimer LS, Goldman-Rakic PS (2001) Presynaptic regulation of recurrent excitation by D1 receptors in prefrontal circuits. Proc Natl Acad Sci U S A 98:295–300

Gao WJ, Goldman-Rakic PS (2003) Selctive modulation of excitatory and inhibitory microcircuits by dopamine. Proc Natl Acad Sci U S A 100:2836–2841

Gloor P (1997) The temporal lobe and limbic system. Oxford Univ Press, Oxford

Grados MA (2003) Obsessive-compulsive disorder after traumatic brain injury. Int Rev Psychiatry 15:350–358

Grillon C (2002) Startle reactivity and anxiety disorders: aversive conditioning, context and neurobiology. Biol Psychiatry 52:958–975

Gündel H, O'Connor MF, Littrell L (2003) Functional neuroanatomy of grief: an FMRI study. Am J Psychiatry 160:1946–1953

Haaga DA, Beck AT (1995) Perspectives on depressive realism: implications for cognitive theory of depression. Behav Res Ther 33:41–48

Hancock JA (1996) «Depressive realism" assessed via confidence in decision-making. Cogn Neuropsychiatry 1:213–220

Hariri AR, Mattay WS, Tessitore A (2003) Neocortical modulation of the amydala response to fearful stimuli. Biol Psychiatry 53:494–501

Hariri A, Bookheimer S, Mazziotta J (2000) Modulating emotional responses: effects of a neocortical network on the limbic system. NeuroReport 11(1):43–48

Hikosaka O (2010) The habenula: from stress evasion to value-based decision making. Nat Rev Neurosci 11:503–513

Holstege G, Bandler R, Saper CB (1996) The emotional motor system. Prog Brain Res 107:113–126

Hornak J, Bramham J, Rolls ET et al (2003) Changes in emotion after circumscribed surgical lesions of the orbitofrontal and cingulate cortices. Brain 126:1691–1712

Houk JC (2001) Neurophysiology of frontal-subcortical loops. In: Lichter DG, Cummings JL (Hrsg) Frontal-subcortical circuits in psychiatric and neurological disorders. Guilford Press, New York, S 92–113

Koch M (1999) The neurobiology of startle. Prog Neurobiol 59:107–128

Kordon A, Leplow B, Hohagen F (2005) Zwangsstörungen. In: Förstl H, Hautzinger M, Roth G (Hrsg) Neurobiologie psychischer Störungen. Springer, Berlin Heidelberg New York Tokio, S 545–575

LaBar K, Gatenby J, Gore J et al (1998) Human amygdala activation during conditioned fear acquisition and extinction: a mixed-trial fMRI study. Neuron 20(5):937–945

LeDoux J (1996) The emotional brain. Simon & Schuster, New York

Marschner A, Mell T, Wartenburger I, Villringer A, Reischies F, Heekeren H (2005) Reward-based decision-making and aging. Brain Res Bull 67:382–390

Matsumoto M, Hikosaka O (2007Jun 28) Lateral habenula as a source of negative reward signals in dopamine neurons. Nature 447(7148):1111–1115

Middleton FA, Strick PL (2000) A revised neuroanatomy of frontal-subcortical circuits. In: Lichter DG, Cummings JL (Hrsg) Frontal-subcortical circuits in psychiatric and neurological disorders. Guilford Press, New York, S 44–58

Milad MR, Quirk GJ (2002) Neurons in medial prefrontal cortex signal memory for fear extinction. Nature 420:70–74

Moles A, Kieffer BL, D'Amato FR, (2004) Deficit in attachment behavior in mice lacking the μ-Opioid receptor. Gene Science 304:1983–1986

Morris SE, Sanislow CA, Pacheco J, Vaidyanathan U, Gordon JA, Cuthbert BN (2022) Revisiting the seven pillars of RDoC. BMC Med 20:220

New AS, Hazlett EA, Buchsbaum MS et al (2002) Blunted prefrontal cortical 18-fluoro-deoxyglucose positron emission tomography response to meta-chloro-phenylpiperazine in impulsive aggression. Arch Gen Psychiatry 59:621–629

Panksepp J (1998) Affective neuroscience. Oxford Univ Press, Oxford

Panksepp J (2003) Feeling the pain of social loss. Science 302:237–239

Paton JJ, Belova MA, Morrison SE, Salzman CD (2006) The primate amygdala represents the positive and negative value of visual stimuli during learning. Nature 439:865–870

Phan KL, Wager T, Taylor SF, Liberzon I (2002) Functional neuroanatomy of emotion: a meta-analysis of emotion activation studies in PET and fMRI. Neuroimage 16:331–348

Phillips ML, Senior C, Fahy T, Davis AS (1997) Disgust – the forgotten emotion of psychiatry. Br J Psychiatry 172:373–375

Pietrini P, Guazzelli M, Basso G et al (2000) Neural correlates of imaginal aggressive behavior assessed by positron emission tomography in healthy subjects. Am J Psychiatry 157:1772–1781

Pissiota A, Frans O, Michelgard A (2003) Amygdala and anterior cingulate cortex activation during affective startle modulation: a PET study of fear. Eur J Neurosci 18:1325–1331

Price DD (2000) Psychological and neural mechanisms of the affective dimension of pain. Science 288:1769–1772

Price JL (1999) Prefrontal cortical networks related to visceral function and mood. Ann N Y Acad Sci 877:383–396

Purdon C (1999) Thought suppression and psychopathology. Behav Res Ther Nov 37(11): 1029–1054

Reinecker H (2005) Grundlagen der Verhaltenstherapie. Beltz Psychologie Verlags Union, Weinheim

Reischies FM, Baum K, Bräu H (1988) Cerebral magnetic resonance imaging findings in multiple sclerosis – relation to disturbance of affect, drive, and cognition. Arch Neurol 45:1114–1116

Reischies FM (1990) Emotionalitätsfragebogen, Erfassung des emotionalen Zustands, der emotionalen Ansprechbarkeit und Ausdrucksfähigkeit mit Hilfe von visuellen Analog-Skalen. Diagnostika 36:359–365

Reischies FM (1999a) Pattern of disturbance of different ventral frontal functions in organic depression. Ann N Y Acad Sci 877:775–780

Reischies FM (1999) Pattern of disturbance of different ventral frontal functions in organic depression. In: McGinty JF (Hrsg) Advancing from the ventral striatum to the extended amygdala. Ann N Y Acad Sci 877: 775–780

Reischies FM (2005) Psychopathologie des Frontalhirns. In: Förstl H (Hrsg), Frontalhirn, Funktionen und Erkrankungen, 2. Aufl. Springer, Berlin, S 83–101

Reischies FM (2021) Leid-Erleben – ein Fundament der Psychopathologie. Papst Scientific Publishing, xyz

Ringel E (1953) Der Selbstmord. Maudrich, Wien

Rolls ET (1999) The brain and emotion. Oxford Univ Press, Oxford

Ross ED (1981) The prosodias: Functional-anatomical organization of the affective components of language in the right hemisphere. Arch Neurol 38:561–569

Scherer KR (2003) Introduction: cognitive components of emotion. In: Davidson RJ, Goldsmith H, Scherer KR (Hrsg) Handbook of the affective sciences. Oxford Univ Press, New York, S 563–571

Scherer KR (2004) Feelings integrate the central representation of appraisal-driven response organization in emotion. In: Manstead ASR, Frijda NH, Fischer AH (Hrsg) Feelings and emotions. Cambridge Univ Press, Cambridge, S 136–157

Schultz W (1998) Predictive reward signal of dopamine neurons. J Neurophysiol 80:1–27

Siegel A, Roeling TA, Gregg TR, Kruk MR (1999) Neuropharmacology of brain-stimulation-evoked aggression. Neurosci Biobehav Rev 23:359–389

Taylor GJ, Bagby RM (2004) New trends in alexithymia research. Psychother Psychosom 73:68–77

Tremblay L, Schultz W (1999) Relative reward preference in primate orbitofrontal cortex. Nature 398:704–708

West AR, Grace AA (2000) The role of frontal-subcortical circuits in the pathophysiology of schizophrenia. In: Lichter DG, Cummings JL (Hrsg) Frontal-subcortical circuits in psychiatric and neurological disorders. Guilford Press, New York, S 372–400

Whalen PJ, Rauch SL, Etcoff NL et al (1998) Masked presentations of emotional facial expressions modulate amygdala activity without explicit knowledge. J Neurosci 18:411–418

Whalen PJ, Kagan J, Cook RG (2004) Human amygdala responsivity to masked fearful eye whites. Science 306:2061

Wild B, Rodden FA, Grodd W, Ruch W (2003) Neural correlates of laughter and humour. Brain 126:2121–2138

Wise RA, Rompre PP (1989) Brain dopamine and reward. Ann Rev Psychol 40:191–225

Wundt WM (1874) Grundzüge der physiologischen Psychologie. Engelmann, Leipzig

Sinnestäuschungen

12

Inhaltsverzeichnis

12.1 Einführung

Die Halluzination als Trugwahrnehmung war der Menschheit seit Urzeiten bekannt; sie erlangte kulturell viele Bedeutungen, unter anderem für den Schamanismus und die Religionen. Halluzinationen als psychopathologische Merkmale sind im Laufe der Entwicklung der Psychiatrie definiert worden, wobei die Unterscheidung von Halluzinationen, Illusionen und Ich-Störungen eindeutig bestimmt werden konnte: Halluzinationen wurden als Wahrnehmungen ohne entsprechenden Stimulus aufgefasst, während Illusionen als Verkennungen von wahrgenommenen Objekten definiert wurden – beispielsweise das Wahrnehmen einer Fratze in einer harmlosen Wandzeichnung. Ich-Störungen (s. nächstes Ka-pitel) haben im Unterschied zu Halluzinationen in der Regel keine sensorischen Qualitäten – Ich-Störungen, die mit Halluzinationen verwechselt werden könnten, sind beispielsweise von der Art eingegebener Gedanken.

Beispiel

Eine Frau mit schlecht angepasstem Hörgerät pflegt über viele Jahre ihre 90-jährige Mutter. Ihre eigene Leistungsfähigkeit lässt nun mit der Zeit nach. Sie hört plötzlich die Stimmen von Bekannten und der Mutter. Diese beschimpfen sie. Bei der Untersuchung in der Klinik wirkt sie schwerhörig und wie abwesend. Sie ist schwer depressiv mit einem Schuldwahn und akut suizidal. ◄

Für die Person handelt es sich bei einer Halluzination um eine Wahrnehmung: Eine Halluzination ist eine Sinneserfahrung mit Realitätscharakter. Nur der externe Beobachter kann erkennen, dass die Wahrnehmung des Patienten ohne entsprechende externe Stimulation stattfindet. Die Person, die halluziniert, erfährt möglicherweise von Mitmenschen, dass es keine Stimulusquelle für ihre Wahrnehmung gegeben hat. Viele Personen reagieren dann mit Unverständnis und Ablehnung. Anderen war vielleicht schon aufgefallen, dass mit ihren „Stimmen" etwas nicht in Ordnung sein könnte.

Der Realitätscharakter der Halluzination lässt verständlich werden, dass eine Person versucht, sich einen Reim auf die ungewöhnlichen Wahrnehmungen zu machen. Viele Inhalte und Umstände der Halluzinationen sind „außerordentlich". Die Person, die eine Halluzination hat, muss sich, was sie hört oder sieht, erklären – beispielsweise, dass die verstorbene Mutter zu ihr spricht. Dieser Umstand bedingt in vielen Fällen die Entwicklung eines Erklärungswahns (s. u.). Die diagnostische Schwierigkeit ist, andererseits, ungleich höher bei sehr realitätsnahen Halluzinationen.

Es gibt demnach zwei fundamentale unterschiedliche Perspektiven auf die Halluzination: die der halluzinierenden Person und die der Mitmenschen. Von der objektiven Warte aus handelt es sich bei Halluzinationen um eine Perzeption, die stattfindet, obwohl es nichts zu perzipieren, keinen Reiz dafür gibt. Mit anderen Worten, aus der Beobachterperspektive muss offenbar ein Vorgang im Zentralnervensystem des Patienten zu einer Wahrnehmung führen – mit der Qualität einer »realen« Sinnesempfindung – ohne reales Objekt der Sinnesreizung, das so wahrgenommen werden könnte (der Beobachter kann dies ausschließen).

Damit wird also ein mentaler Inhalt mit der Referenz auf die Umwelt von der Person als Wahrnehmung klassifiziert. Die fehlerhafte Erfahrung, dass die halluzinierten Inhalte Wahrnehmungen seien, wird von dem Patienten als Beleg für Realität des Wahrgenommenen gewertet. Patienten berichten beispielsweise »Das habe ich aber doch gehört!«. Da der externe Beobachter weiß, dass die halluzinierte Information im Kopf der Person entstanden sein muss, gilt also: Halluzinationen sind im Gehirn aktivierte mentale Inhalte, welche – in einem Zustand gestörter Verarbeitung der Quelle der Information – für Wahrnehmungen gehalten werden, für real. Auf dieses Modell wird weiter unten eingegangen.

Erste psychopathologische Definitionen (seit Esquirol 1838) konzentrierten sich auf die Perzeption, die falsch sein müsse. Alternativ könnte argumentiert werden, dass keine Perzeption stattgefunden habe, weil intern ein mentaler Inhalt aktiviert wurde: Besonders bei Schizophrenie ist in vielfach der Perzeptionscharakter der Gedanken weniger prominent: Es handelt sich nicht um Stimmen, die als von außen wahrgenommen werden, sondern Stimmen im Kopf. Bei manchen Patienten sind sie nicht gut von Gedanken zu differenzieren, die »eingegeben worden« sind (s. u. Ich-Störungen).

Ein zweistufiger Ablauf muss für die Halluzination angenommen werden: Wenn wir vom Fehlen des Objekts der Wahrnehmung ausgehen, nehmen wir

(1) im ersten Prozess an, dass das mentale Objekt im ZNS aktiviert wurde. Der Perzeptionsfehler besteht darin, dass es fälschlich als wahrgenommen registriert wird:

(2) Im zweiten Prozess wird die Quelle der Wahrnehmung identifiziert, dieser Prozess kann intakt oder fehlerhaft ablaufen.

(2a) Ist er intakt, erkennt die Person die fehlerhafte Wahrnehmung (z. B. beim Druck auf das Auge sehen wir „Sterne").

(2b) Ist der Prozess der Quellenidentifikation gestört, kann das aktivierte mentale Objekt als Perzeption erscheinen, es wird halluziniert.

Dieser Vorgang im Traum ist für jeden Menschen nachvollziehbar: Ein mentaler Inhalt hat Wahrnehmungs-qualitäten und wird zuweilen beim plötzlichen Aufwachen für eine korrekte Wahrnehmung eines Ereignisses, das gerade geschehen sein muss, gehalten.

Im nächsten Kapitel der Ichstörungen werden wir den Fall besprechen, dass das aktivierte mentale Objekt als Gedanke bestimmt wird, der von außen eingeben wurde.

▶ Für die Halluzination wird weiterhin gefordert, dass die Person die subjektive Gewissheit hat, dass es sich um reale Sinneswahrnehmung, also Wahrnehmung der Umwelt handelt. Sieht die Person den Charakter als Trugwahrnehmung an, spricht man von Pseudohalluzinationen.

Einflussnahme durch die Person: Halluzinationen sind von der Person mit schizophrener Psychose mental nicht abwendbar oder modifizierbar. Halluzinationen können nicht durch Lenkung der Aufmerksamkeit auf die Wahrnehmung zurückgedrängt werden. Die Person nimmt zunächst etwas wahr, das die Aufmerksamkeit einfängt. Die Konzentration auf die Wahrnehmung (genau hinhören: „höre ich das richtig?") oder die Aufmerksamkeitswendung auf etwas Ablenkendes kann die Halluzination bei Schizophrenie nicht verändern. Bei anderen Halluzinationsformen ist dies jedoch der Fall. Dies sind z.B. Formen von Halluzinationen, die mit dem Einschlafen zu tun haben, also subvigile Phasen als Entstehungsbedingungen haben.

12.1.1 Abgrenzungen

Halluzinationen müssen zunächst von einfachen Wahrnehmungsfälschungen abgegrenzt werden, wie z. B. von einfachen optischen Täuschungen, bei denen sich sinnesphysiologische Gesetzmäßigkeiten auswirken. Eine Fülle von verwandten, aber differenzierbaren Wahrnehmungsstörungen werden im Folgenden dargestellt, d. h. psychopathologische Merkmale wie Illusionen, Metamorphopsien (Mikropsie, Makropsie), Palinopsie.

Pseudohalluzinationen. Sie unterscheiden sich von Halluzinationen zunächst einmal dadurch, dass die Person die Wahrnehmung als Täuschung erkennt. Der psychopathologische Begriff »Pseudohalluzinationen« ist jedoch umstritten und wird nicht ganz einheitlich verwendet:

Es wird darunter eine Wahrnehmung verstanden, welche in der Regel blasser ist als eine Halluzination – beispielsweise handelt es sich um die Verkennung von hoch-emotionalen Vorstellungen als Wahrnehmungen. Ein Patient in einem angstvollen Ausnahmezustand meinte, Fratzen zu sehen und Leichen auf dem Fußboden, über die er zu steigen sich genötigt sah. Vielfach handelt es sich um „als ob" Wahrnehmungen (Der Person komme es vor, als ob da eine Leiche liege).

Eine direkte, unphysiologische Stimulation von Sinneszellen führt zu Wahrnehmungen – zum Beispiel Druck auf das Auge führt zum »Sterne-Sehen«. Die Wahrnehmung wird dabei von der Person als Sinnestäuschung erkannt. Das Gleiche gilt für die Stimulation der Neurone der primären kortikalen Repräsentationsareale – sie führt regelhaft zu Sinneseindrücken. Diese Sinneseindrücke stehen in enger zeitlich/räumlicher Beziehung zur Auslösesituation und es handelt sich meist um elementare, nicht in den Kontext passende Wahrnehmungen. Die Person weiß, dass es sich um eine Fehlwahrnehmung aufgrund von Stimulation handelt.

12.1.2 Halluzinationen als sogenannte „psychotische Symptome"

Halluzinationen werden in der Psychiatrie gegenwärtig vielfach als psychotische Symptome bezeichnet. Diese Einordnung ist unglücklich. Denn Halluzinationen treten beispielsweise auch als pontine Halluzinationen bei neurologischen Störungen auf, die keinesfalls im gleichen Sinn wie bei der Schizophrenie als psychotische Symptome zu bezeichnen sind. Auch ist die Prävalenz von Halluzinationen in der Bevölkerung offenbar wesentlich höher als die von Psychosen. Dazu kommt, dass der Begriff der Psychose weniger durch die Merkmale Halluzinationen und Wahn bestimmt ist als durch ein Charakteristikum, das Jaspers (1942) in den Vordergrund stellte – ein Bruch in der Entwicklung der Persönlichkeit. Ein Patient mit einer Psychose (jedweder Ätiologie) wird von den Angehörigen als » er hat sich völlig verändert« oder »so kennen wir ihn gar nicht wie-der« geschildert.

12.1.3 Dimensionen der Halluzinationen

Halluzinationen unterscheiden sich klinisch in vielerlei Eigenschaften. Die wichtigsten Dimensionen sind:

1. Modalität (akustisch, visuell, taktil, olfaktorisch, gustatorisch, Leibhalluzination) - räumliche Aspekte
2. Komplexität ,
3. spezifische Reizqualität (z.B. akustische Qualität, visuelle Charakteristika)
4. subjektive Bedeutung, Relevanz des Inhalts für die Person
5. Intensität,
6. Emotionskongruenz,
7. subjektive Sicherheit, dass es reale Erfahrung sei,
8. Aufmerksamkeit.

Ein erster Überblick über verschiedene klinische Formen der Halluzinationen ergibt eine Aufteilung nach der Modalität und Komplexität Tab. 12.1.

Spezifische Reizqualität

Manche auditorische verbale Halluzinationen werden sehr exakt beschreibbar wahrgenommen. Es sind z. B. die Stimmen von dem Patienten bekannten Personen, die aus einer bestimmten Ecke des Raumes kommen, in die der Patient auch schaut, wenn die Stimmen auftreten. Andere Halluzinationen haben nicht diese diffe-renzierte Reizqualität, sondern werden als beispielsweise Stimmen »im Kopf« beschrieben, die kaum akustische Reizparameter aufzuweisen scheinen.

Subjektive Bedeutung

Die Halluzinationen, die klinisch mitgeteilt werden, haben vielfach eine hohe emotionale Bedeutung für die Person. Ein Patient erachtet eine Wahrnehmung für mitteilenswert. Dann liegt meist auch eine emotionale Komponente vor. Vielleicht nimmt er jedoch zusätzlich auch anderes wahr, das als Halluzination zu erachten ist und über das er nicht berichtet (Abschn. 12.4 Diagnostik). Dies ist einer der Gründe dafür, dass die Häufigkeit von Halluzinationen im Dunkeln liegt. Beispielsweise emotional unbedeutende Halluzinationen werden im klinischen Zusammenhang nicht geäußert.

Halluzinationen stellen inhaltliche Fehler der Wahrnehmung dar, die mit dem Leben der Person in Zusammenhang stehen; seltener werden in der Schizophrenie belanglose Dinge wahrgenommen. Die Inhalte der Halluzination sind meist affektgekoppelt, sei es, dass sie mit der affektiven Lage der Person übereinstimmen oder auch Affekte auslösen. Die Inhalte können scheinbar bizarr und ohne Bezug zum alltäglichen Leben der Person sein wie Trauminhalte. Die hohe subjektive Bedeutung der Halluzinationen hängt mit dem Inhalt zusammen, der sich auf existenzielle Probleme oder für den Patienten wichtige Personen bezieht.

Bei Deafferenzierungs-Halluzinationen (s. u.) werden die Personen vielfach durch die Wahrnehmung von belanglosen visuellen Szenen überrascht. Bei dieser Form von Halluzinationen liegt der inhaltliche und affektive Bezug zum

Tab. 12.1 Aufteilung der verschiedenen klinischen Formen der Halluzinationen nach Modalität und Komplexität

Modalität	Elementar	Komplex
Akustisch	Akoasmen	Stimmenhören, verbale akust. Halluzination
Optisch	Geometrisch; im Gesichtsfeld bewegter Punkt	Szenisch
Körperlich	Taktil, elementarer Schmerz	Coenästhetisch, z. B. sexuelle Wahrnehmung
Olfaktorisch	Einfacher Geruch	„Gift", Eigengeruch als Gestank
Gustatorisch	Einfacher Geschmack	„Gift"

Leben der Person sehr viel weniger oder gar nicht vor. Der wichtige Affekt ist nur die Überraschung und Befremdung. Beim Charles-Bonnet-Syndrom beispielsweise werden auf dem Boden von Afferenzstörungen lebhafte, meist kleine Figuren gesehen, die vollkommen belanglos sein können. Ähnliches gilt für das Musikhören als Halluzination bei Hörgeschädigten.

Intensität

Die Intensität der Halluzinationen kann sehr gering sein. Die Person muss beispielsweise die Augen schließen, um die Halluzinationen zu sehen (quasi auf der Rückseite der Augenlider), was bei pedunkulären Halluzinationen der Fall sein kann.

In einem anderen Beispiel hört eine Person nur ein Murmeln, das undeutlich ist. Wenn Störgeräusche wie ein fließendes Wasser als Reizquelle hinzukommen, kann die Person das Murmeln verstärkt hören. Hierfür wurde der Begriff funktionelle Halluzination verwendet worden, d. h. für den Fall, dass nur im Zusammenhang mit unspezifisch störenden realen Sinnesreizen Fehlwahrnehmungen auftreten. Diese Wahrnehmungsstörung hat einerseits Beziehungen zu den Deafferenzierungs-Halluzinationen als auch zu Illusion (s. u.).

Die Intensität der Halluzinationen kann hoch sein, beispielsweise in der Lautstärke (schreiende Stimmen) oder in der Grellheit, bzw. Deutlichkeit optischer Halluzinationen. Auch die Intensität von coenästhetischen Schmerzen, beispielsweise in den Genitalien, kann erheblich sein.

Unabhängig von der Intensität ist die Deutlichkeit der Halluzinationen zu betrachten. Damit ist der Detailreichtum und die Fülle der perzeptuellen Qualitäten gemeint, im akustischen Bereich die Frequenz, der Ort, die Verlaufsdynamik etc. und im visuellen Bereich die Farbe, Form, die Proportion und Relation zu der Umgebung etc. Im Allgemeinen ist die Deutlichkeit bei Halluzinationen deutlich höher als bei einer Vorstellung.

Subjektive Sicherheit

Obwohl definitorisch Halluzinationen für real gehalten werden müssen, findet sich klinisch ein Übergang zu Pseudohalluzinationen mit Einsicht in die Wahrnehmungsfälschung. Einerseits sind sich Personen absolut sicher, dass sie etwas Reales wahrgenommen haben und suchen die für real erachtete Quelle der Sinneseindrücke. Sie nehmen an, dass ihre Wahrnehmungen auch für andere wahrnehmbar wären. Bei anderen Formen von Halluzinationen oder nach langer Erfahrung mit »ihren« Halluzinationen wissen die Patienten, dass ihre Mitmenschen in der Umgebung die Wahrnehmungen wohl nicht teilen. In den meisten Fällen sprechen sie dann nicht oder nicht gern über diese Wahrnehmungen.

Emotionskongruenz

In einem Teil der Fälle treten Halluzinationen im Zusammenhang mit Emotionen auf, wobei die Inhalte der Halluzinationen zur Emotion passen. Beispielsweise hat ein Patient Angst und er sieht Fratzen, nimmt die Verfolger wahr und hört ihre Stimmen z. B. Drohungen, oder er sieht ein Feuer lodern. Eine Patientin mit einem depressiven Syndrom hörte Beschimpfungen z. B. sie sei eine Hure oder Tadel von ihrer Mutter. Die halluzinierende Person meint, emotional auf die Wahrnehmung zu reagieren; dabei gehören die Halluzination und die Aktivierung des emotionalen Syndroms im pathologischen Prozess zusammen.

Halluzinationen kommen aber auch ohne begleitende Emotionen vor. Besonders bei der Deafferentierungs-Halluzination werden, wie oben bereits erwähnt, Figuren, Szenen oder Musik wahrgenommen, ohne dass die Inhalte mit Emotionen gekoppelt wären. Auch bei einer Schizophrenie kommt es – typischerweise bei chronifizierten Verläufen der Krankheit – zu verbalen akustischen Halluzinationen mit belanglosen Inhalten z. B. »da sitzt er wieder«. Daraus schließt jedoch der schizophrene Patient, dass die Personen, die er als Stimmen hört, genau über ihn Bescheid wüssten. Er leidet dann meist unter dem Verlust der Privatsphäre.

Aufmerksamkeit/Working Memory/Bewusstseinszustand

Einige Patienten sind von ihren Halluzinationen in den Bann gezogen und der Untersucher bemerkt eine fast völlige Zuwendung der Aufmerksamkeit auf die Halluzination. Dabei hat es für die Wahrnehmung der Halluzinationen keinen Einfluss, inwieweit die betroffene Person bewusst die Aufmerksamkeit auf die Halluzination lenkt. Die Unabhängigkeit der Halluzinationen von dem bewussten Lenken der Aufmerksamkeit bei der Schizophrenie könnte als Argument dafür gewertet werden, dass dabei die Aufmerksamkeitsprozesse der Person gestört sind (s. u.).

Aktionsbegleitende Halluzinationen, schlafbezogene Halluzinationen

Halluzinationen kommen nach klinischer Erfahrung einerseits aktionsbegleitend vor, beispielsweise bei der Ausführung einer Tätigkeit. In anderen Fällen treten die Halluzinationen bei der Minderung der Wachheit in Ruhephasen am Abend oder bei Müdigkeit in Momenten des Einnickens auf – dies wird als hypnagoge Halluzinationen bezeichnet. Am Morgen beim Aufwachen werden die schlafbezogenen Halluzinationen als hypnopompe Halluzination bezeichnet. In diesen Umständen kann eine Besserung der Halluzinationen beobachtet werden, wenn die Aufmerksamkeit geweckt und den Halluzinationen gewidmet wird. Im Delir treten Halluzinationen bei einer Eintrübung des Bewusstseins auf, wobei das Delir als psychiatrisches Syndrom selbst mit einer fundamentalen Störung der Aufmerksamkeit und Aufmerksamkeitskontrolle gekoppelt ist.

Kontrolle über die Informationsverarbeitung

In diesem Abschnitt ist eine Störung eines Bereichs des »Selbstbewusstseins« im Sinne Dennets (1984) zu erwähnen (Stanghellini u. Cutting 2003). Dabei wird eine Störung in den Funktionen angenommen, die es einer Person ermöglichen, sich aktiv in das eigene mentale Leben zu involvieren. Während Gesunde die Klassen mentaler Aktivitäten (1) gut unterscheiden und (2) steuern können, ist bei schizophrenen Patienten eine Störung (1) im Erleben der Unterschiedlichkeit und (2) in der aktiven Interaktion mit mentalen Prozessen, wie Wahrnehmung, Vorstellung, Tagträumereien oder Denken anzu-

nehmen. Hier geht es im übergeordneten Sinn um die Störung der Souveränität der Person über ihre mentalen Prozesse. Allerdings ist diese psychopathologische Modellbildung noch nicht gut untersucht.

Differenzialdiagnostische Aspekte von Halluzinationen

- Sporadische Halluzination bei gesunden Personen
- Halluzinationen bei Verlust des Partners nach jahrzehntelangem Zusammenleben
- Hypnagoge/hypnopompe Halluzinationen, z. B. bei Narkolepsie
- Epileptische Halluzinationen:
  a) iktale Halluzinose bei Epilepsie
  b) Halluzination in der Aura des epileptischen Anfalls
- Deafferenzierungs-Halluzinationen:
  a) bei Störung des visuellen afferenten Systems: Charles-Bonnet-Syndrom (Podoll et al. 1989)
  b) Bei Amputation: Phantomerscheinungen
- Pedunkuläre Halluzinose, bei Schädigungen des Hirnstamms (Manford u. Anderman 1998)
- Halluzinationen als Teil eines Hirnschädigungs- oder Hirndegenerations-Syndroms, z. B. beim Delir, z. B. bei Demenzen (Levy-Körperchen Demenz)
- Toxisch/Entzug
  a) Alkohol-Halluzinose akut/chronisch
  b) Akute Halluzinogenintoxikation
- Halluzinationen beim Parkinson-Syndrom
- Halluzinationen bei schizophrener/affektiver Psychose

12.2 Klinik

Halluzinationen treten in vielfältigen pathophysiologischen Zusammenhängen auf. Ergeben sich irgendwelche Hinweise auf die in der nachfolgenden Übersicht zusammengefassten Umstände, muss in der Diagnostik intensiv versucht werden, Halluzinationen nachzuweisen bzw. auszuschließen. Halluzinationen sind nicht selten. Beispiele sind: Ein hoher Prozentsatz der alten Menschen, die ihren langjährigen Partner verlieren, hören dessen Stimme in typischen Alltagssituationen. Praktisch alle Patienten, die eine Schädigung des primären visuellen Kortex erlitten haben, haben optische Halluzinationen. Viele Patienten mit Hörstörungen leiden unter akustischen Halluzinationen und viele Personen erleben Stimmenhören beim Aufwachen oder Einschlafen. Beim Delir treten Halluzinationen auf. Wegen der sozialen Stigmatisierung sind verlässliche epidemiologische Zahlen nicht verfügbar.

Halluzinationen sind in der Diagnostik der Schizophrenie besonders wichtig und weisen einige Charakteristika auf (s. Bentall et al. 1991).

Halluzinationen bei Schizophrenie

1. Akustische Halluzinationen
   Akoasmen (z. B. in einer Wahnstimmung)
   verbale akustische Halluzinationen (Stimmenhören, Phoneme)
   a) »Stimmen« in Rede und Gegenrede
   b) imperative Phoneme
2. Leibhalluzinationen
   bizarr, coenaesthetische Symptomatik
   erotisch (auch schmerzhafte Fehlwahrnehmungen)
3. Olfaktorische Halluzinationen (z. B. Giftgeruch)
4. Gustatorische Halluzinationen

Verbale akustische Halluzinationen sind bei Schizophrenie besonders eng mit Denkstörung, Gedankendrängen und Wiederholungszwängen assoziiert (Klosterkötter et al. 1988) – hier ergibt sich eine Beziehung zu den Störungen der Kontrolle der Gedanken (s. d.). Die Besonderheit schizophrenen »Stimmenhörens« wird auch in der krankhaften Objektivierung des inneren Dialogs angesehen (Stanghellini et al. 2003), wobei dies die »fremde« Rolle des Dialogs betrifft. Die

Person in der fremden Rolle »sagt« in vielen Fällen etwas, was die Person als eigenen Einfall nicht akzeptieren kann. Beispiele sind sexuelle Ideen, Gotteslästerungen etc. Hierfür wird von manchen Untersuchern angenommen, dass Abwehrmechanismen oder Coping-Strategien zusätzlich involviert werden.

12.3 Diagnostik

Die Diagnose des psychopathologischen Merkmals Halluzination ist von der Information durch die Person abhängig. Halluzinationen können ohne die Zusammenarbeit des Untersuchers mit der betroffenen Person nicht diagnostiziert werden.

Die Person kann entweder überrascht sein, dass die Wahrnehmung von bizarren Dingen geschieht, oder sie berichtet über die Erfahrung, dass sie keine Ursache für die Wahrnehmung gefunden hat.

Wenn hingegen jemand etwas hört, was möglich, nichts Unwahrscheinliches ist, wird dieses Ereignis nicht berichtet werden und nur in z. B. Gerichtsgutachten zum Gegenstand der psychopathologischen Überlegungen werden. Zwar kann der Untersucher das Vorliegen von Halluzinationen aus klinischen Beobachtungen vermuten – beispielsweise, wenn Patienten sich so verhalten, dass dies nicht anders erklärt werden kann, als dass sie etwas wahrnehmen, was für den Untersuchern nicht wahrnehmbar ist. Beispiele sind das Hinsehen auf einen besonderen Ort, auf etwas lauschen, unerklärliche »startle response« oder auf etwas mit den Fingern reagieren (Nesteln), bzw. mit jemandem sprechen, der nicht zu erkennen ist. Unter den genannten Beispielen sind unerklärliche aufmerksamkeitsbegleitende Bewegungen. Sie lassen Halluzinationen vermuten, aber solange ein Patient nicht offen über diese Wahrnehmungen spricht, kann nicht gesichert werden, dass eine Halluzination vorliegt (im Befund würde „nicht beurteilbar" dokumentiert). Die Verhaltens-Beobachtung kann also nicht mehr als wegweisend sein.

In vielen Fällen ergibt sich bei der psychopathologischen Untersuchung irgendeine auffällige

Bemerkung, bei der nachgefragt werden kann, ob es sich um z. B. Stimmenhören handeln könnte. Jedoch auch ohne Hinweise muss in jedem Fall eine Angabe des Patienten zu möglichen Halluzinationen erfragt werden, beispielsweise: »Haben Sie irgendetwas Merkwürdiges gehört, gesehen oder gerochen? Zum Beispiel etwas wahrgenommen, worüber Mitmenschen erstaunt waren, wenn Sie es erwähnt haben?«

Einsichtsstörung

Eine Einsichtsstörung gehört zum Symptom Halluzination, da per definitionem gefordert wird, dass das fälschlich Wahrgenommene für real gehalten wird. Diagnostisch ist es oft schwierig, herauszufinden, ob der Patient die Halluzinationen nicht angegeben hat, weil er die merkwürdigen Wahrnehmungen nicht als Halluzinationen aufgefasst hat, ob er die Information schamhaft verschweigt (z.B. weil Halluzinationen die Diagnose „psychotisch" begründen) oder ob die Stimmen ihm verbieten, darüber zu sprechen. Der Patient kann ahnen, dass es für ihn ungünstig ist, über die »Stimmen« zu reden. Es gibt ein Spektrum von Uneinsichtigkeit in die Halluzination auf der einen Seite bis zur Leugnung des Symptoms Halluzination auf der anderen Seite.

Klinische Erfahrung ist, dass in psycho-edukativen Gruppen häufig sonst nicht berichtete Halluzinationen oder Ich-Störungen zu erfahren sind. Dies geschieht meist in den Sitzungen, in denen über diese Merkmale gesprochen wird und Patienten erleben, dass auch Mitpatienten darüber sprechen. In Selbsterfahrungsgruppen kommt es immer wieder zu Diskussionen über die Frage »Woher soll denn die Information der Halluzination kommen?«. Die Patienten berichteten, dass sie Stimmen bekannter Personen hören und sich nicht erklären können, dass diese Personen etwas sehr Persönliches über sie selbst wissen können, oder die Patienten können sich nicht vorstellen, dass die Inhalte von Stimmen, die sie hören, in ihrem Kopf entstanden sind.

Manche Patienten meinen, es müsse Sensorchips unter der Kopfhaut, spezielle Antennen oder irgendwelche technischen Apparate geben, mit denen ihre privaten Gedanken Anderen mitgeteilt würden. Die anderen sprechen dann mit den Stimmen, die die Patienten wahrnehmen, über diese privaten Inhalte.

Wenn eine Person gerade erste Erfahrungen mit Halluzinationen macht, kann es geschehen, dass sie auf derartige Fragen keine wegweisenden Antworten geben kann, selbst wenn sie kooperativ ist. Denn sie hat die Diskrepanz zur Wahrnehmung der Mitmenschen noch nicht erfahren. Die Diagnose hängt auch mit der Dissonanz der falschen Wahrnehmung zu den Erwartungen der Person zusammen:

Wenn die Wahrnehmung ganz der Erwartung entspricht, wird sie in der Regel nicht mitgeteilt. Es kann dann sein, dass die Person nur beiläufig etwas davon erwähnt. Dann muss nachgefragt werden. Beispielsweise berichten Personen von Bemerkungen von Kollegen an der Arbeit, auf Versammlungen oder im Chor. Wenn viele Menschen zusammenstehen, sind diese Wahrnehmungen nicht einfach als ungewöhnlich zu bemerken. Sie werden nicht als Halluzination, sondern wegen ihres Inhalts berichtet. Der Untersucher muss nachfragen, ob z. B. andere Chormitglieder diese Äußerung auch gehört haben, oder ob nicht eine Halluzination zugrunde liegen könnte.

Viele Halluzinationen werden in psychopathologischen Untersuchungen nicht festgestellt. Beispielsweise erklärte ein Patient nach mehreren stationären Aufenthalten in der ambulanten Nachbetreuung nur auf Anforderung der Mutter, dass er seit Anfang der klinischen Symptomatik Stimmen von ihn ängstigenden Personen hörte, welche er in einem Urlaub gesehen hatte. Die Halluzination wird nicht berichtet. Dies liegt beispielsweise vor, wenn der Patient das Unnormale und Unerklärliche seiner Wahrnehmungen erkannt hat, aber nicht darüber redet, vor allem weil Halluzinationen, wie das Stimmenhören, sozial stigmatisiert sind bzw. mit der Diagnose »Wahnsinn« assoziiert werden.

Klinisch-diagnostisch ist eine Übergangsreihe von Perzeption zu Gedankeneingebung zu beachten.

a) Perzeption:

Physiologisch sind

- die optischen Täuschungen, die zusätzliche Sinnesinformation suggerieren und
- die Gestaltergänzung: z. B. inhaltliche Fixierung in Vexierbildern.
- Physiologisch ist auch die lebhafte Vorstellung.

b) Perzeptionsnah:

Ebenso kann als lebhafte gesunde Vorstellung der »Ohrwurm« gelten. Dazu kommt die Vorstellung des Stimmklangs: Einige Menschen können sich beim Lesen eines Briefes einer vertrauten Person die Sprachmelodie und Stimme lebhaft vorstellen.

Pareidolie: in den Wolken können Bilder gesehen werden (Illusion). Der gleiche Mechanismus ist vermutlich verantwortlich für die Vorstellung von Musik im lauten rhythmischen Eisenbahnrauschen, das viele Menschen erfahren können.

Affektive Illusionen: Kinder stellen sich voller Angst eine Person in der Gardine des Schlafzimmers in der Nacht vor.

Übergang in funktionelle Halluzination: Stimme wird nur im Rauschen des Wasserhahns gehört (Illusion).

Hypnagoge Halluzinationen: In subvigilen Phasen und im Übergang aus dem Traumerleben.

Deprivationshalluzinationen häufig bei Schwerhörigen,

Nach Verlust des Partners nach jahrzehntelangem Zusammenleben – oft in einer vereinsamten Situation.

c) Übergang zu Gedankeneingebung:

Phoneme schizophrener Patienten ohne Bewusstseinsstörung bzw. Aufmerksamkeitsstörung; die Phoneme können ohne sensorische Charakteristika auftreten (Stimmen im Kopf).

Gedankeneingebung: Ein Patient mit einer Schizophrenie gibt an, Gedanken von anderen Menschen empfangen, wahrnehmen zu können,

d. h. er identifiziert Gedanken als fremd (gestörte Wahrnehmung als Aktor- s. u.).

12.4 Neurowissenschaft

Die Vielfalt der klinischen Erscheinungsformen von Halluzinationen kann bislang neurowissenschaftlich nicht erklärt werden. Es gibt nur einige Hypothesen über grundlegende Mechanismen der Genese von Halluzinationen.

Faktoren der Genese von Halluzinationen sind abnorme elektrische Aktivität nach dem Modell der Epilepsie (Abschn. 12.4.1), eine Störung der Afferenz mit einem Überwiegen der Imagination (Abschn. 12.4.2) und gestörten Aufmerksamkeitsfunktionen; dazu kommen Modellvorstellungen von abnormer Weiterleitung der Information (Abschn. 12.4.3) von vorgestellten Reizen in die primären sensorischen Hirnareale.

12.4.1 Neuronale Netzwerke und Halluzinationen

Zuerst soll ein Befund aus der Anwendung der Neuronalen Netze berichtet werden. Bereits im Kapitel Sprache wurde vom impliziten Regellernen in Neuronalen Netzen berichtet (LeCun et al. 2015). Nun stellte sich heraus, dass die trainierten Neuronalen Netze halluzinieren: Sie sind trainiert, Lücken zu füllen und die wahrscheinlichsten Fortsetzungen für unvollständige Aussagen zu finden (Friston 2005). Im Betrieb dieser Funktionen kommt es zu falschen Lösungen, so z. B. bei der Gesichtserkennung wird eine falsche Person identifiziert, in den Large Language Modellen wird eine falsche Aussage herausgegeben (Suzuki et al. 2024). In den verschiedenen Zwischen-Schichten der Netzwerkmodelle (deep learning) finden sich Informationen zu Gesetzmäßigkeiten, wie Sprachregeln, oder im Bildbereich bei der Erkennung von Tieren Informationen zu Klassen von Lebewesen etc. Wird Information von diesen Zwischenschritten der Informationsverarbeitung einer Person zugänglich, dann kommt es zu Verkennungen, die typischerweise gewisse

Ähnlichkeits-Beziehungen zu der richtigen Klassifikation haben. Dies kann als ein Modell zur Erklärung von Illusionen dienen.

Wenn weiter angenommen wird, dass auch die sprachliche Verarbeitung von Gedanken und der Vergegenwärtigung von Aussagen von Mitmenschen mitsamt den akustischen Qualitäten über Neuronale Netzwerke geleistet wird, kann im nächsten Schritt auch eine Halluzination mit einer spontan vollständig neuen Aussage und akustischen Qualitäten aus der Erfahrung der Person entstehen.

12.4.2 Abnorme elektrische Aktivität

Experimentelle Daten zeigen, dass Wahrnehmungen auch komplexer Art durch direkte Hirnstimulation provoziert werden können. Dies haben Experimente z. B. bei epileptischen Patienten ergeben. Klinische Erfahrungen liegen über elementare optische Halluzinationen beispielsweise nach Schlaganfällen vor, die im Randbereich vaskulär ausgelöster Gesichtsfeldausfälle beobachtet werden (z. B. epileptisch, Kölmel 1985). Für diese Halluzinationen wird als Ursache eine abnorme neuronale Aktivität in höheren kortikalen Assoziationsarealen, welche Sinnesinformation verarbeiten, angenommen.

Eine abnorme Aktivität einzelner Neurone führt nicht immer zu einer Wahrnehmung, weil eine Populations-Enkodierung für Objekte anzunehmen ist, bzw. eine Gestalterkennung über die besprochenen Neuronalen Netze – wie im Abschnitt über elementare Wahrnehmung dargestellt. Mit anderen Worten, die Wahrscheinlichkeit, dass durch Stimulation genau das Muster von Neuronen aktiviert wird, welches zu einer Objekt- oder Situationskodierung gehört, ist sehr niedrig. Es gab die Diskussion um das »Großmutterneuron« mit zwei Lagern, diejenigen, die meinten ein derartiges Neuron sei zu finden und denjenigen, die meinten, so etwas könne es im ZNS nicht geben. Sicherlich gibt es kein Großmutterneuron im strengen Sinn des Wortes – d. h. ein Neuron kodiert genau ein Objekt – es gibt aber eine Fülle von Neuronen, die auch in kleinen Ensembles Partialaspekte der

»Groß-mutter« repräsentieren. Partialaspekte meint beispielsweise das Gesicht, die Haltung, die typischen Bewegungen und Stimmklang, den Geruch etc. Ein Modell wäre, dass Stimuli die neuronalen Netzwerke (Kap. 9 Sprache und Kap. 10 Denken) dazu bringen, die Repräsentation der »Großmutter« in einzelnen Elementen vorzuaktivieren und dann im zweiten Schritt über den Mechanismus des Lücken-Ergänzen (s. u.) das vollständige Bild der Großmutter über die Wahrnehmungsschwelle bringt.

12.4.3 Störung der Afferenz und des Monitorings

Nach den klinischen Daten und Experimenten mit sensorischer Deprivation muss die Störung der sensorischen Afferenz als eine Möglichkeit der Entstehung von Halluzinationen angesehen werden. Man kann von Weak-input-Modellen sprechen, wobei aufgrund dieses fehlerhaften, schwachen Inputs neuropsychologische Fehler auftreten. Das ZNS versucht quasi, aufgrund der unzureichenden Sinnesdaten eine plausible Lösung zu finden. An dieser Stelle muss noch einmal darauf hingewiesen werden, dass

- die Wahrnehmung immer eine aktive Re-Konstruktion eines Umweltmodells beinhaltet (Kap. 2). Wichtig ist, dass dies jedoch der unmittelbaren gesunden Erfahrung bei der Wahrnehmung widerspricht, denn wir erleben die Kontrolle dessen, was wir wahrnehmen, durch die Objekte und Vorgänge in unserer Umgebung. Mit anderen Worten, wir erfahren beispielsweise das visuelle Wahrnehmen als passives Empfangen des Bildes der Umwelt.
- Wenn unzureichende Sinnesdaten vorliegen, spielt die Erwartung und Vorstellung notwendigerweise eine größere Rolle als bei ausreichend determinierenden Sinnesinformationen. Dies weist (1) auf eine komplementäre Rolle von Imagination bei den Halluzinationen hin und (2) zeigt wiederum eine Rolle von „Lückenfüllen" durch neuronale Netzwerke.

Deafferenzierungshalluzinosen

Unter diese Rubrik fällt eine Reihe von Halluzinationen:

Charles-Bonnet-Syndrom, Halluzinationen bei Störung der elementaren visuellen Informationsverarbeitung,

Anton-Syndrom nach Schädigung der primären visuellen kortikalen Areale - dabei bestehen intakte sekundäre Repräsentationsareale; akustische Halluzinationen bei Schwerhörigkeit; Experimente mit gesunden Personen, die in einer Situation gehalten werden, in denen sie keine Wahrnehmungen haben (beispielsweise tagelang auf eine graue Decke sehen).

Nach Amputation – Phantomerscheinungen – erhaltene zentrale Repräsentation, potenziell trifft dies auch für die pedunkuläre Halluzinose zu, da Hirnstammeinflüsse auf das Corpus Genikulatum des Thalamus als Torhüter der einfließenden Sinnesinformation diskutiert werden.

In gewisser Beziehung zur Deafferenzierung kann ebenfalls das Hören der Stimme des verstorbenen langjährigen Partners hier aufgeführt werden. Dabei werden möglicherweise die existierenden multiplen Gedächtnisspuren, welche stark überlernt sind, durch einen situativen Kontext wieder aktiviert, wobei die sonst geläufige Wahrnehmung nicht erfolgte und die Verarbeitung (über Neuronale Netze) ergänzen kann, was gewöhnlich zu hören war –»Das hat er in der Situation immer gesagt«. Ein generatives Netzwerk als Modell der Deafferenzierungs-Halluzination bei Charles Bonnet Syndrom wurde erarbeitet (Reichert et al. 2013).

Rolle der gesteigerten Imaginationsfunktionen

Im Fall der Deafferenzierung ist ein kompensatorisches Überwiegen von Imagination erklärbar. Das Gleiche gilt bei Halluzinationen in affektiver Erregung. Man hat von limbischer »Überlastung« gesprochen (Benson 1994). Besonders deutlich ist dies, wenn die Inhalte der Halluzination Wünsche oder Ängste darstellen. Auch bei halluzinatorischer Wunscherfüllung in der Kindheit, z. B. imaginären Spielpartnern, spielt eine gesteigerte Imagination eine wichtige Rolle.

Eine Vorstellung führt zu einer Imagination der sensorischen Erfahrung, die sehr realistisch sein kann (wie beim Hören der Stimme des Briefschreibers beim Lesen eines handschriftlichen Briefs, oder auch bei einem „Ohrwurm" einer populären Musikaufnahme). Es kann demnach einerseits nur die Aktivierung der semantischen Einheit, ohne perzeptuelle Merkmale, oder andererseits die detaillierte sensorische Vorstellung mit allen Einzelheiten – auch der sensorischen Qualitäten – geschehen, die bei der realen Perzeption wahrgenommen werden können. Dies gilt für bildliche und auch akustische Vorstellungen.

Die Imagination stört die konkurrierende Wahrnehmung externer Stimuli. Dies wurde bereits Anfang des 20. Jahrhunderts für Linien und Töne von Perky beschrieben (s. Craver-Lamley u. Reevers 1992, s. Ford et al. 2012). Untersuchungen der Arbeitsgruppe von Kosslysn haben mittels bildgebender Verfahren und transkranieller Magnetstimulation deutliche Hinweise darauf gegeben, dass bei der Vorstellung die primären sensorischen Areale aktiviert werden. Zum einen konnte gezeigt werden, dass Vorstellungen in der primären Sehrinde durch transkranielle Magnetstimulation störbar sind, andererseits konnte sowohl bei der Perzeption als auch bei der Vorstellung derselben Stimuli die Aktivierung identischer spezifischer Wahrnehmungsareale gezeigt werden (Kosslyn et al. 1999; Slotnick et al. 2005).

Demnach können wir als Prozesse bei der Entstehung der Halluzination eine überaktive realistische Vorstellung von Sinnesreizen annehmen, die nicht vorliegen. Wenn zusätzlich der sensorische Input gestört ist wie bei den Deafferenzierungs-Situationen, könnte die Imagination den entscheidenden Input für die fälschliche Wahrnehmung darstellen.

Monitoring-Defizit – Identifikation und Wiedererkennen der Quelle mentaler Inhalte

Ein grundlegendes Problem mit den Erklärungsansätzen der Halluzinationen als Folge dominierender Vorstellung gibt es: Warum kann die Person nicht erkennen, dass sie sich gerade selbst etwas vorgestellt hat?

Zum einen muss dazu gesagt werden, dass bei der menschlichen Perzeption immer und jederzeit etwas vorgestellt wird. Wahrnehmungen werden erwartet. Dies folgt aus dem Modell der aktiven Wahrnehmung (Kap. 2). Bei Halluzinationen können Vorstellungen also unbewusst abgelaufen sein. Entscheidend ist, was vor der Halluzination in der Informationsverarbeitung abgelaufen ist, was die Ideen, die Erwartungen, die Vorstellungen und Denkinhalte waren.

Modelle sind entwickelt worden, die erklären, warum eine Vorstellung bei Halluzinationen für eine Wahrnehmung gehalten wird. Eines hat Frith 1992 vorgeschlagen: Er nimmt eine Störung des Selbstmonitorings, der Efferenzkopie oder deren Verarbeitung an (s. Reafferenzprinzip, von Holst u. Mittelstaedt 1950). Die Efferenzkopie wird beispielsweise bei jeder Handlungsauslösung produziert; sie ermöglicht den Abgleich der Folge der Handlung mit der Erwartung aufgrund der Handlungsplanung und -initiation. Zum Beispiel bei dem Ergreifen eines Gegenstands vom Tisch »die Finger werden bei der Handlung den Tisch berühren« etc., mit der Rückmeldung der Finger, wenn der Tisch tatsächlich berührt wurde und die Hautsensoren eine Berührung melden. Bei selbstgenerierten Aktionen ist das anteriore Cingulum neben dem dorsolateralen präfrontalen Kortex aktiv (Frith et al. 2001). Das Modell ist, dass diese Hirnareale die sensorische Aktivierung der posterioren Kortexareale hemmen, die die Rückmeldungen über die ausgeführte Bewegung liefern, sodass die Person nicht meint, eine unabhängige externe Stimulierung sei eingetreten (Farrer et al. 2003).

Halluzinationen sind nach diesem Modell Vorstellungen, welche in einem Zustand mangelnder Kontrolle über die Quelle der Information bewusst werden und für Wahrnehmungen gehalten werden. Es wird die Quelle: »selbst initiiert« mit der Quelle: »Perzeption eines externen Stimulus« verwechselt.

Ein weiteres, verwandtes Modell geht von einer Störung der Zwischenspeicherung von Gedanken und Perzepten aus. Ein Monitoring für mentale Vorgänge im Arbeitsgedächtnis ist an-

zunehmen (Goldman-Rakic u. Selemon 1997). Es handelt sich im Zusammenhang der Halluzinationen um eine Arbeitsgedächtnisfunktion der Zwischenspeicherung der mentalen Inhalte samt ihrer Quellen. Ein derartiges Monitoring über die eigenen Gedanken findet bei gesunden Personen statt – und diese Instanz sei dem Modell zufolge bei Halluzinationen gestört.

Ein Hinweis für den geschilderten Erklärungsansatz für akustische Halluzinationen bei Schizophrenie ist, dass die Patienten in vielen Fällen von den Halluzinationen nicht gestört werden. Sie sind nicht so überrascht, wie beispielsweise die Patienten mit Charles-Bonnet-Syndrom nach Störung der visuellen Afferenz. Der Grund für die mangelnde Überraschung könnte sein, dass sie eine gewisse Bekanntheit der Gedanken erkennen können, die in den Phonemen ausgedrückt werden – sie sind ihnen deshalb nicht so unvertraut, quasi weil sie sie eben doch gerade selbst gedacht haben.

Bildgebende Untersuchungen

Die Methoden der funktionellen Bildgebung haben Fortschritte in der Erklärung von Halluzinationen erbracht (Kircher u. Thienel 2005). Es wurden bildgebende Befunde erhoben, die sowohl strukturelle Veränderungen im temporalen Kortex bei halluzinierenden schizophrenen Patienten zeigten (Gaser et al. 2004) als auch eine Reihe von funktionellen Aktivierungen, die bei der Erklärung des komplexen Phänomens helfen können.

In bildgebenden Untersuchungen wurde beispielsweise geprüft, ob durch die Aktivierung in speziellen Hirnrealen Vorstellungen von Halluzinationen differenziert werden können. Personen sollten sich Wörter denken, sie jedoch nicht aussprechen. Bei der imaginativen Verbgenerierung einerseits und bei verbalen akustischen Halluzinationen andererseits zeigte sich eine vergleichbare regionale Aktivierung (Shergill et al. 2003). Dies betraf Sprachproduktions- und Sprachverständnisareale. Die Daten dieser komplexen Ergebnisse lassen vermuten, dass die Sprachproduktionsareale, der dominante, inferiore frontale Kortex, geringere funktionelle Verbindung mit den Sprachverständnisarealen haben. Dabei wird von dem Modell ausgegangen, dass selbstgenerierte Sprache zu einer Unterdrückung der Aktivität in den Sprachverständnisarealen führt (Curio et al. 2000). Diese Top-down-Interaktion bei selbstgenerierter Sprache könnte bei schizophrenen Patienten gestört sein, die zu verbalen akustischen Halluzinationen neigen.

In den mediofrontalen Hirnregionen, speziell dem anterioren Cingulum, finden sich Neurone, die bei selbst initiierten Bewegungen, nicht jedoch bei extern veranlassten Bewegungen, aktiv sind (Shima u. Tanji 1998). Störungen in dieser Hirnregion könnten das Monitoring, ob ein mentaler Vorgang selbst initiiert ist oder aus einer Wahrnehmung stammt, stören (s. z. B. Christoff et al. 2003). Befunde von Störungen dieser Region bei der Schizophrenie und beim Delir (Reischies et al. 2005) stimmen damit überein, dass bei diesen Erkrankungen besonders häufig Halluzinationen beobachtet werden.

Die Ergebnisse sind in dem Bemühen erzielt worden, Regionen zu finden, deren Aktivierung einen Unterschied zwischen der Vorstellung von Wörtern und der Wahrnehmung von Phonemen ermöglichen. Wenn es eine derartig funktionsspezifische Region gäbe, könnte die Person sich beispielsweise darauf verlassen, dass Wörter nur vorgestellt sind, wenn diese zusätzliche Hirnregion aktiv ist. Natürlich können auch andere Neuronengruppen, die nicht in bildgebenden Untersuchungen darstellbar sind, an dieser Differenzierung und dem Monitoring teilhaben und die Auflösung der bildgebenden Untersuchungen ist immer noch nicht hoch genug.

Wenn Neuronengruppen, die Unterschiede zwischen selbst generierter mentaler Aktivität und perzipierten Inhalten repräsentieren, störbar sind, dann kann dies eine Antwort auf die Frage näherbringen, warum die Person nicht bemerkt, dass es sich nur um eine Vorstellung handelt (s. u.). Wenn beispielsweise eine Störung der »supplementary motor area« vorliegt, kann die Person diesen Unterschied nicht mehr machen und könnte irrtümlicherweise annehmen, den Gedanken als Stimme gehört zu haben. Man hat von Komparatorregionen gesprochen. Hier soll nicht weiter darauf eingegangen werden, dass

auch andere Areae mit der Differenz von Rückmeldung und Efferenzkopie beschäftigt zu sein scheinen, beispielsweise das Zerebellum (Blakemore et al. 2001).

Neuropsychologische Befunde zum Monitoring-Defizit bei Halluzinationen

Untersuchungen über die Identifikation der Quelle von Bewusstseinsinhalten, die das Frith-Modell unterstützen könnten, wurden weithin beachtet. In vielen Untersuchungen zum Monitoring-Defizit wurde die »source discrimination« studiert, d. h. die Frage, ob die Quelle der mentalen Inhalte identifiziert werden kann, ob also ein Bewusstseinsinhalt wahrgenommen oder vorgestellt wurde. Bei einer Störung der Quellenidentifikation kann nicht unterschieden werden, ob ein Bewusstseinsinhalt aus eigener Intention oder aus Sinnesdaten stammt.

Es ist eine allgemeine Erfahrung, dass man sich selbst nicht kitzeln kann. Man kann dies nicht, weil das ZNS aus der Bewegungsplanung weiß, welche Hautareale berührt werden. Dies kann damit zu tun haben, dass bei der eigenen Bewegung die Efferenzkopie die Berührung auf der Haut vorhersagt und damit das für das Kitzeln notwendig Unbestimmte unterbindet. Wir hatten vermutet, dass Patienten, die halluzinieren, sich kitzeln können. Wenn bei schizophrenen Patienten die Efferenzkopie, bzw. Erwartung der Rückmeldung gestört ist, sollte es ihnen möglich sein, sich zu kitzeln. Dies konnte in späteren Untersuchungen belegt werden. Es ist nun auch in bildgebenden Untersuchungen gezeigt worden, dass schizophrene Pat. eine veränderte sensomotorische Rückkopplung aufweisen (Blakemore et al. 2000a, b).

12.4.4 Vorstellung und die Aktivierung von primären Sinnesarealen

Das Modell einer pathologischen Aktivierung der primären sensorischen Repräsentationsareale ist vorgeschlagen worden (Dierks et al. 1999). Bei akustischen Halluzinationen wird die primäre sensorische Hörarea aktiviert, was bei Vorstellungen nicht der Fall ist. Diese Ergebnisse

konnten durch weitere Untersuchungen z. T. bestätigt werden (van de Ven et al. 2005).

Aus diesen Befunden konnte ein Modell der
pathologischen Weiterleitung von Vorstellungen
in die primären Sinnesareale postuliert werden. Es geht von einer Störung der Begrenzung
von Hirnarealen aus, die durch Vorstellung genutzt bzw. beeinflusst werden können. Diese Begrenzung gilt demnach für gesunde Personen.
Patienten mit Schizophrenie jedoch aktivieren
in pathologischer Weise die primären kortikalen
Assoziationsareale.

Nachuntersuchungen von Shergill et al. 2000
ergaben jedoch kein eindeutiges Bild. Immerhin
wurde, übereinstimmend mit Silbersweig (Silbersweig u. Stern 1996), eine thalamische und
parahippokampale Aktivierung gefunden.

Zusammenfassend lässt sich noch kein
Funktionsmodell von Halluzinationen daraus ab-
leiten. Eine möglicherweise dispositionell entscheidende Varianz besteht in der Vorstellbarkeit
von Klang. Es gibt Patienten, welche sich eine
Stimme oder Musik ohne Probleme realistisch
klanglich vorstellen können.

Der entscheidende Einwand gegen das Modell
der Halluzinationen als pathologische Aktivierung
primärer sensorischer Hirnareale könnte der oben
berichtete Befund der Arbeitsgruppe von Kosslyn
sein (Kosslyn et al. 1999) über die nicht-patho-
logische Aktivierung der primären sensorischen
Areale durch Vorstellungen, zumindest im visuellen Bereich. Auch Befunde über die Kontext-
abhängigkeit von Größenwahrnehmungen in der
primären visuellen Area (Murray et al. 2006)
sprechen gegen eine prinzipielle Unzugänglichkeit der primären sensorischen Regionen für Top-
down Beeinflussung (s. a. Koch 2005).

12.4.5 Zusammenführung verschiedener pathophysiologischer Faktoren

Wie sind die pathophysiologischen Faktoren,
die oben dargestellt worden sind, zu einem möglichen Funktionsmodell von Halluzinationen zu-
sammenzufassen? Widersprechen sie sich oder
ergänzen sie sich?

Konkurrenz zwischen Perzeption und Vorstellung

Aufgrund der vorliegenden Daten muss man
annehmen, dass es sensorische Kortexareale
gibt, in welchen eine Art von Konkurrenz zwischen der Sinnesinformation und der Imagination stattfinden kann. Aus den Erfahrungen über
Deafferenzierungs-Halluzinationen ist eine derartige Konkurrenz anzunehmen. Denn wenn
die externe Information ausfällt, weil die Afferenz von den Sinnesorganen gestört ist, kommt
es vielfach zur Wahrnehmung von Halluzinationen. Wo wird beispielsweise die Information repräsentiert, wenn ich mir einen Sommerhit vorstelle, der mich geradezu wie ein »Ohrwurm« mit intensiven akustischen Qualitäten
verfolgt?

Wir müssen annehmen, dass die vorgestellte
Sinnesinformation in den spezifischen Sinnes-
arealen repräsentiert ist. Befunde hierfür sind
oben dargestellt. Demnach sind bei Halluzinationen die sensorischen Areale überstrapaziert.
In einigen Fällen kann man klinisch eine scheinbare Schwerhörigkeit bzw. Sprachverständnisstörung bei Patienten beobachten, die intensive
akustische Halluzinationen hören.

Damit sollten wir eher von einer Konkurrenz an einer Perzeptionsmatrix ausgehen, den
sensorischen Repräsentationsarealen, seien es
die primären oder sekundären Areale. Diese
können also »bottom up« durch Sinnesdaten
und »top down« durch die Vorstellung erreicht werden. Das Bild dafür wäre eine von
zwei Seiten bespielbare Projektionsleinwand
– von der einen Seite durch die Perzeptions-
information und von der anderen durch die Vorstellung. In letzter Zeit wurde dieses Grund-
modell auch von anderen Forschern akzeptiert
(Collerton et al. 2023). Nach dem konstruktivistischen Modell der Wahrnehmung müssen
wir annehmen, dass in der Regel die Sinnesinformation in eine Vorinformation durch die
konstruierende Wahrnehmung, welche »top
down« geschieht, eingebettet ist - predictive coding (Abb. 12.1). Die Erarbeitung der realitätsnahen Konstruktion, die aber Fehler-behaftet
ist, könnte auch über die Eigenschaften der
neuronalen Netze erklärt werden (s. o.).

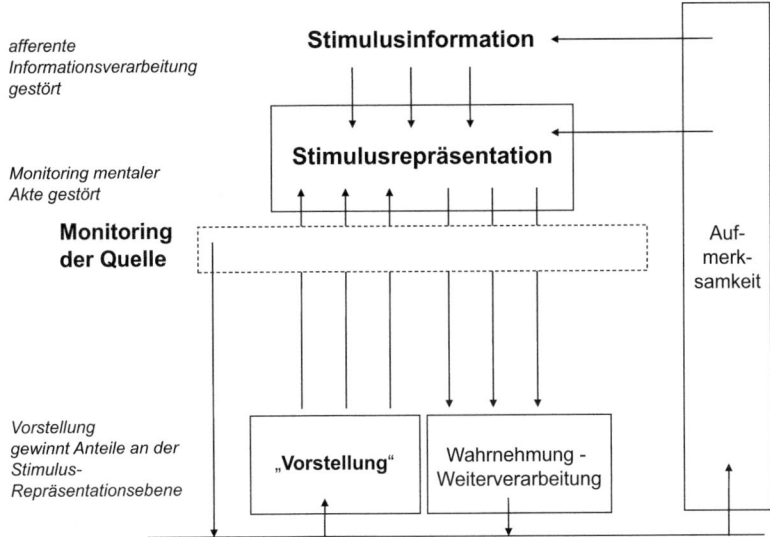

Abb. 12.1 Zur Erklärung von Halluzinationen werden Modelle wie das der Störung der Quellenerkennung überprüft. Man muss dafür eine Ebene der Stimulusrepräsentation annehmen, die sowohl von den perzeptuellen Stimuli als auch von der Vorstellung genutzt wird, wie eine von zwei Seiten genutzte Projektionsfläche. Das Monitoring der Quelle der Information, die in diese Stimulus-Repräsentation gelangt, kann gestört sein, d. h. die Information darüber, ob externe, perzipierte Stimuli oder interne, vorgestellte Stimuli vorgelegen haben. Für selbst aktiv vorgestellte Stimuli sollten sich Spuren der eigenen Urheberschaft finden (Äquivalente des »corrolary discharge« bzw. der Reafferenz, Kap. 7)

An dieser »doppelseitigen Pprojektion« könnte bei Halluzinationen die Balance des Inputs einerseits von Sinnesinformation oder andererseits vonseiten der Imagination verschoben worden sein, und zwar in Richtung eines Übergewichts der Imagination (evt. auch bei hypnagoger Halluzination bei Narkolepsie und pontiner Halluzinose).

Störung von Monitoring und Identifikation der Quelle mentaler Inhalte

Weiterhin dürfte das Monitoring der Intention zu eigenen Gedanken bzw. die Identifikation der Quelle von Bewusstseinsinhalten gestört sein. Bei einer Störung in diesem Bereich wird erklärlich, dass Gedanken und Bewusstseinsinhalte nicht als die eigenen erkannt werden, bzw. dass die Person nicht merkt, dass sie sich den halluzinierten Inhalt vorgestellt hat. Dieser Faktor hat zumindest bei schizophrenen Halluzinationen eine Beziehung zur Gedankenkontrollstörung

(s. o.) und den im nächsten Kapitel dargestellten Ich-Störungen.

Befunde für diesen Punkt sind die Ergebnisse der »source discrimination« (s. o.). Bei gestörter Aufmerksamkeit oder Bewusstseinsstörungen wie zum Beispiel beim Delir, ist mit einer Monitoringstörung zu rechnen.

Fehler in der Konstruktion der Wahrnehmung

Zuletzt müssen wir noch einmal auf das allgemein akzeptierte Modell der Konstruktion der Wahrnehmung zurückkommen, bei dem Fehler auftreten können. Einige Befunde belegen dies besonders eindrücklich. Die gesamte Wahrnehmung wird aus Elementen zusammengesetzt, wobei zuweilen einige Elemente nicht oder falsch integriert werden.

Es sind besonders eindrückliche optische Täuschungen vorgestellt worden: (1) Das Bild der Politikerin Frau Thatcher, das auf dem Kopf gestellt ist, bei dem jedoch die Augen nicht auf den Kopf gestellt sind (in einer Art Collage), führt zu der Wahrnehmung eines vollständigen auf den Kopf gestellten Bildes – die falsch eingesetzten Augen werden nicht bemerkt. Das Bild erscheint korrekt. (2) Der Fehler fällt aber sofort überraschend auf, wenn das Bild wieder gedreht wird und nun aufrecht steht – dann sind die Augen auf den Kopf gestellt, im Widerspruch zum aufrecht orientierten Kopf. Beim Anblick dieses Bildes erschrickt man über die falsche Augenpartie. Ein ähnliches Beispiel ist die Adaptation an eine Umkehrbrille. Nach einer gewissen Zeit werden alle Gegenstände und Gebäude der Umgebung aufrecht gesehen, aber einzelne Elemente nicht integriert, beispielsweise wird eine Uhr nicht umgedreht. Unsere Wahrnehmung ist konstruiert und wird z. T. fehlerhaft aus den verschiedenen Elementen zusammengesetzt.

Die primäre Informationsverarbeitung wird in primären Repräsentationsarealen bearbeitet, die jedoch nicht als vollständiger „interner Bildschirm" vorzustellen sind – schon gar nicht als zusammenhängender Bildschirm, sondern irregulär distribuiert, mit jeweiliger Information über die retinale Position eines Objekts und umgerechnet der Außenraumposition. Dabei prägt das aktuelle Umweltmodell zu jeder Zeit die Konstruktion des Wahrgenommenen.

Es ist nicht anzunehmen, dass ein ganzes halluziniertes Objekt mit allen perzeptiven Qualitäten in den primären Repräsentationsarealen bzw. auf der Perzeptionsmatrix aktiv ist. Die halluzinierte Information enthält, dieser Argumentation folgend Lücken und wird nur in Teilen die Merkmale elementarer Perzeption erhalten. Als internes »pars pro toto«, also voreiliges Schließen, kann man ansehen, dass ein (imaginierter) Bewusstseinsinhalt dann als eine Wahrnehmung aufgefasst wird, wenn einzelne Elemente wie Wahrgenommenes erscheinen. Bei komplexen Halluzinationen z. B. schizophrener Patienten, werden Elemente der Perzeption und Imagination zu einer subjektiven komplexen Wahrnehmung konstruiert. Also nur Teile der Gesamthalluzination sind bis in sensorische Qualitäten hinein elaboriert.

Dies entspricht der klinischen Erfahrung, dass bei der Schizophrenie viele Patienten nicht alle sensorischen Aspekte von ihren Stimmen erleben bzw. über sie Auskunft geben können. Wenn schizophrene Patienten gebeten werden, die Stimmen, die sie wahrgenommen haben, genau zu beschreiben, so berichten sie nur einzelne Elemente der Wahrnehmung physischer Stimmqualitäten, fast nie jedoch alle perzeptuellen Details: entweder in welcher Richtung die Stimmen zu hören waren oder andererseits welches Geschlecht sie hatten, wie laut und ob sie irgend einen Akzent hatten etc. Praktisch alle Patienten können angeben, dass es Unterschiede zwischen der wahrgenommenen Stimme und der Erfahrung bei einem realen Sprecher gibt. Eine Patientin »fühlte« ihre Stimmen körperlich, ansonsten waren es Gedanken. Häufig treten nur »Gedanken im Kopf« auf, wobei keine elementar perzeptiven Merkmale angegeben werden. Es dürfte eine Varianz vorliegen, deren klinische Bedeutung gegenwärtig nicht abzuschätzen ist: Patienten mit dem Hören von Klangeigenschaften sagen, es seien Halluzinationen; andere ohne das Erleben von Klangeigenschaften sagen, es seien nur Gedanken, die von anderen stammen. Dazu kommen Patienten, die merken, dass es sich um eigene Gedanken handelt – sie berichten Gedankenlautwerden (s.u.).

▶ In Compliance-Therapiegruppen erweist sich als sinnvoll, über Halluzinationen zu sprechen. Dabei sollten die Patienten aufgefordert werden, die vollständige Wahrnehmung mit allen sensorischen Qualitäten beschreiben, vor allem die Qualitäten, die für die Realität der »Stimmen« sprechen. Dadurch sollte der Patient die Wahrnehmung als Imagination charakterisieren lernen.

Aufmerksamkeit, Vigilanz, Informationsverarbeitung im Schlaf/ Traum

Viele Patienten können sich nicht vorstellen, woher die Informationen kommen, die sie in einer Halluzination wahrnehmen. Aber sie wundern sich nicht über lebhafteste Unterhaltungen, die sie im Traum erleben oder intensive bildliche

Szenen, die sie im Traum sehen. Kaum noch jemand nimmt heutzutage an, Trauminhalte seien irgendwie von außen eingegeben. Heute akzeptiert man, dass es einen Modus der Phantasie bzw. Kreativität einerseits und andererseits eine Zusammenstellung aus den Erfahrungen der letzten Tage und Wochen gibt, die im Traum »ausgespielt«, konstruiert wird.

Hypersomnie und Störung der Vigilanz sind klinisch in vielen Fällen von Halluzinationen zu beobachten, beispielsweise bei den hypnagogen Halluzinationen. Häufig treten Halluzinationen unter Drogen auf, welche die Vigilanz beeinflussen, nach Schlafentzug oder im Delir mit Bewusstseinsstörungen und Störungen des Tag-Nacht-Rhythmus. Halluzinationen scheinen bevorzugt in hypovigilanten Zuständen. Man kann deshalb eine Störung der Kontrolle von Traumphasen vermuten, möglicherweise eingestreute Mikro-REM-Phasen. Die Hypothese dabei lautet, dass Traummechanismen beim Wachbewusstsein aktiviert werden. Bei Schlafdefizit kommt es zu Halluzinationen, die als REM-Intrusionen erklärt werden können.

Für eine Rolle der Aufmerksamkeitsstörung bei Halluzinationen spricht besonders die pedunkuläre Halluzinose mit Hypersomnie. Bei diesem Krankheitsbild mit Halluzinationen wird eine serotonerge und cholinerge Einwirkung auf das Corpus geniculatum laterale diskutiert (Manford u. Andermann 1998). Die Schaltvorgänge der Schlafregulation könnten desynchronisiert sein – unter anderem im Zusammenhang mit einer Störung des cholinergen Systems.

Die Veränderung der Innervation des Corpus geniculatum bei pedunkulären Halluzinationen wirkt sich auf den Informationsfluss zu den primären sensorischen Hirnarealen aus, da die visuelle und akustische Sinnesinformation über das Corpus geniculatum (mediale und laterale) läuft. Dies kann zu einer Förderung oder einer Art Freischaltung von Imagination auf Perzeptionsfelder führen, einer Imbalance an der Perzeptionsmatrix, wie oben dargestellt. Für den Traum ist anzunehmen, dass es eine Konstellation der Informationsverarbeitung gibt, welche die Imaginationsinformation an die Perzeptionsmatrix anlegt.

Verschiedene pathophysiologische Faktoren sind nun dargestellt worden. Aus den angeführten Argumenten wird deutlich, dass die Halluzinationen bei den meisten Krankheitsbildern in eine gestörte Vigilanzlage eingebettet sind, ein verändertes Umweltmodell, eine Quellendiskriminations-Störung und meist auch eine besondere emotionale Stimmung.

Die Frage ist, ob die verschiedenen neurowissenschaftlichen Faktoren der Halluzinationen zusammenkommen müssen und dann erklären können, warum Halluzinationen auftreten oder ob einer der Faktoren ausreicht und deshalb verschiedene Halluzinationen auch unterschiedliche pathophysiologische Kausalfaktoren haben. Sie müssten dann auch jeweils spezifisch therapiert werden können. Die letzte Annahme ist deshalb zunächst erst einmal plausibler, weil Halluzinationen häufig sind und bei vielen heterogenen Krankheitsbildern auftreten. Dies spricht also dafür, dass Halluzinationen bereits bei der Störung einer bzw. einer Untergruppe der Faktoren auftreten können.

Sind spezielle Transmitter bzw. Rezeptoren in die Pathophysiologie der Halluzination involviert?

Bisher bestehen noch keine überzeugenden Modelle darüber, wie Transmittersysteme oder deren Rezeptoren in die Pathophysiologie der Halluzinationen einbezogen sind. Sicher ist davon auszugehen, dass molekulare Prozesse an Rezeptoren zu Halluzinationen führen können. Denn bereits Spuren von Lysergsäure Diäthylamid (LSD) können bei gesunden Menschen lebhafte Halluzinationen hervorrufen. Vielfach werden nur elementare Halluzinationen wie Farben oder geometrische Formen gesehen oder es handelt sich um Illusionen. Bei Cannabis berichten etwa 15 % der Personen über Halluzinationen. Dabei wird beobachtet, dass meist ein Zustand veränderten Bewusstseins und eine gewisse Sedation erreicht sind.

Zu den Mechanismen der Halluzinogenwirkung ist intensiv geforscht worden. Wie jedoch der pathophysiologische Mechanismus dieser potenziellen Wirkfaktoren zu erklären ist, bleibt unklar. Nur zu spekulieren ist über eine Schalterfunktion im Informationsfluss von den Sinnesorganen zum Kortex. So weiß man, dass serotonerge Neurone besonders zahlreich in den Kortex-Layern der primären sensorischen Areale, welche die Information aus dem Thalamus empfangen, vertreten sind. Dies könnte zu einer pharmakologischen Veränderung des sensorischen »Inputs« für die Perzeption und damit zum Überwiegen der Vorstellungsinformation (s.o.) führen. Alternativ ist an pathophysiologische Mechanismen im präfrontalen Kortex zu denken, wobei die Top-down-Kontrolle der Wahrnehmung verändert wäre. Auch könnten visuelle Erinnerungsbilder durch die Veränderung von mediotemporalen Gedächtnisprozessen fälschlicherweise in die Perzeptionsgenese involviert werden.

Gibt es direkte cholinerge Mechanismen von Halluzinationen? Dies könnte vermutet werden, weil ein anticholinerges Delir mit lebhaften visuellen Halluzinationen vorkommt. Die Aktivität der cholinergen Neurone des basalen Vorderhirns hat aufmerksamkeitsfördernde Funktionen im fast gesamten Kortex (Kap. 4 Aufmerksamkeit). Die primären visuellen sensorischen Kortexareale werden jedoch anatomisch nicht von diesen Neuronen des basalen Vorderhirns versorgt. Mit einer Störung aufgrund der Unteraktivierung der sekundären visuellen Areale wird versucht, die Häufigkeit gerade visueller Halluzinationen zu erklären.

Halluzinationen können jedoch auch als Folge von allgemeinen Aufmerksamkeitsstörungen im anticholinergen Delir auftreten. Speziell im Delir ist eine generelle Dysfunktion präfrontaler Funktionen zu beobachten, die die Beeinträchtigung der Aufmerksamkeit erklären könnte. Dazu zählen die oben angeführten Monitoring-Funktionen, die durch Sustained-activity-Neurone des präfrontalen Kortex erklärt werden.

Weiterhin muss an dopaminerge Mechanismen der Halluzinationen gedacht werden, wofür beispielsweise die Halluzinationen beim Parkinson-Syndrom, besonders unter dopaminerger Therapie, sprechen. Über den Mechanismus kann zzt. ebenfalls nur spekuliert werden.

Hypothetisch ist an ein Freischalten (»gating«) von Stimulus-Wahrnehmungs-Kanälen durch überaktive kortiko-subkortikale Schleifen (die Frontal Loops) zu denken, wodurch auch Vorstellungen als Wahrnehmungen verarbeitet werden könnten. Aber diese Ausführungen sollen vor allem belegen, dass es inzwischen genug hypothetische pathophysiologische Mechanismen gibt, wobei jedoch experimentelle oder klinische Daten entscheiden müssen, welche zutreffen.

Wie können transmitterbezogene bzw. metabolische Störungen die Pathophysiologie der Halluzinationen erklären? Transmitter und Halluzinogene Drogen könnten als Modulatoren an der oben diskutierten Perzeptionsmatrix den Informationsfluss regulieren, der den perzeptuellen Bottom-up-Prozess behindert und den Top-down-Prozess an seiner Stelle in Funktion treten lässt.

Allgemein ist hinsichtlich halluzinogener Wirkungen ein Ergebnis psychologischer Untersuchungen anzuführen, welches die Suggestibilität leichter halluzinogener Effekte betont. Studenten wurde erstens Cannabis oder Plazebo gegeben und zweitens entweder mitgeteilt, sie bekämen Cannabis oder kein Cannabis. Halluzinationen traten überraschenderweise auch in der Gruppe auf, die nur die Information erhielt, Cannabis zu bekommen, im Gegensatz dazu jedoch Placebo verabreicht bekommen hatte.

12.5 Psychopathologische Merkmale der Sinnestäuschungen

Illusion

Definition. Ein perzipierter Stimulus etc. wird als etwas anderes verkannt – eine Reizquelle ist vorhanden und für die Mitmenschen wahrnehmbar. Die illusionäre Wahrnehmung wird zunächst erst einmal für wahr gehalten, der Realitätseindruck kann aber später relativiert werden.

Beispiele

Ein Kind nimmt in den Gardinen eine Gestalt wahr, vor der es erschrickt.

Eine Patientin sieht in den Gesichtern der Mitmenschen teuflische Fratzen.

Stellung in der Psychopathologie. AMDP 47.

Verwandte Begriffe. Verkennung, Sinnestäuschung.

Psychopathologische Interaktionen. Emotionale Aktivierung/Erregung nicht nur ausgelöst durch die Verkennung, sondern auch vor der Verkennung; Metamorphopsie (s. u.).

Differenzialdiagnostische Abgrenzungen:
- Halluzination – dabei ist kein wahrgenommener Stimulus vorhanden
- eine der bekannten optischen Täuschungen,
- Wahrnehmungsfehler s. elementare Wahrnehmung – perzeptuelle Missidentifikation,
- Wahnwahrnehmung: korrekte Perzeption wahnhaft umgedeutet (s. u.).

Selbst-/Fremdbeurteilung. Information von der betroffenen Person sind notwendig, Fremdbeurteilung aufgrund von halluzinations-begleitender Motorik ist unsicher.

Interview für Rating. Frage nach Merkwürdigkeiten in der Wahrnehmung, nach ängstigen oder überraschenden Wahrnehmungen, Fremdanamnese.

Neuropsychologie/Objektivierung. Verhaltensbeobachtung z. B. aufmerksamkeitsbezogene Bewegungen, halluzinations-begleitende Motorik, wie Hinsehen in eine unerklärliche Richtung, was von der Person erklärt werden sollte.

Schweregrad. Leichte und/oder seltene Verkennungen ohne Verhaltenskonsequenzen bis zu subjektiv schwerwiegenden, lebhaften Erlebnissen, die heftige emotionale Reaktionen veranlassen.

Spezifikationen:
- wird persistent als real beurteilt, ein Irrtum sei ausgeschlossen, später relativiertes Realitätsurteil
- Wenn eine Person in Stimmen, die von der lauten Straße hochschallen, Inhalte falsch wahrnimmt, die sie ängstigen –wird dies auch als funktionelle Halluzination bezeichnet, eine Halluzination, die nur in enger sensorischer Verbindung mit einem realen Stimulus auftritt (z. B. beim Rauschen des Wasserhahns) – Übergang zur Halluzination.
- Pareidolie: imaginative Ergänzung einer Gestalt zu einem Bild z. B. in Wolkenformationen, Gestein etc.

Begriffliche Probleme des Merkmals:

Auch einfach als perzeptuelle Distorsion eines realen Stimulus definiert (Berrios 1996),

- Diagnostizierbarkeit hängt u. a. auch mit der Dissonanz zwischen der Perzeption und der Erwartung des Patienten zusammen; sonst kann die Illusion unerkannt bleiben, wenn die Person darüber nicht reden will (ebenfalls Zusammenhang mit emotionaler Valenz der Illusion).

Neurowissenschaftliche/kognitiv neurowissenschaftliche Modellvorstellungen

1. Fehler in der perzeptiven Informationsverarbeitung, der Wahrnehmung von Objekten, Klängen, Gerüchen etc.,
2. Weak-input-Modell:
   a) Signal-Rausch-Verhältnis niedrig,
   b) perzeptive Fehler physiologisch: Vorstellen einer Melodie im lauten rhythmischen Rauschen, z. B. der Eisenbahn zwischen den Waggons,
      – Übergang in funktionelle Halluzination (Halluzination nur bei Außenreiz s. o.),
3. vermutlich muss zusätzlich vorhanden sein:
   a) Aktivierung von emotional bedeutsamen Vorstellungen vor der Illusion,
   b) für Person wichtige Inhalte (DD überwertige Ideen, Wahn).

Metamorphopsie

Die Form eines visuellen Stimulus wird verzerrt wahrgenommen, z. B. bei parietalen Hirnschädigungen. Fraglich ist, ob dieses Merkmal bei Körper-Dysmorphien beteiligt ist.

Verbale akustische Halluzinationen

Definition. Eine Person hört einen Menschen sprechen, ohne dass dieser in der Nähe ist, d. h. ohne die der Wahrnehmung entsprechenden akustischen Stimuli – keine andere Person in der Umgebung kann diesen Menschen sprechen hören.

Beispiele

- Ein Patient erhält von einer Gottesstimme den Befehl, eine Handlung auszuführen.
- Eine verzweifelt depressive Dame wird aus einer Ecke des Raumes als Hure beschimpft.
- Ein Patient hört bei der Aufnahme eine Stimme, die ihn warnt und befiehlt, nichts über das Gehörte zu sagen, sonst werde er mit unaushaltbaren Strahlen gequält.
- Ein Patient hört auf der Toilette die Nachbarn über ihn sagen »Da sitzt er wieder auf dem Klo …«.

Stellung in der Psychopathologie. AMDP 48.

Verwandte Begriffe. Stimmenhören, Phoneme.

Psychopathologische Interaktionen:

- Ich-Störungen bei kommentierenden Stimmen überprüfen, d. h. Pat. nimmt an, dass die sprechenden Personen seine Gedanken lesen können,
- Eingebettet in eine emotionale Aktivierung vor der Halluzination (Gestimmtheit), oder nach der Halluzination – als scheinbare Reaktion.
- Wahn
  a) primär – als Aktivierung von Inhalten, die als Stimmen wahrgenommen werden, und
  b) sekundär – als Erklärungswahn nach der primären Halluzination.

Differenzialdiagnostische Abgrenzungen:

- Illusion – mit vorhandener Reizquelle,
- Lautwerden der eigenen Gedanken.
- Pseudohalluzination, der Patient hört die Stimmen und weiß dabei, dass er einer Täuschung unterliegt.

Interview für Rating. Frage nach merkwürdigen, irritierenden Geräuschen; Nachfragen, ob es sich um Stimmenhören handeln könnte, wenn irgendeine auffällige Aussage oder Bewegung bemerkt wird. Fremdanamnese ist notwendig.

Neuropsychologie/Objektivierung. Verhaltensbeobachtung z. B. aufmerksamkeitsbezogene Bewegungen, wie Hinsehen in eine unerklärliche Richtung, was von der Person erklärt werden sollte (in Richtung von Stimmen schauen), sich mit Stimmen unterhalten.

Schweregrad. Vereinzelt – Verhalten wird vom Erleben und speziell von den Inhalten des Stimmenhörens dominiert.

Spezifikationen:

a) bei einer schizophrenen Psychose wichtige Spezifizierung von Phonemen:
   - kommentierend,
   - in Rede und Gegenrede,
   - imperativ.
b) Die Person kann eine Distanz zur Wahrnehmung des Stimmenhörens aufbauen und den Realitätscharakter infrage stellen – Übergang in sog. Pseudohalluzinationen (s. u.).
c) affektive Beziehung
   1. negative Emotionalität, speziell: zum Suizid oder zur Selbstverletzung auffordernd,
      - andere affektive Valenz: lobend, beleidigend, entwertend etc., Rolle für die Person
   2. Stimmungskongruenz: affektiv mit depressivem Syndrom vereinbar, mit manischem Syndrom vereinbar.
d) sensorische Restriktion,
e) Interaktion mit Ich-Störungen,
f) mit oder ohne Erklärungswahn,

g) Stimme im Kopf, Lokalisation im Raum
- mitten im Kopf, ohne Geräuschqualität
- Gedanken, die als nicht vom Patienten gedacht angesehen werden, und als »Stimmen« bezeichnet werden, weil sie eine andere Qualität aufweisen als eigene Gedanken, wobei die akustische Qualität möglicherweise eine Rolle spielt (grenzwertig auch Differenzialdiagnose zu Ich-Störung),
- von außen mit Geräuschqualität (männlich/ weiblich, Alter des Sprechers, Lautstärke).

Begriffliche Probleme des Merkmals:
- häufig von Personen nicht bemerkt, dann auch nicht diagnostizierbar, oder auch häufig aus anderen Gründen nicht angegeben – Prävalenz im Dunkeln,
- Diagnostizierbarkeit hängt von vielen Faktoren ab, weswegen die psychopathologische Untersuchung angemessen ausführlich sein sollte.

Neurowissenschaftliche/kognitiv neurowissenschaftliche Modellvorstellungen (s. z. B. auch Stanghellini u. Cutting 2003)
1. Eine Vorstellung, z. B. generiert durch einen Fehler in einem neuronalen Netzwerk, gewinnt Realitätscharakter, pathologische Aktivierung der primären sensorischen Hirnareale durch eine Vorstellung.
   - Monitoring der Quelle der Information ist gestört (s. o.),
2. Primäre pathologische Aktivierung sensorischer Neuronengruppen (epileptisch, Hirnstimulation, pharmakogen, genetische neuronale Konnektivitätsstörung,
3. Überwiegen von Vorstellungsinformation; die primäre sensorische Area ist gestört oder die Afferenz von den Sinnesorganen (Deafferenzierungshalluzination) – oder über längere Zeit keine perzeptiven Stimuli (Deprivationshalluzinationen).

Andere akustische Halluzinationen

Definition. Akustische Wahrnehmungen ohne Stimulusquelle – außer Stimmenhören.

Beispiele:
- Eine Patientin hört ängstlich ein Knacken in der Heizung – meint, dies sei ein Signal von einem Nachbarn im Haus.
- Eine Nonne hört zunächst Choräle, sodann störend Marschmusik.
- Ein Patient hört ein Knistern von etwas »wie Pergamentpapier« dicht vor seinem Ohr.

Stellung in der Psychopathologie. AMDP 49.

Verwandte Begriffe. Akoasmen.

Psychopathologische Interaktionen. s. o.

Differenzialdiagnostische Abgrenzungen:
- »Ohrwurm« (Sommerhit mit lebhaften akustischen Qualitäten drängt sich wiederholt auf),
- lebhafte Vorstellung in laut rauschender Umgebung,
- Pseudohalluzination,
- Tinnitus.

Selbst-/Fremdbeurteilung. Fremdbeurteilung aufgrund von Introspektionsdaten.

Interview für Rating. Fragen wie bei verbalen akustischen Halluzinationen, irgendeine auffällige Bemerkung, bei der nachgefragt werden kann, ob es sich um Stimmenhören handeln könnte. Fremdanamnese (z. B. Beschwerden über Lärm, der nicht nachzuvollziehen ist.)

Neuropsychologie/Objektivierung. Verhaltensbeobachtung – z. B. Hinsehen in eine unerklärliche Richtung, was von der Person erklärt werden sollte, – ebenso bei unverständlichem Hantieren an Gegenständen.

Begriffliche Probleme des Merkmals. Wie andere Sinnestäuschungen – häufig nur berichtet, wenn affektiv für die Person wichtig oder Verhaltensänderung kommentiert werden soll.

Neurowissenschaftliche/kognitiv neurowissenschaftliche Modellvorstellungen

- Elementare Klänge, die durch elektrophysiologische Neuronenaktivierung in den primären Hirnarealen ausgelöst werden können: primär epileptisch, Epilepsia partialis continua Kojewnikow,
- pharmakologisch: Halluzinogene,
- ansonsten s. o. (Phoneme, Stimmenhören).

Optische Halluzinationen

Definition. Visuelle Wahrnehmung ohne entsprechende Sinnesreize, bzw. ohne dass das wahrgenommene Objekt für Mitmenschen wahrnehmbar ist.

Beispiele:

- Eine Patientin sieht im leeren Regal neben der Tür fratzenhafte Köpfe, die sie in panische Angst versetzen.
- Eine alte Frau sieht immer wieder Besucher in ihrer Wohnung. Sie sagt, es seien Personen, die sie flüchtig kennt.
- Ein Pat. beobachtet kleine Menschen, die sich auf der Bettdecke bewegen - es besteht eine schwere Sehstörung.
- Ein junger Mann sieht wiederholte blitzlichtartige Erscheinungen auf der Straße, die ihr zeigen, dass er verfolgt wird.
- Ein Patient nach einem Schlaganfall sieht farbige Ringe am Rand zu dem Gesichtsfeldausfall.

Stellung in der Psychopathologie. AMDP 50.

Psychopathologische Interaktionen. Sensorische Restriktion/afferente Störung, sensorische Deprivation.

Differenzialdiagnostische Abgrenzungen:

- Pseudohalluzinationen (Sternesehen nach einem Schlag auf das Auge),
- bekannte optische Täuschung

Interview für Rating. Fragen nach irritierenden Dingen, welche die Person gesehen hat und nachfragen; Fremdanamnese.

Neuropsychologie/Objektivierung. Verhaltensbeobachtung – Merkmal: aus dem Kontext heraus unerklärliche Aufmerksamkeitsfokussierung auf Orte im Raum, an denen Mitmenschen nichts entdecken – unerklärliche aufmerksamkeitsbegleitende Bewegungen.

Schweregrad: vereinzelt undeutlich bis zur Beeinträchtigung des Alltags.

Spezifikationen:

- Deutlichkeit und Intensität – z. B. nur bei geschlossenen Augen zu sehen („auf der Rückseite der Augenlider?")
- Komplexität: a) elementare visuelle Halluzinationen; b) komplexe – szenische
- Inhalte: Objekte: Gesichter, Physiognomisierung der Umwelt – sich selbst: Heautoskopie.

Neurowissenschaftliche/kognitiv neurowissenschaftliche Modellvorstellungen:
Bisher für die Mehrzahl der Halluzinationen noch nicht hinreichende Erklärungen gefunden (s. z. B. Podoll et al. 1989; Kölmel et al. 1985),

- Epileptische Elementarhalluzinationen, z. B. am Rande von kortikal bedingten Gesichtsfeldeinschränkungen,
- durch Halluzinogene ausgelöste elementare visuelle Halluzinationen, z. T. mit besonders auffälligen Farben – möglicherweise spielt eine 5-HT-Rezeptorwirkung eine Rolle,
- Quellengedächtnisstörung mit Weak-input-/Perzeptionsstörung und lebhafter Vorstellung bzw. aufgrund von Fehlern aus generativem Modell neuronaler Netze,
- Voraussetzung ist möglicherweise auch: Aktivierung der Vorstellung von emotional be-

setzten, z. B. gefürchteten oder geliebten Objekten,
- Deprivationshalluzination (auch bei Gesunden),
- Deafferenzierungs-Halluzination bei peripherer visueller Störung, auch beim Anton-Syndrom,
- Verursacht durch gestörte cholinerge Innervation, die für die sekundären visuellen Hirnareale am leichtesten störbar zu sein scheint.

Leibhalluzinationen

Definition. Leibhalluzinationen werden nicht erklärliche Wahrnehmungen im eigenen Leib der betroffenen Person bezeichnet, die nicht durch Informationen über externe oder interne physische Veränderungen des Körpers erklärt werden können.

Wahrnehmungen vonseiten der somatosensiblen Innervation im Leib sind prinzipiell nicht von extern vollständig nachvollziehbar.

Beispiele:
- Eine Patientin spürt etwas Physisches in ihrem Gehirn, wie eine Haut oder wie eine Wand.
- Eine Patientin fühlt eine gallertartige Masse vom Nacken her in ihren Rücken herunterlaufen und ekelt sich davor.
- Ein Patient leidet unter schweren einschießenden Schmerzen am Hoden, die er als von ehemaligen Schulkameraden über Strahlen verursacht erlebt.

Stellung in der Psychopathologie. AMDP 51.

Psychopathologische Interaktionen.
- Lenkung der Aufmerksamkeit auf den Körper.
- Coenästhetische Halluzination phantastisch, nicht erklärbar, bizarr – coenästhetischer Wahn, Erklärungswahn,

Differenzialdiagnostische Abgrenzungen:
- Physisch erklärbare Schmerzen (durch eine Krankheit verursacht), unerkannte somatische Veränderungen,
- Somatisierung,

Selbst-/Fremdbeurteilung. Aussagen der Person über mögliche Leibhalluzination. Grad der Bizarrheit der Leibwahrnehmungen, Charakteristik des Wahrgenommenen erscheint nach dem medizinischen Wissen unwahrscheinlich.

Interview für Rating: Fragen nach merkwürdigen Wahrnehmungen im Körper

Schweregrad:
a) Lebhaftigkeit, Stärke,
b) Dauer,
c) Beeinträchtigungen im Alltagsleben durch die Leibhalluzinationen.

Spezifikationen:
(1) Leibhalluzination bei Sinnesinformation der Interozeption, Übergang zu
(2) Coenästhetischer Halluzination, bizarr, nicht an realen somatischen Verhältnissen orientiert (nicht zu verwechseln mit Versuch der Person, Ausdrucksprobleme zu kompensieren)
– sexuell: Halluzination auf die Geschlechtsorgane bezogen,
– Schmerzen (auch an Geschlechtsorganen), die als von Strahlen verursacht erlebt werden,
– auf eine Krankheit bezogen – Beziehung zu hypochondrischen Befürchtungen und hypochondrischem Wahn.

Begriffliche Probleme des Merkmals.
Wie andere Sinnestäuschungen s. Stimmenhören.

Neurowissenschaftliche/kognitiv neurowissenschaftliche Modellvorstellungen
– schwierig wissenschaftlich zu untersuchen: nicht nachprüfbare Wahrnehmungsäquivalente im Leibbereich
– Angst vor körperlichen Veränderungen und Krankheiten,
– Aufmerksamkeit ist auf den Körper gelenkt (mögliche pathologische thalamische Aktivierung und damit Aktivierung von speziellen Körperrepräsentationen in den sensorischen Homunkuli) – s. auch Somatisierungsstörung,

Taktile Halluzinationen

Definition. Taktile Körperfehlwahrnehmungen, die ohne von Mitmenschen nachvollziehbaren Stimulus geschehen.

Beispiele:
- Eine Person spürt ein Krabbeln und Kriechen auf der Haut, welches sie durch Parasiten erklärt, wobei die Mitmenschen keine Fremdkörper oder Tierchen erkennen können.
- Eine Patientin fühlt sich nachts von einer Person angefasst und sexuell missbraucht.

Verwandte Begriffe: taktile Halluzinationen, Fehlwahrnehmungen bei Körperschemastörung

Psychopathologische Interaktionen. – Lenkung der Aufmerksamkeit auf den Körper.

- Körperschemastörung

Differenzialdiagnostische Abgrenzungen:
- nicht physiologische Hautwahrnehmungen wie übliches Jucken etc.
  Spezifikationen:

Weitere Charakterisierung: Im Gegensatz zu Leibhalluzinationen ist eine externe Beurteilung der Stimuli für die Fehlwahrnehmung möglich.

Interview für Rating: Fragen (1) nach merkwürdigen Wahrnehmungen auf der Haut oder (2) Veränderungen im eigenen Aussehen, z. B. im Spiegelbild

Schweregrad nur auf Nachfrage bis zu einem subjektiv schweren Leiden

Spezifikationen:
- Taktile Halluzinationen: speziell Fehlwahrnehmung der Hautinnervation – zum Dermatozoenwahn gehörende Halluzinationen; z. B. ein Pat. spürt Bewegungen auf der Haut, die er durch Parasiten erklärt.

- dysmorphophobische Befürchtungen und Fehleinschätzung ggf. mit Fehlwahrnehmung – Beziehung zu Körperschema, Körper-Ideal

Begriffliche Probleme des Merkmals:
Heterogenität der Einflussfaktoren sprechen für eine weitere Aufteilung des Merkmals

Halluzinatorische Fehlwahrnehmung des Aussehens des Körpers

Fehlwahrnehmung einer äußeren Veränderung des eigenen Körpers, Veränderungen der Körperoberfläche, -gestalt

Beispiele
- Eine Patientin leidet unter der Fehlwahrnehmung ihres ausgemergelten Körpers als zu dick.
- ein Patient empfindet seine Nase als missgestaltet, zu lang, zu krumm und zu schief, und fürchtet, aus diesem Grund keine Frau finden

Einfluss des Körperschemas und des Körperideals führen nicht nur zu einer Bewertung als zu dick oder zu hässlich etc. sondern auch zur Fehlwahrnehmung. Beziehung zu Dysmorphophobie.

Begriffliche Probleme des Merkmals: schwierige Unterscheidung zwischen schamhafter Fehlbeurteilung und Fehlwahrnehmung

Synästhesie
Durch perzeptive Prozesse in der einen Sinnesmodalität (z. B. visuell) verursachte Wahrnehmungsveränderung in einer anderen Sinnesmodalität (z. B. akustische Wahrnehmungsveränderung).

Wird z. B. bei Intoxikationen berichtet.

Eine Tendenz zu synästhetischen Empfindungen: genetische und neurobiologische Erklärung durch eine veränderte kortikale Konnektivität bei benachbarten Arealen von Lese- und Farbinformation konnte von Ramachandran erbracht werden (Hubbard u. Ramachandran 2005).

Geruchshalluzination

Definition. Wahrnehmung eines Geruchs ohne Geruchsquelle.

Beispiele:
- Ein Patient berichtet, von Zeit zu Zeit Sellerie zu riechen, auch wenn sich kein Sellerie in der Nähe befindet.
- Eine Frau nimmt seit einiger Zeit in der Wohnung einen Geruch nach Kloake wahr, obwohl für ihre Mitmenschen keine derartige Geruchsquelle besteht.
- Ein junger Mann riecht Gas wird an verschiedenen Orten im Haus und deutet dies als Zeichen, dass er verfolgt wird - er will aus dem Haus ausziehen.

Stellung in der Psychopathologie. AMDP 52.

Verwandte Begriffe. Osmische Halluzination.

Differenzialdiagnostische Abgrenzungen:
- sehr empfindlicher Geruchssinn, der mehr wahrnimmt als der des Untersuchers,
- osmische Störung, insbesondere bei einer Störung der Riechschleimhaut.

Interview für Rating. Frage nach merkwürdigen Gerüchen in seiner Umgebung, Fremdanamnese.

Neuropsychologie/Objektivierung. Nachfragen bei ungewöhnlichen Verhaltensweisen (Schnüffeln, nicht erklärliches Vermeiden von Räumen oder Wohnungen, unerklärliche aufmerksamkeitsbegleitende Bewegungen etc.).

Schweregrad. Vereinzelte und verhaltensirrelevante Fehlwahrnehmung bis Grund für schwere Verhaltensstörung.

Begriffliche Probleme des Merkmals. Wie andere Halluzinationen, s. Stimmenhören.

Neurowissenschaftliche/kognitiv neurowissenschaftliche Modellvorstellungen:
allgemein s. o.,
- Afferenzstörung,
- epileptische Fehlaktivierung in kortikalen Riecharealen.

Geschmackshalluzination

Definition. Geschmackswahrnehmung ohne objektive chemische Einwirkung eines entsprechenden Geschmacksstoffes auf die Mundschleimhaut.

Beispiel:
- Ein Patient berichtet über einen eigenartigen Geschmack im Mund, den er als Gift deutet. Das müsse ihm sein Ehepartner ins Essen gemischt haben.
- Ein Patient schmeckt im Essen einen metallischen Geschmack, der nicht erklärlich ist.

Stellung in der Psychopathologie. AMDP 52.

Verwandte Begriffe. Gustatorische Halluzination.

Psychopathologische Interaktionen. Geruchshalluzination.

Differenzialdiagnostische Abgrenzungen. Störung der gustatorischen Sinnesorgane, Wahnwahrnehmung.

Interview für Rating. Frage nach Geschmacksveränderungen, Fremdanamnese.

Neuropsychologie/Objektivierung. Nachfragen bei ungewöhnlichen Verhaltensweisen (aufmerksames Schmeck-Verhalten mit besonderen Mundbewegungen, unerklärliches Vermeiden von Speisen und Getränken etc.).

Schweregrad. Vereinzelte und verhaltensirrelevante Fehlwahrnehmung bis zur Veranlassung schwerer Verhaltensstörung.

Neurowissenschaftliche/kognitiv neurowissenschaftliche Modellvorstellungen.

- Zentrale Fehlaktivierung primärer kortikaler gustatorischer Sinnesareale, epileptische Fehlaktivierung in kortikalen Geschmacksarealen.
- Afferenzstörung

Pseudohalluzination

Der Begriff Pseudohalluzinationen wird in zwei Bedeutungen verwendet.

Zuerst wird nach deutscher psychopathologischer Tradition von der Definition ausgegangen, dass es sich um eine Halluzination handelt, bei der die Person die Fehlwahrnehmung aber nicht für real hält, weil sie durchschaut, dass es sich um eine Wahrnehmungstäuschung handelt.

Beispiel ist das Sehen von Sternen, wenn man Druck auf die Augen ausübt.

Die Frage ist, ob es sich z. B. bei Stimmenhören mit und ohne Einsicht in den Täuschungscharakter um unterschiedliche pathophysiologische Zustände der auslösenden Hirnfunktionssyteme handelt. Vor allem Patienten mit chronischer Schizophrenie kennen mit der Zeit das Merkmal Stimmenhören und können eine gewisse Einsicht in den Fehler der Wahrnehmung gewinnen. Deshalb ist die Bezeichnung Stimmenhören mit und ohne Einsicht in die Fehlwahrnehmung (als Spezifikation) angebrachter.

Die zweite Begriffsbestimmung zielt auf Pseudohalluzinationen bei theatralischen Persönlichkeiten, die in einem emotionalen Ausnahmezustand berichtet werden. Dabei wird die Wahrnehmung nicht im gleichen Maße wie bei schizophrenem Stimmenhören als real geschildert, sondern eher im Sinne von »als ob« (mir ist so, als ob) oder als traumartige blasse Wahrnehmung hochemotionaler Szenen oder Stimmen.

Literatur

Bentall RP, Slade PD (1985) Reality testing and auditory hallucinations: a signal detection analysis. Br J Clin Psychol 24:159–169

Bentall RP, Baker GA, Havers S (1991) Reality monitoring and psychotic hallucinations. Br J Clin Psychol 30:213–222

Benson DF (1994) The neurology of thinking. Oxford Univ Press, Oxford

Berrios GE (1996) The history of mental symptoms. Cambridge Univ Press, Cambridge

Blakemore SJ, Frith CD, Wolpert DM (2001) The cerebellum is involved in predicting the sensory consequences of action. NeuroReport 12:1879–1884

Collerton D, Barnes J, Diederich NJ et al (2023) Understanding visual hallucinations: A new synthesis. Neurosci Biobehavioral Rev 150208:1–14

Christoff K, Ream JM, Geddes LP, Gabrieli JD (2003) Evaluating self-generated information: anterior prefrontal contributions to human cognition. Behav Neurosci 117:1161–1168

Craik FI, Morris LW, Morris RG, Loewen ER (1990) Relations between source amnesia and frontal lobe functioning in older adults. Psychol Aging 5:148–151

Craver-Lemley C, Reeves A (1992) How visual imagery interferes with vision. Psychol Rev 99(4):633–649

Curio G, Neuloh G, Numminen J (2000) Speaking modifies voice-evoked activity in the human auditory cortex. Hum Brain Mapp 9:183–191

Dennet D (1984) Elbow room. MIT Press, Cambridge, MA

Dierks T, Linden DE, Jandl M et al (1999) Activation of Heschl's gyrus during auditory hallucinations. Neuron 22:615–621

David AS, Cutting JC (Hrsg) (1994) The neuropsychology of schizophrenia – (Brain damage, behaviour and cognition series). Erlbaum, Hove

Esquirol E (1838) Des maladies mentales considérées sous les rapports médicaux, hygiéeniques et médico-légaux. Baillère, Paris

Ford JM, Dierks T, Fisher DJ, Herrmann CS, Hubl D, Kindler J, Koenig T, Mathalon DH, Spencer KM, Strik W, van Lutterveld R (2012) Neurophysiological studies of auditory verbal hallucinations. Schizophr Bull. 38:715–723.

Friston KJ (2005) Hallucinations and perceptual inference. Behavioral and Brain Sciences 28:764–766

Frith C (1992) The cognitive neuropsychology of schizophrenia. Erlbaum, Hove

Frith CD, Friston K, Liddle PF, Frackowiak RS (1991) Willed action and the prefrontal cortex in man: a study with PET. Proc R Soc Lond B Biol Sci 244:241–246

Frith CD, Blakemore S-J (2003) Self-awareness and action. Curr Opin Neurobiol 13:219–224

Gao WJ, Krimer LS, Goldman-Rakic PS (2001) Presynaptic regulation of recurrent excitation by D1 receptors in prefrontal circuits. Proc Natl Acad Sci U S A 98:295–300

Gao WJ, Goldman-Rakic PS (2003) Selective modulation of excitatory and inhibitory microcircuits by dopamine. Proc Natl Acad Sci U S A 100:2836–2841

Gaser C, Nenadic I, Volz HP et al (2004) Neuroanatomy of »hearing voices«: a frontotemporal brain structural abnormality associated with auditory hallucinations in schizophrenia. Cereb Cortex 14:91–96

Goldman-Rakic PS, Selemon LD (1997) Functional and anatomical aspects of prefrontal pathology in schizophrenia. Schizophr Bull 23:437–458

von Holst E, Mittelstaedt H (1950) Das Reafferenzprinzip. Naturwissenschaften 37:464–476

Hubbard EM, Ramachandran VS (2005) Neurocognitive mechanisms of synesthesia. Neuron 48:509–520

Jaspers K (1942) Allgemeine Psychopathologie, 4. Aufl. Springer, Berlin

Kircher T, Thienel R (2005) Functional brain imaging of symptoms and cognition in schizophrenia. Prog Brain Res 150:299–308

Klosterkötter J (1988) Basissymptome und Endophänomene der Schizophrenie. Springer, Berlin Heidelberg New York Tokio

Kölmel HW (1985) Complex visual hallucinations in the hemianopic field. J Neurol Neurosurg Psychiatry 48(1):29–38

Koch C (2005) Bewusstsein – ein neurobiologisches Rätsel. Spektrum – Elsevier, München

Kosslyn SM, Pascual-Leone A, Felician O et al (1999) The role of area 17 in visual imagery: convergent evidence from PET and rTMS. Science 284:167–170

LeCun Y, Bengio Y, Hinton G (2015) Deep Learning. Nature 521:436–444

Manford M, Andermann F (1998) Complex visual hallucinations – clinical and neurobiological insights. Brain 121:1819–1840

Murray SO, Boyaci H, Kersten D (2006) The representation of perceived angular size in human primary visual cortex. Nat Neurosci 9:429–434

Podoll K, Osterheider M, Noth J (1989) Das Charles Bonnet Syndrom. Fortschr Neurol Psychiatr 57:43–60

Reichert DP, Seriès P, Storkey AJ (2013) Charles Bonnet syndrome: evidence for a generative model in the cortex? PLoS Comput Biol 9:e1003134

Reischies FM, Neuhaus AH, Hansen ML (2005) Electrophysiological and neuropsychological analysis of a delirious state – the role of the anterior cingulate gyrus. Psychiatry Res Neuroimaging 138:171–181

Shergill SS, Brammer MJ, Fukuda R (2003) Engagement of brain areas implicated in processing inner speech in people with auditory hallucinations. Br J Psychiatry 182:525–531

Shergill SS, Brammer MJ, Williams SC et al (2000) Mapping auditory hallucinations in schizophrenia using functional magnetic resonance imaging. Arch Gen Psychiatry 57:1033–1038

Shima K, Tanji J (1998) Role for cingulate motor area cells in voluntary movement selection based on reward. Science 282:1335–1338

Siegel RK, West LJ (1975) Hallucinations: behavior, experience, and theory. Wiley, New York

Silbersweig D, Stern E (1996) Functional neuroimaging of hallucinations in schizophrenia: toward an integration of bottom-up and top-down approaches. Mol Psychiatry 1:367–375

Slotnick SD, Thompson WL, Kosslyn SM (2005) Visual mental imagery induces retinotopically organized activation of early visual areas. Cereb Cortex 15:1570–1583

Stanghellini G, Cutting J (2003) Auditory verbal hallucinations – breaking the silence of inner dialogue. Psychopathology 36:120–128

Suzuki K, Seth AK, Schwartzman DJ (2024) Modelling phenomenological differences in aetiologically distinct visual hallucinations using deep neural networks. Front Hum Neurosci. 17:1–25

van de Ven VG, Formisano E, Roder CH et al (2005) The spatiotemporal pattern of auditory cortical responses during verbal hallucinations. Neuroimage 27:644–655

Weiterführende Literatur

Benson DF, Blumer D (1975) Psychiatric aspects of neurologic disease. Grune & Stratton, Orlando

Blakemore SJ, Smith J, Steel R et al (2000a) The perception of self-produced sensory stimuli in patients with auditory hallucinations and passivity experiences: evidence for a breakdown in self-monitoring. Psychol Med 30:1131–1139

Blakemore SJ, Wolpert D, Frith C (2000b) Why can't you tickle yourself? NeuroReport 11:R11-16

Farrer C, Franck N, Georgieff N et al (2003) Modulating the experience of agency: a positron emission tomography study. Neuroimage 18:324–333

Frith C (1996) The roje of the prefrontal cortex in self-consciousness: the Gase of auditory hallucinations. Philos Trans R Soc Lond B Biol Sci 351:1505–1512

Johnson MK, Hashtroudi S, Lindsay DS (1993) Source monitoring. Psychol Bull 114:3–28

Keefe RSE, Arnold MC, Bayen UJ, Harvey PD (1999) Source monitoring deficits in patients with schizophrenia: a multinomial modeling analysis. Psychol Med 29:903–914

Shallice T (1988) From neuropsychology to mental structure. Cambridge Univ Press, Cambridge

Ich-Störungen

13

Inhaltsverzeichnis

13.1 Einführung

13.2 Erscheinungsformen und Abgrenzung von Ich-Störungen

Ich-Störungen bezeichnen besondere psychische Störungsmerkmale vorwiegend bei Patienten mit einer schizophrenen Psychose. Beispielsweise nimmt ein Patient an, ein Chip sei unter seine Haut operiert worden, der seine Gedanken liest und seinen Verfolgern mitteilt.

Personen mit Ich-Störungen fühlen sich in ihren Bewegungen, Gedanken, Wahrnehmungen und Gefühlen manipuliert und überwacht. Wenn ein Patient sagt, er sei sich sicher »das ist nicht mein Gedanke«, versagt die alltagspsychologische Kommunikation, wenn er dies den Mitmenschen erklären will. Die Untersucher können nicht nachvollziehen, was der Patient damit meint.

Einordnung
Ich-Störungen werden z. T. als bizarrer Wahn klassifiziert. Sie werden nach der angelsächsischen Tradition bei den Wahnsymptomen abgehandelt. Die Einordnung als bizarrer Wahn wird jedoch diesen psychopathologischen Merkmalen nicht gerecht. In einer Analyse der Psychopathologie schizophrener Patienten stellte sich die Gruppe der Ich-Störungen als eigener Faktor heraus, im Vergleich mit Verfolgungswahn und anderen Wahnsymptomen der Patienten (Kimhy et al. 2005). In der deutschen Tradition wurden viele Argumente vorgetragen, die einen besonderen Status dieser Symptomatik als eine Gruppe von Ich-Störungen begründen. Der Begriff Ich-Störung ist möglicherweise etwas unglücklich, besser wäre vielleicht eine

Betonung der Ich-Grenze, die gestört ist; wobei allerdings gleich einschränkend hinzugefügt werden muss, dass auch über eine Ich-Grenze noch nicht viel bekannt ist. Können wir argumentieren, das Gemeinsame der Ich-Störungen liegt in einer pathologischen Veränderung der Grenze zwischen Umwelt und der Sphäre des Bewusstseins der eigenen Person? Dies meint, dass bei einem Patienten, der unter Gedankenübertragung leidet, eine Art Verletzung der fundamentalen Grenze zwischen seinem personalen Erleben und der Umwelt konstatiert werden muss.

Aus dem Bereich der Ich-Störungen spricht das Auftreten einiger Symptomkonstellationen gegen eine Eigenständigkeit der Gruppe der Ich-Störungen: Die als Ich-Störungen beschriebenen Phänomene werden einerseits als Erklärungswahn aufgefasst, z. B. bei Leibhalluzinationen – wenn Schmerzen als Fremdbeeinflussung durch Bestrahlungen erlebt werden. Wenn weiterhin eine Person ihre Gedanken in dem, was Stimmen zu ihr sagen, wiedererkennt, dann kann sie zu dem Schluss kommen, die anderen Personen hätten offenbar ihre Gedanken gelesen.

Phänomene, die Beziehungen zu den Halluzinationen haben, können auch für die Ich-Störungen zutreffen. Vielfach klagen Patienten nur über Gedanken im Kopf, die fremd sind, die sie jedoch nicht hören (wie eine verbale akustische Halluzination). Demnach könnte man von einem Spektrum von klanglicher Qualität sprechen, welches von höchster sensorischer Präsenz, bei einer Halluzination, bis zum Verlust der Qualität als Sinnesreiz bei den Ich-Störungen reicht (s. o.). Wenn dieses Modell eines Spektrums von akustischen Eigenschaften richtig wäre, dann könnten wir Gedankeneingebung als Halluzinationen ohne sensorische Qualität beschreiben. Dies ist jedoch nicht der Fall. Es fehlt eine entscheidende Dimension, auf der sich mentale Inhalte unterscheiden: Es ist die der Empfindung, Aktor zu sein; diejenige Person zu sein, die den Akt des Denkens, Erinnerns, Wahrnehmens etc. ausgeführt hat.

Betrachten wir die möglichen mentalen Inhalte, die eine Person gerade im Bewusstsein hat (Quelle des mentalen Inhalts kann das Wahr-

nehmen, Erfinden des Gedankens, Zitieren, Erinnern, Mitsingen etc. sei)

1. Mein neuer Gedanke, den ich gerade denke,
2. ein Gedanke, den ich zitierend denke, wie meine Mutter hat immer gesagt, „spiel nicht mit Waffen",
3. Äußerung mit akustischer Qualität, „Ohrwurm" Melodie mit akustischer Qualität
4. Äußerung als akustische Halluzination
5. Gedankeneingebung

Diese unterscheiden sich in den Dimensionen:

a) Akustische Qualität: ja, nein b) Quelle des Gedankens: ich, andere und c) Gefühl, Aktor zu sein (Meinigkeit als Empfindung): ja, nein

- Akustische Qualität haben 3. und 4. (evt. auch die Erinnerung an einen Satz der Mutter)
- Ich als Quelle – Autor des Gedankens: nur (1), mein selbst gedachter Gedanke, der mir gerade eingefallen ist
- die Aktor-Empfindung bezieht sich auf das Denken des aktuellen Inhalts; das „Meinigkeits"-Empfinden, dass ich den Gedanken denke, fehlt der Gedankeneingebung. Bei der Halluzination bezieht sich das Meinigkeits-Empfinden auf die Wahrnehmung, die Person hält den Gedanken jedoch für fremd.

Zusammenfassend können wir an dem Beispiel der Qualitäten mentaler Inhalte in Bezug auf die Aktorrolle das Meinigkeitsgefühl (bzw. umgekehrt das Fremdheitsgefühl hinsichtlich des Gedankens) bei der Gedankeneingebung als entscheidend charakterisieren.

13.2.1 Erlebensqualität

Kritisch ist die Frage des unmittelbaren Erlebens einer Fremdbeeinflussung, wie oben bereits angesprochen – mit welchem Sachverhalt haben wir es zu tun:

1. Erleben von Phänomenen wie Bestrahlung als Fremdbeeinflussung, Gedankeneingebung oder Lenkung der Bewegungen der Person.

2. Erklärungswahn für Gedanken oder Intentionen, die mit der eigenen Person unvereinbare Inhalte darstellen oder Erklärungswahn für nicht geäußerte, geheime Gedanken, die aber die Stimmen, als von außen kommend erlebt, zu kennen scheinen.

13.2.2 Störung der Ich-Umweltgrenze

Patienten mit Gedankenausbreitung und Gedankenübertragung leiden unter einem Verlust ihrer Privatsphäre. Sie erleben sich als überwacht durch Prozesse, die eine Durchbrechung der „Schallmauer" zwischen der bewussten Innenwelt und der Umwelt beinhalten. Die Person entwickelt möglicherweise die Hypothese, es könne durch ein technisches Gerät wie einen „Sensor-Chip" gelingen, die Gedanken zu lesen. Manche technisch versierten Personen sprechen von einer Science-Fiction Maschine, die Gedanken lesen könnte. Für die Erklärung dieses Aspekts von Ich-Störungen muss gefragt werden, ob die Personen mit schizophrener Psychose eine Störung der Grenzen der eigenen Person zur Umwelt haben. Ein derartiger Ansatz geht davon aus, dass in der schizophrenen Krise die Grenze des Selbst zur Umgebung leichter überwunden werden, bzw. zusammenbrechen kann.

Wie sollte eine derartige Störung der Grenzen des Ich vorzustellen sein? Heute wissen wir zu wenig über das Ich und noch weniger, ob es eine Ich-Grenze gibt und wie sie zu bestimmen wäre. Aus dem Grund ist es vorläufig besser, für die Definition der Symptomgruppe nicht die Ich-Grenze heranzuziehen.

Beispielsweise in der Hypnose haben wir es mit einer Form der Überwindung der Grenze zwischen Person und Umwelt zu tun. Für die Hypnose finden sich Voraussetzungen in der Persönlichkeit des Hypnotisierten; denn nicht jeder kann hypnotisiert werden. Dieser Argumentationslinie folgend kann untersucht werden, welche Voraussetzungen bei schizophrenen Patienten für die Störung der Ich-Umwelt-Grenze vorliegen.

13.2.3 Dimensionen der Erfahrung des Selbst

In der Erfahrung der eigenen Person durch den Patienten kann es zu charakteristischen Störungen kommen (Scharfetter 1981). Einige der Dimensionen, die er beschreibt, haben Beziehungen zu den hier beschriebenen Ich-Störungen. Neben 1.) der Störung der Ich-Vitalität kommt es zu 2.) Störungen der Ich-Aktivität, wobei die eigenen Aktionen nicht als selbstbestimmt wahrgenommen werden, was auch als Passivitätserleben bezeichnet wird. Dies kann möglicherweise durch das Frith Modell (s. u.) eines gestörten Monitorings der Handlungsintention zu erklären sein. Als bizarrer Wahn wurden Überzeugungen von Patienten angesehen, die 3.) eine Störung der Ich-Konsistenz nach Scharfetter zeigen. Sie nehmen z. B. an, sich aufzulösen oder in sich geteilt zu sein. Hier gibt es eine Beziehung zur Depression, speziell zum nihilistischen Wahn schwer depressiver Patienten. 4.) Die Störung der Ich-Demarkation bezeichnet eher das, was in den Ich-Störungen der klassischen Psychopathologie beschrieben wurde. Hier kommt es zum quälenden Empfinden des Verlusts des Schutzes durch die Ich-Umwelt-Grenze. Als komplexe Störung zu beurteilen ist die 5.) Störung der Ich-Identität. Darunter werden eine Fülle von Anomalien in dem Empfinden und den internen Konzepten der eigenen Person, des Körperschemas, des Selbstbewusstseins, der sexuellen Identität etc. verstanden.

Die Störung des Monitorings mentaler Inhalte nach dem Modell von Frith bezieht sich zunächst auf die »Gemachtheit« von Handlungen „von außen", wie es viele Patienten mit Schizophrenie berichten. Es wird versucht, die Störung des »Selbst«, des Aktors und dessen Selbstwahrnehmung sowie die Störung des reflexiven Bewusstseins (Kap. 8 Bewusstsein) mit in die Erklärung von Ich-Störungen hineinzunehmen (Kircher und David 2003).

13.3   Klinik

In der Klinik der schweren psychischen Erkrankungen, wie den Psychosen, werden Ichstörungen diagnostiziert. Die Patienten berichten

- einen Verlust der Privatheit, weil ihre Gedanken den Feinden bekannt werden, oder
- ihre Gedanken werden manipuliert, d. h. die
  Gedanken, welche sie denken, sind nicht ihre
  eigenen Gedanken,
- unerklärliche, ängstigende Veränderungen an
  ihrem Körper oder
- die Einschränkung der Freiheit der eigenen Bewegungen – sie fühlen sich wie Marionette gelenkt etc. Diese Veränderungen
  gehen auch mit einem Erleben der Passivität einher – das Geschehen wird nicht mehr
  durch die eigenen Aktivitäten gesteuert (s.
  auch Gedankenkontrollstörungen)

Wenn eine Person angibt, sie hätte Episoden,
in denen sie eine Verfremdung der gewohnten
Wahrnehmung empfindet, so kann dieses Merkmal isoliert auftreten und evtl. im Rahmen des
Krankheitskonzepts einer Derealisations-De-
personalisationsstörung zu diagnostizieren sein.
Es kann aber auch sein, dass beim weiteren Befragen eine Ichstörung zu finden ist: Die Person
hat in den spontan geklagten Episoden von Derealisation das Gefühl, dass die Umgebung nicht
nur verändert wahrgenommen wurde, sondern
vor allem auch für sie als Theater vorgespielt
wurde.

Ich-Störungen wurden als pathognomonisch
für Schizophrenie bewertet. Zumindest sind
nicht alle Symptome der Ich-Störungen charakteristisch für Schizophrenie: Ich-Bewusst-
sein und Person-Bewusstsein ist auch bei
der Dissoziation und angstbezogenen Depersonalisation verändert (s. Berrios 1996).
Spezielle Ich-Störungen, die der Gedankenausbreitung oder Gedankenübertragung sind
als spezifische Symptome 1. Ranges der Schizophrenie bestätigt worden. Sie entsprechen
pathognomonischen Merkmalen der schweren
Schizophrenie-Erkrankungen mit eher schlechter Prognose.

13.4   Diagnostik

Probleme der Diagnostik der Ich-Störungen ergeben sich unter anderem wegen der Schwierigkeiten, die komplexen Gegebenheiten bei Ich-
Störungen zu kommunizieren.

Psychopathologische Untersuchung
Die Qualität der Diagnose hängt von der Qualität der psychopathologischen Befragung und
Beobachtung ab. Es gibt keine neuropsychologischen Untersuchungsverfahren oder psychologische Tests, die bei der Untersuchung weiterhelfen.

Es ist schon auf besondere Sachverhalte mit
dem Erklärungswahn hingewiesen worden: Häufig können sich Personen mit verbalen akustischen Halluzinationen den Umstand sich nicht
anders erklären, dass die Personen, die sie
hören, ihre Gedanken kennen müssen. Dieser
Fehlschluss ist zu trennen vom unmittelbaren
Erleben von Gedankenübertragung.

13.5   Neurowissenschaftliche
Erklärungsansätze

Efferenzkopie: Die Efferenzkopie, eine Information, dass eine bestimmte Bewegung ausgeführt wird, entsteht bei jeder Handlungsauslösung (Holst et al. 1950 s. o., Frith 1992). Das
Konzept ist zunächst auf motorische Akte mit
der Innervation von Muskeln bezogen worden.

Die Efferenzkopie ermöglicht den Abgleich
der Folgen der Handlung mit der Erwartung aufgrund der Handlungsplanung und -initiation.
Zum Beispiel bei dem Ergreifen eines Gegenstands vom Tisch »die Finger werden bei der
Handlung den Tisch berühren« etc., mit der
Rückmeldung der Finger, wenn der Tisch tatsächlich berührt wurde und die Hautsensoren
eine Berührung melden. Bei selbstgenerierten
Aktionen ist das anteriore Cingulum neben dem
dorsolateralen präfrontalen Kortex aktiv (Frith
und Blakemore2003).

Man vermutet, auch für mentale Aktivität
der Person – für selbst aktiv vorgestellte Stimuli

sollten sich Spuren der eigenen Urheberschaft finden (Äquivalente des »corrollary discharge« bzw. der Reafferenz, Kap. 7) und demnach auch bei den Gedanken sollten Informationen über diesen jeweiligen mentalen Akt erarbeitet werden. Das Modell geht von einer Störung der Information über das Starten des Denkens eines Gedankens aus.

In den mediofrontalen Hirnregionen, speziell dem anterioren Cingulum, finden sich Neurone, die bei selbst initiierten Bewegungen, nicht jedoch bei extern veranlassten Bewegungen, aktiv sind (Shima und Tanji 1998). Störungen in dieser Hirnregion könnten das Monitoring, ob ein mentaler Vorgang selbst initiiert ist oder aus einer Wahrnehmung stammt, stören (s. z. B. Christoff et al. 2003).

In einer Untersuchung (s. Abb. 13.1) konnten Patienten auf einem TV-Monitor Bewegungen der eigenen Hand vs. einer eingespielten Hand einer anderen Person sehen. Patienten mit Hallu-

zinationen waren nicht in der Lage zu erkennen, dass es sich zeitweilig um die Hand einer anderen Person handelte (Dapatri et al. 1997). Schizophrene Patienten mit Ich-Störungen konnten in einer weiteren Studie eine derart technisch realisierte Deviation der dargestellten Bewegung von der durchgeführten Bewegung schlechter erkennen als Gesunde. Bei Abweichungen bis zu ca. 30 Grad sagten mehr der Patienten mit Ich-Störungen, dass sie diese Bewegung ausgeführt hätten (Franck et al. 2001). Andere Untersuchungen zeigten bei einer leichten akustischen Verzerrung der eigenen Stimme, dass die eigene Stimme nicht mehr sicher von anderen Stimmen identifiziert werden konnte (Johns et al. 2001; s. a. Knoblich und Prinz 2001).

Die Aktor-Information nimmt in der Diskussion der Ichstörungen eine zentrale Rolle ein (Dapatri et al. 1997). Die Ich-Aktor Information bietet die Quellenidentfikation nicht nur für die Wahrnehmung, sondern auch für die

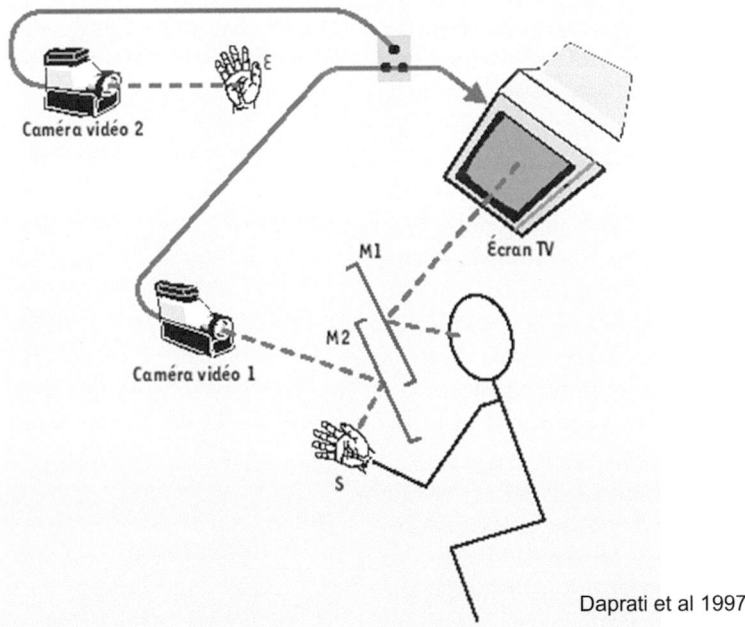

Daprati et al 1997

Abb. 13.1 Eigenwahrnehmungs-Experiment, das zur Erklärung von Ich-Störungen durchgeführt wurde. Schizophrene Patienten erkennen nur mit Fehlern, ob auf einem Bildschirm die eigene Hand bei Manipulationen gezeigt wird, oder die Hand einer anderen Person, die ähnliche Manipulationen durchführt. Zur Erklärung von Halluzinationen wird eine Störung des »corrollary discharge« bzw. der Reafferenz angenommen, wobei die Information über die eigene Aktion nicht vorliegt, verloren geht oder fehlerhaft mit der Rückmeldung der Sinnesorgane verglichen wird (Mod. nach Dapatri et al. 1997).

Aktionen. Damit können die Ichstörungen eingeordnet werden: Nur für 1) meine eigenen Gedanken gilt die Information, dass Ich Aktor bin
– es ist mein Gedanke (Meinigkeits-Empfinden).
2) Gedankeneingebung unterscheidet sich genau
hier: Es liegt der Person nicht die Ich-Aktor Information vor – der Gedanke erscheint irgendwie fremd.

Auch für das Fremdbeeinflussungs–Gefühl,
d. h. wie eine Marionette nicht-selbstgesteuert
Bewegungen auszuführen, gilt, dass die Ich-
Aktor Information die Differenzierung dieses Merkmals ermöglicht. Nur bei der eigenen,
selbst geplanten, selbst initiierten und selbst gesteuerten Bewegung gilt die Selbst-Aktor Information, nicht aber bei der fremdgesteuerten
Bewegung als Ichstörung Symptom und nicht
bei passiven Bewegungen (z. B. als Teil einer
körperlichen Untersuchung).

Allgemeines Konzept von Rückkopplungs-
Verarbeitung: Konzepte einer evolutionär frühen
Entwicklung eines basalen Bewusstseins (Merker 2007) mit einer rudimentären Steuerung
der Motorik, die an die Umgebung angepasst
ist, legen die Frage nahe, ob bei weniger entwickelten Tiere nicht nur ein basales Bewusstsein, sondern auch eine Wahrnehmung selbst-initiierter Aktionen möglich ist.

Die Wahrnehmung selbst-initiierter Aktionen
ist bereits für weniger hoch entwickelte Tiere
anzunehmen, weil sie von der Information profitieren, ob die Wahrnehmung einer Umgebungsveränderung von ihnen ausgelöst wurde, oder
durch einen Feind in der Umgebung (z. B. Beim
Gehen Rascheln im Laub –Schlange vor meinen
Füßen?). Damit muss sich ein Signal „Ich-Aktor" herausdifferenzieren.

Man nimmt an, dass diese basalen Prozesse
im Hirnstamm in der Formatio Retikularis bis
zur Region der Vierhügelplatte stattfinden. Die
Anpassung an die Umgebung gelingt über die
Rückmeldung eines unvorteilhaften Ausgangs
der Aktion (negative Valenz) mit dem Back-
propagation-Training neuronaler Netze (Reischies 2021). Die Ich–Aktor Information wird
von einigen Autoren auch als Gefühl der „Meinigkeit" beschrieben (s. auch Metzinger 1999).

Scharfetter (1981) formulierte komplexe Störungen der Selbstwahrnehmung (s.o.). Ein weit
gefasstes Konzept einer gestörten Wahrnehmung
von sich selbst könnte, auch weil es komplexe
weitere Konstrukte enthält wie das eines Identi-
tätsempfindens, die Gruppe der Ichstörungen
nicht bestimmen.

Das Konzept der Passivität (s. o.) ist nach den
heutigen neurowissenschaftlichen Modellen mit
einer Störung des Monitorings der Handlungsinitiierung nachzuvollziehen. Die Person erlebt
nicht mehr sich als denkend (s. Kap. 10) oder
handelnd, sondern andere Menschen oder
fremde Mächte initiieren, bzw. steuern diese
Vorgänge.

**Verfremdung der Rückmeldungs-Wahr-
nehmung**
Es ist zu prüfen, inwieweit die Ich-Störungen
allgemein zu erklären sind durch a) eine elementare Störung in der Rückmeldung von aktiven Prozessen, d. h. von der Person initiierten
Prozessen. Es müsste b) noch angenommen werden, dass die verunsicherte Person mit dieser gestörten Rückmeldung den Zeiger der Schuld zur
Außenwelt hin ausgerichtet erlebt, bzw. feindliche Umwelt als Verursacher sieht:

1. Auswirkungen verfremdeter, gestörter Rückmeldung aus der Peripherie –Augenmuskeln,
   Rumpf und Halsmuskulatur, Sprechmotorik
   und der Aktivierung von Gedanken – evtl.
   mit dem Effekt von Verfremdung der Rückmeldung beim verdeckten Mitsprechen
2. Tendenz nach außen zu projizieren, Fremde
   als Ursache der Veränderungen anzunehmen.

13.6 Psychopathologische Merkmale

Die Merkmale der Derealisation und Depersonalisation treten auch auf bei Angst- oder
Intoxikationssyndromen und bei der besonderen
Klassifikationseinheit der Derealisations- De-
personalisationsstörung ICD-10 F48.1. Eine spezielle Umwelt, wie ein Wohnzimmer einer be-
freundeten Familie, wird in ihrer komplexen Ge-

stalt wahrgenommen. Nach einem Schlaganfall mit leichter Veränderung der Wahrnehmung berichten Patienten, dass sich eine Veränderung der „Gestalt" in der Wahrnehmung ihrer gewohnten Umgebung eingestellt hat, ein nicht näher verbalisierbares Veränderungsempfinden.

Derealisation

Definition. Die Umwelt wird als fremd wahrgenommen, die Personen bemerken eine Unvertrautheit, haben ein allgemeines Veränderungsgefühl hinsichtlich der Umgebung

- mit der Tendenz zur Unwirklichkeit bis hin zum Gefühl des Gemachten (für die Person verändert, vorgespielt)

Nicht speziell durch Wahrnehmung von tatsächlich veränderten Umgebungselementen hervorgerufen

Beispiele:
- Ein Patient berichtet, er fühle sich wie unter einer Glasglocke; erlebt eine scheinbare Abschwächung, ein Entfernt-Scheinen oder eine verschleierte Wahrnehmung.
- Eine ängstliche Person sagt, sie erlebe eine unangenehme Verunsicherung, traumartige Unwirklichkeit.
- Ein Patient mit Schizophrenie berichtet in beginnender Wahnstimmung von Wahrnehmungen, die ihm irgendwie fremd vorkommen; er hat das Gefühl, ihm wird etwas nur vorgespielt, es würde für ihn das alles nur inszeniert.

Stellung in der Psychopathologie. AMDP 53 bei Ich-Störungen - Beziehung zu dissoziativer Integrationsstörung.

Verwandte Begriffe. Dissoziation, Paramnesie.

Psychopathologische Interaktionen. Gedächtnisstörung, Dissoziation, Wahnstimmung.

Differenzialdiagnostische Abgrenzungen:
- Ichstörung: „alles erscheint mir unwirklich", ein Film wird mir vorgespielt, Science-Fiction.
- Metamorphopsie, Halluzination oder Illusion, Hypnose,
- wahnhafte Realitätsverkennung
- amnestische Wiedererkenn-Fehler, »jamais vu« bei Paramnesien.

Weitere Charakterisierung. Fremdheit der Wahrnehmung bei unveränderter Umgebung.

Interview für Rating. Frage nach merkwürdigen Wahrnehmungen, Verfremdungserleben, Fremdanamnese.

Schweregrad. Schwelle der gelegentlich vorkommenden Verfremdung bis zur kompletten Verkennung der Umwelt.

Persönlichkeitseinflüsse. Histrionische-, Borderline-Persönlichkeitsstörung.

Spezifikationen: a) ohne weitere Ichstörungen, Halluzinationen oder Wahn, b) mit Merkmalen der schizophrenen Psychosen („unwirklich", „es wird mir ein Film vorgespielt"), c) Gedächtnisstörung als Hirnschädigungssymptom.

Begriffliche Probleme des Merkmals:
- Rein subjektives Merkmal,
- offenbare Inhomogenität, schwierig diagnostisch zuzuordnen.

Neurowissenschaftliche/kognitiv neurowissenschaftliche Modellvorstellungen
- Neben den oben diskutierten Modellen einer Störung der speziellen Efferenzkopie bzw. allgemein der Rückmeldungen von Handlungen und mentalen Akten:
- Affekte verändern Wahrnehmung, Amygdala-Interaktion mit den sekundären und tertiären sensorischen Verarbeitungsarealen,

- Amygdala-Interaktion mit hippokampaler Aktivierung beim Retrieval und der situativen Orientierung,
- Fehler in der parahippokampalen Rekognition, Signal mit Folge der Störung in der Vertrautheit, der „Familiarity", auch als Paramnesie charakterisiert

Depersonalisation

Definition. Eine Person erlebt eine merkwürdige Veränderung, eine Verfremdung an sich selbst. Die eigenen Reaktionsweisen und Empfindungen, aber auch der eigene Körper werden als verändert und unvertraut erlebt oder es wird etwas Fremdes daran wahrgenommen. Die Selbstverständlichkeit des eigenen Körpers oder der eigenen Eigenschaften ist verloren gegangen; die Selbstkenntnis ist verunsichert.

Beispiele:
- Eine Frau berichtet: »Ich stehe wie neben mir. Ich spüre den Körper nicht mehr«. Die Extremitäten des Körpers werden für kurze Zeit als verkleinert oder vergrößert wahrgenommen.
- Ein Patient mit schwerer Depression sagt, er sei schon tot, er könne schon das Verfaulen seines Körpers riechen.

Stellung in der Psychopathologie. AMDP 54 bei Ich-Störungen, Beziehung auch zu dissoziativer Integrationsstörung (s.o.).

Verwandte Begriffe. Wahn, eine andere Person zu sein, Beziehung zur Derealisation, Dissoziation.

Psychopathologische Interaktionen. Identitätsgefühl der Person, Körperschemastörung, Veränderungserleben, Dysmorphophobie.

Differenzialdiagnostische Abgrenzungen. Metamorphopsie (z. B. Mikropsie), Hypnose.

Weitere Charakterisierung. Veränderungswahrnehmung der eigenen Person und/oder des eigenen Körpers mit Tendenz, die Veränderung als von außen beeinflusst zu deuten.

Interview für Rating. Frage nach Veränderung oder irgendeine Merkwürdigkeit in der Wahrnehmung von sich, subjektiv; Fremdanamnese.

Schweregrad. Von Schwelle des Normalen beim Achten auf sich selbst und den eigenen Körper bis zu massiver Veränderung der Selbstwahrnehmung und Wahrnehmung der Aspekte der eigenen Person.

Spezifikationen:
Was verändert sich:
- Körperlich Eigenschaften bzw. Empfindungen, Persönlichkeit
- Ich-Störung mit ängstlicher Deutung der Veränderung als von außen gemacht
- Dissoziations-bezogen, Dissoziative Integrationsstörung.

Persönlichkeitseinflüsse.
Histrionisch, Borderline-Persönlichkeitsstörung.

Begriffliche Probleme des Merkmals:
- rein subjektiv,
- inhomogenes Merkmal: 1) aus dem Bereich der Angststörungen mit Betonung der Beziehungen zur Dissoziation, 2) aus dem Bereich der schizophrenen Ich-Störungen mit Beziehung des Merkmals zu Wahnstimmung und dem Erleben des von außen Gemachtem.

Neurowissenschaftliche/kognitiv neurowissenschaftliche Modellvorstellungen
(s. a. Sierra et al. 2002).

Informationsverarbeitung der Person über sich selbst gestört, mit gestörter Selbstwahrnehmung der Veränderung, bei schwerer Schizophrenie fehlendes Einheitlichkeitsgefühl, Diskussion um Rolle traumatischer Erfahrungen
- bei Beginn der Störung ratlos und ängstlich darüber,
- z. B. Handlungen oder Gedanken bei sich bemerkt, die nicht der eigenen Kontrolle unterliegen,

- »catastrophic interference« bei Veränderung von Netzwerkgewichten in einem psychotischen Prozess,

Gedankenausbreitung

Definition. Eine Person erlebt, dass ihre eigenen Gedanken anderen Menschen bekannt werden, z.B. andere haben telepathische Fähigkeiten, die Gedanken zu lesen; Verlust der Privatheit der mentalen Ereignisse.

Beispiele:
- Ein Patient spricht im Interview nicht – auf Befragen sagt er, der Untersucher wisse ja schon alles. Beim Nachfragen wird deutlich, dass er meint, seine Gedanken hätten sich telepathisch ausgebreitet.
- Ein Patient meint, die Mitmenschen manipulieren zu können. Auf Nachfragen wird deutlich, er erlebt, dass andere Menschen seine Gedanken empfangen können.
- Eine Patientin schreit in der Klinik plötzlich verzweifelt: »Ihr könnt doch alle meine Gedanken lesen!«
Stellung in der Psychopathologie. AMDP 55, im angloamerikanischen Bereich auch als Thought broadcasting bezeichnet.

Psychopathologische Interaktionen. Evtl. Reaktion auf Inhalte von verbalen akustischen Halluzinationen.

Differenzialdiagnostische Abgrenzungen. Magisches Erleben, esoterische Erfahrungen (in der Bevölkerung häufig).

Weitere Charakterisierung. „Ich-Umwelt-Grenze" ist gestört in Richtung von der Person in die Umwelt.

Interview für Rating. Frage nach der Vermutung, dass Andere die Gedanken der Person kennen; ob so etwas wie Telepathie vorgekommen sei.

Neuropsychologie/Objektivierung. Interviewverhalten, Nachfragen.

Schweregrad. Gelegentlich und ohne damit verbundene Belastung bis schwere Störung der Kommunikation und subjektives Leiden wegen des Verlusts der Privatheit.

Pathognomonisch für: Schizophrenie.

Spezifikationen:
- ohne Einfluss auf die Mitmenschen
- mit Auswirkungen auf dieMitmenschen,
- Gedankenausbreitung mit/ohne Erleben des Gedankenlautwerdens.

Begriffliche Probleme des Merkmals. Der privilegierte Zugang zu den eigenen Erlebnissen ist infrage gestellt.

Neurowissenschaftliche/kognitiv neurowissenschaftliche Modellvorstellungen
- neben den oben genannten Modellen: Stimmen von Mitmenschen erlebt und Fehldeutung einer gemeinsamen Quelle des Wissens und der Ideen als Gedankenausbreitung erklärt.
- Evtl. Lerngeschichte, Eltern hatten Intentionen geraten.
- Evtl. Zusammenhang mit symbiotischen Beziehungen zu Personen der Umwelt.

Gedankenentzug

Definition. Gedanken werden als von außen entzogen erlebt.

Beispiel
- Eine Patientin berichtet, als sie im Gespräch einhält und irritiert herumschaut, dass sie gerade plötzlich nicht mehr wusste, was sie gedacht hatte und sagen wollte und auch beim Überlegen, wie der Verlauf des Gesprächs war, nichts mehr darüber herausfinden konnte. Sie vermutete, dass die Gedanken

von den Feinden, die sie umbringen wollen, irgendwie gelöscht wurden.

Stellung in der Psychopathologie. AMDP 56.

Verwandte Begriffe. Gedankenabreißen, Fremdbeeinflussungserlebnisse.

Weitere Charakterisierung. „Ich-Umwelt-Grenze" wird als gestört gedeutet.

Selbst-/Fremdbeurteilung. Fremdbeurteilung aufgrund von Introspektionsdaten.

Interview für Rating. Nachfragen bei Abbruch der Kommunikation.

Neuropsychologie/Objektivierung. Beobachten des Interviewverhaltens – Merkmal: Gedankenabreißen mit Nachfragen nach der subjektiven Sichtweise.

Schweregrad. Gelegentlich bis behindernd.

Pathognomonisch für: Schizophrenie.

Spezifikationen:
- Vermutung oder Gewissheit der Verursachung von draußen.
- Mit oder ohne Gedankenabreißen,
- global: alle Gedanken seien von außen weggenommen. Die Person denke gar nicht selbst, sondern fremde Mächte denken in ihrem Kopf.

Neurowissenschaftliche/kognitiv neurowissenschaftliche Modellvorstellungen
Zweigliedrig: a) Working-memory-Störung: Verlust der Einstellung auf einen Gedankengang, b) mit Überzeugung, der Fehler liege nicht bei der betroffenen Person selbst, sondern sei von außen verursacht. Als subjektive Seite des Gedankenabreißens denkbar, wobei die Projektion der Verursachung des Fehlers auf die Umwelt dazukommt,

- Gedankenkontrollverlust erlebt und als von außen beeinflusst gedeutet

Gedankenlautwerden

Definition. Eigene Gedanken werden laut, sie bekommen einen Klangcharakter. Aus diesem Grund erklärt sich die Person, dass Mitmenschen die Gedanken mithören können.

Gedankeneingebung

Definition. Fremdbeeinflussungserleben auf dem Gebiet der Gedanken: Gedanken werden als nicht eigene Gedanken, von der Person selbst gedacht, erlebt – sondern als von außen eingegeben.

Beispiele:
- Ein Patient erklärt, er denke nicht selbst, sondern eine fremde Macht denke „durch ihn"; die Gedanken seien nicht seine.
- Eine Patientin erkennt aggressive Gedanken nicht als ihre eigenen an.
- Ein Patient ohne religiöse Bindung sagt, seine Gedanken seien von Gott eingegeben.

Stellung in der Psychopathologie. AMDP 57.

Verwandte Begriffe. Telepathie.

Differenzialdiagnostische Abgrenzungen:
- magisches Erleben, esoterische Erfahrungen,
- Zwangsgedanken: Gedanken als eigen erlebt, aber mit einer Distanz dazu, d. h. dem Wunsch, diesen Gedanken nicht zu denken - Entwicklung eines Unwohlseins, Angst.

Weitere Charakterisierung. Die erlebte Autorschaft der eigenen Gedanken ist gestört, der Patient erlebt sich als passiv.

Interview für Rating. Frage nach dem Erleben, dass Gedanken als fremd, von außen eingegeben empfunden wurden –evtl. auf Telepathie beziehen, die in der Bevölkerung bei offenbar vielen gesunden Personen als ihnen bekannt angegeben wird.

Schweregrad. Gelegentlich bis behindernd.

Pathognomonisch für Schizophrenie.

Spezifikationen:
- besondere Inhalte, zu denen die Person eine Distanz hat oder ablehnt; bei persönlich unaushaltbaren Gedanken.
- mit Größenideen,
- Störung des formalen Denkens (Gedankenchaos) als von außen gemacht gedeutet.

Persönlichkeitseinflüsse. Mystische, esoterische Interessen.

Begriffliche Probleme des Merkmals:
- unklar, wie das Merkmal sicher zu diagnostizieren ist,
- unklar: Erlebensweise oder Entschuldigung für Gedanken, Leugnung von unaushaltbaren Gedanken,
- Dissonanz zwischen den Haltungen und Werten der Person und den eigenen Gedanken erlebt.

Neurowissenschaftliche/kognitiv neurowissenschaftliche Modellvorstellungen
- Quellenwahrnehmung gestört: die Unterscheidung der Quelle von Informationen; d. h. Gedanken als eigene Einfälle oder als Informationen von außen nicht mehr unterschieden.
- mit der eigenen Person als unvereinbare Gedanken werden als von außen verursacht erlebt und damit für die Selbstkenntnis »entschärft«.
- Veränderung im Erleben der „Meinigkeit", des zur eigenen Person Gehörens der Gedanken – möglich als Störung in Hirnstamm-Netzwerken, welche die basale Aktor-Informationen verarbeiten (s. o.).

Fremdbeeinflussungserlebnisse

Definition. Erleben externer Einflussnahme - auf Emotionen, Intentionen oder Handlungen, bzw. Steuerung der Intentionen und Handlungen sowie die Beeinflussung emotionaler Empfindungen (außer Gedankeneingebung und Gedankenentzug).

Beispiel:
- Ein Patient fühlt sich manipuliert, in den Handlungen von anderen Menschen bestimmt, er sei nur noch eine Marionette.
- Eine Patientin berichtet, sie stünde die ganze Zeit unter Hypnose.
- Eine Patientin berichtet, ihre sexuellen Empfindungen werden als von außen gemacht erlebt.

Stellung in der Psychopathologie. AMDP 58.

Differenzialdiagnostische Abgrenzungen:
- Ausschluss gewöhnlicher, alltäglicher Einflüsse auf Verhaltens-Entscheidungen (über Kampagnen, Werbung, Eltern, Politik, etc.),
- Halluzinationen z. B. Leibhalluzinationen,
- »unio mystica« bei religiösem Erleben, Hypnose

Weitere Charakterisierung. Verlust der Privatheit der Intentionsbildung und Selbstbestimmtheit, Passivität.

Selbst-/Fremdbeurteilung. Fremdbeurteilung.

Interview für Rating. Frage nach dem Gefühl, die Kontrolle über Handlungen zu verlieren, sodass Andere die Aktionen bestimmen –Differenz zu allgemein gemeinter (sozialer) Fremdbestimmtheit erklären.

Schweregrad. Gelegentlich bis schwer behindernd.

Pathognomonisch für: Schizophrenie.

Spezifikationen:
- intentional, motorisch
- emotional.

Persönlichkeitseinflüsse. Suggestibilität, Hypnotisierbarkeit.

Begriffliche Probleme des Merkmals:
- rein subjektives Merkmal,

- differenzieren: Erlebensweise des Mario-
nette-Seins oder Entschuldigung für Fehlhandlungen bzw. Distanzierung von eigenen
Aktionen.

**Neurowissenschaftliche/kognitiv neurowissen-
schaftliche Modellvorstellungen**
- Erleben der äußeren Kontrolle ist besonders schwer verständlich (s. Stirling et al.
1998). A) Fraglich ist es, ob fehlerhafte Ansteuerung von Aktionen, welche die Person
intendiert, eine Rolle spielt – wie in Modellen der neuronalen Netzwerke gezeigt, ist die
Aktivierung von Einheiten fehlerhaft, wenn
Systemeigenschaften verändert sind, z. B. die
Recheneinheiten (hidden units) gestört sind.
Die fehlerhaft aktivierte Aktion wird dann als
nicht intendiert erlebt. B) Diese fehlerhafte
Aktivierung von Motorik wird zusätzlich
die Rückmeldung verändern, welche dann
im Kontrast mit der Erwartung der Rückmeldung bei der ursprünglichen Intention der
Person steht.
- Fraglich: das Erleben der realen Abhängigkeit der Bewusstseinszustände, der Befindlichkeit wird gedeutet als unmittelbar von
außen beeinflusst – ohne die normale Illusion
der eigenen Autorschaft und der Verknüpfung
im subjektiven Konzept der Identität.
- Mit der Persönlichkeit unvereinbar gehaltene
Handlungen werden als von außen gemacht
deklariert (als selbst nicht verursachte Fehlerhaftigkeit der Aktionsauswahl).

Literatur

Christoff K, Ream JM, Geddes LP, Gabrieli JD (2003)
Evaluating self-generated information: anterior prefrontal contributions to human cognition. Behav Neurosci 117:1161–1168
Dapatri E, Franck N, Georieff N (1997) Looking for
the agent: an investigation into consciousness of action and self-consciousness in schizophrenic patients.
Cognition 65:71–86

Franck N, Farrer C, Georgieff N et al (2001) Defective
recognition of one's own actions in schizophrenia.
Am J Psychiatry 158:454–459
Frith CD, Blakemore S-J (2003) Self-awareness and action. Curr Opin Neurobiol 13:219–224
von Holst E, Mittelstaedt H (1950) Das Reafferenzprinzip. Naturwissenschaften 37:464–476
Johns LC, Rosseli S, Frith C et al (2001) Verbal self-monitoring and auditory verbal hallucinations in patients
with schizophrenia. Psychol Med 31(4):705–715
Kimhy D, Goetz R, Yale S et al (2005) Delusions in individuals with schizophrenia: factor structure, clinical correlates, and putative neurobiology. Psychopathology 38:338–344
Kircher T, David A (2003) The self in neuroscience and
psychiatry. Cambridge Univ Press, Cambridge
Knoblich G, Prinz W (2001) Recognition of self-genera-
ted actions from kinematic displays of drawing. J Exp
Psychol Hum Percept Perform 27:456–465
Merker B (2007) Consciousness without a cerebral cor-
tex: a challenge for neuroscience and medicine.
Behav Brain Sci 30:63–81
Metzinger T (1999) Subjekt und Selbstmodell. Die
Perspektivität phänomenalen Bewusstseins vor dem
Hintergrund einer naturalistischen Theorie mentaler
Repräsentationen. Mentis, Paderborn
Reischies FM (2021) Leid-Erleben, ein Fundament der
Psychopathologie. Pabst Scientific Publishers, Len-
gerich
Scharfetter C (1981) Ego-psychopathology: the concept
and its empirical evaluation. Psychol Med 11:273–
280
Sierra M, Senior C, Dalton J et al (2002) Autonomic re-
sponse in depersonalization disorder. Arch Gen Psy-
chiatry 59:833–838
Stirling JD, Heileweil JSE, Quraish N (1998) Self-monitoring dysfunction and the schizophrenic symptoms
of alien control. Psychol Med 28:675–683

Weiterführende Literatur

Farrer C, Franck N, Georgieff N et al (2003) Modulating
the experience of agency: a positron emission tomography study. Neuroimage 18:324–333

Wahn – inhaltliche Denkstörungen

14

Inhaltsverzeichnis

14.1 Einführung

In der Psychopathologie wird Wahn traditionell beschrieben als 1. eine falsche Überzeugung, die eine Person angenommen hat und 2. deren Wahrheit ihr unmittelbar evident ist, d.h. keiner Begründung bedarf. Die Person hat den Wahngedanken nicht als Wissen, sondern als persönliche Überzeugung. 3. Ihre Umgebung teilt die Überzeugung nicht und im kulturellen Umfeld wird die Meinung für falsch gehalten. 4. Die Person hat keine Einsicht in die Fehlerhaftigkeit der Annahme.

In der Entwicklung der Psychopathologie ist diese Definition von Wahn vorgeschlagen worden, die klar und klinisch anwendbar ist. Viele

Untersucher und Neurowissenschaftler wenden jedoch ein, dass eine logisch unanfechtbare Wahndefinition nicht weiterhilft.

Die herkömmliche Definition stellt vermutlich nur eine Abgrenzung eines Teils des Ganzen dar, die dem zugrunde liegenden Problem nicht gerecht wird. Die Abgrenzung durch die psychopathologische Definition hängt möglicherweise beliebig mit der Definierbarkeit für klinische Zwecke zusammen. Damit besteht die Gefahr, dass die klinisch psychopathologische Definition zwar praktikabel ist, aber den zugrunde liegenden Bedingungsfaktoren nicht gerecht wird.

Speziell ist anzunehmen: Die neurowissenschaftlichen Faktoren wirken sich auf eine größere, mit Wahn in Verbindung stehende Gruppe von psychopathologischen Symptomen aus.

Wir haben es beim Wahn, der psychiatrisch diagnostiziert wird, mit der Spitze eines Eisbergs zu tun. Unter den klinisch klaren Fällen von z. B. Verfolgungswahn findet sich demnach eine Basis des Eisbergs in der Bevölkerung mit vielen Fällen von irrationalen Annahmen, die mehr oder weniger alltagsrelevant sind. Dazu

kommt eine Fülle von weiteren falschen Überzeugungen, an denen die Menschen festhalten (Abb. 14.1). Ängste sind meist irrational begründet, wie Ängste vor engen Räumen oder davor, in großen Höhen zu stehen – Angst vor Blut bzw. Spritzen (Kendler et al. 1983, Sutherland 1992). Diese Ängste beruhen auf falschen Annahmen oder Überzeugungen. Nicht nur irrationale Befürchtungen sind häufig, auch haben epidemiologische Studien eine hohe Zahl von Personen mit Wahngedanken festgestellt (van Os et al. 2001).

Demnach haben wir es mit einem Kontinuum von Irrationalität zu tun – ein Spektrum von falschen Überlegungen, ein Übergang von harmlosen irrationalen Ängsten und mehr oder weniger dysfunktionalen persönlichen Überzeugungen, Glaubenssätzen und Ideologien sowie eine Grenze zu »überwertige Ideen« und Wahn. Wir konstruieren eine Grenze, aber die Wahndefinition als eine falsche Überzeugung, die unkorrigierbar ist, könnte demnach eine artifizielle Unterteilung in diesem Kontinuum darstellen.

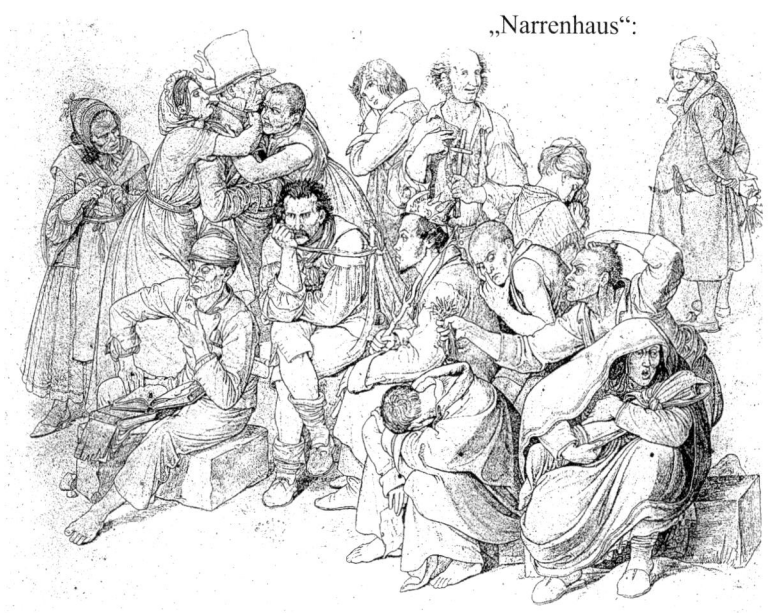

„Narrenhaus“:

Abb. 14.1 Wahnkranke im Narrenhaus in einer Zeichnung von Wilhelm von Kaulbach um 1834 (Staatliche Museen zu Berlin, Kupferstichkabinett). Es handelt sich um Patienten mit verschiedenen Wahngedanken, die sich äußerlich deutlich machen. Dargestellt wird zusätzlich die mangelnde soziale Interaktion zwischen den Personen. (Anmerkung: Gemeinfrei)

14.1.1 Definierende Elemente des Wahns

Falschheit der Überzeugung
Nicht jeder falsche Gedanke ist ein Wahngedanke: z. B. ein Irrtum. Vorherrschenden Wahnthemen sind Gefährdung durch Feinde, Armut, Krankheit und Schuld etc. oder Aufwertungen der eigenen Person durch eine besondere Mission, Macht, Liebe oder Abstammung etc.

Der Wahneinfall kann aus den gewohnten Denkweisen der Umgebung der Person stammen. Es wird jedoch gefordert, dass die wahnhafte Überzeugung im Kontrast zur Überzeugung in dem kulturellen Umfeld des Patienten stehen muss. Das hat u. a. mit den sehr vielfältigen kulturellen, religiösen und politischen Irrationalitäten zu tun, über die wir psychiatrisch zurückhaltend urteilen. Schwierig ist es, Wahn von Aberglauben und politischen Ideologien, vor allem Fanatismus abzugrenzen. Diagnostisch eindeutig ist die Situation, in der der Patient sich im Kontrast zu der herrschenden Meinung befindet.

Selbstbezug
Ein Bezug des Wahngedanken zur eigenen Person ist deutlich. Der Wahngedanke betrifft in der Regel ein autobiographisches Thema und nicht etwa ein allgemein gesellschaftliches Thema wie Außenpolitik, Steuern oder Arbeitslosigkeit. Es besteht ein Bezug zur Person, ihrer Entwicklung in der Familie, Partnerschaft oder der beruflichen Sphäre.

Bisweilen kann von einer „abnormen Beziehungssetzung" gesprochen werden, wenn eine Person in der Erkrankung Beziehungen der eigenen Person zu Sachverhalten, Menschen und Institutionen erlebt; diese Beziehungen sind aber nicht real.

Uneinfühlbarkeit
Jaspers (1942) forderte eine Uneinfühlbarkteit, d. h. ein Untersucher kann sich nicht in die Entwicklung der Person in den Wahn hinein einfühlen, die Entstehung nachvollziehen; der Untersucher »versteht« die Wahnentwicklung des Patienten nicht. Dieses Charakteristikum bezieht sich auf die Versuche von Mitmenschen bzw. der Familie, den Wahngedanken zu verstehen. Ein »Bruch in der Lebenslinie« wird deutlich, wenn der biographische Kontext aufgehellt wird. Der »Bruch« wird durch die Entwicklung des Wahngedanken in der Person verursacht, z. B. indem nicht verstehbar ist, warum eine Person plötzlich einen langjährigen Arbeitsvertrag kündigt, nach erfolgreicher und beidseitiger Zufriedenheit. Die Versuche, den Wahn zu verstehen, beschränkten sich auf das Verständnis des »wie« des Wahns nicht des »ob«, also des »so Seins« nicht des „da Seins" des Wahns (Schneider 1992).

Dies bezieht sich auf die Perspektive des Außenstehenden in der Frage des Sinnes des Wahngedanken für die Person selbst sind Forschungen angestellt worden, s. u. (Ritunnano et al. 2022).

Unkorrigierbarkeit
Die Unkorrigierbarkeit steht im Zentrum der Wahndefinition. Wahn ist zunächst einmal eine falsche Meinung, die in der Diskussion aufrechterhalten wird. Die wahnhafte Person lässt sich in der Diskussion nicht vom falschen Gedanken abbringen.

Es ist ein wesentliches Moment des Wahns, dass sich die Person mit der wahnhaften Überzeugung auch gegen die eigene kulturelle Umgebung stellt. Die soziale Komponente, die darin besteht, dass sich der Patient mit seiner Meinung vom Konsens seines sozialen Kontextes trennt, spielt in der Beschreibung des Wahns eine vielfach nicht beachtete Rolle. In der Regel erleidet die Person nach der Entwicklung des Wahns Konsequenzen seitens der Umwelt. Die Mitmenschen sind über die Handlungen und Diskussionen befremdet und oft ablehnend eingestellt.

Meist lässt sich die Person mit einem Wahn nicht einmal auf eine Diskussion ein. Der Grund dafür ist ein Evidenzerleben.

Evidenzerleben
Für den Patienten mit einem Wahn ist der Wahngedanke »evident«. Das Evidenzgefühl ist ein Kriterium für Wahn. Von Evidenzgefühl spricht

man im Fall subjektiver Überzeugtheit, ohne dass es eines Beweises bedarf, ohne dass sich die Person über Begründungen Gedanken machen müsste. Meist gibt die Person an, „es doch erlebt" zu haben und was jemand selbst erlebt hat, ist – ohne Zweifel – wahr.

Patienten mit paranoid-halluzinatorischer Form der Schizophrenie leiden häufig unter sehr schlecht begründeten Wahngedanken – die Argumente für ihre Annahmen, die für sie »evident« sind, reichen dem Untersucher nicht aus. Beispielsweise erklärt ein Patient, es habe doch immer wieder derselbe Mann an der Ecke der Straße, dem eigenen Haus gegenüber, gestanden. Das sei der Beweis, dass er von der Geheimpolizei beschattet werde.

Die Patienten werden für »leichtgläubig« gehalten. Man hat im angelsächsischen Raum von »jumping to conclusion« gesprochen (s. u.).

Unfähigkeit zum „Überstieg"
Überstieg meint in diesem Zusammenhang, dass eine Person sich die Gegenposition des Wahngedankens überlegen soll, einmal probeweise in die andere Sichtweise hinübersteigen. Dies ist einer Person mit einem Wahngedanken nicht möglich, sie lehnt es ab und es scheint ihr die freie Wahl der anderen Position, auch nur versuchsweise, verwehrt.

Neben den definierenden Elementen des Wahns gibt es eine Reihe von Bedingungsfaktoren und weiteren Einflussfaktoren wie Emotionalität und Persönlichkeitsvariablen. Die Komplexität des klinischen Phänomens Wahn ist groß (Kendler et al. 1983).

14.2 Erscheinungsformen des Wahns

In der Einleitung ist dargelegt worden, dass die Wahndefinition einerseits zu streng gefasst worden ist. Auf der anderen Seite ist zu vermuten, dass die Definition von Wahn wiederum auch zu unspezifisch ist und der Spezifikation bedarf. Die Unterschiede zwischen primärem und sekundärem Wahn oder zwischen emotionskongruentem und -inkongruentem Wahn sind vermutlich neurobiologisch erheblich. Demnach

gibt es ernstzunehmende Unterschiede zwischen den Wahnphänomenen der verschiedenen psychiatrischen Krankheitsbilder (Scharfetter 2002). Diese Unterschiede beziehen sich auf die Bedingungsfaktoren, den Verlauf, die Prognose, die Behandlung etc.

14.2.1 Einflussfaktoren auf die Wahnthemen

Es gibt viele unterschiedliche Wahnthemen. Sie sind praktisch immer aus den Lebensbezügen ableitbar. Die üblichen Wahnthemen wie Verfolgung, Verarmung, Schuld, Krankheit, Größe sind, wie man gesagt hat, die großen Motive des menschlichen Lebens.

In verschiedenen Lebensabschnitten finden wir das Vorherrschen verschiedener Wahnthemen (Abb. 14.2). Der Verarmungswahn war in der Berliner Klinik bei den jüngeren Patienten seltener als bei den älteren. Dies kann sowohl mit der Häufigkeit von wahnhafter Depression im Alter als auch mit dem Lebensschicksal und kulturellen Einflüssen im Zusammenhang

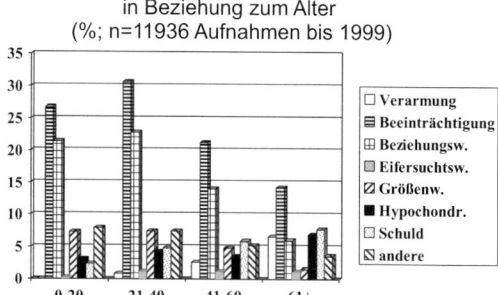

Abb. 14.2 Wahnthemen der jüngeren Erwachsenen sind andere als die von Patienten im höheren Alter. Im jüngeren Erwachsenenalter kommen mehr Patienten mit Verfolgungs-, Beeinträchtigungs- und Beziehungswahn zur Aufnahme in die Klinik. Im höheren Alter steigt der Verarmungs-, hypochondrische und Schuldwahn im Rahmen von depressiven affektiven Psychosen an. Hier könnten sich auch Kohorteneffekte, d. h. unterschiedliche Lebenserfahrungen beispielsweise beim Verarmungswahn auswirken (Daten aus 2 Dekaden bis 2001). Insgesamt ist der Anteil von Patienten mit Wahnsymptomatik hoch (multiple Wahngedanken verschiedener Art traten auf)

stehen. Für den Schuldwahn gilt dies auch. Beim Schuldwahn ist zusätzlich die kulturelle Veränderung hinsichtlich der Akzeptanz religiöser Moral wichtig; sie hat zu einer Verminderung der Fälle mit Schuldwahn geführt.

Ganz im Gegensatz dazu findet sich bei jungen Menschen häufiger als bei alten Menschen ein Beeinträchtigungs- bzw. Verfolgungswahn und ein allgemeiner Beziehungswahn.

Die Häufigkeit des Verfolgungswahns dürfte mit der Häufigkeit der Schizophrenie im jungen Erwachsenenalter erklärt werden können. Es ist zu erkennen, dass Wahngedanken bei unterschiedlichen psychiatrischen Krankheitsbildern insgesamt sehr häufig sind.

14.2.2 Sekundärer Wahn

Darf die Unkorrigierbarkeit einer falschen Überzeugung durch eine Störung des Verständnisses von Gegenargumenten erklärbar sein? Muss Wahn bei klarem Bewusstsein und erhaltener Urteilsfähigkeit bestehen? Wenn nicht, dann wären die falschen Überzeugungen bzw. Wahneinfälle von dementen und deliranten Patienten nicht als Wahngedanken aufzufassen. Es ist zu diskutieren, ob es sinnvoll ist, für die Definition des Wahns zu fordern, dass der Wahngedanke bei Fähigkeit der Person, die Gegenargumente zu beurteilen, aufrechterhalten würde.

Man hat von sekundärem Wahn gesprochen, wenn beispielsweise eine primäre Hirnerkrankung die Urteilsstörung hervorruft, und auf diesem Boden Wahngedanken entstehen. Die psychiatrischen Krankheiten jedoch sind praktisch alle mit Hirnveränderungen assoziiert. Die Einteilung in primär und sekundär verliert an Bedeutung, je mehr neurobiologische Störungen gefunden werden, welche die Wahnbildung erklären können.

14.2.3 Einsichtsstörung wegen kognitiver Defizite

Wahn bei Hirnschädigung- bzw. Hirndegenerationssyndromen
Viele Patienten mit einer Demenz zeigen flüchtige Wahngedanken. Diese haben häufig das Bestohlen-Werden oder Eifersucht zum Thema.

Bei der Bestehlung ist das Verlegen von Gegenständen und Vergessen von Aufbewahrungsorten vielfach der Grund für die Entwicklung des Wahngedanken. Es kommt zu einer Projektion: Das Problem, dass ein Gegenstand nicht sofort gefunden werden kann, wird in einem Verdacht nach Außen gewandt – indem der Patient mutmaßt, dass andere Menschen in die Wohnung kommen, um zu stehlen. Der Patient versteht nicht die Gegenargumente, die die Mitmenschen dagegen, d. h. gegen die Möglichkeit eines Einbruchs, anführen. Diese Art von Wahngedanken sind meist flüchtig, weil die Patienten die Bestehlungsideen selbst wiederum vergessen – oder den gesuchten Gegenstand finden, bzw. von Helfern gezeigt bekommen.

Zunächst ist der flüchtige Wahneinfall besprochen worden. In vielen Familien mit einem Demenzkranken wird die Wahnentwicklung mit dem Persistieren der falschen Überzeugung als besondere Belastung empfunden, beispielsweise, wenn der Patient argwöhnt, die Familie oder die Nachbarn seien hinter dem Geld her, das er für sein zukünftiges Leben benötige. In dem Fall, dass der Patient durch seinen Wahn zu Fehlhandlungen verleitet wird, kommt es zu Konflikten, die nicht selten in einer geschützten Unterbringung des Patienten enden (Rabins und Lucas 1982).

Wahngedanken bei einer Demenz sind mit einer Veränderung der Transmittersysteme des Gehirns aufgrund der Neurodegeneration in Zusammenhang gebracht worden. Denn die Degeneration des Gehirns betrifft nicht nur den Kortex und den Hippocampus, sondern auch die Hirnstammkerne, die für die Kontrolle der Dopamin- und Noradrenalinfreisetzung im Gehirn verantwortlich sind (Zarow et al. 2003). Auch cholinerge Neurone degenerieren. Es kann zu einer Imbalance kommen, bei der beispielsweise ein relatives Überwiegen des dopaminergen Systems vorliegt (Rolle dopaminerger Funktion bei Schizophrenie-Symptomatik s. Abi-Dargham 2004).

14.2.4 Einfluss der Emotion auf Wahn

Stimmungskongruenter Wahn – Wahn bei Depression und Manie
Der Wahneinfall kann sich offenbar aus einer emotionalen Ausnahmesituation heraus ent-

wickeln. Es besteht – mit Ausnahmen, s. u. - eine Beziehung von Wahn und Emotion – was vielleicht schon aus dem erwähnten Selbstbezug des Wahngedanken ableitbar ist.

Einer der wichtigen Spezifikationen von Wahn ist die Stimmungskongruenz, also der Zusammenhang des Wahngedankens mit einer emotionalen Ausnahmesituation wie z. B. Angst, Trauer, Wut, Hass. Ein stimmungskongruenter Wahn verschwindet in der Regel, wenn die affektive Symptomatik remittiert ist.

Bei affektiven Psychosen, der Depression und Manie finden wir eine Form des Wahns, die sich deutlich von der bei Demenzen unterscheidet. Sowohl in der Depression als auch in der Manie kommt es zu stimmungskongruentem Wahn. Patienten mit einer Depression leiden häufig unter Verarmungs-, Schuld- oder Insuffizienzwahn.

Einige Patienten mit depressivem Wahn zeigen dabei kein typisches depressives Syndrom. Beispielsweise sagte ein Patient mit versteinerter Miene, er sei nicht deprimiert und leide nicht an einer Depression, sondern er leide darunter, dass er am Ruin seiner Familie schuld sei. Als Begründung für einen depressiven Wahn wird z.B. eine vermeintliche finanzielle Fehlentscheidung angeführt. Die Mitmenschen und auch der Untersucher versuchen, die Wahnentwicklung aus der Verzweiflung des Patienten heraus zu erklären. Das ist jedoch nicht einfach möglich. Bei sehr schweren Depressionssyndromen kommt es sogar zu völlig unverständlichen, bizarren Wahnannahmen, beispielsweise zum Wahn, schon gar nicht mehr am Leben zu sein.

Von einigen Untersuchern wird der depressive Wahn zumindest partiell als Rationalisierungsversuch gesehen, wobei die pseudo-rationalen Wahn-Argumente vom enormen emotionalen Druck und Leiden – in kognitive Prozesse, in Gedanken und Grübeln - ablenken.

Im Gegenteil zu den Wahnformen bei einer depressiven affektiven Psychose geht die Manie mit gesteigertem Selbstvertrauen einher und manche der Patienten bilden einen Größenwahn aus. Sie trauen sich Genialität und ungeheure Leistungsfähigkeit zu; sie meinen, eine grandiose Erfindung gemacht zu haben, eine erfolg-versprechende Geschäftsidee etc. Oft stürzen sie die Familie damit allerdings letztlich in den finanziellen Ruin.

Der Stimmungskongruenz des Wahns entspricht die Phasenabhängigkeit. Der depressive Wahn verschwindet, wenn sich die Depression aufhellt. Die Person mit Manie kann sich von ihren grandiosen Ideen distanzieren, wenn die Manie abklingt. Wenn ein Wahn über die affektive Phase hinaus andauert, ist meist eine zusätzlich bestehende Wahnkrankheit zu vermuten.

Hat auch der schizophrene Wahn mit dem affektiven System zu tun? Besonders die Ängstlichkeit und Unheimlichkeit in der Wahnstimmung schizophrener Patienten weist auf eine Rolle des Affekts bei der Wahnbildung, vor allem beim Verfolgungswahn, auch in der Schizophrenie hin. Umgekehrt, mit dem Verlust der Wahndynamik wird auch bei schizophrenen Patienten die Überzeugung in den Wahngedanken geringer und ermöglicht die Distanzierung und allmähliche Korrektur, s. u.

Neben dem Erklärungswahn (s. u.) kommen bei schizophrenen Patienten Wahnsysteme vor, die in ihren Bedingungskonstellationen nicht mehr zu differenzieren sind. Häufig jedoch wird deutlich, dass sich hinter den Wahngedanken eine Erklärung für eine besondere Rolle des Patienten, eine Mission etc. verbirgt. Selbst der Verfolgungswahn hat in den meisten Fällen bei der Schizophrenie einen Hintergrund von Annahmen über die eigene Großartigkeit des Patienten, dessentwegen er verfolgt wird (wenn nicht andererseits z.B. eine Verfolgung wegen vermeintlichen Verfehlungen bei Depression vorliegt).

In einigen Fällen kommt es zu einer Wahnentwicklung, ohne dass eine Depression, eine Demenz oder eine Schizophrenie vorliegt. Es wird meist eine Wahnkrankheit diagnostiziert. Häufig ist der Liebeswahn. Auch dieser Wahn ist eng an Emotionen gekoppelt.

Stimmungsinkongruenter Wahn
Der stimmungsinkongruente Wahn könnte andere Bedingungsfaktoren und einen anderen Verlauf haben als der stimmungskongruente Wahn. Bei der chronischen Schizophrenie wird vielfach eine Wahnsymptomatik beobachtet, die

nicht direkt mit Emotionalität in Zusammenhang zu stehen scheint.

Erklärungswahn

Ein Teil der Wahngedanken bei stimmungsinkongruentem Wahn kann mit dem Konzept des Erklärungswahns veranschaulicht werden. Patienten erleben verbale akustische Halluzinationen von Inhalten, über die sie wiederum erstaunt sind und die sie sich erklären. Sie fragen sich: »Woher weiß mein Nachbar von meinen Absichten, über die ich keinem etwas erzählt habe?« Oder sie erleben Körperhalluzinationen, auf die sie sich versuchen, einen Reim zu machen. Die enge zeitliche Kopplung an eine andere psychopathologische Symptomatik, wie Halluzinationen oder Ich-Störungen, ist beim Erklärungswahn gegeben.

Aggressive Handlungen beim Wahn

Eine der Spezifikationen des Wahns ist der Grad der Praxisrelevanz im Sinne von wahngeleitetem Handeln.

Personen mit Wahn können aggressive Handlungen begehen, wenn sie sich aus der vermeintlichen Notwendigkeit der Wahnüberzeugung heraus zum Handeln gezwungen sehen. Die Personen mit Wahn handeln subjektiv rational. Dazu kommt ein Verlust der Empathie, des Mitfühlens mit den Mitmenschen, die die Leidtragenden der Handlung sein können.

14.2.5 Verlauf des Wahns

Der abnorme Prozess der Generierung von Überzeugungen wurde bereits angesprochen.

Betrachten wir den weiteren Zeitverlauf: Wie lange muss ein Wahngedanke unkorrigierbar sein?

1. Flüchtige Wahneinfälle, beispielsweise im Delirium,
2. Wahngedanken, an denen eine Person über eine gewisse Zeit hängt und
3. chronische und mehr oder weniger systematisierte Wahnsysteme werden unterschieden (Tab. 14.1).

Möglicherweise ist nicht so sehr ein falscher Einfall – der Einfall eines Wahngedanken – entscheidend, sondern das Aufrechterhalten, vor allem gegen den Widerstand der Umgebung.

Das Schicksal eines Wahngedanken ist bei der Entwicklung des Wahns bei Schizophrenie charakteristisch (Conrad 1958): der Wahngedanke fällt in einer Auslösesituation ein, z. B. in einer Wahnstimmung, in der die Person emotional angespannt ist, ängstlich ist, alles als unheimlich erlebt und ein abnormes Bedeutungserleben hat (s. u.). Es kann ein isolierter Wahneinfall geschehen oder eine wahnhafte Umdeutung einer korrekten Umgebungswahrnehmung, die Wahnwahrnehmung.

Ist dem Patienten der Wahngedanke eingefallen, beginnt die Wahnarbeit. Früher kam es häufiger zur Elaboration eines umfassenden Wahngebäudes wie bei Daniel Paul Schreber, der ein Buch über sein wahnhaftes Gedankengebäude geschrieben hat, das noch erhältlich ist (Schreber 1903). Heute wird die Wahnarbeit mit der Systematisierung eines Wahngebäudes häufig durch die psychiatrische Behandlung der Psychose abgebrochen.

Besonders wichtig ist es, zu berücksichtigen, dass es Faktoren gibt, die die Auf-

Tab. 14.1 Zeitliche Aspekte irrationaler Annahmen

	Irrationale Befürchtung	Überwertige Idee	Wahn
Flüchtig	Annahme wird situativ korrigiert	z. B. bei Angst oder Ärger wiederkehrend	z. B. im Delir
Während emotionaler Ausnahmesituation	Situativ, in Ruhephase korrigiert	z. B. hypochondrische Annahmen	Depressiver Wahn
Persistent	Dysfunktionale Annahmen	z. B. Gedanken über Absichten von Nachbarn	z. B. Wahnkrankheit

rechterhaltung des Wahns begünstigen. Viele der Patienten mit Schizophrenie verlieren ihre Wahngedanken am Ende der akuten Episode. Auf der anderen Seite leiden chronisch schizophrene Patienten meist auch unter persistenten Wahngedanken. Diese führenzusätzlich zu der Isolierung von der Umwelt.

Betrachten wir zuerst die Genesung von einem Wahngedanken. Die Rückbildung des Wahns beginnt 1) mit einer Distanzierung. 2) Die Wahndynamik, die mit dem Wahngedanken gekoppelte Emotionalität, reduziert sich. Später kann der Patient 3) eine doppelte Buchführung haben, in der er sowohl nach der Logik des Wahns als auch nach den Gegebenheiten der Umgebung argumentiert. Im Übergang von Wahngewissheit zur Akzeptanz von Gegenargumenten kann es zu wechselnden Zuständen von Wahnüberzeugung und Distanz bzw. Korrekturgedanken kommen. Aus der Perzeption ist das Hin- und Herschwanken zwischen zwei konträren Sichtweisen vom Necker-Würfel bekannt. Es ist das Umschlagen und Rückkippen der Raumwahrnehmung beim Drahtmodell des Necker-Würfels. Als Denkmodell kann dieses helfen, die fluktuierenden Zustände beim allmählichen Korrigieren des Wahns anschaulich zu machen. 4) Zum Schluss bekommt es zur Korrektur des Wahns. Der Patient erinnert sich noch an den Wahngedanken, er kann jedoch klar ausdrücken, dass er sich in diesen falschen Gedanken verstiegen hatte.

14.2.6 Übergangsformen

Inhaltliche Denkstörungen unterscheiden sich im Ausmaß der Entfernung von der Realität.

A) Irrationale Befürchtungen sind z. B. von phobischen Ängsten und Zwangshandlungen bekannt.
   Sie können jeweils korrigiert werden, wenn die Emotion nicht so stark ausgeprägt ist, wie z.B. in der akuten Panik. Sie tendieren jedoch zurückzukehren. Vielfach wird dies als Automatische Gedanken beschrieben. In der Meditation treten diese Automatischen Ge-

danken, Intrusionen, vielfach auf und die Patienten können erleben, dass ihre Gedanken nicht etwa immer nur von ihnen intendiert, willkürlich kontrolliert erscheinen, sondern unbeabsichtigt, sie sagen: „Es denkt mich..". Der praktisch wichtige Unterschied ist also a) die Person in der Panik, mit der Gewissheit, an der Kreislaufkrise zu sterben, und b) dem bizarren Wahn, ein Röntgenassistent sei nachts gekommen, um das Gehirn zu bestrahlen. Denn im ersten Fall handelt es sich um unrealistische Befürchtungen, die flüchtig sind und fast jeden befallen können. Im zweiten Fall haben wir eines der Zeichen dafür, dass es sich um eine Schizophrenie mit schlechter Prognose handelt.

B) Überwertige Idee. Eine Übergangsform von irrationalem Denken zum Wahn ist die überwertige Idee. Dabei ist die Person meist über längere Zeit von dem (falschen) Gedanken überzeugt und sie ist affektiv auf die Idee fixiert. Ein Beispiel ist die Überzeugung einer Person, dass der Nachbar eine feindselige Einstellung ihr gegenüber hege und von Zeit zu Zeit auch in Streitigkeiten ausdrücke.
   Die Emotionalität springt an, wenn das Thema angesprochen wird. Das Denken kreist um diese Idee. Sie bestimmt ihre Handlungsweise. Aber (1.) die Person kann sich intellektuell auch mit der Möglichkeit des Irrtums auseinandersetzen - es gibt die Möglichkeit zum Überstieg – und (2.) die überwertige Idee ist nicht unmittelbar evident. Die falsche Aussage kann sogar infrage gestellt werden und die Person gibt möglicherweise zu, dass einige der angeführten Beweise auf zufälligen Gegebenheiten beruhen könnten.

14.3 Klinik

Inhaltliche Denkstörungen, d. h. Wahngedanken, pathologische Überzeugungen und überwertige Ideen, sind bei psychiatrischen Krankheitsbildern sehr häufig, so z.B. bei Schizophrenie, Depression, Demenzen, Zwangsstörungen und auch bei einigen Angsterkrankungen.

Wahnthemen unterscheiden sich zwischen den psychiatrischen Krankheitsbildern oder dem Alter der Patientengruppen. So sind Wahngedanken über abnorme Beziehungssetzung und Verfolgung bei jungen Erwachsenen häufiger, Themen wie Verarmung und Schuld häufiger bei älteren Patienten mit Depression. Für den Schuldwahn oder Verarmungsideen müssen die speziellen Erfahrungen der Generation, z. B. Entbehrungen während und nach den Weltkriegen, beachtet werden.

14.3.1 Wahn bei Schizophrenie

Wahngedanken bei Patienten, die Stimmen hören, beziehen sich zum Teil auf die Erklärung, wie es zu diesen Stimmen kommen kann. Andere Gedanken versuchen eine Erklärung für den Umstand zu liefern, dass die Stimmen Inhalte verbreiten, die nur dem Patienten bekannt sein können (s. o.). In der englischsprachigen Literatur wird die Gruppe der Ich-Störungen als ein Teil der Wahnsymptomatik der Schizophrenie aufgefasst, wobei die Faktorstruktur komplex zu sein scheint (Kimhy et al. 2005).

Eine weitere Gruppe von Wahngedanken bei Schizophrenie beinhaltet Größenideen. So sind Abstammungswahn und der Wahn, eine besondere Funktion zu haben als Größenwahn einzustufen, beispielsweise der neue Messias zu sein. Sie sind differenzialdiagnostisch hinsichtlich des Schicksals einer narzisstischen Persönlichkeit oder eines begleitenden manischen Syndroms zu betrachten. Bei vielen der Verfolgungswahngedanken schizophrener Patienten sind in der eingehenden Exploration Größenthemen zu identifizieren. In den meisten Fällen erklärt der Patient, dass er von Mächten verfolgt wird, die in ihm einen ebenso mächtigen Gegner wahrnehmen. Auch führt manchmal die Frage weiter, wer denn den Aufwand auf sich nehmen würde, den Patienten zu beschatten, zu beobachten oder zu beseitigen.

Besonders aufschlussreich ist bei Patienten nach länger dauernder Wahnarbeit die schmerzliche Lücke, die entsteht, wenn der Wahn aufgrund von Neuroleptika-Therapie verschwunden

ist. Patienten mit einem Größen- oder Liebeswahn aber auch, wie oben erklärt, nach Verfolgungswahn, durchlaufen eine Krise mit meist depressiver Stimmung, in der sie sich an die neue Lebenssituation adaptieren müssen.

14.3.2 Wahn bei Depression

Besonders in der Depression ist das ganze Spektrum von Angstgedanken, dysfunktionalen Überzeugungen, pathologischen Überzeugungen und eindeutigem Wahn zu beachten. A) In einigen Fällen fällt der Wahncharakter von Schuldgedanken nicht sofort auf, er muss exploriert werden. B) Auf der anderen Seite kommen Patienten in die Klinik, die agitiert Wahngedanken vortragen, beispielsweise, den Krankenhausaufenthalt nicht bezahlen zu können, immer mehr in Schulden zu geraten oder wegen eigener Schuld im nächsten Moment festgenommen und abgeführt oder getötet zu werden.

Die emotional belastenden Wahngedanken verschwinden unter neuroleptischer Medikation oder – als Ultima Ratio – unter Elektrokrampftherapie folgenlos. Die Patienten erwähnen nach einiger Zeit die Gedanken nicht mehr und können angeben, sich offenbar geirrt zu haben. Mit dieser Reversibilität am Ende der Phase oder aufgrund der erfolgreichen Therapie, die rasch nach dem Erkrankungsbeginn erfolgte, ist zu erklären, dass es zu keiner Wahnarbeit kommt.

Bei Depression wird die Systematisierung der Wahngedanken praktisch nicht gesehen, wie sie bei schizophrenen Patienten und Patienten mit Wahnkrankheit eindrucksvoll zu beobachten ist.

Die Erkennung, die psychopathologische Identifizierung des depressiven Wahns ist in vielfach von lebenswichtiger Bedeutung. Wenn auch sicherlich eine Psychotherapie bei der schweren depressiven Episode indiziert ist, so ist aber die Psychotherapie bei einer wahnhaften Depression in der Regel kontraindiziert. Denn die Patienten erkennen zwar die Bemühung des Psychotherapeuten, können aber keinerlei subjektive Veränderung ihres Leides bemerken. Das versetzt sie vielfach nur in noch verzweifeltere Stimmung (s. Darstellungen der Psychotherapie).

14.3.3 Wahn bei Zwangssyndromen

Klinisch werden bei Zwangskranken alle Übergänge von dysfunktionalen Gedanken zu überwertigen Ideen und Wahngedanken beobachtet: Ein Patient berichtet von irrationalen Annahmen, beispielsweise, dass eine Kontamination zu einer Erkrankung und Ansteckung der ganzen Familie führen würde. Dies kann eine überwertige Idee werden, die bizarr irrationale Züge annimmt. So ist ein Patient überzeugt, die Infektion könne auch über hunderte von Kilometern hinweg irgendwie übertragen werden, also auch, wenn kein Kontakt zwischen dem Patienten und der Familie besteht.

14.3.4 Capgras-Syndrom

Ein Patient begegnet einer ihm bekannten Person und meint, sie wirke verändert. Eine andere Person müsse dahinter verborgen sein, die nur so schauspielert, als sei sie die Person, die dem Patienten bekannt ist. Es ist versucht worden, diese Störung neurowissenschaftlich mit veränderter Gesichtswahrnehmung bzw. veränderter emotionaler Reaktion auf die Wahrnehmung zu erklären (Ellis und Young 1990, Ellis et al. 1997). Die Veränderung in der Verarbeitung des Gesichts führt zu einer »Dissonanz«, die der Patient nicht anders deuten zu können meint, als dass eine andere Person dahinter stecke. Beispielsweise sieht eine Patientin in einem ihr bekannten katholischen Priester, der weiter keinen Kontakt mit ihr hatte, eine merkwürdige Veränderung, die sie so deutet, dass ein anderer Mann diesen Priester spielt.

14.3.5 Wahnkrankheit

Ein Wahngedanke ohne weitere psychiatrische Symptomatik, also eine isolierte Wahnsymptomatik, wird vielfach als sensitiver Beziehungswahn diagnostiziert. Patienten berichten über Mobbing, über Benachteiligung durch Kollegen etc. Eine Persönlichkeitsstörung liegt in vielen Fällen vor, z. B. eine querulatorische Persönlichkeit.

14.3.6 Wahnsymptomatik bei Demenz

In der Frühphase einiger Demenzerkrankungen wird eine paranoide Symptomatik ausgelöst, die als Spätschizophrenie oder Paraphrenie klassifiziert wurde. Der Mechanismus der »Auslösung« ist noch nicht näher erklärbar. Man geht von dem Konzept von Bonhoeffer aus, dass das Gehirn bei entsprechender Anlage zu einer von mehreren Reaktionstypen neigt, unter die auch die paranoide Reaktion zu zählen ist.

Die Wahnsymptomatik bei Demenz entwickelt sich nicht wie bei der Schizophrenie, wie oben geschildert. Bei der Demenz kommen auch andersartige Wahngedanken vor, die bei keiner anderen Erkrankung zu beobachten sind. Darunter sind die im Folgenden näher beschriebenen Wahnformen wie Bestehlungswahn, besondere Arten von Konfabulationen, an denen festgehalten wird, und Missidentifikationssymptome.

Als Erklärungen werden vielfach Hirnschädigungen der Alzheimer-Demenz herangezogen. Es dürfte sich um spezifische Hirnschädigungssymptomatik handeln. Gegenwärtig wird versucht, Mechanismen des Wahns aus den neuropsychiatrischen Symptomen der Demenz heraus näher kennenzulernen.

Bestehlungswahn: Die häufige wahnhafte Überzeugung, bestohlen worden zu sein, wenn der Patient doch nur etwas weggelegt und nicht wiedergefunden hat, wird mit Gedächtnisstörungen erklärt. Auch Aufmerksamkeitsstörungen werden zur Erklärung mit herangezogen (Fukuhara et al. 2001).

Wahnhafte Missidentifikation: Ein deutliches Beispiel ist die Spiegelbild-Selbst-Missidentifikation. Aus dem Grund ist es zuweilen nötig, dass die Angehörigen alle Spiegel in den Wohnräumen verhängen – dann erschrickt der Patient nicht jedes Mal, wenn er sich nicht wiedererkennt und wähnt, eine fremde Person im Zimmer zu erkennen. Er fühlt er sich beispielsweise berechtigt, auf diese fremde Person aggressiv einzuschlagen.

Neben den personenbezogenen Missidentifikations-Symptomen kommen auch ortsbezogene Symptome vor. Eine Patientin wähnte

ihren Ehemann im Keller der Klinik festgehalten. Nicht nur verwunderlich war, dass dieser längst verstorben war, sondern besonders,
dass die Patientin Teile des Hauses, in dem sie
lebte, mit der Klinik »durcheinander«-brachte
und felsenfest davon überzeugt war, dass der
Arzt sich nur zu bequemen brauche, sie in den
Keller zu führen, damit sie ihren Gatten wieder
finden könne.

Personen mit Demenz meinen, dass die lebhaften und großen Bilder moderner Fernseh-
apparate die geziegten berühmten Politiker
leibhaftig in ihre Wohnung bringen. Manche
Demenz-Patienen halten ihre Stofftiere für le-
bendig. Derartige animistische Überzeugung
wird mit rechts frontoparietaler Degeneration
in Beziehung gebracht (Shanks und Vennerici
2004).

Patienten können imaginierte Inhalte als
subjektive Wahrheit berichten. Dabei sind Beziehungen zu spontanen Konfabulationen zu beachten (s. Schnider et al. 2003). Patienten berichten mit Überzeugung falsche autobiographische Daten.

14.4 Diagnostik

Wie kann der Untersucher vermuten, dass sich
eine Person in einen Wahn verstiegen hat, und
wie kann man diese Diagnose sichern? Dem
Patienten ist der pathologische Charakter seiner Annahme nicht deutlich, sonst wäre es kein
Wahn. Deswegen bleiben viele Wahngedanken
undiagnostiziert. Sie werden nicht erwähnt,
es wird nicht nachgefragt oder der Wahn betrifft Bereiche, die im Standardinterview in der
Psychopathologie nicht behandelt werden und
die damit zunächst unzugänglich sind. Sie werden nur diagnostisch aufgehellt, wenn eine Person in der Untersuchung die Wahngedanken vor-
trägt oder sich Verhaltenskonsequenzen zeigen,
die nach den Gründen fragen lassen.

Für die Diagnose des Wahns muss im Kontakt mit der Person jedes Mal nachgefragt werden, wenn etwas in den Äußerungen nicht erklärlich ist, oder wenn etwas auch nur merkwürdig ist, d. h. aus den rationalen Erwartungen

des kulturellen Umfeldes der Person nicht stim-
mig erscheint. Da es sich um Gedanken handelt,
die in aller Regel für die Person in ihren sozialen Bezügen wichtig sind, werden Merkwürdigkeiten in den Kommentaren, Äußerungen und
Handlungsweisen stutzig machen. Dann hilft
es, nachzufragen, um einen Verdacht herauszu-
kristallisieren und zu erhärten.

In der Fremdanamnese können Angehörige
berichten, dass sich das Interesse der Person verändert hat, mehr oder weniger der Religion, der
Politik, den Nachbarschaftsverhältnissen zu-
gewandt. Das ist zwar praktisch immer eine gesunde Interessensverschiebung, kann aber im
Kontext einer psychischen Erkrankung auf ein
sich entwickelndes Wahnthema hinweisen.

Im Interview muss nach den Bereichen häufiger Wahnthemen gefragt werden. Es handelt
sich um Fragen wie: Worüber machen Sie sich
Sorgen – z. B. Geld, Krankheiten? Gibt es Probleme mit den Vorgesetzten oder den Nachbarn?
Sprechen andere Personen jetzt mehr über Sie –
sprechen sie schlecht über Sie, gibt es Mobbing?
Weitere Fragen sind, ob die Person spürt, dass
sie eine besondere Aufgabe zu erfüllen hat, etc.

Bei der Aufzählung dieser Fragen wird deutlich, dass für die Mitteilung dieser sehr persönlichen Informationen ein größtmögliches Vertrauen zwischen Untersucher und Patient erreicht werden muss. Der Wahngedanke, von
welchem die Person bereits weiß, wie schwierig er Verwandten und Freunden zu erklären
wäre, wird sonst nicht erwähnt. Insofern gibt es
bei vielen der Patienten mit chronischer Wahnsymptomatik eine gewisse partielle Einsicht in
die Problematik des speziellen Wahngedankens
– sie bezieht sich auf das Unverständnis der Umwelt. Die Wahndiagnostik belegt auch wiederum
die Abhängigkeit der psychiatrischen Diagnostik
von den Qualitäten des Untersuchers.

14.4.1 Wahngeleitetes Verhalten

Wahngedanken können zu aggressiven Handlungen Anlass geben, die brutal ausgeführt werden und unvorhersehbar sind. Sie sind durch den
speziellen Wahngedanken motiviert – der Patient

wähnt sich beispielsweise in Notwehr, aus der heraus er »zuschlagen müsse«, oder er meint, er wird in seinen Auftrag behindert und müsse nun mit aller Gewalt vorankommen.

An dieser Stelle ist es wichtig zu betonen: Ein Wahn ist nicht allein aus dem Verhalten zu diagnostizieren. Wenn eine Person sich unverständlich verhält, kann zwar der Verdacht auf einen Wahn geäußert werden – zur Erklärung des Verhaltens. Aber der Untersucher muss im zweiten Schritt in der Diskussion mit der Person sichern, dass es sich tatsächlich um einen Wahn handelt.

Stellen Sie sich bitte ein Gespräch bei einer Gegenüberstellung vor. Eine Gegenüberstellung bei einem Liebeswahn würde folgendermaßen ablaufen: Die Person mit Liebeswahn wird auf die Frage »Ist dies Ihr Liebespartner?« bejahen, die andere nicht. Häufig sagt die wahnhafte Person später: Der Partner habe sich in der Situation nicht öffentlich zur Liebe für sie bekennen können. Aber sie habe wieder an gewissen Zeichen wahrnehmen können, dass sie doch in sie verliebt sei und es ihr bald eröffnen werde.

Wenn Sie sich eine Situation vorstellen, in der Sie eine Person nach ihrer Überzeugung fragen, von einem Nachbarn verfolgt zu werden, und sich konkrete Situationen der Gegenüberstellung schildern lassen, fällt Ihnen auf, wie viele Annahmen Ihnen über die Gedanken der Gesprächsteilnehmer in dieser Gegenüberstellung einfallen. Diese Annahmen, was die Absicht eines Gesprächspartners ist, wird weiter unten in dem Abschnitt über die Theory of Mind dargestellt. Das Durchdiskutieren einer Gegenüberstellung ist vielfach hilfreich im Gespräch mit Patienten, um zu klären, ob die Überzeugung unkorrigierbar ist.

Eine sichere Wahndiagnose mittels Fragebogen oder Computerinterview ist nach dem eben ausgeführten ausgeschlossen. Um sicher zu sein, ob es sich wirklich um einen Wahn handelt, muss der Untersucher 1. die Situationen schildern lassen, 2. mit der Person diskutieren.

Hinsichtlich der Unkorrigierbarkeit muss ein Korrekturversuch, eine Probe des Überstiegs in die alternative Überzeugung, unternommen werden, um zu prüfen, wie evident die Überzeugung der

Person ist. Ist die Person in der Lage, die Gegenposition überhaupt zu denken, in Erwägung zu ziehen? In vielen Fällen wird eine derartige Diskussion nicht möglich sein, weil der betroffenen Person der Wahngedanken unmittelbar evident erscheint („aber ich habe das doch gesehen") und sie deswegen eine Diskussion ablehnt. Dazu kommt, dass der Patient aus Vorerfahrungen mit der Diskussion über sein Wahnthema – beispielsweise in seiner Familie – lästige Streitereien vermeiden will. Die Tendenz von Patienten mit Wahn besteht, sich möglichst nicht Argumenten gegen ihre Überzeugung auszusetzen.

Ausschluss des Zufalls
In einigen Fällen gibt der Patient in der Exploration eine Begründung. Beispielsweise habe er etwas Bestimmtes, Merkwürdiges wahrgenommen. Wenn der Untersucher dann argumentiert, die Beobachtung sei doch auch anders zu erklären oder durch Zufall so zustande gekommen, wird der Patient diese Möglichkeit in Bausch und Bogen verwerfen. Der »Ausschluss des Zufalls« in dieser Konstellation ist eines der Wahnkriterien, das in der Diagnostik weiterhelfen kann. Mit dem Kriterium des »Ausschlusses des Zufalls« steht ein in der neuen Literatur beachtetes Verfahren in Zusammenhang: Die Diskussion mit dem Patienten über eine hypothetische Widerlegung des Wahngedanken erweist sich als klinisch nützlich (Hurn et al. 2002). Es wird ein hypothetisches Geschehen, das den Wahngedanken widerlegen würde, geschildert und gefragt, wie die Person darauf reagieren würde, also wieweit ein Patient sich darauf einlässt, das hypothetische Geschehen als möglich akzeptiert oder ablehnt.

14.5 Neurowissenschaftliche Erklärungsansätze

Früher galt, dass zwar die Wahnthemen für die Mitmenschen erklärbar seien, nicht jedoch der Umstand, dass der Patient überhaupt einen Wahngedanken ausbildet, das »ob« des Wahns. Heute wissen wir bei einigen Wahnformen mehr über Mechanismen der Wahnentstehung. Im Anschluss soll die Frage nach einer Erklärung der Häufigkeit des Wahns aufgegriffen und nach allgemeinen Mechanismen gefragt werden, die die Entstehung und Aufrechterhaltung des Wahns begünstigen.

Wahn ist bei Schizophrenie, Depression und Manie mittels Neuroleptika in der Regel erfolgreich behandel-behandelbar. Das hat zu Spekulationen geführt, dass das psychopathologische Phänomen auf der Ebene der Transmitter-abhängigen Zell- und Netzwerkfunktionen verursacht wird und so erklärbar ist.

Wahn wird heute eher auf Sachverhalte auf der Ebene der Repräsentationen und semantischen Verarbeitung zurückgeführt- Die Faktoren, die oben beschrieben worden sind, vor allem emotionale Faktoren, wirken offenbar in spezifischer Weise darauf ein, sodass das komplexe Phänomen Wahn klinisch in Erscheinung tritt. Durch diese Einflussfaktoren auf die Wahngenese, die mit molekularen oder zellulären Mechanismen erklärt werden kann, kommt es sekundär zu Einflüssen der Transmitter oder der elektrophysiologischen Elementarvorgänge. Dies wird im Folgenden dargestellt. bar.

14.5.1 Spezielle Mechanismen, die Wahnentstehung erklären

Urteilsstörung, Denkfehler
Kognitive Defizite als Entstehungsfaktor von Wahn bei Demenz – als Erklärung für eine der Wahnformen – ist schon beschrieben worden. Mit dem Ansatz einer Wahnentstehung aus Denkfehlern heraus sind Wahngedanken bei Schizophrenie erklärt worden. Inzwischen ist ein Mechanismus einer Verbesserung der Vorhersage der jeweils nächsten Ereignisse identifiziert worden (Clark 2013). Die bayesian-Charakteristik der Informationsverarbeitung im menschlichen Gehirn wurde als eine Optimierung der Vorhersagewahrscheinlichkeit dargestellt; mit anderen Worten, (1) auf basaler Ebene werden in neuronalen Netzwerken die Rückmeldungen der Aktionen zur adaptiven Optimierung eingesetzt (s. Ich-Störungen). In der kortikalen Funktionsweise des predictive Coding (2) kommt es zur Optimierung und auch Beschleunigung von Aktionen – mittels Prädiktion und adaptiver Korrektur der Prädiktion. Bereits bei den Halluzinationen wurde über die Fehler im Deep Learning berichtet. Im Bereich des Wahns kann eine Quelle der „fake news" in der prädiktiven Natur der kognitiven Arbeitsweise des Lernens und der Kortex-Repräsentation liegen (Weilnhammer et al. 2020, Sterzer 2022).

Attributionsstile, Schwarz-Weiß-Denken, voreiliges Schließen
Nicht nur die Aufmerksamkeit kann hinsichtlich bestimmter Inhalte verändert sein, sondern auch die Zuschreibung von Werten und potenziellen Gefährdungen. Im Allgemeinen schreiben Patienten mit Wahn gute Eigenschaften oder Ereignisse sich selbst zu, schlechte Eigenschaften oder Missgeschicke jedoch anderen.

Schwarz-Weiß-Denken
Ein weiteres Merkmal ist das Schwarz-Weiß-Denken. Die Wahn-Patienten sind nicht in der Lage zu relativieren – sie bewerten meist in extremen Kategorien. Viele Patienten mit Wahnsymptomatik können keine Abstufungen einschätzen, eine Person ist Freund oder Feind, unterstützend oder gefährlich.

Jumping to conclusion
Dazu kommt eine Besonderheit in der Informationsverarbeitung bei der akuten Schizophrenie, die als voreiliges Schließen, bzw. als Schlussfolgerung ohne ausreichende Evidenz bezeichnet wird. Personen mit einer akuten schizophrenen Psychose haben demnach häufig falsche Annahmen über die Intentionen anderer Personen und neigen zu voreiligen Schlussfolgerungen. Die spontane Konfabulation, an der festgehalten wird, und das »jumping to conclusion« ist an dieser Stelle zu erwähnen (Garety und Hemsley 1994, Gilleen und David 2005).

In diesem Zusammenhang ist die Störung der Beurteilung komplexer Sachverhalte zu nennen: Die klinisch häufige Beobachtung der Unfähigkeit schizophrener Patienten, Sprichwörter zu erklären, zu nennen; das Metaphernverständnis ist gestört (de Bonis et al. 1997). Es zeigte sich in einigen Untersuchungen auch, dass die Patienten Schwierigkeiten haben, Widersprüche zu finden (de Bonis et al. 1992).

Theory of Mind:

Ein weiterer Ansatz versucht die spezielle Situation beim Verfolgungswahn zu erklären. Zunächst sollte eine Grundlage dargestellt werden: In der Kommunikation zwischen zwei Personen sind komplexe Schlussfolgerungen auf die bei der anderen Person zu Grunde liegenden Handlungsziele die Regel (Abb. 14.3). Es wird ein Controller der sprachlichen Äußerungen des Gegenübers vermutet: »Warum sagt er das jetzt?« - mit anderen Worten, Menschen haben zu jeder Zeit Annahmen über das, was die Äußerungen unseres Gegenübers kontrolliert, d. h. seine Intentionen, Erwartungen, Befürchtungen und auch die Verzerrung der Sichtweise dieser Person. Diese Annahmen über Intentionen des Gegenübers sind beim Verfolgungswahn falsch.

Man hat von der Theorie über Gedanken Anderer, »Theory of Mind« gesprochen. Die Theorie über Gedanken Anderer betrifft besonders soziale Situationen. Beispielsweise erleben wir, wie jemand betrogen wird. Wir nehmen an, dass dieser Mensch eine falsche Annahme haben muss, denn er ist getäuscht worden. Ein Beispiel ist der Heiratsschwindler. Der betrogene Mensch meint, der Partner liebe ihn.

Patienten mit Autismus und Schizophrenie haben offenbar eine deutliche Störung der sozialen Informationsverarbeitung, die sich bei Annahmen über Gedanken, die Andere haben, zeigt. Sie können sich beispielsweise nicht in die getäuschte Person hineinversetzen und die Annahmen, die diese Person ausgebildet hat, ausdrücken. Trotz ansonsten hoher Intelligenz sind sie nicht in der Lage, eine Täuschungssituation in den mentalen Repräsentationen der Beteiligten nachzuvollziehen. Die Information über die Theorie über Gedanken Anderer wird vermutlich vorwiegend im medialen Frontallappen verarbeitet (Frith und Frith 1999; Förstl 2007). Man hat diese Leistung dem »sozialen Gehirn« zugerechnet. Bildgebende Befunde bei Patienten mit Wahnsymptomatik haben weniger medio-

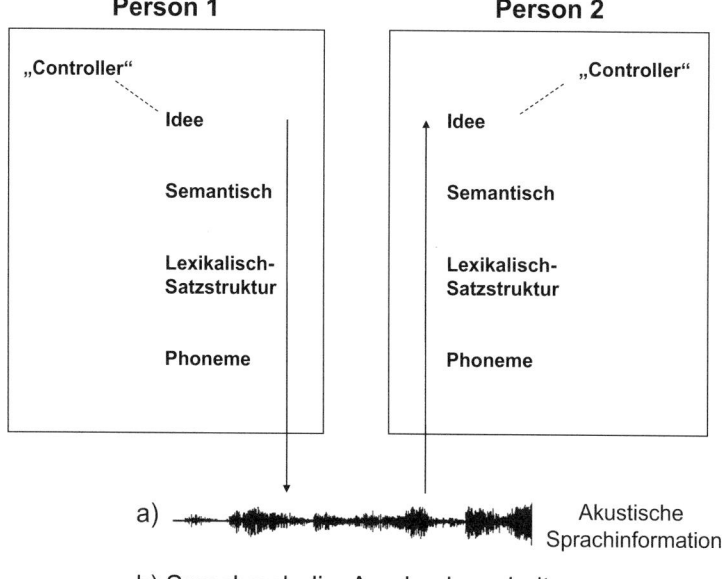

a) ── Akustische Sprachinformation

b) Sprachmelodie, Ausdrucksverhalten

erweitert nach Pickering et al. 2003

Abb. 14.3 Wahngedanken über den »Controller« von Äußerungen anderer Personen. In indirekten Sprechakten muss auf die Intention des Sprechers geschlossen werden (»es ist kalt« kann z. B. als Aufforderung, das Fenster zu schließen, geäußert worden sein). Eine Modellannahme von Wahnentstehung, speziell Beziehungs- und Verfolgungswahn, geht von einer Störung dieser Informationsverarbeitung aus. Allgemein wird eine Störung der »Theory of Mind« angenommen, der Theorie, die jeder Mensch jederzeit von den inneren Beweggründen anderer Personen im sozialen Umfeld hat. (Erweitert nach Pickering und Garrod 2004)

frontale Aktivierung bei Aktivierung durch Stimuli, die sie selbst betreffen, nachweisen können (Blackwood et al. 2004).

Aufmerksamkeitssteuerung

Besonders bei angstbesetzten Wahnthemen wie beim Verfolgungswahn, aber auch beim sensitiven Beziehungswahn, könnten Einflüsse aus einer gestörten Aufmerksamkeitssteuerung wirksam werden. Es handelt sich darum, dass die Aufmerksamkeit des Patienten auf das Wahnobjekt fixiert ist. Der Patient denkt praktisch ausschließlich an das Wahnobjekt. Es handelt es sich nicht um eine allgemeine Störung der Aufmerksamkeit, sondern um eine Störung der Flexibilität der Lenkung der Aufmerksamkeit. Der Patient kann seine Aufmerksamkeit vom Wahnthema nicht lösen, und umgekehrt kann er die Aufmerksamkeit nicht auf mögliche, dem Wahn widersprechende Hinweise lenken (Bentall 1989).

Man hat deswegen Studien zur Aufmerksamkeit von paranoiden Patienten durchgeführt. Dabei stellte sich heraus, dass die Patienten die Aufmerksamkeit gerade besonders wenig auf dem gefürchteten Objekt halten (Phillips et al. 2000, Green und Philipps 2004). Dieser Befund ist auch bei der Phobie beobachtet worden, bei der die Angstpatienten besonders wenig auf die Objekte blicken, vor denen sie Angst haben. Die Befundlage ist noch nicht zufrieden stellend, aber eine Rolle der Aufmerksamkeit auf Denkinhalte, die Furcht erzeugen, sei es in der Art zunächst verstärkter Aufmerksamkeit auf kritische Stimuli, sei es später in der Art der Abwendung der Aufmerksamkeit, die verhindert, dass die wahnhafte Überzeugung widerlegt werden könnte, scheint involviert zu sein.

Erklärungswahn

Ein Ansatzpunkt der Erklärung von Wahngedanken betrifft die allgemeine Schwierigkeit von Personen, Veränderungen in sich selbst wahrzunehmen und sich zu erklären. Meist werden innere Vorgänge auf Veränderungen in der Umwelt bezogen. Tritt nun etwas Unerklärliches auf wie Halluzinationen, müssen ungewöhnliche Erklärungen herhalten, die die Wahrnehmungen von außen erklären – hierfür hat man das Wort Erklärungswahn geprägt (s. auch Maher 1988). Ein überraschendes Erleben von körperlichen, emotionalen Veränderungen oder Verfremdung von Wahrnehmungen, das Auftreten von Halluzinationen und ganz allgemein das Erklären einer für die Person unaushaltbaren Situation kann offenbar der Anlass sein, einen Wahn zu entwickeln. Wenn beispielsweise schizophrene Patienten bizarre Erlebnisse bizarr deuten, dann könnte die Wahngenese mit dem Druck zusammenhängen, den der Patient hat, das besondere Erleben sich selbst verständlich zu machen. Das kognitive Erklärungs-Modell, das der Wahn dem Patienten für die unnatürlichen Erlebnisse liefert, verringert unaushaltbare Emotionen, Spannungen und Unerklärlichkeit.

Eine Verlaufsstudie über die Entwicklung von Wahnsymptomatik bei Kindern, die verbale akustische Halluzinationen berichteten, ergab eine schlechtere Prognose bei Stimmen, die außerhalb des Kopfes gehört wurden (Escher et al. 2002). Außerdem war ein Prädiktor, ob die Phoneme subjektiven Einfluss auf die Person zu haben schienen.

Für das Capgras-Syndrom wird angenommen, dass eine Dissonanz zwischen korrekter Gesichtserkennung und nicht entsprechender emotionaler Einstellung zu der Person entsteht. Dies könnte durch Fehler in der Informationsverarbeitung von Gesichtern geschehen. Die Dissonanz wird dann »erklärt« durch die Annahme eines Schauspielers, der die dem Patienten bekannte Person darstellt.

Eine derartige Ausgangssituation ist in dem folgenden Schema dargestellt Abb. 14.4. Ein Patient ist in einem emotionalen Ausnahmezustand von Angst, Verzweiflung oder auch Manie, wobei sich dieser Zustand auf ein Veränderungserleben bezieht. Er ist ratlos und verunsichert. Der Wahngedanke ist in der Lage, die Veränderung zu erklären, d. h. eine Rationalisierung für den emotionalen Ausnahmezustand zu bieten. In vielen Fällen vermag er auch, sein Selbstwertgefühl zu stärken.

14.5.2 Allgemeine Mechanismen

Korrektive für Denkfehler

Ein allgemeiner Ansatzpunkt neurowissenschaftlicher Erklärungen von Wahnsymptomatik betrifft den Versuch, die Häufigkeit von Irrationalität zu erklären. In der Informationsverarbeitung des menschlichen Gehirns kann im Gegensatz zur sensorischen Exaktheit, beispielsweise dem scharfen visuellen Abbild der Umwelt, in der begrifflich-kategorialen Welt nur unter Mühen eine Korrektur gefunden werden. Mit anderen Worten, sensorische Fehler können sofort korrigiert werden; im Bereich der Aussagen jedoch gelingt eine Korrektur eines Fehlers zuweilen nur intellektuell redlichen Menschen. Zwar gibt es auch optische Täuschungen und nur diese widerstehen der Korrektur: Ihnen erliegen wir immer wieder; aber die Korrektur begrifflicher unscharfer und falscher Schlussfolgerungen ist ungleich problematischer.

Einige Sachverhalte sind leicht auf ihre Wahrheit überprüfbar, wie die Anzahl der Ecken eines Dreiecks oder die Abhängigkeit der Ausgaben zum Lebensunterhalt von den Einnahmen und Guthaben eines Haushalts. Aber die Wahrheit über mentale Einstellungen anderer Personen, Absichten und Emotionalität sind nicht mit letzter Sicherheit zu erhalten. Dies wird z. B. vor Gericht in vielen Fällen deutlich. Somit können sich Wahngedanken beispielsweise über die Liebe einer Person, über den Hass von Menschen und feindselige Absichten von Organisationen leichter bilden und aufrechterhalten.

Die Frage, wann eine Person ihre Meinung ändert, führt in diesem Zusammenhang weiter. So hören wir von »bitterem Erkennen«, sich in einer Person getäuscht zu haben, oder von dem »seinen Frieden damit schließen«, wenn es beispielsweise um Einschränkungen geht, die das Alter mit sich bringt. So wie Menschen sich in geliebten Personen verschätzen, wie auch in der Beurteilung der eigenen Person, kann leicht eine Fehlbeurteilung entstehen. Man spricht von »Wahn« hinsichtlich grob übersteigerter Selbsteinschätzung, oder jemand sei »dem Wahn verfallen«, in einer Person seinen Retter zu sehen, der sich für andere als jemand herausstellt, der die Person ausbeutet.

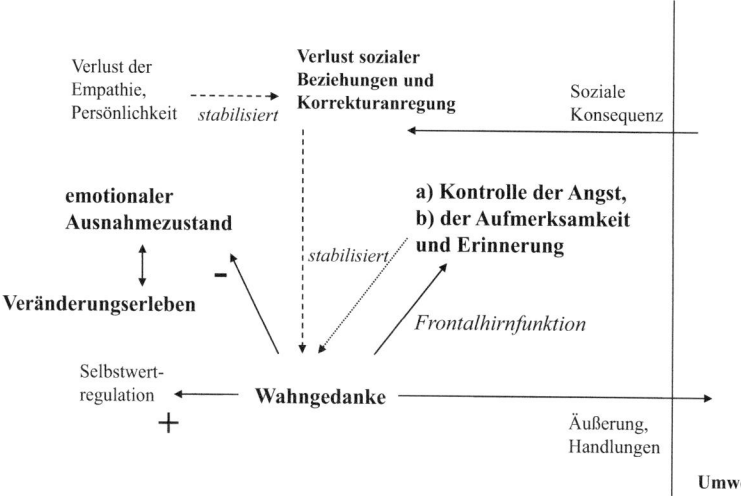

Abb. 14.4 Wahngedanken können Funktionen für die Person des Kranken haben, die meist erst deutlich werden, wenn der Patient vom Wahn geheilt ist; dann fehlt ihm etwas. Wahngedanken können in emotionalen Ausnahmesituationen zunächst eine Hilfe sein, sie scheinen Klarheit zu schaffen, den Selbstwert zu heben oder schaffen es, Angst zu reduzieren. Dies geschieht jedoch auf Kosten sozialer Rückkopplungen von Mitmenschen, die sich wegen des Wahns zurückziehen oder die aktiv gemieden werden, weil sie dem Wahn widersprechen könnten. Der Patient meidet zudem die Erinnerung an Sachverhalte, die den Wahngedanken widersprechen

Die Fehlbeurteilung von Personen hat mit dem Konstruktionscharakter der menschlichen begrifflichen inneren Welt zu tun, also der Ebene der Elementaraussagen über alle wichtigen Objekte: Bereits die visuell-perzeptive Umwelt wird konstruiert (s. Perzeption); dazu kommt die Fehleranfälligkeit des predictive codings (s.o.). Für den Wahn ist der entscheidende Punkt, dass die Person sich in vergleichbarer Art eine begriffliche Konstruktion unserer sozialen Lebenswelt bildet. Diese gedanklich-kognitive Konstruktion der Umwelt ist sehr abstrakt und, das ist entscheidend, weniger sensorisch bzw. durch Erfahrung kontrollierbar. Während uns in der Perzeption nur die bekannten optischen Täuschungen hinters Licht führen können, gibt es für eine falsche Welt»anschauung« kein derart effektives, von der Person selbst wahrnehmbares Korrektiv. Die gedanklich-kognitive Konstruktion der Umwelt besteht aus den Elementaraussagen über alles, was die Person von der Umwelt weiß: z.B. Kurt ist Lehrer, die Wohnung ist 86 Quadratmeter groß, Lisa ist Linkshänderin etc. Dabei kann es zum Verwechseln von möglichen und wahren Sachverhalten kommen, besonders wenn sich die Aussagen auf nicht nachprüfbare Sachverhalte beziehen. Beispiele dafür sind Annahmen über mentale Zustände wie: Lisa mag mich oder Lisa mag mich nicht (Abb. 14.5).

Worauf beruht eine Korrektur einer falschen »Einschätzung«? In der Regel verändern Menschen ihre Meinung erst, wenn der Druck der Evidenz gegen die Einschätzung sehr hoch wird. Dies gilt, wenn eine emotionale Einstellung für die Einschätzung existiert. Andersherum, in negative Richtung, wird bei Misstrauen die zunächst neutrale Beurteilung eines Mitmenschen sehr rasch in die eines Feindes verändert. Dies wird bei misstrauischen paranoiden Patienten, beispielsweise im klinischen Alltag auf der Station, beobachtet.

14.5.3 Emotionale Einflüsse auf die Wahngedanken

Die Emotionalität bei Denkprozessen wird anschaulich, wenn sie einen Schachspieler mit einem Computer als seinen Partner vergleichen: Das Denken des Spielers vollzieht sich gekoppelt mit vielerlei Emotionen – Hoffnungen beispielsweise auf die entscheidende Rolle einer Figur im weiteren Spielverlauf, Wut auf sich und den Gegner bei Verlusten von Figuren etc. In unserem Zusammenhang sind besonders die Hoffnung und die Angstabwehr hervorzuheben. Menschen geben viel Geld dafür aus, hoffen zu dürfen, beispielsweise in Lotterien. Ebenso wie das »Hoffen dürfen« ist das positiv empfundene Selbstbild ein generelles Ziel von Aktionen und mentalen Operationen. So müssen Gefährdungen des positiven Selbstbildes vermieden und Enttäuschungen kognitiv entwertet werden.

In der Wahnstimmung, die in vielen Fällen von Schizophrenie die Wahnentstehung in der akuten Psychose einleitet, hat der Patient in der Regel Angst vor etwas Unheimlichen, sich Verändernden. Es ist jedoch auch häufig, dass ein alter Wahn eines chronisch schizophrenen Patienten emotionslos vorgetragen wird – es handelt sich um einen Wahn, dessen emotionale Kontexte entkoppelt sind. Stimmungsinkongruenz beim schizophrenen Wahn, der nicht allein Erklärungswahn von Halluzinationen ist, ist eher selten. Die Wahnthemen sind meist emotionsbezogen.

Registerziehen

Das sogenannte »Registerziehen«, d. h. der Befund, dass eine formale Denkstörung beim Ansprechen des Wahnthemas deutlicher wird, steht ebenfalls in den meisten Fällen mit Erregung – und zwar häufig mit emotionaler Erregung – im Zusammenhang. Formale Denkstörungen, wie eine plötzliche erscheinende Inkohärenz, konnten beim Ansprechen des Wahnthemas besonders deutlich werden (Haddock et al. 1995). Dies dürfte damit zu erklären sein, dass beim Patienten emotionale Komponenten mit dem Wahnthema angesprochen werden. Immer wieder ist verblüffend festzustellen, dass Patienten mit einem chronischen Wahn erregt werden und formale Denkstörungen aufweisen, wenn das Wahnthema angeschnitten wird. Dies ist ein Zeichen für eine weiter bestehende Wahndynamik (s. u.). Zugleich kann die formale Denkstörung

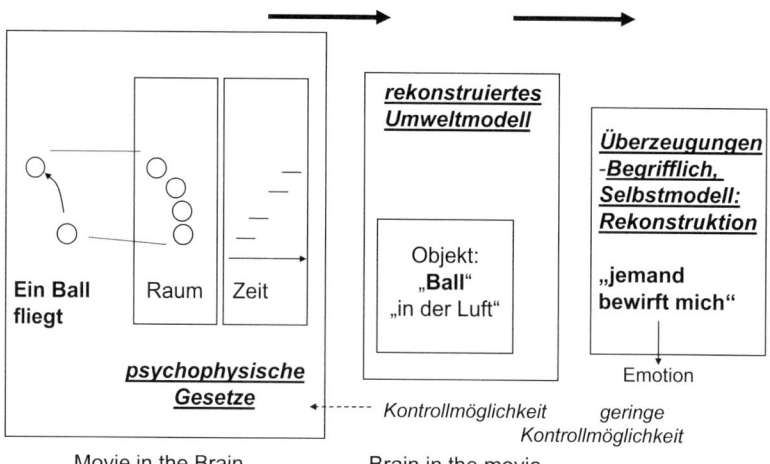

Abb. 14.5 Fehlermöglichkeiten bei komplexen Aussagen, für die keine sensorische Rückkopplung möglich ist. Bei psychophysischen Korrelaten, also der Einschätzung von perzeptiven Abbildungen der Umwelt, kommen nur wenige Täuschungen vor (z. B. optische Täuschungen). Die sensorische Information wird jedoch weiter zu einem Umweltmodell rekonstruiert: Aus einem passiven »Movie in the brain« wird ein aktives »Brain in the movie«, wenn die Person z. B. in der Umwelt herumblickt und mit ihr interagiert. Die Integration von Interpretationen und emotionalen Schlüssen ist fehleranfälliger, weil weniger oder kaum Rückkopplungsmöglichkeiten bestehen. Dabei werden die Qualität und Sicherheit der Urteilsgrundlagen in vielen Fällen nicht wahrgenommen

einen rationalen Umgang mit dem Sachverhalt und die Einsicht behindern.

Manche Untersucher erwägen, ob die Wahnentwicklung, analog wie bei Zwangsphänomenen, der Angstabwehr dient. Aus dem Studium der Affekthandlungen ist bekannt, dass eine Person in emotionalen Ausnahmesituationen nicht rational kontrolliert handeln kann (Saß 1993). In diesem Sinne ist anzunehmen, dass ein Patient durch den emotionalen Druck in einem Affektsturm dazu gebracht wird, eine Verzerrung der gedanklich-kognitiven Weltsicht anzunehmen. Ein analoger Ansatz geht von der positiven Emotion aus. Die Belohnung einer bestimmten Überzeugung kann Ursache sein, auch irrational an dieser Meinung festzuhalten (s. a. Watzlawick 1981). Dies gilt nicht nur für Gewinnchancen beim Glücksspiel oder die Wirkung der Werbung auf die Beurteilung von Marken, sondern auch bei der Beurteilung von Personen, die ihre Untergebenen belohnen.

> **Fazit**
> Zunächst können wir konstatieren, dass einerseits eine Fehleranfälligkeit in der begrifflichen Sphäre besteht, welche zweitens in emotionalen Situationen der Not und einer Einschränkung der Fähigkeit, im Affekt logisch zu denken, zu einem Wahngedanken Anlass gibt.

14.5.4 Aufrechterhaltung des Wahns

Bisher sind nur neurowissenschaftliche Erklärungen für die Entstehung eines Wahns dargestellt worden. Welche Faktoren sind es, die für die Aufrechterhaltung verantwortlich sind? Was unterscheidet den flüchtigen Wahngedanken vom persistierenden Wahn eines wahnkranken Patienten? Was, im Unterschied zu einem rasch korrigierten Denkfehler, führt beim Wahngedanken zum Aufrechterhalten, zur Systematisierung und Chronifizierung?

In der Regel wird der Wahngedanke durch die Person auch einmal Menschen der Umgebung gegenüber geäußert: Die Umwelt reagiert mit Unverständnis und sozialen Konsequenzen. Dadurch bricht die Kommunikationsverbindung über den Wahn ab. Hat sich ein Patient durch die Äußerung seiner Wahngedanken aus seinen sozialen Bezügen erst einmal gelöst ist und isoliert, tritt ein Verlust an Korrekturanregungen ein.

Vermutlich unterstützten Persönlichkeitsmerkmale der Patienten mit chronischem Wahn den weiteren Verlauf: Besonders bei Personen mit Beziehungsstörungen stabilisiert sich eine derartige Situation, d. h. ein Wahngedanke kann sich durch Wahnarbeit verfestigen. Die Personen können sich nicht wie gesunde Menschen in die Emotionalität anderer Personen einfühlen und den Austausch über ihre Probleme fortsetzen.

Funktionen des Wahngedankens für den Patienten

Bei chronischem Wahn ist danach zu fragen, ob der Wahn für die Person eine bestimmte Funktion hat, welche den Wahngedanken stabilisiert, beispielsweise in der Kontrolle von Angst. Die Emotionsregulation und Affektkontrolle wird durch spezifische Frontalhirnfunktionen unterstützt (Kap. 11 Emotion und Affekt). Bei der frontalen Kontrolle von Funktionen der Amygdala handelt es sich um ein kognitiv-emotionales »Interface«. Es erlaubt zumindest eine gewisse, zwar imperfekte, aber doch zum Teil effiziente Kontrolle der Angst.

Neben der speziellen Angstkontrolle kann auch die Steuerung der Aufmerksamkeit und anderer Verhaltensfunktionen eine Abwendung von angsterregenden Inhalten erreichen. In diesem Zusammenhang ist besonders die Abwendung von der Korrektur falscher Annahmen interessant, die eine Angst-abwehrende oder selbstwertstabilisierende Wirkung ausüben. Wenn ängstigende Gedanken und Objekte nicht beachtet werden, kann auch Angst oder die Konfrontation mit Ereignissen und Gedanken, die das Selbstbewusstsein entwerten könnten, vermieden werden.

▶ Klinisch muss geklärt werden, ob eine Persönlichkeitsstörung vorliegt, die begünstigt, dass sich ein Patient in seiner Wahnwelt isoliert. Damit entzieht er sich dem Druck der Umwelt, die ihn mit Korrekturansprüchen bedrängt, der Aufforderung, von seiner falschen Überzeugung zu lassen.

14.5.5 Weitere Einflussfaktoren

Seit langem ist bekannt, dass schizophrene Patienten Schwierigkeiten haben, flexibel nach neuen Lösungen zu suchen. Die Flexibilität von Bewertungen, wie sie im Wisconsin-Card-Sorting-Test verlangt werden, ist bei Schizophrenie vermindert (s. z. B. Bersani et al. 2004), wie auch bei Alzheimer-Patienten mit Wahnentwicklung (Jeste et al. 1992). Dies könnte als Erklärung dafür herangezogen werden, dass Patienten bei der Überzeugung, zu der sie einmal in einer emotionalen Ausnahmesituation gelangt sind, bleiben, weil sie nicht flexibel verschiedene Aspekte eines Sachverhalts bedenken können, bzw. im Gehirn keine Korrektur von Denkweisen durch Plastizität von Netzwerkverbindungen erreicht werden kann. Es wurden auch Spekulationen geäußert, dass die rechte, nicht sprachdominante Hemisphäre für einen eher irrationalen Zugang zu dem Erleben der Umwelt verantwortlich ist und in die Genese und Aufrechterhaltung von Wahnphänomenen involviert ist (Ramachandran und Blakeslee 1998).

Besonders bei schizophrenen Patienten mit einem Wahn sind bildgebende Untersuchungen des Gehirns durchgeführt worden – weniger bei wahnkranken Personen. Die Befunde der vielen Studien sind noch nicht einheitlich und die meisten Befunde dürften zustandsabhängig sein. Mit anderen Worten: sie geben eine Erklärung für die Voraussetzungen der Entstehung oder die chronische Persistenz eines Wahns, nicht aber für die differenzielle Betrachtung der verschiedenen Phasen des Wahns. Erst vergleichende Untersuchungen im Verlauf könnten Erkenntnisse zu differenziellen neurowissenschaftlichen Erklärungen der Erscheinungsformen von Wahn ermöglichen.

Eine Überaktivität im ventralen Striatum zeigte eine Assoziation zu Wahnsymptomatik (s. Blackwood et al. 2001). Der Befund ist vereinbar mit den Konzepten einer Therapie schizophrener Psychosen mit Neuroleptika, die die Dopaminfunktion vermindern – diese wirkt sich besonders im ventralen Striatum aus (Abi-Dargham 2004). Die Rolle des dopaminergen Systems für die Signalisierung belohnender Bedeutung von Stimuli ist diskutiert worden (s. »incentive salience«, Berridge und Robinson 1998, Pankow et al. 2012). Dabei wird hinsichtlich der Schizophrenie an eine fehlerhafte Bedeutungssetzung aufgrund der Störung im dopaminergen System gedacht.

Dies steht in Zusammenhang mit der neurowissenschaftlichen Erklärung des Wahns aufgrund einer fehlgeleiteten Belohnung für den falschen Gedanken. Dieser Erklärungsansatz geht davon aus, dass der Wahngedanke belohnend wirkt, beispielsweise indem er Angst abwehrt oder das Selbstwertgefühl steigert. Die plastische Neuronenaktivität, die durch die Belohnung im ventralen Striatum ausgelöst wird (Montague 2005), könnte verständlich machen, warum durch die wiederkehrende Belohnung als eine Folge des Wahngedankens eine plastische Veränderung der Konnektivität im Gehirn erreicht wird, welche wiederum den Wahngedanken stabilisiert. Inwieweit sich dadurch auch semantische Netze bei Schizophrenie (s. Spitzer 1990, 1995) verändern können, ist denkbar, jedoch nicht nachgewiesen.

14.6 Psychopathologische Merkmale

Wahnstimmung

Definition Eine Person erlebt gespannt, mit unheimlicher Stimmung eine Veränderung in sich und/oder in der Umgebung und weiß in ihrer Betroffenheit nicht, was mit ihr los ist. Deutungsversuche und abnormes Bedeutungserleben »muten« an.

Angst und Ratlosigkeit aber auch aufkeimende Glücksgefühle sind möglich.

Beispiel Eine Person erlebt ängstlich eine merkwürdige Atmosphäre mit Unheimlichkeit, ungewöhnlichen sensorischen Eindrücken – verbunden mit der Aufmerksamkeit auf Kleinigkeiten wie das Knacken in der Wand, die irgendeine Bedeutung für sie zu haben scheinen.

Stellung in der Psychopathologie AMDP 33.

Verwandte Begriffe. Beziehung zu Apophänie (Conrad 1958).

Psychopathologische Interaktionen Emotionale Störung: Angst, Misstrauen, Euphorie; ungerichtete Aufmerksamkeit erhöht.

Differenzialdiagnostische Abgrenzungen Angstsyndrom, dissoziative Störung, »ich habe Angst, verrückt zu werden« evtl. sogar mit angstbesetzten Pseudohalluzinationen.

Weitere Charakterisierung Als eine der Entwicklungsstufen des Wahns bei Schizophrenie beschrieben (Conrad 1958). Ungewisse Ergriffenheit, emotionale Ausnahmesituation und Deutungsversuche. Auch bei bestehender Wahnsymptomatik in erneuter florider Wahngenese.

Interview für Rating Frage nach unheimlichen Stimmungen.

Neuropsychologie/Objektivierung Emotionaler Ausdruck der Verunsicherung, der Ratlosigkeit oder auch Angst – Beobachtung der Auseinandersetzung damit.

Schweregrad Nur auf Befragen leicht bis zur Handlungsunfähigkeit.

Pathognomonisch für Schizophrenie.

Persönlichkeitseinflüsse Esoterische Tendenzen, ängstliche Persönlichkeit.

Begriffliche Probleme des Merkmals In einigen Fällen wird im Nachhinein die Phase des

Beginns einer Wahnsymptomatik derart beschrieben.

Neurowissenschaftliche/kognitiv neurowissenschaftliche Modellvorstellungen
Nicht geklärt:

1. Angst wegen des Eindrucks der Unfamiliarität in gewohnter Umgebung – z. B. Amygdala-Dysfunktion und Dysfunktion der Wiedererkennung im mediotemporalen Kortex, möglicherweise Amygdalaaktivität abnorm initiiert in erster psychotischer Episode – mit Angstäquivalenten,
2. noch kein Wahngedanke, keine Wahnarbeit, die die Phänomene scheinbar als von außen verursacht erklärt.

Wahngedanke

Definition Eine Person äußert eine Überzeugung, welche für sie eine hohe Bedeutung besitzt, die aber falsch ist – bzw. mit den Überzeugungen in der Kultur der Umwelt nicht vereinbar.
Der Gedanke geht einher mit (1) emotionaler Beteiligung. (2) Der Inhalt ist für die Person evident, bedarf keiner Erklärung; (3) es besteht eine Einsichtsstörung; die Überzeugung ist im Gespräch unkorrigierbar. , (5) lebensgeschichtlich nicht nachzuvollziehen, Bruch in der biographischen Entwicklung,

Beispiele: Verfolgungswahn, Größenwahn, Liebeswahn, Eifersuchtswahn, Verarmungswahn etc.

Stellung in der Psychopathologie AMDP 36. Einsichtsstörung (Falret und Berrios 1996), nicht einfühlbar (Jaspers 1942),
Verwandte Begriffe. Paranoia, für Verfolgungswahn; Wahnidee,-vorstellung

Differenzialdiagnostische Abgrenzungen
- flüchtige Einfälle, die sofort korrigiert werden: Verfolgungsideen, hypochondrische Ideen, Schuldideen oder Größenideen,
- Überwertige Ideen, die verhaltensrelevant sind, die lange Zeit emotionale Spannung erzeugen, aber nicht unkorrigierbar sind: z. B. „der Nachbar hasst mich und versucht, mir zu schaden."
- dysfunktionale Kognitionen, z. B. »mir gelingt gar nichts« zu »Ich bin ein Versager«.

Weitere Charakterisierung Unkorrigierbarkeit durch Evidenzen; falsche, neue Überzeugung, die der Korrektur widersteht (Griesinger 1845); den Mitmenschen gegenüber wird keine Bemühung deutlich, den Wahngedanken zu begründen; Ausschluss eines Zufalls bei Ereignissen, die den Wahn begründen, z.B. Beobachtet werden von Verfolgern.
Selbst-/Fremdbeurteilung. Fremdbeurteilung.

Interview für Rating Potenzielle Bereiche für Wahnthemen ansprechen (z. B. Gegner, Feinde, gibt es besondere Aufträge, die die Person hat, etc.), Nachfragen bezüglich unverständlicher Entscheidungen und Pläne, Fremdanamnese. Ein Versuch der Überzeugung der Person, dass ihr Gedanke falsch ist, sollte unternommen werden.

Neuropsychologie/Objektivierung Es existieren keine wahnspezifischen Tests. Beobachtung der Auseinandersetzung mit Gegenargumenten. Bei perfekter doppelter Buchführung nicht diagnostizierbar.

Schweregrad
- Bedeutung des Wahns für das alltägliche Leben: nicht vorhanden bis zu lebensdominierend,
- Anteil an der Zeit, die mit Wahngedanken verbracht wird.

Spezifikationen Bizarrer Wahn

Objektiver Wahn – Wahngedanke bezieht sich auf allgemeine, z. B. soziale Sachverhalte, die keine unmittelbar erkennbare Relation zur Person des Wahnkranken aufweisen muss Grenzbereiche:

a) Eine Person in der DDR fühlte sich von der »Stasi« verfolgt und als psychisch Kranker stand sie auch unter Beobachtung der Staatssicherheitsbehörde. Dennoch ist die Symptomatik als Wahn zu klassifizieren, da der Wahn sich auf die Charakteristik des Sich-verfolgt-Fühlens bezieht und die eigene große Bedeutung für die »Stasi« und die Lebensgefahr beinhaltete, die real nicht bestand.

b) Eine Person bildete den hypochondrischen Wahn aus, an einer Herzerkrankung zu sterben, hatte tatsächlich eine leichtere Herzerkrankung. Auf diese jedoch bezog sich der hypochondrische Wahn mit Todesgefahr nicht.

- Wahnthemen:
- Beziehungswahn (AMDP 39) keine der anderen Wahnthemen - nur abnorme Beziehungssetzung
- Beeinträchtigungs- oder Verfolgungswahn (AMDP 40); Feindseligkeit mit Schädigung von Mitmenschen gefürchtet, auch querulatorische Wahnstörung,
- Eifersuchtswahn (AMDP 41) – häufig bei Alkoholismus und Demenz,
- Schuldwahn (AMDP 42) – z.B. bei Depression,
- Verarmungswahn (AMDP 43) – bei Depression,
- hypochondrischer Wahn (AMDP 44) – s.o., zusätzlich Beziehung zu Dermatozoenwahn, Dysmorphophobie,
- Größenwahn (AMDP 45) – häufig bei Manie und Schizophrenie,
- andere Wahninhalte (AMDP 46) – phantastischer, bizarrer Wahn etc.,
- Cotard-Syndrom: nihilistischer Wahn; z.B. Wahn, bereits tot zu sein,
- Wahn, dass der Person etwas vorgespielt wird, die Person in ein Spiel verwickelt

ist; Beziehung zu Ich-Störungen (manipuliert zu werden), Derealisation,

- Capgras-Symptomatik – Menschen seien ausgetauscht oder ganze Situationen seien nicht authentisch, um den Pat. zu täuschen etc. – häufig bei Schizophrenie (s.a. wahnhafte Missidentifikation).

4. Wahngeleitete Handlungen – vom Wahngedanken bestimmte Handlungen – auch mit gefährdenden Aspekten
5. Rückbildung: In charakteristischen Stufen: a) Distanzierung zum Wahngedanken: Der Wahninhalt fordert weniger Aufmerksamkeit, hat weniger Verhaltensrelevanz, aber es wird noch an ihm festgehalten, b) Korrektur des Wahngedanken: Die Person denkt zwar noch an das Wahnthema (nicht die falsche Überzeugung kommt wieder zum Vorschein, sondern Erinnerungen an die Zeit, als der Pat. der Überzeugung war), kann aber einsehen, dass der Gedanke falsch war.

Persönlichkeitseinflüsse
- paranoide Persönlichkeit,
- schizotypische Persönlichkeit,
- Hang zu magischen, esoterischen Inhalten.

Begriffliche Probleme des Merkmals
- evtl. sog. Lebenslügen – welche die Kriterien des Wahns erfüllen,
- Spektrum von dysfunktionalen Überzeugungen zu Wahn,
- Frage, ob bei unwichtigeren Wahngedanken nicht diagnostizierbar? Oder gibt es wegen der notwendigen affektiven Komponente keine »unwichtigen« Wahngedanken?

Neurowissenschaftliche/kognitivneurowissenschaftliche Modellvorstellungen

1. Defizitmodell:
- Neuropsychologische Befunde:
  a) zunächst: bei Schizophrenie ein Typus: paranoide Schizophrenie ohne massive Denkstörungen,
  b) Urteilstörung,

c) Affektdruck bei Depression mit Erklärungswahn, der das unaushaltbar schlechte Befinden scheinbar verstehen hilft,

d) Gegenbeweise werden nicht verstanden,

- Alzheimer-Demenz, neuropsychologisch begründbare Uneinsichtigkeit in die Gegenbeweise,

- Probleme mit dem logischen Denken.

2. Abnorme Prägung:
Prägung als besonders löschungsresistentes Lernen:

- Modell der frühkindlichen Prägung, z.B. der Graugänse von K. Lorenz,

- evt. Amphetaminbedingte Wahnsymptomatik: Bomber-Piloten im zweiten Weltkrieg; Süchtige (Abi-Dargham 2004).

3. Erklärungsdruck:

- z. B. Halluzination, Ichstörungen
Belohnungsaspekt des Wahngedankens: einfache Lösung (Erklärung, Erleichterung), sich Abwenden von Gegenbeweisen: Selektivität der Aufmerksamkeit; mangelnder Korrekturdruck.

4. Capgras-Wahn – Modellvorstellung: korrekte Perzeption, aber gestörte Amygdala-Verarbeitung führt zu emotionaler Aktivierung, die nicht zum Perzept passt. Die Person nimmt deswegen an, an dem Perzept müsse etwas falsch sein.

Wahnwahrnehmung

Definition Fehldeutung einer korrekten Wahrnehmung im Sinne eines Wahns.

Beispiele

- Beim wahnhaften Mobbing deutet ein Angestellter eine öffentliche Äußerung des Vorgesetzten als Zeichen, dass ihm nun gekündigt werde.

- Ein Mann sieht in einer fremden Frau seine Mutter, die verstorben ist und von der er glaubt, dass sie entführt worden sei (nicht anderweitig erklärbar – er hat keine Prosopagnosie oder andere Wahrnehmungsstörung etc.).

- Ein Winken einer Person an der Bushaltestelle wird vom Patienten als das Signal an seine Feinde gedeutet,dafür, dass seine Feinde nun losschlagen werden.

Stellung in der Psychopathologie AMDP 34.
Verwandte Begriffe. Wahnerinnerung, bei der eine Erinnerung verfälscht interpretiert wird.

Psychopathologische Interaktionen Angst.

Differenzialdiagnostische Abgrenzungen Erklärungswahn einer Halluzination.

Weitere Charakterisierung A) Bestehender Wahn und Umdeutung von richtigen Perzepten, Einbeziehung einer aktuellen Wahrnehmung in den bestehenden Wahn. Es fällt der Person ein, dass ihre Wahrnehmung durch den Wahn erklärt werden kann. b) Als plötzlicher neuer Einfall, dass dieser Gedanke die Beobachtung erklärt, wird als eine der Entwicklungsschritte der Wahnentwicklung bei Schizophrenie beschrieben (s.u. Wahneinfall).

Interview für Rating Frage nach merkwürdigen Wahrnehmungen, Nachfragen bei ungewöhnlichen Bewertungen.

Pathognomonisch für Schizophrenie.

Persönlichkeitseinflüsse Sensitive Persönlichkeit.

Begriffliche Probleme des Merkmals In der Wahnentstehung bei Schizophrenie: Aus der Wahnstimmung heraus deutet eine Person eine Wahrnehmung wahnhaft um.
Übergang von dysfunktionaler Kognition bei Wahrnehmung sozialer Interaktion – »die mögen mich nicht« etc.

Wahneinfall

Definition Einer Person fällt in der floriden Wahnentstehung unvermittelt ein Wahngedanke ein.

Beispiel – Ein Patient unterbricht das Aufnahmeinterview und sagt: „Sie stecken doch mit denen unter einer Decke!"

Häufig aus einer Wahnstimmung heraus, in der noch kein Wahngedanke klar herauskristallisiert ist. Evtl. emotionale Entlastung zu spüren, dass die Person endlich „bescheid weiß".

Stellung in der Psychopathologie AMDP 35.

Wahndynamik

Definition Grad emotionaler Aktivierung durch den Wahngedanken in einem Gespräch.

Beispiel Eine Patientin, mit der ein geordnetes Interview möglich war, entwickelt heftige emotionale Erregung als der Wahngedanke gestreift wurde, das Denken gerät durcheinander – „Registerziehen" mit Inkohärenz beim Gespräch über den Wahn.

Schweregrad Von fehlender affektiver Beteiligung (z.B. alter Wahngedanke) bis zu starker emotionaler Aufwühlung, z. B. Angst oder Verzweiflung.

Stellung in der Psychopathologie AMDP 38.

Systematisierung des Wahns

Definition: Grad der argumentativen, das Wahnkonstrukt stützenden Relationen, die eine Person zu dem Wahngedanken überlegt hat und vorbringt.

Wie stark ist bereits ein Wahngebäude errichtet; im Gespräch auf Nachfragen oder bei einem Korrekturdruck. Im Allgemeinen als Produkt der Wahnarbeit interpretiert. Die Person bemüht sich, in der Auseinandersetzung mit den Mitmenschen, die Argumentation lückenlos zu gestalten. Sie hat selbst für sich alles geklärt, es ist ihr alles klar.

Stellung in der Psychopathologie AMDP 37.

Überwertige Idee

Definition Eine Überzeugung, die falsch ist (bzw. mit den Überzeugungen in der Kultur der Umwelt nicht vereinbar ist) hat Auswirkungen auf die Affekte einer Person oder zeigt sich im Verhalten. An einer Überwertigen Idee kann die Person jedoch – im Gegensatz zum Wahn – Zweifel erwägen, und sie kann einräumen, dass sich der Sachverhalt sich möglicherweise anders verhält.

Beispiele

- Eine Person ist überzeugt, die Nachbarn hätten etwas gegen sie und begegnet ihnen übervorsichtig, misstrauisch. Sie verhindert dadurch zusätzlich die Entwicklung eines gutnachbarlichen Verhältnisses.
- Ein Pat. wäscht sich zwanghaft. Beim Nachfragen nach den Gründen wird deutlich, dass er Angst hat, eine Infektion könnte ihn selbst, aber auch die Familie zugrunde richten, wobei die Familie weit entfernt wohnt und außer mit dem Telefon nicht mit ihm in Kontakt tritt.
- Eine Person ist sich nicht sicher, ob die Geländer einer Brücke halten würden, wenn sie sich daran festhalten müsste. Dieser Gedanke tritt zusammen mit phobischer Angst auf, über eine Brücke zu gehen. Diese Überzeugung besteht, obwohl ihr mehrfach demonstriert wurde, dass diese Geländer sicher sind.

Stellung in der Psychopathologie Im AMDP als Zusatzitem aufgenommen.

Interview für Rating Fragen wie bei Wahngedanken. Prüfen, ob Überstieg oder zeitweilige Korrektur in der Argumentation über den Gedanken möglich (s. o.).

Schweregrad In welchem Umfang werden Alltagserleben und -verhalten durch die irrationale Annahme beeinflusst.

Spezifikation:

- irrationale Überzeugungen – mit Emotion gekoppelt
- Beziehungsideen.

Eine Person denkt, bestimmte Ereignisse bezögen sich auf sie, wobei es nicht nur einmalig akzidentiell zu einer fehlerhaften Beurteilung einer Situation kommt, sondern diese Gedanken treten häufig auf.

Persönlichkeitseinflüsse Paranoide, sensitive Persönlichkeit.

Begriffliche Probleme des Merkmals Übergang von dysfunktionaler Kognition bei Wahrnehmung sozialer Interaktion – »die mögen mich nicht« etc. – zu überwertiger Idee und Wahn.

Neurowissenschaftliche/kognitiv-neurowissenschaftliche Modellvorstellungen (s. o.).

Wahnhafte Missidentifikation

Definition
1. Überzeugung, an einem anderen Ort zu sein - Missidentifikation eines Ortes, eines Objekts.
2. Bei personenbezogener wahnhafter Missidentifikation meint der Patient, dass eine Person, die er sieht, eigentlich eine andere sei, die sich nur verkleidet habe und sich so bewege, wie die dem Patienten bekannte Person. Der Wahngedanke betrifft dabei speziell die Identifikation von Personen.

Beispiele
- Ein Demenzpatient ist von der Annahme überzeugt, das eigene Haus sei nicht das alte Haus, sondern ein anderes oder er sei zu Hause, wenn er gerade in einer Klinik aufgenommen worden ist.
- Überzeugung, dass ein Familienmitglied eine andere Person sei.

Stellung in der Psychopathologie Nicht in AMDP.

Verwandte Begriffe. Personenbezogene Missidentifikationssymptome werden auch als Capgras-Syndrom bezeichnet (s.o) bzw. Fregoli Syndrom: z.B. ein Mensch tritt als mehrere andere Personen auf.

Psychopathologische Interaktionen Wahrnehmungs-, Urteils-, Gedächtnisstörungen, Halluzinationen, Metamorphopsien, Phoneme, heftige affektive Involviertheit (Angst, Verliebtheit).

Differenzialdiagnostische Abgrenzungen Viele der wahnhaften Missidentifikationen von Personen wurden bislang als Illusion klassifiziert, jedoch ist das Typische der Missidentifikation eine Veränderungswahrnehmung bei Personen und wahnhafte Deutung - nicht eine wahnhafte Verkennung, beispielsweise als ein Teufel etc.

Weitere Charakterisierung Häufiger bei sensorischer Restriktion (s. Halluzination bei sensorischer Restriktion), evtl. als Erklärungswahn.

Interview für Rating Nach Merkwürdigkeiten bei der Wahrnehmung von Personen fragen, sich den aktuellen Aufenthaltsort erklären lassen.

Schweregrad Flüchtige, wahnhafte Missidentifikationen versus Persistenz, hohe Verhaltensrelevanz der Missidentifikation.

Spezifikationen:

a) Personenbezogen – auch bei Schizophrenie auftretend,
  - ein der Person bekannter Mensch sei durch einen Schauspieler ersetzt: Capgras-Syndrom,
  - verwandt mit dem Fregoli-Syndrom
b) Ortsbezogen – meist bei Demenzen auftretend,
  - reduplikative Paramnesie: Objekte und ganze Umgebungen werden fälschlicherweise wiedererkannt
  - selbst/anderer: Selbstverdopplung, Heautoskopie;

Begriffliche Probleme des Merkmals Missidentifikationen bilden eine charakteristische Symptomgruppe meist bei degenerativen Hirnerkrankungen, die pathophysiologische Eigenheiten aufweisen.

Neurowissenschaftliche/kognitiv neurowissenschaftliche Modellvorstellungen

a) Personenbezogene Missidentifikationssymptome werden z.T. auf eine Störung der verschiedenen parallel ablaufenden Perzeptionswege zurückgeführt, wobei es zu Unstimmigkeiten kommt. Die »Ungereimtheit«, der Fehler in der Identifikation kann beispielsweise eine veränderte emotionale Reaktion der wahrgenommenen Person sein, die dazu führt, dass die Person etwas anderes als sonst wahrnimmt und es als eine Veränderung der Person deutet.

b) Ortsbezogene Missidentifikation ist auf eine Störung von Hippokampusfunktionen zurückzuführen. Der aktuelle Ort wird mit der Erfahrung eines anderen Ortes verwechselt. Die Ortskarte wird falsch angelegt, sodass beispielsweise im Krankenhaus ein Patient nach Personen sucht, die sich bei ihm zu Hause befinden. Bei beiden Formen ist eine primäre Wiedererkenn-Dysfunktion anzunehmen, und die Person hält ihre Wahrnehmung für den Beweis der Wahrheit der Annahme.

Literatur

Abi-Dargham A (2004) Do we still believe in the dopamine hypothesis? New data bring new evidence. Int J Neuropsychopharmacol 7(Suppl 1):S1-5

Blackwood NJ, Howard RJ, Bentall RP, Murray RM (2001) Cognitive neuropsychiatric models of persecutory delusion. Am J Psychiatry 158:527–539

Blackwood NJ, Bentall RP, Ffytche DH et al (2004) Persecutory delusions and the determination of self-relevance: an fMRI investigation. Psychol Med 34:591–596

Bentall (1989) Content specific processing and persecutory delusions: an investigation using the emotional Stroop test. Br J Psychiatry 62:355–364

Berridge KC, Robinson TE (1998) What is the role of dopamine in reward: hedonic impact, reward learning, or incentive salience? Brain Res Rev 28:309–369

Bersani G, Clemente R, Gherardelli S, Pancheri P (2004) Deficit of executive functions in schizophrenia: relationship to neurological soft signs and psychopathology. Psychopathology 37:118–123

de Bonis M, Epelbaum C, Feline A (1992) Cognitive processing of contradictory statements: an experimental study of reasoning on proverbs in schizophrenia. Psychopathology 25:100–108

de Bonis M, Epelbaum C, Deffez V, Feline A (1997) The comprehension of metaphors in schizophrenia. Psychopathology 30:149–154

Clark A (2013) Whatever next? Predictive brains, situated agents, and the future of cognitive science. Behav Brain Sci 36:181–204

Conrad D (1958) Die beginnende Schizophrenie. Thieme, Stuttgart

Ellis HD, Young AW (1990) Accounting for delusional misidentifications. Br J Psychiatry 157:239–248

Ellis HD, Young AW, Quayle AH, De Pauw KW (1997) Reduced autonomic responses to faces in Capgras delusion. Proc R Soc Lond B Biol Sci 264:1085–1092

Escher S, Romme M, Buiks A (2002) Formation of delusional ideation in adolescents hearing voices: a prospective study. Am J Med Genet 114:913–920

Falret J, Berrios G (1996) Delusions. In: Berrios G (Hrsg) The history of mental symptoms. Cambridge Univ Press, Cambridge, S 85–139

Förstl H (2007) Theory of mind. Springer, Berlin Heidelberg

Frith CD, Frith U (1999) Interacting minds – a biological basis. Science 286:1692–1695

Fukuhara R, Ikeda M, Nebu A et al (2001) Alteration of rCBF in Alzheimer's disease patients with delusions of theft. NeuroReport 12:2473–2476

Garety PA, Hemsley DR (1994) Delusions: Investigations into the psychology of delusional reasoning. Oxford Univ Press, Oxford

Gilleen J, David AS (2005) The cognitive neuropsychiatry of delusions: from psychopathology to neuropsychology and back again. Psychol Med 35:5–12

Green MJ, Phillips ML (2004) Social threat perception and the evolution of paranoia. Neurosci Biobehav Rev 28:333–342

Griesinger W (1845) Die Pathologie und Therapie der psychischen Krankheiten. Krabbe, Stuttgart

Haddock G, Wolfenden M, Lowens I et al (1995) Effect of emotional salience on thought disorder in patients with schizophrenia. Br J Psychiatry 167:618–620

Hurn C, Gray NS, Hughes I (2002) Independence of „reaction to hypothetical contradiction" from other measures of delusional ideation. Br J Clin Psychol 41:349–360

Jaspers K (1942) Allgemeine Psychopathologie, 4. Aufl. Springer, Berlin

Jeste DV, Wragg RE, Salmon DP (1992) Cognitive deficits of patients with Alzheimer's disease with and without delusions. Am J Psychiatry 149:184–189

Kendler KS, Glazer WM, Morgenstern H (1983) Dimensions of delusional experience. Am J Psychiatry 140:466–469

Kimhy D, Goetz R, Yale S et al (2005) Delusions in individuals with schizophrenia: factor structure, clinical correlates, and putative neurobiology. Psychopathology 38:338–344

Maher BA (1988) Anomalous experience and delusional thinking. In: Oltmanns EF, Maher BA (Hrsg) Delusional beliefs. Wiley, New York, S 15–33

Montague RP, Hyman SE, Cohen JD (2005) Computational roles for dopamine in behavioural control. Nature 431:760–777

van Os J, Hanssen M, Bijl RV, Vollebergh W (2001) Prevalence of psychotic disorder and community level of psychotic symptoms: an urban-rural comparison. Arch Gen Psychiatry 58:663–668

Pankow A, Knobel A, Voss M, Heinz A (2012) Neurobiological correlates of delusion: beyond the salience attribution hypothesis. Neuropsychobiol 66:33–43

Phillips ML, Senior C, David AS (2000) Abnormal processing of ambiguity in paranoid schizophrenia: a visual scan path study. Psychol Med 30:157–167

Pickering MJ, Garrod S (2004) Toward a mechanistic psychology of dialogue. Behav Brain Sci 27:169–190

Rabins NL, Lucas MJ (1982) The impact of dementia on the family. J Am Med Assoc 248:333–335

Ramachandran VS, Blakeslee S (1998) Phantoms in the brain: human nature and the architecture of the mind. Fourth Estate, London

Ritunnano R, Kleinman J, Whyte Oshodi D, Michail M, Nelson B, Humpston CS, Broome MR (2022) Subjective experience and meaning of delusions in psychosis: a systematic review and qualitative evidence synthesis. Lancet Psychiatry 9:458–476

Saß H (1993) Affektdelikte. Springer, Berlin Heidelberg New York Tokio

Scharfetter C (2002) Allgemeine Psychopathologie. Thieme, Stuttgart

Schneider K (1992) Klinische Psychopathologie, 14. Aufl. Thieme, Stuttgart

Schnider A (2003) Spontaneous confabulation and the adaptation of thought to ongoing reality. Nat Rev Neurosci 4:662–671

Schreber DP (1903) Denkwürdigkeiten eines Nervenkranken. Neuausgabe Kulturverlag Kadmos, Berlin

Shanks MF, Venneri A (2004) Thinking through delusions in Alzheimer's disease. Br J Psychiatry 184:193–194

Spitzer M (1990) On defining delusions. Compr Psychiatry 31:377–397

Spitzer M (1995) A neurocomputational approach to delusions. Compr Psychiatry 36:83–105

Sterzer P (2022) Die Illusion der Vernunft. Ullstein, Berlin.

Sutherland S (1992) Irrationality: The enemy within. Constable, London

Watzlawick P (1981) Die erfundene Wirklichkeit. Piper, München

Weilnhammer V, Röd L, Eckert AL, Stuke H, Heinz A, Sterzer P (2020) Psychotic Experiences in Schizophrenia and Sensitivity to Sensory Evidence. Schizophr Bull 46:927–936

Zarow C, Lyness SA, Mortimer JA, Chui HC (2003) Neuronal loss is greater in the locus coeruleus than nucleus basalis and substantia nigra in Alzheimer and Parkinson diseases. Arch Neurol 60:337–341

Urteilsfähigkeit 15

Inhaltsverzeichnis

15.1 Einführung

Neben den Merkmalen der psychiatrischen Krankheitsbilder muss in der psychopathologischen Untersuchung die Urteilsfähigkeit beachtet werden, allein schon wegen der Bedeutung für die Einwilligung in Untersuchung und Behandlung.

Die Beeinträchtigung der Urteilsfähigkeit ist eine häufige Auswirkung verschiedener psychiatrischer Syndrome, d. h. eine Reihe psychopathologischer Dimensionen betreffen die Einsichtsfähigkeit einer Person, (1) die Fähigkeit, eine Sachlage zu beurteilen – beispielsweise die Gruppe der formalen und inhaltlichen Denkstörungen, affektive Ausnahmesituationen, Aufmerksamkeits- und Arbeitsgedächtnisstörungen, Bewusstseinstrübungen etc. Weiterhin gibt es psychiatrische Auswirkungen (2) auf die Fähigkeit, die Beurteilung angemessen auszudrücken.

Wie kann die Urteilsfähigkeit für die praktische klinische Diagnostik definiert werden?

Wofür ist die Urteilsfähigkeit im klinischen Alltag zu beachten?

A) Auf einer pragmatischen Ebene betrifft die Urteilsfähigkeit ist die Fähigkeit, angemessene Entschlüsse zu fassen und diese auszudrücken, wobei die Angemessenheit jeweils hinsichtlich des Sachverhalts und bezüglich der eigenen Person zu beachten ist. Im klinischen Alltag muss die Einwilligungsfähigkeit und die Geschäftsfähigkeit beurteilt werden.

B) Auf einer neuropsychologischen Ebene fragt man nach den Einzel-Fähigkeiten, welche störbar sind: Urteilsfähigkeit ist eine komplexe Funktion, die aus vielen verschiedenen Komponenten zusammengesetzt ist. In dieser Darstellung der Psychopathologie wurde die Grundlage der Einsichtsfähigkeit und Steuerungsfähigkeit in den vorangehenden Kapiteln beschrieben.

© Der/die Autor(en), exklusiv lizenziert an Springer-Verlag GmbH, DE, ein Teil von Springer Nature 2024   385
F. M. Reischies, *Psychopathologie,* https://doi.org/10.1007/978-3-662-68299-9_15

Einsichtsfähigkeit

1. Verstehen von komplexen Sachverhalten,
2. Aktivierung aller relevanten Wissenselemente, subjektiven Einstellungen und Erinnerungen,
3. Verarbeiten des Sachverhalts hinsichtlich der relevanten objektiven und subjektiven Aspekte,

Steuerungsfähigkeit

4. Erarbeitung von Entscheidungsalternativen,
5. Verfügbarhalten der Argumente für die Alternativen,
6. Entscheidungsverhalten, welches angemessen ist (Entscheidungsalgorithmus),
7. Akt der Entscheidung und
8. Kommunikation oder Durchführung.

Bereits ein gültiger Behandlungsvertrag erfordert die Einwilligungsfähigkeit des Patienten, streng genommen gilt diese Erfordernis sogar für die Einwilligung in die psychopathologische Untersuchung der Einsichts- und Steuerungsfähigkeit selbst. Anhand der Einwilligung in medizinische Behandlung, die das Risiko unerwünschter Begleiteffekte haben kann, wird die Komplexität anschaulich:

Die Auffassung des Sachverhaltes erfordert (1) Sprachverständnis und (2) ausreichende Intelligenz. Häufig wird für die Prüfung der Einsichtsfähigkeit gefordert, dass die Person eine eigene angemessene Darstellung des Sachverhalts geben kann. Im Gespräch über die Entscheidungsoptionen sollte klar werden, dass die Person die Problemlage verstanden hat. Sicherlich gibt es Personen, die bei weitem nicht alles, was sie verstanden haben, auch sprachlich ausdrücken könnten.

Dazu kommt die prinzipielle Verfügbarkeit (bzw. aktuelle Aktivierbarkeit) erstens aller entscheidungs-betreffenden objektiven Aspekte des Sachverhalts, und zweitens der persönlichen Einstellungen und Entscheidungsgründe. Die Person sollte Erinnerungen an vergleichbare Entscheidungssituationen abrufen können. Die korrekte Darstellung des Sachverhalts zeigt

in der Regel auch die Verfügbarkeit der Entscheidungsgründe an.

Für die mentale Verarbeitung der Problemlage ist eine ausreichende prämorbide Intelligenz notwendig; dies betrifft eine Vorhersage, ob die Person bestenfalls den Sachverhalt hätte verstehen können. Die prämorbide Intelligenz kann als eine Kompetenz betrachtet werden – diese Kompetenz kann aufgrund psychopathologischer Störung auf der Performanz-Seite eingeschränkt oder sogar aufgehoben sein kann. Eine Minderung der aktuellen Performanz der intellektuellen Leistungsfähigkeit kann die Urteilsfähigkeit für bestimmte Probleme ausschließen.

Generierung und Evaluation von Entscheidungs-Alternativen:

Die Erarbeitung von Entscheidungs-Optionen kann einerseits entwickelt werden aus der Erinnerung an Optionen in den vergleichbaren Entscheidungen aus der Vergangenheit und aus dem Miterleben von Entscheidungen anderer Menschen. Aus der logischen Analyse des Sachverhalts in der konkreten Situation werden spezifische Optionen entwickelt.

Verfügbarkeit der Denkinhalte über Optionen

(1)Die aktuelle freie Verfügbarkeit aller möglichen »Einfälle«, d. h. mentaler Einträge, die potenziell der Person verfügbar und entscheidungsrelevant sind, ist in vielen psychopathologischen Syndromen beeinträchtigt, beispielsweise im Wahn.

Für eine angemessene Steuerungsfähigkeit ist die logische Erarbeitung des Tableaus der Entscheidungsoptionen notwendig, gleichsam der aktuelle Optionenraum. Fodor (1983) forderte für das Denken die Verfügbarkeit aller ZNS-Funktionen, die zu dem jeweiligen Topik beitragen können. Damit wird jeder Denk- und Entscheidungsakt zu einem nicht reduzierbaren Akt komplexer Ausnutzung der theoretisch verfügbaren ZNS-Einträge über ein Thema – des Weltwissens und des Selbstwissens.

Die Darstellung von Entscheidungs-Optionen im psychopathologischen Interview gibt (wie, oben angeführt, die Darstellung und Diskussion des Sachverhalts) einen gewissen

Anhalt, inwieweit der Person die Lösungsmöglichkeiten verfügbar hat. Dies gilt jedoch nur hinsichtlich sprachlich darstellbarer Optionen und Gründe.

Prinzipiell kann allerdings in der Untersuchung nicht gesichert werden, ob eine Person eine Gruppe von Optionen nicht evaluieren kann, weil sie z. B. durch Angst, Abwehr oder Wahngedanken verstellt sind.

(2) Verfügbar-Behalten von Optionen: Wenn die Durchführung der Entscheidung ansteht, dürfen nicht bereits einige der Optionen wieder vergessen sein, wie es bei Patienten mit Demenzen der Fall ist. Das im-Gedächtnis-Behalten von Alternativen und der dazu erarbeiteten Argumente ist für die Wahl notwendig. Das episodische Gedächtnis ist notwendig für die Erinnerung an vergleichbare Situationen, die selbst erlebt oder aus Erzählungen bekannt sind.

Entscheidungskriterien, bzw. Entscheidungsalgorithmen

Angemessene Entscheidungsalgorithmen müssen verfügbar sein. Damit ist gemeint,

1. dass die Person z. B. nach Risiko, Chancen, nach emotionaler Präferenz entscheidet oder nach persönlicher Erfahrung, was mit der »Statistik« von erlebten Konsequenzen in vergleichbaren Situationen zusammenhängt („aus dem Bauch heraus entscheiden").

2. Eine Angemessenheit des Entscheidungsalgorithmus ist für viele Menschen im Alltag nicht gegeben. Wenn eine Person die Einwilligung in eine Psychotherapie oder Medikation nach ihren möglicherweise negativen Vorerfahrungen rein emotional entscheidet, obwohl ein Übergewicht der Argumente für die Person eine andere Entscheidung nach rationalem Entscheidungsalgorithmus ermöglicht, dann urteilt sie nicht nach den angemessenen Kriterien.

3. Psychiatrische Symptome wie Impulsivität, Angst etc. schließen beeinträchtigen die rationale Entscheidung.

(3) Durchführung einer Entscheidung

Im Alltag spielt die ängstliche Verzögerung der Entscheidung immer wieder eine große Rolle. Patienten mit Denkstörungen können vollkommen entschlussunfähig sein.

Der Akt der Entscheidung ist eine Leistung der exekutiven Funktionen, die – wie jede bewusste motorische Aktion auch -die komplexe mentale Entscheidung kontrolliert. Die Entscheidungskriterien sind in der Erziehung und Ausbildung geübt, je nach der Art z. B. der familiären Entscheidungsvorbilder und Qualität der Ausbildung.

(4) Ausdrücken der Entscheidung

Die Entscheidung ist zuerst mental der Person verfügbar und muss der Umwelt ausgedrückt oder durch Handeln gezeigt werden. Die Mitteilung scheitert gegebenenfalls an schwerwiegenden Kommunikationsstörungen.

Aus der Aufstellung von Komponenten des komplexen Ablaufs wird deutlich, dass verschiedene, in den bisherigen Kapiteln dargestellte psychopathologische Mechanismen bei der Einschränkung der Urteilsfähigkeit mitspielen.

Intervenierende Variablen
generelle oder spezielle Urteilsfähigkeit
An einem Beispiel wie dem eines blinden Modekritikers müssen wir auf Besonderheiten hinweisen: Eine begrenzte Beeinträchtigung der Urteilsfähigkeit kann darin bestehen, dass der spezielle Bereich des zu beurteilenden Sachverhalts gestört ist: Die Sehstörung beeinträchtigt nicht die Urteilsfähigkeit, sondern nur alles, was mit der visuellen Perzeption zusammenhängt.

An dem Beispiel wird jedoch auch deutlich, wie Urteilsfähigkeit in psychiatrischen Erkrankungen speziell beeinträchtigt sein kann: Vor allem ein Wahnthema kann eine Gruppe von Beurteilungen betreffen. Lehnt eine Person mit Vergiftungswahn in der Therapiesituation eine i.v. Injektion eines Medikaments ab, so ist dies in der Regel dem Wahn geschuldet. Es handelt sich um eine Urteilsunfähigkeit, die meist mehr als nur die Vergiftungsfurcht, sondern auch die Krankheitseinsicht etc. umfasst.

Da hilft es nicht, in der Rechtsprechung einen natürlichen Willen zu formulieren, der immun gegen Wahn sei – und immun gegenüber psychiatrischen oder neurologischen Erkrankungen. Dieser natürliche Wille müsste als außerhalb der natürlichen Einsichts- und Steuerungsfähigkeit liegend angesehen werden.

Niedriges Intelligenzniveau

Zwar haben 50 % der Bevölkerung definitionsgemäß einen Intelligenzquotienten (IQ) von unter 100, aber nur wenige Prozent haben ein pathologisch niedriges Intelligenzniveau, das nach den gängigen Intelligenztests (wie dem HAWIE-R) unterhalb von zwei Standardabweichungen unter der Norm liegt, d. h. unter einem IQ von 70 (eine Standardabweichung im IQ entspricht 15 Punkten). Dieses Ausmaß an Störung wird als leichte Intelligenzminderung bezeichnet. Patienten mit einem IQ von unter 4 Standardabweichungen unter der Norm sind sehr selten. Sie haben ein Entwicklungsalter von ca. 6 bis unter 9 Jahren, d. h. sie erreichen nur eine Reife, die beispielsweise einem 6-jährigen Kind vergleichbar ist.

Die Schweregradeinteilung der niedrigen Intelligenz ist in Tab. 15.1 dargestellt.

15.2 Störung der Urteilsfähigkeit

Untersuchungen über die Einwilligungsfähigkeit der Patienten, die in psychiatrische Untersuchung und Behandlung kommen, sei es freiwillig oder als Zwangsbehandlung, zeigt erhebliche Variation (Curley et al. 2022).

Es gibt verschiedene Bereiche von Störungen, welche die Urteilsfähigkeit beeinträchtigen können; sie sind nachfolgend dargestellt:

1. Aufmerksamkeit, auf den Problembereich oder das Problem gelenkt, ist vermindert:
   - quantitativ,
   - qualitativ,
   z. B. Selbstaufmerksamkeit, Achten auf Krankheiten etc., Aufmerksamkeit auf Familie mit Sorgen etc. Hier wirken sich Erziehungs-, Entwicklungsphänomene aber auch z. B. Leugnung aus.
2. Verfügbarkeit der Informationen:
   - Vergessen der vergangenen Krankheitsphase, z. T. bei schizophrenen Patienten,
   - Vergessen von Entscheidungs-Alternativen,
   - Mangel an psychoedukativen Maßnahmen, Mangel an Information über die Störung.
3. Kognitive Auseinandersetzung mit dem Problem und der Bearbeitung eines Konzepts:
   - Denkstörungen bedingen die Unfähigkeit der rationalen Auseinandersetzung mit der Problemlage,
   - Verweigerung, Abwehrphänomene, Leugnung etc.
4. Kapazität für die kognitive Verarbeitung des Sachverhalts oder der eigenen Krankheitszeichen – eine Person kann beispielsweise nur mit konkreten Aspekten des Sachverhalts umgehen (s. Tab. 15.1).

Tab. 15.1 Intelligenzminderung: Quantitative Abstufung

IQ	Standardabweichung	Definitionsgrenzen	Bezeichnungen	Max. erreichbares Entwicklungsalter	Häufigkeit %
100+	0				
85–99	-1	85–90	Niedrige Intelligenz		
70–84	-2	50–69	Intell.-Minderung leicht	9 bis < 12 Jahre	2
55–69	-3		(»Debilität«)		
40–54	-4	35–49	Intell.-Minderung mittel	6 bis <9 Jahre	0,4
25–39	-5	20–34	Schwer	3 bis <6 Jahre	
10–24	-6	<20	Schwerst (»Idiotie«)	<3 Jahre	0,04

Die Effizienz von Denkprozessen kann durch mentale Operationen und Aufmerksamkeit gelenkt werden. Durch Suggestion können offenbar mentale Verarbeitungsschritte außer Kontrolle gesetzt werden (Raz et al. 2006).

15.3   Diagnostik der Urteilsfähigkeit

Die Urteilsfähigkeit ist eine von der erstuntersuchenden Person zu beurteilende Qualität der Informationsverarbeitung – die Einsichts- und Steuerungsfähigkeit betreffend. Versteht der Patient, worin er einwilligen soll, oder ist er einwilligungsunfähig?

- Wichtig für die Beurteilung der Urteilsfähigkeit ist, dass eine Minderung der prämorbiden Intelligenz bzw. mentale Retardierung beispielsweise auf Grund von frühkindlichen Hirnschädigungen oder genetischer Belastung erkannt wird.
- Weiterhin muss eine inhaltliche Denkstörung, speziell ein Wahn, der die Urteilsfähigkeit in bestimmten Bereichen betrifft, erkannt werden. Wenn ein Wahn besteht, ist die Urteilsfähigkeit in aller Regel gestört, da im Prozess der Urteilsfindung nicht alle Bereiche des Wissens frei abgerufen werden können (Fodor 1983). Möglicherweise finden sich in dem Bereich, der von dem Wahnthema nicht erfasst wird, »angemessene« Urteile - das ist jedoch nicht untersucht worden. Dazu kommt, dass wenn z. B. ein Wahn floride und emotional aufwühlend ist, affektiv-kognitive Komplexe das Denken der Person bestimmen.

15.3.1 Untersuchungsverfahren

Logische Aufgaben der Intelligenztests

In vielen Untersuchungsvorschlägen werden Gemeinsamkeiten-Finden (zwischen Banane und Apfel) oder Unterschiede-Finden (zwischen Treppe und Leiter) erfragt. (s. HAWIE-Intelligenztest, Gemeinsamkeiten finden, Tewes 1994). Eine gute Intelligenzleistung, s. o., ist jedoch kein Beweis der Ungestörtheit der Urteilsfähigkeit.

Sprichwörter-Erklären

Das Erklären von Sprichwörtern ist sinnvoll, um Auffassungsfähigkeit, Abstraktionsfähigkeit und sprachliches Ausdrucksvermögen zu untersuchen (s. Kapitel Denken). Dabei können einige Dimensionen unabhängig voneinander eingeschätzt werden:

1. Erklärung des Sprichworts ist richtig – falsch,
2. vollständig – unvollständig (punktuell),
3. Sprichwort wurde nicht erklärt aber die Person hat umschreibend konkrete Äußerungen zum Sprichwort geäußert (s. Konkretismus),
4. metaphorische Ebene (der Erklärung des Sprichworts) erreicht – nicht erreicht.

Interview

Im Interview sollte die Entscheidungsweise des Patienten betrachtet werden – es wird z. B. bei einer kürzlich getroffenen Entscheidung nachgefragt, wie die Person zu der Entscheidung gelangt ist (z.B. Kauf, Urlaub etc.). Wie war die Entscheidungsanforderung, was für ein Informationsbedarf bestand. Bei einer Diskussion der kürzlich getroffenen Entscheidung wird versucht zu klären, wieweit die Person die Entscheidungsalternativen bedacht hatte und, was in dem Fall die Entscheidungskriterien waren – wie viel Mühe sich die Person bei der Entscheidung gegeben hat (oder hat sie »aus dem Bauch heraus entschieden« oder unüberlegt, impulsiv).

Wie oben bereits angeführt, sollte die Person gebeten werden, den zu entscheidenden Sachverhalt und die Entscheidungs-Optionen zu schildern.

15.4 Psychopathologische Merkmale der Urteilsfähigkeit

Urteilsstörung

Definition. Störung der Beurteilung und der willentlichen, bewussten Entscheidung bei komplexen Sachverhalten.

Beispiel. Ein Patient kann seine finanzielle Situation nicht mehr beurteilen, d. h. er übersieht die Konsequenzen von Ausgaben und die Entwicklung der Einnahmen nicht mehr, obwohl er früher dazu in der Lage war.

Stellung in der Psychopathologie. Nicht im AMDP; zentral für Demenz und schizophrene sowie affektive Psychosen.

Psychopathologische Interaktionen. Eine Urteils-Störung, die sich nicht in der Entwicklung manifestiert hat und evtl. genetisch, oder durch frühkindliche Hirnschädigung verursacht ist, ist in der Regel durch psychiatrische Krankheitsfaktoren oder neu aufgetretene neurologische Erkrankung bedingt. Störungen des Bewusstseins, der Aufmerksamkeit, der sprachlichen Auffassung, des formalen oder inhaltlichen Denkens der Affektivität und der Handlungsorganisation können vorliegen.

Differenzialdiagnostische Abgrenzungen
1. erworbene Intelligenzstörung, Auffassungsstörung, agnostische, aphasische Störungen, Working-Memory-, exekutive Störung,
2. nicht rationale Entscheidung:
   – Entscheidungsstil: »aus dem Bauch entscheiden«
   – impulsive Entscheidung.

Weitere Charakterisierung.
Es muss sich um eine bewusste Entscheidung handeln. Einsichtsstörung aufgrund gestörter semantischer Verarbeitung (in Relation zum Weltwissen und Selbstkenntnis) und Störung mentaler Transformationen (s. Intelligenztests),

bzw. Störung der Steuerung, des Verfügbar-Habens und -Haltens von Entscheidungsalternativen hinsichtlich der Ausführung der Entscheidung.

Selbst-/Fremdbeurteilung. Meist kaum Einsicht in eine Urteilsstörung.

Interview für Rating. Bitte an die zu untersuchende Person, den Sachverhalt und die Entscheidungsmöglichkeiten zu erklären.

Neuropsychologie/Objektivierung. Neben der oben genannten Darstellung des Sachverhalts und der Optionen – im Interview an einem Beispiel einer Entscheidung der letzten Zeit die Entscheidungsanforderung erklären lassen, Beurteilungs- und Entscheidungskriterien beschreiben lassen.

Schweregrad. Leicht: Nicht alle einsichtsrelevanten Inhalte und entscheidungsrelevanten Möglichkeiten voll verfügbar – mit prinzipiell unsicher erscheinender Urteilsfähigkeit – schwer: global weder einsichtsfähig in den Entscheidungs-Sachverhalt noch steuerungsfähig zur rationalen Entscheidung hinsichtlich aller möglichen Optionen.

Spezifikationen
- Partiell – hinsichtlich spezieller Sachverhaltsbereiche, die durch Wahn etc. nicht der rationalen Entscheidung zugänglich sind
- Einwilligungsfähigkeit - auch partiell bei Krankheitsuneinsichtigkeit,
- Speziell Geschäftsunfähigkeit

Persönlichkeitseinflüsse. Hysterischer Modus der Entscheidungen, bei dem emotionaler und weniger rational entschieden wird. Impulsivität als Persönlichkeitsmerkmal.

Begriffliche Probleme des Merkmals. Komplexes Merkmal das durch die gesetzlichen Rahmenbedingungen im klinischen Alltag besondere Bedeutung erlangt.

Schwierigkeit der Schweregradabstufung. Evtl. ist die Anforderung, an alle möglichen Inhalte herankommen zu können unrealistisch, nicht diagnostizierbar, insgesamt zu streng?

Neurowissenschaftliche/kognitiv neurowissenschaftliche Modellvorstellungen

Komplexe Aufgabe, die an verschiedenen Stellen neuropsychologisch störbar ist – von der semantischen Verarbeitung des Sachverhalts mit Verfügbarkeit aller Denkinhalte bis zur Durchführung eines angemessenen Entscheidungsalgorithmus.

Erworbene Intelligenzstörung

Definition. Das Intelligenzniveau ist infolge einer Erkrankung erniedrigt. Speziell: die Lösung von Problemen, die Ausführung von mentalen Transformationen, die früher gelang, ist nicht mehr möglich.

Beispiel: Ein Patient, der einen hochkomplexen Beruf als Ingenieur erfolgreich ausgeübt hatte, ist nicht mehr in der Lage, einfache Berechnungen anzustellen, macht Fehler bei einfachen logischen Intelligenzaufgaben.

Weitere Charakterisierung: Bei der Intelligenzminderung sind generell die automatischen und mühevollen mentalen Transformationen gestört (aber keine spezielle Störung der Module wie des Sprach- oder Perzeptionsmoduls – nach Fodor 1983). Es muss das Spektrum der Intelligenzaufgaben untersucht werden.

Das Merkmal wird im AMDP-System nicht definiert.

Differenzialdiagnostische Erwägungen: Es muss eine depressive Pseudodemenz ausgeschlossen werden. Damit wird einerseits das Aufgeben des depressiven Patienten bei anfordernden Denkaufgaben bezeichnet. Weiterhin ist das Ganser-Syndrom abzugrenzen, eine »hysterische« Pseudodemenz mit groben Fehlbeurteilungen.

Psychopathologische Interaktionen:
- Reduktion der Performanz in Intelligenztests ohne Kompetenz-Minderung.
- Erklärung durch weitere psychopathologische Merkmale. Es können Zweifel angebracht sein, dass nicht doch neuropsychologische Grundlagen der intellektuellen Funktionen gestört sind (wie z. B. agnostische, aphasische, apraktische, amnestische, Working-Memory- oder exekutive Störungen) die zur Performanzminderung in Intelligenztests führen.

Neuropsychologie, Objektivierung: Für die Diagnose der Verminderung der Intelligenz ist die Abschätzung der prämorbiden Intelligenz notwendig.

Prämorbide Intelligenz
- nichtverbale Intelligenztests, z. B. averbaler Teil des HAWIE-R (Tewes 1994), LPS3 (Horn 1983),
- Abschätzung anhand der Schulbildung, Anzahl abgeschlossener Schulklassen, Examina, Schultyp, Noten-niveau
- MWT-B (Lehrl 1995), Wort-Nichtwort-Unterscheidung,
- Lector-Test (Reischies et al. 2005), Vorlesen von Fremdwörtern mit verschiedenen Aussprachemöglichkeiten.

Spezifizierung: globale Intelligenzminderung – partielle, auf Intelligenzdimensionen beschränkte Minderung

Störungen in der Krankheitswahrnehmung und Veränderungsbeurteilung

Diagnostisch existieren 3 Ebenen:
1. Nimmt die Person wahr, was Untersucher als Symptom werten, d. h. nimmt sie Veränderungen im seelischen Apparat oder am Körper/Leib wahr?
   – dies ist besonders bei Verhaltensstörungen oft nicht der Fall, z. B. bei aggressivem Verhalten.
2. Leidet die Person an den wahrgenommenen Veränderungen, die als Symptom gewertet werden?

3. Stimmt das Erklärungskonzept des Wahrgenommenen, das als Symptom gewertet wird, mit dem medizinisch-psychopathologischen Urteil überein?

Anosognosie

Definition: Veränderungen an Leib und Psyche, die von Untersuchern als psychopathologische Merkmale diagnostiziert werden, kann die Person nicht wahrnehmen und sie kann kein Krankheitskonzept bilden.

Beispiele

- Anosognosie ist besonders augenfällig in der Neurologie, wo sie definiert wurde – beispielsweise: bei einer Hemiparese sagt der Patient, die Hand sei nicht gelähmt. Die Wahrnehmung bezüglich der Störung ist gestört.
- Anton-Syndrom: Es besteht kortikale Blindheit, die Patienten erleben Halluzination und geben an, doch sehen zu können (oft mit doppelter Buchführung – Patienten lassen sich beim Gehen helfen).
- In der Psychopathologie ist Anosognosie bereits definitorisch in den Symptomen Halluzination und Wahngedanken enthalten.

Weitere Charakterisierung: Für viele, wenn nicht sogar die meisten der psychopathologischen Merkmale kann Uneinsichtigkeit auftreten. Dies stellt eines der Hauptprobleme der psychopathologischen Diagnostik (und damit der psychiatrischen Therapie) dar.

Differenzialdiagnostische Abgrenzungen: Leugnung, d. h. ein Krankheitskonzept wird erlangt, aber abgewehrt – in gewissen Fällen nur schwer unterscheidbar.

Neurowissenschaftliche/kognitiv neurowissenschaftliche Modellvorstellungen
Erklärt werden kann Anosognosie u.a mit dem Fehlen von mentalen Meta-Repräsentationsebenen. Die Funktionsfähigkeit bzw. Störung von Funktionen selbst kann damit nicht in einer eigenen mentalen Repräsentation abgebildet werden - (dies bezieht sich auf die kritischen Bereiche psychischer Funktionen, für die eine Diagnose gestellt wird).

Mangel an Krankheitsgefühl

Definition. Vermindertes oder aufgehobenes Krankheitsgefühl – die Person leidet nicht unter den psychischen Symptome, welche diagnostiziert werden (und welche in der Regel zu einer Beeinträchtigung führen).

Beispiele

- Ein Patient mit Manie fühlt sich nicht krank. Als Patient mit einer bipolaren affektiven Psychose weiß er alles über seine Krankheit, die er auch akzeptiert. Aber gegenwärtig erfülle sein Zustand nicht die Kriterien der Manie, er sei aus berechtigten Gründen guter Laune und voller Tatendrang.
- Eine Patientin mit schizophrener Psychose zeigt mangelnden Leidensdruck, obwohl die Störung das Leben oder die bürgerliche Existenz der Person gefährdet.

Stellung in der Psychopathologie. AMDP 97.

Verwandte Begriffe. Anosodiaphorie.

Psychopathologische Interaktionen.
- fehlende Störungswahrnehmung
- Bagatellisierung bei Demenz

Differenzialdiagnostische Abgrenzungen.

- Leugnung z. B. bei Scham.

Interview für Rating. Frage nach dem Ausmaß von Leid an den Veränderungen an Leib und Psyche.

Neuropsychologie/Objektivierung. Fremdbeurteilung und Verhaltensbeobachtung, ob Leidensdruck erkennbar ist.

Spezifikationen:

- die Person leidet nicht unter der Störung bzw. dem, was als Störung diagnostiziert wird, beispielsweise bei Halluzinationen mit angenehmen Inhalten (häufig z. B. auch bei tardiven Dyskinesien)

Begriffliche Probleme des Merkmals:
- kulturelle Einflüsse z. B. Familien, in denen jede Krankheit geleugnet wird.
- Das Merkmal Krankheitsgefühl wird hier u. a. aufgeführt, weil es zur Differenzierung hinsichtlich der Krankheitsuneinsichtigkeit notwendig ist.

Neurowissenschaftliche/kognitiv neurowissenschaftliche Modellvorstellungen
1. Bei positiven Emotionen bzw. positivem Inhalt eines Wahns (oder von Halluzinationen) für die Person kein Leidensdruck,
2. Wahnhafte Verfälschung der Störungsursachen mit verfälschter Handlungsbereitschaft (Feinde etc.),
3. zusätzlich mangelnde Metaebene, welche die Störung der Informationsverarbeitung überwachen könnte.

Krankheitsuneinsichtigkeit

Definition. Eine Person kann die Krankheitsdimension ihres Leidens nicht wahrnehmen oder akzeptieren, ihr Krankheitskonzept weicht von dem medizinischen Krankheitskonzept ab – trotz ausreichender Aufklärung.

Beispiele:
Trotz psychoedukativer Maßnahmen kann ein Patient bei, inzwischen korrigiertem, Wahn nicht einsehen, dass es sich bei dem Erleben und Verhalten, das zur Aufnahme in die Klinik geführt hat, um eine psychiatrische Erkrankung handelt.
- Eine Person mit depressiver Symptomatik bei konflikthafter Entwicklung und dysfunktionalen Kognitionen sieht nicht, dass eine psychiatrische Störung vorliegt, sondern meint, das Leiden gehöre zu ihrem Leben.
- Ein Patient mit schwerer Depression und Verarmungswahn meint, nicht krank zu sein, sondern schwere, selbst verschuldete Geldprobleme zu haben.
- Eine Person, die durch zwanghafte Handlungen beeinträchtigt ist, sieht nicht, dass es sich um eine Krankheit handelt, sondern meint, rationale Argumente sprächen für die Wiederholung der Zwangshandlungen.
- Ein Patient mit Somatisierungsstörung hat ein falsches Krankheitskonzept: Er meint, unter dem scheinbar vorhandenen somatischen Syndrom zu leiden und verlangt ausschließlich nach einem Internisten.

Stellung in der Psychopathologie. AMDP 98.

Psychopathologische Interaktionen. Wahn, Halluzination, Hypochondrie, Somatisierungsstörung, Intelligenzminderung.

Differenzialdiagnostische Abgrenzungen.

- vereinfachendes, aber edukativ sinnvolles Krankheitskonzept (wie z. T. in Verhaltenstherapie angewandt).

Weitere Charakterisierung. Falsches Krankheitskonzept verschieden verursacht – auch aufgrund sozialen Drucks, Konformitätsdrucks.

Interview für Rating. Frage nach Konzept des Leidens der betroffenen Person selbst. Spontan geäußertes Krankheitsmodell beurteilen.

Neuropsychologie/Objektivierung. Beobachten der Auseinandersetzung mit dem medizinischen Krankheitskonzept – affektive Zeichen einer nicht-rationalen Einstellung.

Schweregrad. Geringfügige Zweifel an Diagnose bis zu schweren Verhaltensauswirkungen der Krankheitsuneinsichtigkeit.

Spezifikationen

- Symptomuneinsichtigkeit,
- Anosognosie begleitend
- fakultativ: bei depressiver Stimmung,
- Krankheitsuneinsichtigkeit bezogen auf Klassifikationseinheiten psychischer Störungen.

Folgen:

- diagnostische Compliance gestört? Ein Pat. lässt diagnostische Untersuchungen nicht zu,
- Ablehnung der Behandlung (AMDP 99), therapeutische Compliance gestört oder aufgehoben.
  Persönlichkeitseinflüsse. Antisozial, narzisstisch, paranoid, querulatorisch etc.

Begriffliche Probleme des Merkmals:

- antipsychiatrische Einstellungen im Zeitgeist fördern Krankheitsuneinsichtigkeit.

Neurowissenschaftliche/kognitiv neurowissenschaftliche Modellvorstellungen

1. Aufgrund mangelnder Metaebenen, die eine Störungswahrnehmung realisieren könnten, oder mangelnder intellektueller Valenzen oder Ablehnung der Auseinandersetzung mit der Problematik, ist die Nichtübereinstimmung mit der medizinischen Diagnose nicht wahrnehmbar und wird deswegen auch nicht weiterverarbeitet.

2. Unvereinbarkeit des Krankheitskonzepts mit dem Verständnis der eigenen Person – daraus erwachsende Leugnung - klären: - Was bedeutet die Diagnose für die Person; ist die Diagnose mit den fundamentalen Einstellungen der Person vereinbar?
   - Welchen Gewinn könnte der Patient mit der Leugnung der Störung erreichen?

Literatur

Curley A, Watson C, Kelly BD (2022) Capacity to consent to treatment in psychiatry inpatients – a systematic review. Int J Psychiatr Clin Pract 26:303–315

Fodor JA (1983) The modularity of mind. MIT Press, Cambridge, MA

Lehrl S (1995) Mehrfachwahl-Wortschatz-Intelligentest (MWT-B), 3. Aufl. Hogrefe, Göttingen

Horn W (1983) Leistungsprüfsystem L-P-S, 2. Aufl. Hogrefe, Göttingen

Raz A, Kirsch I, Pollard J, Nitkin-Kaner Y (2006) Suggestion reduces the stroop effect. Psychol Sci 17:91–95

Reischies FM, Wertenauer F, Kühl K-P (2005) Lector - ein Untersuchungsverfahren zur Bestimmung des verbalen Bildungsniveaus. Nervenarzt 76:849–850

Tewes U (Hrsg) (1994) HAWIE-R. Hamburg-Wechsler Intelligenztest für Erwachsene - Revision 1991. Huber, Bern

Ausblick

In diesem Buch werden die speziellen psycho-pathologischen Symptome beschrieben und in einen neurowissenschaftlichen Zusammenhang gestellt. Ziel ist es, den naturwissenschaftlichen Hintergrund der Symptomatik zu verdeutlichen.

1. Neurowissenschaftliche Erklärung
   Eine neurowissenschaftliche Aufklärung aller Einzelsymptome steht noch aus – vielfach gibt es noch kein allgemein anerkanntes neurowissenschaftliches Modell der Symptome – daran muss weiter geforscht werden.
   Viele Aspekte der Neurowissenschaft der Psychopathologie sind noch hypothetisch oder nur Modellannahmen, die weiter überprüft werden müssen.
   Psychopathologie hat eine evolutionär anthropologische Dimension, die im Zusammenhang mit den speziellen Symptomen bis heute weniger Beachtung erfahren hat. Denn viel zu wenig wissen wir über die psychologischen Strukturen, die sich in der phylogenetischen Entwicklung ausformen konnten und sich auch heute bei psychischen Störungen in einer bestimmten individuellen Weise auswirken (Reischies 2021). Viel zu wenig ist weiterhin über die Entwicklung der Syndrome, die Syndromdynamik bekannt, wie sie beispielsweise für das Paniksyndrom diskutiert wird.
2. Was ist ein psychopathologisches Merkmal
   In der Psychopathologie wird versucht, die kleinsten Beschreibungseinheiten der psy-chischen Symptomatik bei Störungen und Krankheiten zu definieren. Dabei können Fehler in beiden Richtungen unterlaufen: Es gibt relevante Subgruppen, die eine Aufteilung des Merkmals notwendig erscheinen lassen oder umgekehrt, eine Gruppe von Merkmalen hat eine gemeinsame neuro-wissenschaftlich-psychologische Basis und unterscheidet sich nur marginal, z. B. nur im Schweregrad der Störung.
   Dabei liegt das Hauptaugenmerk der klassischen Psychopathologie bei den Symptomen der schwereren psychischen Krankheitsbilder, traditionell sogar bei den Psychosen. Heute werden ungleich mehr Personen psychiatrisch therapiert als zur Zeit der Entwicklung der Psychopathologie, sowohl mittels Psychotherapie als auch Psychopharmakotherapie. Daraus ergibt sich ein Problem des Schweregradbereichs, der im Fokus der psychopathologischen Untersuchungen steht.
3. Psychische Krankheit
   Wenn es schon schwer ist, psychische Krankheit zu definieren (Heinz 2014) so entsteht demnach ein neues, noch schwerer zu lösendes Problem: Die Abgrenzung eines intermediären Leidens – also die Definition von (1) psychisch gesund, (2) intermediärer psychischer Störung und (3) psychischer Erkrankung (Helmchen et al. 2000).
   Wenn die simple WHO-Forderung nach vollständigem seelischem und körperlichem

Wohlbefinden als Definition auch der psychischen Gesundheit akzeptiert wird, und die problembehaftete Definition der psychischen Krankheit für die schweren Störungen, so bleibt die Frage, wie kann dann die intermediäre psychische Störung definiert werden? Reicht es, einerseits vom Abweichen vom vollständigen körperlichen und psychischen Wohlbefinden und andererseits dem Nicht-Erfüllen der Definition von „psychisch krank" zu sprechen? Es scheint so zu sein, dass diese Konzeption der heutigen gesellschaftlichen Praxis entspricht. Selten existieren anerkannte Skalen oder Tests, die erlauben, einen Normbereich, eine Grauzone und einen eindeutig pathologischen Bereich zu kennzeichnen (s. Leichte kognitive Störung, Reischies 1999).

Abgesehen von definitorischen Hindernissen gibt es die ungeklärte Frage, ob bei den intermediären psychischen Störungen jeweils leichtere Ausprägungen von Merkmalen vorherrschen – im Vergleich zu einer schweren psychiatrischen Krankheit – oder ob es sich um inkomplette Syndrome handelt etc. Kann man von einem Leiden an einer Symptomatik aus dem intermediären Bereich psychischer Störungen ausgehen?

4. Viele Merkmale und Begriffe nicht erklärt:

In den Diagnosekriterien nach ICD und DSM wird ein Vielfaches mehr an psychopathologischen Merkmalen erwähnt als in diesem Buch dargestellt – Merkmale, die in der klassischen Psychopathologie nicht behandelt werden. Darunter sind zum Teil Charakteristika von Persönlichkeitsstörungen. Im Folgenden werden beispielhaft einige Merkmale erwähnt, die dieser Gruppe zugehören:

Begriffe aus verschiedenen Bereichen, vorwiegend dem Bereich der Persönlichkeitsstörungen, die nicht dargestellt wurden:

- Kontaktverhalten gestört, Blickkontakt gestört, körperliche Distanz,
- emotional kühl, Beziehungsstörung, rationale Distanziertheit; intentionale Störung; sozialer Rückzug,
- Umtriebigkeit,

- Sich unterordnend, einzelgängerisch, autistische Merkmale, Mangel an Empathie, schüchtern, verführerisch interagierend,
- manipulativ, ausbeutend
- Unsicher, gehemmt, vermeidend, übervorsichtig, introvertiert
  gewissenhaft, skrupulös, perfektionistisch, pedantisch
- egoistisch rücksichtslos, zynisch verbittert, verantwortungslos, Inkaufnehmen des Leidens anderer, egozentrisch, profilneurotisch, Selbstinszenierung
- empfindlich, irritabel, kränkbar, reizbare Schwäche,
- leichte kognitive Störung
- leistungsorientiert, Mühe scheuend, Tendenz Aufgaben zu vergessen
  arrogant, andere beschuldigend, rivalisierend, eifersüchtig, Machtphantasien, Rangbewusstsein, taktischer Umgang mit der Wahrheit

5. Psychopathologische Ebenen

Zunächst ist noch nicht einmal klar, wie diejenigen psychischen Funktionen entstehen, die zweifelsohne beim erwachsenen Menschen vorhanden sind, wie z.B. das Bewusstsein. Darüber wird intensiv geforscht. Auch ein Selbst existiert als psychische Entität. Hierüber ist allerdings zu wenig bekannt. Die Place Neurone und Grid Neurone liefern dem Lebewesen jederzeit ein Signal wie im modernen Navigationssystem („ich befinde mich hier", in Relation zu den anderen Orten der Karte). Sicherlich entsteht das Selbst weiter im steten Zusammenspiel mit seinensozio-kulturellen Interaktionen. Verwandt sind Begriffe wie Identität und der Begriff der Person, mit jeweils anderen Betonungen, über die ebenfalls wenig bekannt ist. Das Selbst ist dann wieder ein Ausgangspunkt für die Entwicklung des vielfältigen psychopathologischen Erlebens.

Es steht fest, dass viele dieser und anderer Fragen der Psychopathologie näher beleuchtet werden müssen, um weitere krankheits- und gesundheitsfördernde Faktoren zu bestimmen und letztlich die Diagnose und Therapie der psychischen Symptome zu verbessern.

Literatur

Heinz A (2014) Der Begriff der psychischen Krankheit. Suhrkamp Verlag, Frankfurt

Helmchen H, Linden M (2000) Subthreshold disorders in psychiatry: Clinical reality, methodological artifact and the double-threshold problem. Compr Psychiatry 41:1–7

Reischies FM (1999) Leichte kognitive Störungen. In: Helmchen H, Henn F, Lauter H, Sartorius N (Hrsg) Psychiatrie der Gegenwart, 4. Aufl. Springer, Berlin, S 225–246

Reischies FM (2021) Leid-Erleben, ein Fundament der Psychopathologie. Pabst Scientific Publishers, Lengerich

Stichwortverzeichnis

© Der/die Herausgeber bzw. der/die Autor(en), exklusiv lizenziert an Springer-Verlag GmbH, DE, ein Teil von Springer Nature 2024
F. Reischies, *Psychopathologie*, https://doi.org/10.1007/978-3-662-68299-9

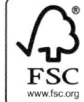